T0224809

Studium Pflege, Therapie, Gesundheit

Die Reihe „Studium Pflege, Therapie, Gesundheit" richtet sich an Studierende von pflege- und gesundheitsbezogenen Studiengängen. Das Angebot ist vielfältig und reicht von Pflege, Physiotherapie, Ergotherapie und Logopädie über Gesundheitsmanagement/ -ökonomie, Pflegepädagogik, Gesundheitsförderung und Gesundheitspsychologie bis hin zu Gesundheitstourismus, Fitnessökonomie und Neurorehabilitation. Hier finden Sie die relevanten Themen mit interdisziplinärer Ausrichtung für Ihr Studium und konkrete Unterstützung beim wissenschaftlichen Arbeiten.

Valentin Ritschl · Roman Weigl ·
Tanja Stamm
(Hrsg.)

Wissenschaftliches Arbeiten und Schreiben

Verstehen, Anwenden,
Nutzen für die Praxis

2. Auflage

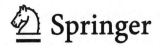 Springer

Hrsg.
Valentin Ritschl
Leopoldsdorf im Marchfeld, Österreich

Roman Weigl
Wien, Österreich

Tanja Stamm
Wien, Österreich

ISSN 2522-820X   ISSN 2522-8218   (electronic)
Studium Pflege, Therapie, Gesundheit
ISBN 978-3-662-66500-8   ISBN 978-3-662-66501-5   (eBook)
https://doi.org/10.1007/978-3-662-66501-5

Die Deutsche Nationalbibliothek verzeichnet diese Publikation in der Deutschen National-
bibliografie; detaillierte bibliografische Daten sind im Internet über http://dnb.d-nb.de abrufbar.

Umschlaggestaltung: deblik Berlin
Fotonachweis Umschlag: © wwing, istock.com

Planung/Lektorat: Eva-Maria Kania
Springer ist ein Imprint der eingetragenen Gesellschaft Springer-Verlag GmbH, DE und ist ein
Teil von Springer Nature.
Die Anschrift der Gesellschaft ist: Heidelberger Platz 3, 14197 Berlin, Germany

Die Darstellung von manchen Formeln und Strukturelementen war in einigen elektronischen Ausgaben nicht korrekt, dies ist nun korrigiert. Wir bitten damit verbundene Unannehmlichkeiten zu entschuldigen und danken den Lesern für Hinweise.

Geleitwort

Die Bereitstellung von qualitativ hochwertigen diagnostischen und therapeutischen Leistungen ist der Kernfaktor jedes Gesundheitssystems. Was gestern „state of the art" war, kann morgen überholt und womöglich kontraindikativ sein. Arbeitsteilung und Spezialisierung erlauben eine optimale Bewältigung von Teilproblemen, die Erwartung jedes Menschen ist aber eine kontinuierliche, ganzheitliche und abgestimmte Versorgung. Die Professionalisierung der Gesundheitsberufe schreitet rasch voran und Evidenz stellt dafür eine Grundlage dar. Forschung ist ein essentieller Motor dafür.

Die vorliegende Publikation skizziert gesundheitswissenschaftliche Spezifika, thematisiert rechtliche und ethische Rahmenbedingungen und gibt Hinweise zur Auswahl und Durchführung zielführender Forschungsmethoden. Hervorzuheben ist auch der Blick auf die forschenden Praktiker*innen, die sich der Bearbeitung wissenschaftlicher Fragestellungen aus dem unmittelbaren beruflichen Handlungsfeld und außerhalb etablierter Forschungseinrichtungen zuwenden und damit anwendungsbezogene Forschung als ein Element wissenschaftsbasierter Praxis leben. Thematisiert werden die spezifische Situation und die Besonderheiten von Forschung im niedergelassenen Bereich. Die umfassende Auswahl und Beschreibung relevanter methodischer Zugänge für spezifisch gesundheitswissenschaftliche Themenbearbeitungen sowohl qualitativer wie quantitativer Art und ihre für den Forschenden klar nachvollziehbare Erläuterung zeichnet die vorliegende Publikation aus – es gelingt den Autoren, eine Brücke zwischen theoretischem Forschungswissen und der Umsetzung in die Forschungspraxis von Gesundheitsberufen zu schaffen.

Als Präsidentin von MTD-Austria, dem Dachverband der gehobenen medizinisch-technischen Dienste, als überbetriebliche Interessensvertretung von sieben Berufsgruppen der Biomedizinischen AnalytikerInnen, DiätologInnen, ErgotherapeutInnen, LogopädInnen, OrthoptistInnen, PhysiotherapeutInnen und RadiologietechnologInnen in berufspolitischen Belangen, ist es mir eine Ehre das Geleitwort zu schreiben. MTD-Austria fungiert intern und extern als zentraler Ansprechpartner für MTD-Belange und agiert intern als spartenübergreifende Drehscheibe (Information, Austausch, Diskussion).

Weiters sorgt diese überbetriebliche Interessensvertretung für eine berufeübergreifende Öffentlichkeitsarbeit und begreift sich einerseits als Servicestelle/Ansprechpartner für die einzelnen Berufsverbände/Trägerverbände und andererseits für alle Ministerien bzw. alle Ansprechpartner*innen im Gesundheitswesen und in der Politik allgemein.

Ich danke den Autor*innen sowie allen weiteren Expert*innen und Experten für das vorliegende Werk ganz herzlich und wünsche allen Leser*innen eine erkenntnisreiche Lektüre.

Wien   Gabriele Jaksch
September 2022

Vorwort

Dieses Buch wurde auf Anregung von Studierenden geschrieben, die sich einen Überblick über gängige Forschungsmethoden in den Gesundheitswissenschaften gewünscht haben. Die Autor*innen dieses Buches kommen aus den unterschiedlichsten Bereichen des Gesundheitswesens und der Gesundheitswissenschaften, so dass auch die gewählten Beispiele sehr vielfältig sind. Für den Erwerb von spezifischem und detailliertem Wissen in bestimmten methodischen Bereichen ist dieses Buch jedoch nicht ausreichend. Deshalb wird in den einzelnen Kapiteln auf weiterführende und vertiefende Literatur verwiesen.

Die Gesundheitsberufe finden in den deutschsprachigen Ländern Deutschland, Österreich und Schweiz sehr unterschiedliche Situationen hinsichtlich wissenschaftlicher Entwicklung vor. Gemeinsam haben wir alle aber das Bestreben nach einer weiterführenden wissenschaftlichen Ausrichtung, die oft mithilfe und durch angrenzende und benachbarte wissenschaftliche Disziplinen möglich wurde und wird. Ohne diese Förderer aus anderen Disziplinen wäre unsere wissenschaftliche Entwicklung nicht auf einem so guten Weg. Wir sind aber selbst aufgerufen, Methoden anzupassen und weiterzuentwickeln, damit diese sich eignen, um unsere Fragestellung zu beantworten. Dieses Buch soll einen Überblick über die verschiedenen Methoden geben und zu einer vertieften Auseinandersetzung damit einladen. Bei einer solchen vertieften Auseinandersetzung mit einer bestimmten Methode kann dieses Buch als Überblick über verschiedene andere Methoden dienen, aber keinesfalls weiterführende Literatur ersetzen. Dieses Buch dient der Orientierung Bachelor- und Masterstudierender sowie forschungsinteressierter Praktiker in den Gesundheitsberufen. Methodische Vertiefung ist notwendig und kann anhand einschlägiger spezialisierter Literatur erfolgen.

Wien   Valentin Ritschl
April 2016   Roman Weigl
                                                    Tanja Stamm

Inhaltsverzeichnis

Autorenverzeichnis

Larisa Baciu M.Sc. IMC Fachhochschule Krems, Krems, Österreich

Anna Bösendorfer M.Sc., B.Sc. Klinisches Labor für Bionische Extremitätenrekonstruktion, Medizinische Universität Wien, Wien, Österreich

Assoc. Prof. Christine Chapparo PhD, MA, DipOT The University of Sydney, Sydney School of Health Sciences, Sydney, New South Wales, Australia

Prof. (FH) Ursula Costa PhD, MA Ergotherapie und Handlungswissenschaft, fhg – Zentrum für Gesundheitsberufe Tirol GmbH/fh gesundheit, Innsbruck, Österreich

Claudia Hundsdorfer B.Sc., MBA Studiengang Orthoptik, FH Campus Wien, Wien, Österreich

Verena Gebhart PhD fhg – Zentrum für Gesundheitsberufe Tirol GmbH/fh gesundheit, Innsbruck, Österreich

Bernhard Guggenberger B.Sc., M.Sc. Institut Physiotherapie, FH JOANNEUM GmbH, Graz, Österreich Medizinische Universität Graz, Graz, Österreich

Assoz. Prof. Dr. Katharina Heimerl Institut für Pflegewissenschaft, Universität Wien, Wien, Österreich

Mag. Barbara Höhsl B.Sc. Freiberufliche Ergotherapeutin und nebenberuflich Lehrende, Wien, Österreich

Andreas Huber B.Sc., M.Sc. Studiengang Orthoptik, FH Campus Wien, Wien, Österreich

Susanne Maria Javorszky B.Sc., M.Sc. FH Campus Wien, Bachelorstudiengang Logopädie – Phoniatrie – Audiologie, Wien, Österreich

FH-Prof. Dr. Andreas Jocham B.Sc., M.Sc. Institut Physiotherapie, FH JOANNEUM GmbH, Graz, Österreich

FH-Prof. Mag. Gabriele Karner MBA Fachhochschule St. Pölten GmbH, Studiengang Diätologie – Institut für Gesundheitswissenschaften, St. Pölten, Österreich

FH-Prof. Mag. Dr. Jutta M. Kutrovátz Fachhochschule St. Pölten GmbH, Studiengang Diätologie – Institut für Gesundheitswissenschaften, St. Pölten, Österreich

FH-Prof. Martin Maasz MBA FH Campus Wien, Bachelorstudiengang Logopädie – Phoniatrie – Audiologie, Wien, Österreich

Kathrin Malfertheiner M.Sc. Abteilung für Neurorehabilitation, Krankenhaus Sterzing, Sterzing, Italien

Dr. phil. Julie Sascia Mewes MA, BA Ruhr-Universität Bochum, Bochum, Deutschland

Erika Mosor PhD, M.Sc. Institut für Outcomes Research, Zentrum für Medical Data Science, Medizinische Universität Wien, Wien, Österreich-Ludwig Boltzmann Institut für Arthritis und Rehabilitation, Wien, Österreich

Dipl.-Ing. Sabrina Neururer PhD Division für Gesundheitsvernetzung und TeleHealth, UMIT TIROL - Private Universität für Gesundheitswissenschaften und -technologie GmbH, Hall in Tirol, ÖsterreichLandesinstitut für Integrierte Versorgung Tirol, Tirol Kliniken GmbH, Innsbruck, Österreich

Prof.(FH) Mag. Heidi Oberhauser Biomedizinische Analytik, fhg – Zentrum für Gesundheitsberufe Tirol GmbH/fh gesundheit, Innsbruck, Österreich

Priv. Doz. Dr. Susanne Perkhofer Wissenschaftliche Leitung, fhg – Zentrum für Gesundheitsberufe Tirol GmbH/fh gesundheit, Innsbruck, Österreich

Mag.a pharm. Dr.in phil. Petra Plunger MPH, Kompetenzzentrum Zukunft Gesundheitsförderung, Fonds Gesundes Österreich, Gesundheit Österreich GmbH, Wien, Österreich

FH-Prof. Barbara Prinz-Buchberger M.Sc. IMC Krems, Krems, Österreich

FH-Prof. Mag. Dr.rer.nat. Peter Putz Kompetenzzentrum INDICATION, Forschung und Entwicklung, FH Campus Wien, Wien, Österreich

Assoz. Prof. Dr. Elisabeth Reitinger Institut für Pflegewissenschaft, Universität Wien, Wien, Österreich

Dr. phil. Helmut Ritschl M.Sc., MA FH JOANNEUM GesmbH Institut für Radiologietechnologie und gesundheitswissenschaftliche Forschung, Graz, Österreich

Ulrike Ritschl M.Sc. Freiberufliche Ergotherapeutin, Leopoldsdorf im Marchfeld, Österreich

Valentin Ritschl PhD, M.Sc., M.Sc. Institut für Outcomes Research, Zentrum für Medical Data Science, Medizinische Universität Wien, Wien, ÖsterreichLudwig Boltzmann Institut für Arthritis und Rehabilitation, Wien, Österreich

Mag. Erna Schönthaler FH Campus Wien, Wien, Österreich

Lisa Sperl M.Sc., B.Sc. Institut für Outcomes Research, Zentrum für Medical Data Science, Medizinische Universität Wien, Wien, ÖsterreichLudwig Boltzmann Institut für Arthritis und Rehabilitation, Wien, Österreich

Univ.-Prof. Mag. Dr. Tanja Stamm Ph.D., M.Sc., MBA Institut für Outcomes Research, Zentrum für Medical Data Science, Medizinische Universität Wien, Wien, ÖsterreichLudwig Boltzmann Institut für Arthritis und Rehabilitation, Wien, Österreich

Michaela Stoffer PhD, M.Sc., LLM Department Gesundheitswissenschaften, FH Campus Wien, Wien, Österreich

Dr.in scient. med. Agnes Sturma B.Sc., M.Sc. Medizinische Universität Wien, Klinisches Labor für die Wiederherstellung von Extremitätenfunktionen & Fachhochschule Campus Wien, Studiengang Physiotherapie, Wien, Österreich

Dr.in phil. Verena C. Tatzer M.Sc. Bachelorstudiengang Ergotherapie, Fachhochschule Wiener Neustadt, Wiener Neustadt, Österreich

FH-Prof. Priv. Doz. Mag. Dr. Gerhard Tucek IMC Fachhochschule Krems, Department of Health, Krems, Österreich

FH-Prof. Mag. phil. Gerold Unterhumer Fachhochschule Campus Wien, Department Gesundheitswissenschaften, Studiengang Radiologietechnologie, Wien, Österreich

Roman Weigl M.Hlth.Sc. Klinische Abteilung für Kinder- und Jugendheilkunde, Universitätsklinikum St. Pölten, Karl Landsteiner Privatuniversität für Gesundheitswissenschaften, St. Pölten, Österreich

Prof. Emeritus Frederick J. Wertz Ph.D., MA, BA Department of Psychology, Fordham University, Bronx, NY, USA

Teil I
Grundlagen der Forschung

Ziele

Die Lesenden sind nach dem Studieren dieses Abschnittes in der Lage,

- Wissenschaft und Forschung als zentrale Aufgaben akademischer Professionen zu beschreiben,
- die grundlagenbezogene und anwendungsbezogene Wissenschaft zu definieren und zu differenzieren,
- den Ablauf des Forschungsprozesses und dessen Kernelemente zu benennen und zu präzisieren,
- die wichtigsten Begriffe in Bezug auf wissenschaftliches Arbeiten zu unterscheiden und zu definieren,
- die wissenschaftshistorischen Hintergründe der wichtigsten forschungsphilosophischen Strömungen zu erläutern,
- die Besonderheiten der Forschung im Gesundheitswesen zu kennzeichnen,
- über die wichtigsten Grundzüge der Ethik, des Datenschutzes und der rechtlichen Rahmenbedingungen in Bezug auf Forschungsprojekte im Gesundheitsbereich Bescheid zu wissen.

Grundlagenbezogene und anwendungsbezogene Wissenschaft in den Gesundheitsberufen

Susanne Perkhofer

Inhaltsverzeichnis

Wissenschaft und Forschung sind der Motor von Innovationen und Weiterentwicklung. Wissenschaftler und Wissenschaftlerinnen hinterfragen Annahmen, arbeiten an neuem Wissen und entwickeln neue Theorien, Modelle und Einsichten. Neben einer Spezialisierung in einem bestimmten Bereich ist oft speziell eine methodische Diskussion an den Schnittstellen zu anderen Fachbereichen besonders bereichernd.

Entwicklungsgeschichtlich gesehen sind Wissenschaft und Forschung eng mit der Akademisierung einer Profession verbunden. Wissenschaft und Forschung zu betreiben und zu lehren sind die zentralen Aufgaben von Universitäten und Fachhochschulen. Kennzeichnend sind das Betreiben von Forschung, das Generieren von Theorien, die Verbreitung von gewonnenen Erkenntnissen in Form von wissenschaftlichen Publikationen oder Vorträgen sowie das Heranführen zukünftiger Berufsangehöriger an das dem jeweiligen Akademisierungsgrad entsprechende wissenschaftliche Arbeiten. Die Medizin ist als Profession schon seit Jahrhunderten an Universitäten verortet und betreibt sowohl Grundlagenforschung als auch anwendungsbezogene Forschung.

Bei den nicht-ärztlichen Gesundheitsberufen hingegen ist das eine vergleichsweise neuere Entwicklung. Gerade deshalb waren aber die Medizinuniversitäten oftmals ein fördernder Faktor für die wissenschaftliche Entwicklung der Gesundheitsberufe. So sind an Medizinuniversitäten im deutschsprachigen Raum die ersten meist interdisziplinären Forschungsgruppen der Gesundheitsberufe entstanden. Beispiele dafür sind Halle (Deutschland) und Wien (Österreich). Interdisziplinarität ist damit ebenfalls ein wichtiger Faktor, um Forschung voranzutreiben. Eine Vernetzung der Gesundheitsprofessionen mit anderen Professionen und Disziplinen ist essenziell, um Forschungsmethoden in diesen vergleichsweise jungen Bereichen zu entwickeln.

S. Perkhofer (✉)
fhg – Zentrum für Gesundheitsberufe Tirol GmbH,
Innsbruck, Österreich
E-Mail: susanne.perkhofer@fhg-tirol.ac.at

V. Ritschl et al. (Hrsg.), *Wissenschaftliches Arbeiten und Schreiben,* Studium Pflege, Therapie, Gesundheit,
https://doi.org/10.1007/978-3-662-66501-5_1

Auch die Pflege weist eine relativ junge Tradition im Bereich Wissenschaft und Forschung auf. Heilen und Pflegen haben seit dem Altertum eine gemeinsame Geschichte, die Aufgaben wurden von demselben Personenkreis wahrgenommen. Die endgültige Aufspaltung der beiden Bereiche vollzog sich im 19. Jahrhundert durch die Verwissenschaftlichung der Medizin und die Errungenschaften in Naturwissenschaften und Technik (Bartholomeyczik und Müller 1997). Es fand eine streng hierarchische und geschlechtsspezifische Aufteilung der Heilkunde in einen männlich-herrschenden Anteil der Medizin und einen weiblich-dienenden Anteil der Pflege statt (Bischoff 1992; Mischo-Kelling 1995). Dem Pflegepersonal wurde die Fähigkeit, Wissenschaft zu betreiben, schlichtweg nicht zugestanden, Pflegepersonen „müssen sich den Anordnungen der Ärzte ohne Kritik fügen und ihnen gehorchen […]. Aufgrund ihrer Berufsausbildung müssen besonders die Schwestern die Hoheit der Wissenschaft begreifen und einsehen, dass sie selbst zu wissenschaftlichem Urteil nicht fähig sind." (zitiert in Bischoff und Wanner 1993).

Erst gegen Ende des 19. Jahrhunderts gelang es beispielsweise der Frauenbewegung in Deutschland, Zugang für Frauen zu den Universitäten zu erreichen. Es sollte noch Jahrzehnte dauern, bis es zu den ersten Gründungen von universitären Ausbildungen im Pflegebereich kam. 1907 bzw. 1910 wurde in New York der erste Lehrstuhl für Pflege an einer Universität errichtet, in Europa war Großbritannien 1956 der Vorreiter. Im deutschsprachigen Raum wurde erst 1987 die erste Professur für Pflege und Sozialwissenschaften etabliert (Bartholomeyczik und Müller 1997). In Österreich mussten Pflegepersonen, die einen akademischen Abschluss anstrebten, lange Zeit entweder in andere Länder mit akademischer Pflegeausbildung oder auf andere Studienrichtungen im Inland ausweichen. Die Einrichtung der ersten Institutsabteilung für Pflegeforschung war der Startschuss für die Akademisierung der Pflege in Österreich. Im Laufe der nächsten 25 Jahre folgten weitere universitäre Studiengänge in Wien, Klagenfurt, Graz und Hall (Mayer 2007).

Neben der Pflegeausbildung an Gesundheits- und Krankenpflegeschulen werden in Österreich Studierende in den anderen nicht-ärztlichen Gesundheitsberufen an Fachhochschulen auf Bachelorniveau ausgebildet. Der Fokus liegt hierbei auf der Ausbildung der Studierenden für die Berufsausübung in der Praxis. Jedoch gewinnt die Forschung und Wissenschaft immer mehr an Bedeutung. Dies zeigt sich auch im Rahmen von Masterausbildungen, die in den letzten Jahren etabliert wurden. Die Grundvoraussetzung für das selbstständige Betreiben von Wissenschaft und Forschung auf hohem Niveau ist jedoch meist das Doktorat. Doktoratsmöglichkeiten in den nicht-ärztlichen Gesundheitsberufen bestehen in Österreich erst seit ca. 15–20 Jahren. Die nicht-ärztlichen Gesundheitsberufe konnten somit erst in der näheren Vergangenheit damit beginnen, sich ihren Platz in der „scientific community" zu erarbeiten.

1.1 Grundlagenbezogene Wissenschaft

Die grundlagenbezogene Wissenschaft beinhaltet Forschung, die wie folgt definiert ist: „Basic research is experimental or theoretical work undertaken primarily to acquire new knowledge of the underlying foundations of phenomena and observable facts without any particular application or use in view." (Organisation for Economic Co-Operation and Development 2002)

Sie ist demnach eine rein erkenntnisgetriebene Forschung. Hierbei werden Fragestellungen und Probleme in einer spezifischen Disziplin mit dem letzten Stand des Wissens geklärt. Die Grundlagenforschung beschäftigt sich also in einem hohen Maße mit fundamental neuen Erkenntnissen bzw. Durchbrüchen, ohne den Anspruch zu haben, ob diese in die Praxis umsetzbar bzw. anwendbar sind. Mit anderen Worten dient die Grundlagenwissenschaft dem Erkenntnisgewinn und nicht der Anwendung dieser Erkenntnisse. Zu derartigen Erkenntnissen der Grundlagenwissenschaft gehören zum Beispiel in der Physik die

Quantenmechanik und die Laserphysik, in der Biologie die Entdeckung der Struktur der DNA (Doppelhelix; Watson und Crick 1953; Wolf 2003). Allerdings gibt es auch in den gesundheitswissenschaftlichen Fächern grundlagenwissenschaftliche Forschungsthemen, zum Beispiel physiologische Zusammenhänge zwischen Betätigung und Gesundheit in der Ergotherapiewissenschaft und der sogenannten „occupational science."

1.2 Anwendungsbezogene Wissenschaft

Während der explizite Praxisbezug für die Grundlagenwissenschaften oft von geringer Bedeutung ist, da sie sich auf die theoretische Erklärung von bestehenden Wirklichkeiten beschränken und aus dieser Sicht Aspekte der Anwendung dieses Wissens als ein Thema der Praxis betrachtet werden, besitzt der Praxisbezug für anwendungsorientierte Wissenschaften aufgrund ihrer konzeptionellen Ausrichtung auf die Praxis eine hohe Bedeutung. Die anwendungsbezogene Wissenschaft schafft praktisch nützliches Wissen zur Gestaltung, Lenkung und Entwicklung von Strukturen und Prozessen (Fricke 2010).

1.2.1 Von der Grundlagenwissenschaft zur angewandten Forschung

Der Hauptunterschied zwischen den grundlagen- und anwendungsorientierten Wissenschaften besteht darin, dass Letztere dezidiert auf die Stiftung eines unmittelbaren Nutzens für die Praxis abzielen. Die Frage des Nutzens kann sich dabei sowohl auf die Mikro- (z. B. involvierte Praxispartner) wie auch auf die Meso- (z. B. Gemeinde) oder Makroebene (z. B. Gesellschaft, Nationalökonomie) beziehen.

Die „Versorgungsforschung" befasst sich mit der „letzten Meile" der Gesundheitsversorgung hinsichtlich der Wirkung auf Qualität und Effizienz aus individueller und sozioökonomischer Perspektive. Eine ihrer vielfältigen Herausforderungen ist das Auffinden effektiver Wege, um das in klinischen Studien generierte Wissen an die jeweiligen Professionen im Gesundheitswesen (einschließlich Patient*innen) zu vermitteln.

Ein sehr bekanntes Beispiel für den Erfolg der angewandten Forschung auf Basis der Grundlagenwissenschaft ist die Entwicklung des mp3-Verfahrens. Im Jahr 1987 bildeten die Universität Erlangen-Nürnberg und das Fraunhofer-Institut für Integrierte Schaltungen eine Forschungsallianz im Rahmen des EU-geförderten Projektes „EUREKA EU147: Digital Audio Broadcasting (DAB)". Dabei gelang der erste Meilenstein in der Geschichte der Audiocodierung: Mit dem „low complexity adaptive transform coding" (LC-ATC-Algorithmus) war es erstmals möglich, Stereomusik in Echtzeit zu codieren. 1995 bekam mp3 seinen heutigen Namen (Fraunhofer-Institut für integrierte Schaltungen 2012).

1.3 Translationale Forschung – „from bench to bedside"

Die nicht-ärztlichen Gesundheitsberufe haben in der grundlagenbezogenen wie in der anwendungsbezogenen Wissenschaft interessante Forschungsgebiete. Ein wesentlicher Aspekt dabei ist, selbst ein Teil dieser wissenschaftlichen Tätigkeiten zu sein, sodass die nicht-ärztlichen Gesundheitsberufe aktiv an der Forschung, also mit eigenen Expertisen, Ideen und Forschungsfragen teilnehmen.

Gerade die translationale Forschung im Bereich Gesundheit bzw. Medizin bietet viele Ideen und Möglichkeiten, interdisziplinär sowie interprofessionell biomedizinische Grundlagenforschung in eine anwendungsorientierte Richtung zu bringen und schneller für Therapien oder diagnostische Anwendungen zugänglich zu machen und somit in klinische und/oder therapeutische Vorgehensweisen zu integrieren. Diese sogenannten Projekte „from bench to bedside" („von der Laborbank an das Patient*innenbett") versuchen, diese Lücke zwischen der grund-lagenorientierten und der anwendungsorientierten Wissenschaft zu schließen und so Grundlagen-wissenschaftler*innen und anwendungsbezogene Wissenschaftler*innen aller Disziplinen im intra-muralen und extramuralen Bereich zu vereinen und inhaltsgetriebene Lösungen und Wege zu finden (Albani et al. 2010; Zwarenstein und Bryant 2000; Ledford 2008). Darüber hinaus spricht sich der Nobelpreisgewinner Sydney Brenner für die andere Richtung, nämlich „from bedside to bench" aus. Hier können unerwartete Neben-wirkungen, Beschwerden und negative klinische Studien, die abgebrochen werden, zu neuen Rich-tungen im Bereich der Grundlagenforschung führen (Ledford 2008).

Gerade bei Forschungsprojekten „from bench to bedside and vice versa" im Bereich von Me-dizin/Versorgung/Gesundheitswesen ist das ge-meinsame Forschen aller Disziplinen von Vor-teil. Je nachdem, wo sich die forschenden Per-sonen, egal welcher Fachrichtung, selbst wiederfinden, tragen solche Kooperationen zwi-schen den Disziplinen wie zum Beispiel me-dizinisch-technische Dienste und Hebammen-bereich, Pflege, Ärzt*innen, aber auch Ver-sicherungen und Klinikanstalten, zu einer ganzheitlichen und facettenreichen Forschung und Entwicklung bei.

1.4 Ausblick

Durch den Professionalisierungs- und Akademisierungsschub in den nicht-ärztlichen Gesundheitsberufen und damit durch deren wissenschaftliche Entwicklung kommt es zu einer Neugestaltung des Zusammenwirkens bei Forschungsprojekten im Setting der grundlagen-bezogenen sowie der anwendungsorientierten Wissenschaft. Es gilt, die gesundheitsbezogene Wissenschaft im Rahmen von interdisziplinä-ren und interprofessionellen Kooperationen zu betreiben, um somit ein Forschungsthema ganz-heitlich zu erforschen. Die Kooperation wird all-gemein als eine enge und harmonische Inter-aktion zwischen gleichberechtigten Partner*innen bzw. Organisationseinheiten mit gemeinsamen Zielvorstellungen definiert (Zelewski 1994). Während die Kooperation sowohl auf der mono- als auch auf der multiprofessionellen Ebene statt-finden kann, setzen Interdisziplinarität und Inter-professionalität immer die Zusammenarbeit ver-schiedener Gesundheitsberufe voraus. Wichtige Voraussetzungen für erfolgreiche Forschung in solchen Teams sind die klare Abgrenzung der (Forschungs-)Aufgaben sowie die hohe (wissen-schaftliche) Professionalisierung und Expertise aller beteiligten Berufsgruppen. Die Förschungs-förder*innen sind dazu angehalten, diese Ent-wicklung zu berücksichtigen und der Forde-rung nachzukommen, multiprofessionelle For-schung zu fördern und eigene Förderschienen in der Gesundheitsversorgung anzubieten. Die Zu-kunft der Forschung liegt in der Kooperation der grundlagenbezogenen und der anwendungs-orientierten Wissenschaft, die als intendierte Zielsetzungen Themengebiete haben, die inter-disziplinärer, interprofessioneller Lösungen und Entwicklungen bedürfen.

Literatur

Albani S, Colomb J, Prakken B (2010) Translational me-dicine 2.0: from clinical diagnosis-based to molecu-lar-targeted therapies in the era of globalization. Clin Pharmacol Ther 87(6):642–645

Bartholomeyczik S, Müller E (1997) Pflegeforschung verstehen. Urban & Schwarzenberg, München

Bischoff C (1992) Frauen in der Krankenpflege – zur Ent-wicklung der Frauenrolle und Frauenberufstätigkeit im 19. und 20. Jahrhundert. Campus, Frankfurt/Main

Bischoff C, Wanner B (1993) Wer gut pflegt, der gut lehrt? In: Bischoff C, Botschafter P (Hrsg) Neue Wege in der Lehrerausbildung für Pflegeberufe. Bibliomed, Melsungen, S 13–31

Fraunhofer-Institut für integrierte Schaltungen (IIS) (2012) MP3 – Forschung, Entwicklung und Ver-marktung in Deutschland. www.mp3-geschichte. de/content/dam/mp3geschichte/de/documents/ mp3_Broschuere_A4_16S_Low.pdf. Zugegriffen: 28. Mar. 2023

Fricke W (2010) Wissenschaft und Praxis in ge-meinsamen Prozessen. Methodische und forschungs-praktische Erfahrungen. Vortrag bei der Tagung des Förderschwerpunkts des BMBF. „Innovations-strategien jenseits traditionellen Managements". Dortmund

Ledford H (2008) Translational research: the full cycle. Nature 453:843–845

Mischo-Kelling M (1995) Pflegebildung und Pflege-theorien. Urban & Schwarzenberg, München

Mayer H (2007) Pflegeforschung kennenlernen. Elemente und Basiswissen für die Grundausbildung. Facultas Verlags- und Buchhandels AG, Wien

Organisation for Economic Co-operation and Development (OECD) (2002) The measurement of scientific and technological activities. Frascati Manual 2002: Proposed standard practice for surveys on research and experimental development. OECD, Paris.

Watson JD, Crick FHC (1953) A structure for deoxyribose nucleic acid. Nature 171:737–738

Wolf G (2003) Friedrich Miescher, the man who discovered DNA. Chem Heritage 21(10–11):37–41

Zelewski H (1994) Grundlagen. In: Corsten H, Reiß M (Hrsg) Betriebswirtschaftslehre. Oldenbourg, München, S 127–132

Zwarenstein M, Bryant W (2000) Interventions to promote collaboration between nurses and doctors. Cochrane Database of Systematic Reviews Issue 2, CD000072

Forschungsprozess

2

Roman Weigl

Inhaltsverzeichnis

2.1 Ablauf des Forschungsprozesses

Der Schwerpunkt dieses Kapitels liegt in der Darlegung der Grundzüge des Forschungsprozesses aus dem Blickwinkel der Gesundheitswissenschaften und Gesundheitsprofessionen. Bezugnehmend auf das Thema muss im Vorfeld geklärt werden, was unter dem Begriff der Forschung verstanden wird.

Nach DePoy und Gitlin (2020, S. 3) definiert sich Forschung in diesem Bereich als „multiple, systematische Strategien, die angewandt werden, um Wissen über das menschliche Verhalten, menschliche Erfahrungen und über menschliche Umgebungen zu generieren. In diesen sind die Prozesse des Denkens und Handelns der Forschenden klar spezifiziert, sodass

R. Weigl (✉)
Klinische Abteilung für Kinder- und Jugendheilkunde, Universitätsklinikum St. Pölten, Karl Landsteiner Privatuniversität für Gesundheitswissenschaften, St. Pölten, Österreich
E-Mail: roman.weigl@stpoelten.lknoe.at

© Der/die Autor(en), exklusiv lizenziert an Springer-Verlag GmbH, DE, ein Teil von Springer Nature 2023
V. Ritschl et al. (Hrsg.), *Wissenschaftliches Arbeiten und Schreiben,* Studium Pflege, Therapie, Gesundheit,
https://doi.org/10.1007/978-3-662-66501-5_2

sie logisch, verständlich, überprüfbar und nützlich[1] sind."[2]

Nachdem sich über viele Jahre in der Forschungskultur zwei parallele sich oft misstrauisch beäugende Lager gebildet haben, die quantitative und die qualitative Forschungskultur (Abschn. 2.2) im Sinne eines Mono-Method Designs (Döring und Bortz 2016), erscheint es immer wichtiger die Stufen des wissenschaftlichen Forschungsprozesses in ihrer Gemeinsamkeit darzulegen. Wie beispielsweise Babbie (2021) argumentiert, bedarf es oft beider Zugänge, um Phänomene adäquat beschreiben zu können. Es wird in diesem Kapitel der Versuch gemacht, die Grundzüge des wissenschaftlichen Arbeitens und Denkens im Rahmen des Forschungsprozesses darzulegen, und dies soweit möglich unabhängig davon, ob es sich um ein qualitatives, quantitatives oder Mixed-methods Forschungsprojekt handelt, ohne dabei die jeweiligen Besonderheiten der Ansätze zu vernachlässigen. Versuche in diese Richtung wurden bereits von mehreren Autoren unternommen, beispielhaft seien Sullivan (2003), DePoy und Gitlin (2020), Babbie (2021) oder Mayring (2012, 2014) genannt.

Im Sinne eines Stufenmodells muss in jedem Forschungsprojekt, egal welcher Methode es sich bedient, die Auseinandersetzung mit bestimmten Fragen erfolgen. Reduziert auf die wichtigsten Stufen dieses Prozesses müssen folgende Punkte im Rahmen der Planung eines Forschungsprojekts beantwortet werden können (vgl. die „10 essentials of research" von DePoy und Gitlin 2020 S. 15 und die „basic research steps" von Mayring 2014, S. 15):

- Konkretisierung und Ausformulierung einer Forschungsfrage (bis hin zu einer möglichen Hypothese)
- Verbindung der Fragestellung mit der bisherigen Theorie
- Auswahl des für die Beantwortung der Fragestellung am besten geeigneten Forschungsdesigns
- Definition des Samples bzw. Darlegung der Sampling-Strategie
- Datensammlung
- Datenanalyse
- Interpretation der Ergebnisse (inkl. Frage nach der Güte der Ergebnisse im Sinne von Reliabilität und Validität)
- Dissemination der Ergebnisse
- Verknüpfung der Ergebnisse im Sinne der Weiterentwicklung der Theorie

Es werden im Folgenden die einzelnen Stufen des Forschungsprozesses unabhängig von der jeweiligen Forschungsmethode beschrieben. Über die Besonderheiten der einzelnen Forschungsmethoden erfahren die Leser*innen in den methodenspezifischen Kapiteln im zweiten Teil des Buches.

2.2 Theoriebildung

2.2.1 Notwendigkeit von Theorie im Forschungsprozess

Was macht nun Theorie notwendig, warum brauchen wir sie überhaupt? Mit anderen Worten ausgedrückt: „There is no good research without theory."

Eine wissenschaftliche Theorie beschäftigt sich immer mit dem Versuch, Zusammenhänge zu klären, Erklärungen zu bieten und diese logisch und nachvollziehbar darzulegen (Babbie 2021). Hier zeigen sich die beiden Grundsäulen wissenschaftlichen Denkens: Es muss Sinn machen (Logik), und es ist (empirisch) beobachtbar (Babbie 2021, S. 8). Beide Elemente werden in diesem Kapitel immer wieder auftauchen, sei es bei der Formulierung von Hypothesen oder bei

---

[1] Es kann sich die Nützlichkeit allerdings auch erst später herausstellen (siehe Grundlagenforschung in den Gesundheitsprofessionen).

[2] „Research is defined as multiple, systematic strategies to generate knowledge about human behavior, human experience, and human environments in which the thinking and action processes of the researcher are clearly specified so that they are logical, understandable, confirmable, and useful.".

der Operationalisierung von Variablen. Und hier zeigt sich der Hauptnutzen einer guten Theorie: Passt das Beobachtbare zu dem, was in der aufgestellten Theorie behauptet wurde?[3]

Was wird nun genau unter einer Theorie verstanden? Eine der weit verbreiteten Definitionen stammt von Kerlinger (1973), der unter einer Theorie eine Reihe von miteinander in Beziehung stehenden Konstrukten (Konzepten), Definitionen und Behauptungssätzen versteht, die einen systematischen Blick auf Phänomene ermöglicht, indem Beziehungen zwischen Variablen spezifiziert werden, um Phänomene erklären und vorhersagen zu können.[4] (Kerlinger 1973, S. 9).

Eine Theorie ist nach Suddaby (2014) notwendig, da die empirisch erfahrbare Welt sich ansonsten als zu komplex gestaltet. Und schlussendlich bildet sich in Theorien die Wissensbasis von Professionen und Disziplinen auf einer abstrakten Ebene ab (Bacharach 1989). Wenn eine Theorie zu haben nun so hilfreich ist, wie gelange ich dann zu einer? Darauf wird im folgenden Absatz eingegangen.

2.2.2 Sichtweisen auf die Welt: Deduktion und Induktion

Im Rahmen der Gesundheitswissenschaften und der darin tätigen Gesundheitsprofessionen stellt sich die Frage: Ist die Gesundheitswissenschaft nun eine Naturwissenschaft oder eine Sozialwissenschaft? Kurz gesagt, um die relevanten Fragen in ihrem Bereich beantworten zu können, müssen die Gesundheitsprofessionen Wissen und Forschungsansätze aus beiden großen Wissenschaftsströmungen entnehmen. So bedarf es, beispielsweise um die Effektivität einer bestimmten Behandlungsmethode nachzuweisen, klar naturwissenschaftlich-deduktive Methoden. Hingegen ist es notwendig, auf die induktiven Methoden der Sozialwissenschaften zurückzugreifen, um Menschen und deren Handeln, Bedürfnisse und Motivationen in den unterschiedlichsten Bereichen des täglichen Lebens verstehen zu können.

Hier kann wie eingangs erwähnt zwischen 2 großen Strömungen innerhalb der forschungstheoretischen Ansätze unterschieden werden: der Deduktion und der Induktion. Vereinfacht leitet die Deduktion aus allgemeinen (theoretischen) Überlegungen Forschungsfragen bzw. noch spezieller Hypothesen ab und überprüft diese dann auf ihre Richtigkeit. Die Induktion geht den umgekehrten Weg: Beobachtungen werden gemacht und aus diesen Rückschlüsse gezogen, ob sie nicht auch für die Erklärung allgemeiner Phänomene gelten können (Abb. 2.1).

Eine der größten Veränderungen in der Wissenschaftsgeschichte war die langsame Etablierung des positivistischen Denkens im 17. Jahrhundert durch die ersten naturwissenschaftlich Arbeitenden. Als Beispiele seien Leonardo da Vinci, Galileo Galilei und Johannes Kepler genannt. Die Veränderung lag hier im bewussten Einsatz von logisch-rationalem Denken zur Begründung und Erforschung von Zusammenhängen und in der Abkehr von jeder Form von Metaphysik, wie zum Beispiel der bis dahin

---

[3] So konnten beispielsweise Forscher*innen des National Institute of Standards and Technology in Boulder (Colorado) auf dem Gebiet der Physik Vorhersagen der allgemeinen Relativitätstheorie von Albert Einstein aus dem Jahr 1915 nun mit hoher Präzision empirisch belegen. Siehe Bothwell et al. (2022).

[4] „A set of interrelated constructs (concepts), definitions, and propositions that present a systematic view of specifying relations among variables, with the purpose of explaining and predicting the phenomena.".

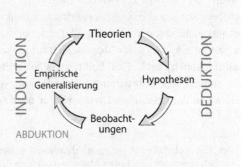

Abb. 2.1 Zusammenhang zwischen Induktion und Deduktion in den Gesundheitswissenschaften. (Adaptiert nach Wallace 1971)

vorherrschenden Aristotelischen Metaphysik. Das Formulieren von allgemeingültigen Naturgesetzen, das Kategorisieren, die Abbildung der einen Realität lag daraufhin im Fokus der Forschung.

Wissenschaftshistorisch gesehen trat der Kritische Rationalismus durch Popper in den 1950er-Jahren an, um den naiven Wahrheitsanspruch des bis dahin vorherrschenden Denkens im Positivismus nach der einen Wahrheit/ Realität in der Forschung zu erschüttern und damit in der (Natur-)Wissenschaft das Konzept der Annäherung an die Wirklichkeit und damit das Arbeiten mit Wahrscheinlichkeiten zu etablieren.

Es gibt in der Formulierung einer Theorie keinen endgültigen Beweis durch die empirische Forschung. Im Sinne Poppers Kritischen Rationalismus bzw. Postpositivismus (vgl. Popper 1935; Lincoln et al. 2011) können Theorien nur als vorläufig bestätigt angesehen werden. Dem Prinzip der Falsifikation folgend (Popper 1935) genügt eine abweichende Beobachtung, die der Theorie widerspricht, um eine Widerlegung bzw. Falsifikation der Theorie zu bewirken oder auch zu einer Adaptierung und Erweiterung dieser Theorie zu gelangen[5]. Diese Sichtweise auf die Welt prägte die moderne deduktive Wissenschaft und zeigt sich in allen Forschungsschritten, zum Beispiel in der Hypothesenbildung (Abschn. 2.3), die noch später in diesem Kapitel beschrieben werden.

Dem Ansatz des Messens und Quantifizierens tritt die qualitative Position, zum Beispiel verankert im Konstruktivismus, entgegen. Beispielsweise geht die Sichtweise des Konstruktivismus nicht von der *einen* Realität aus, sondern er gesteht ein, dass jeder Mensch sich seine Welt selbst „konstruiert". Das heißt, dass aufgrund der subjektiven Wahrnehmung jede Person vor allem von dem beeinflusst wird, was er oder sie sieht, wahrnimmt und für wichtig erachtet. Als konsequente Weiterentwicklung geht der Konstruktivismus davon aus, dass jeder Mensch in seiner für sich konstruierten Welt lebt und daher von „außen" nur begrenzt darauf zugegriffen werden kann bzw. dass der Mensch seiner eigenen Wahrnehmung nur begrenzt, sich dieser subjektiven Vorgänge bewusstmachend, vertrauen kann.

Es muss betont werden, dass davon ausgegangen werden kann, dass beide Radikalpositionen der quantitativen und der qualitativen Forschung in ihrer Reinform Gültigkeit behalten. So ist festzustellen, dass die vollkommene Unvoreingenommenheit der/des qualitativen Forschers*in ihrem/seinem Untersuchungsgegenstand gegenüber nicht gegeben ist, da gewisse Überlegungen und Erwartungen fast immer schon mit der Wahl des Forschungsgebietes in Zusammenhang stehen. Man könnte dies bereits als „lockere" Theorie bezeichnen. Ebenso ist die rein deduktiv abgeleitete Theorie der quantitativen Forschung oftmals nicht gegeben, da auch hier oftmals erst durch Beobachtungen „im Feld" Fragen überhaupt gestellt werden und sich mögliche Zusammenhänge zwischen Faktoren/Dingen als zu überprüfend präsentieren.

2.2.2.1 Zusammenfassung

Zusammenfassend kann gesagt werden, dass eine Annäherung beider Lager über eine gemeinsame Metadefinition, was gute Forschung ist, nur positive Folgen hat. Ein Zunahme der Auseinandersetzung mit Mixed-Method-Ansätzen wie beispielsweise bei Kuckartz (2014), Döring und Bortz (2016) oder dem Journal of Mixed Methods Research (https:// journals.sagepub.com/home/mmr) ist allgemein zu beobachten. Im *Cochrane Handbook for Systematic Reviews of Interventions* befinden sich seit einigen Jahren sowohl Mixed-Method als auch qualitative Ansätze, da sie sich als sehr hilfreich gezeigt haben, das Verständnis zu fördern, wie Interventionen wirken und wie z. B. Einstellungen, kontextuelle Faktoren etc. damit in Beziehung stehen (Noyes et al. 2022).

---

[5] Hier hält Kuhn (1970) entgegen, dass auch wissenschaftlich-experimentelle Entwicklung nicht immer dem Prinzip der Falsifikation und dem Rationellen folgt, sondern oft mit Etablierung und Ansehen derer die eine Theorie prägten, verbunden ist. Er prägte hier den Begriff des Paradigmas.

2.2.3 Theoriebildung und wissenschaftsmethodischer Hintergrund

Wie von DePoy und Gitlin (2011, S. 67) beschrieben kann dem deduktiven Denken eher ein theorietestender Ansatz zugeordnet werden. Im Rahmen der Theorietestung steht oftmals das Ziel der Reduktion des Abstraktionsniveaus im Vordergrund, d. h. die Zusammenhänge auf so wenig Variablen wie möglich zu reduzieren. Dies steht im direkten Zusammenhang mit dem Wunsch nach möglichst guter Reliabilität. Je weniger Variablen verwendet werden, desto leichter ist es, die Messgenauigkeit zu kontrollieren.

Im Gegensatz dazu steht induktives bzw. abduktives[6] Denken, dieses eignet sich eher, eine Theorie die aus Beobachtungen entstanden ist, zu validieren. Dadurch kommt es oftmals zu einer Zunahme des Abstraktionsniveaus, so wie sich Konzepte und Konstrukte im Rahmen des Forschungsprozesses erst entwickeln können bzw. verfeinern können oder erweitert werden – gewissermaßen das „no go" der quantitativen Forschung. Hier steht der Wunsch nach hoher Validität im Vordergrund, d. h. möglichst nahe an der Komplexität des Alltags des Geschehens zu sein.

Nach langer Zeit einer deutlichen Trennung zwischen deduktiven (oftmals quantitativen) und induktiven (oftmals qualitativen) erkenntnistheoretischen Zugängen zeigt sich immer mehr eine Annäherung zwischen den Vertretern beider Lager. So ist eine deutliche Zunahme an sogenannten Mixed-method-Designs (Abschn. 9.2), die die Vorzüge beider Forschungsansätze nutzen, in Projekten zu beobachten (Kuckartz 2014). Kuckartz spricht hier sogar vom dritten methodologischen Paradigma.

---

[6]Abduktion: ein auf den Philosophen Charles S. Peirce zurückgehende Schlussweise. Erkenntnistheoretisch wird mittels Abduktion eine Hypothese generiert, aus der Hypothese werden Vorhersagen gebildet (Deduktion), und die Gültigkeit dieser Vorhersagen wird überprüft (Induktion) (vgl. Meidl 2009).

2.3 Forschungsfragen und Hypothesen

2.3.1 Wie komme ich zu einer geeigneten Forschungsfrage?

Woher kommen Forschungsfragen? Forschungsfragen werden entwickelt, um

- Beobachtungen im Alltag (im Feld) zu untersuchen,
- Beobachtungen im klinischen Alltag zu untersuchen,
- ein Assessment zu entwickeln,
- die Wirksamkeit einer Behandlungsmethode zu erforschen,
- eine Theorie über (Gesundheits-)zusammenhänge zu erforschen,
- die Gültigkeit vergangener Forschungstätigkeit zu evaluieren.

DePoy und Gitlin (2020) unterscheiden zwischen verschiedenen Zugängen, um zu Forschungsfragen zu gelangen. Neben dem persönlichen Interesse, der Relevanz des Themas, können auch zur Verfügung stehende Ressourcen stark auf das Thema einwirken. So gestalten die zur Verfügung stehenden zeitlichen und finanziellen Ressourcen die Fragestellungen von Master-Studierenden deutlich anders, als die einer in eine Institution eingebettete Forschungsgruppe (Abschn. 12.3).

Im Rahmen der Identifikation eines Themas spielen neben dem eigenen professionellen Hintergrund natürlich auch allgemeine gesellschaftliche Trends oder Trends innerhalb der eigenen Profession eine große Rolle (vgl. DePoy und Gitlin 2011, S. 38). Als Beispiel sei hier die demographische Entwicklung mit der zunehmenden (Über)-Alterung der Gesellschaft in Europa genannt. Die durch die höhere Lebenserwartung kontinuierliche prozentuelle Zunahme des Anteiles von Menschen von über 65 Jahren an der Gesamtbevölkerung (Europäische Kommission 2020) macht es deutlich leichter an Forschungsgelder für Projekte zur Unterstützung

Tab. 2.1 Zielsetzungen von Forschung und dazugehörige Fragestellungen

Art	Zielsetzung	Fragestellung
Exploration	Erstmaliges Vertrautmachen mit dem Phänomen, Generierung von Ideen	Allgemein: Wie
Deskription	Genaue Beschreibung des Phänomens, Idee über mögliche Zusammenhänge	Spezifischer: Was, Wo, Wann und Wie
Erklärung	Überprüfung von Annahmen	Zusammenhang: Warum

des alten Menschen durch technische Hilfsmittel („ambient assisted living") zu gelangen. Im Gegenzug ist es nach Jäger (2015) aber wesentlich schwieriger, an Forschungsgelder für Projekte mit Kindern oder Jugendlichen zu gelangen.

Babbie (2021) unterscheidet zwischen 3 verschiedenen Zielsetzungen von Forschung: Exploration, Deskription und Erklärung. Tab. 2.1 gibt einen Überblick über die Zielsetzungen der einzelnen Bereiche und welche Fragestellungen üblicherweise verwendet werden.

Die Formulierung einer Forschungsfrage kann unterschiedliche Komplexitätsniveaus bzw. Konkretisierungsniveaus aufweisen. Dieses Konkretisierungsniveau ist oftmals mit dem Umfang der zum Thema vorhandenen Theorie verbunden. Salopp ausgedrückt: Je mehr ich schon über ein Thema weiß, desto genauer kann ich meine Frage formulieren. Hough (2003, S. 39–40) unterscheidet hier zwischen 3 Ebenen von Forschungsfragen, die auch den Zielsetzung aus Tab. 2.1 zugeordnet werden können:

- allgemeine Forschungsfragen (der Zusammenhang ist erstmalig aufgefallen)
- spezifischere Forschungsfragen
- Hypothesen (erwarteter Zusammenhang wird formuliert, kann falsifiziert werden)

2.3.1.1 Allgemeine Forschungsfragen

Auf der ersten Ebene ist noch wenig Vorwissen über das Thema vorhanden, es kann sein, dass der Zusammenhang zum ersten Mal aufgefallen ist. Daher kann auch die Forschungsfrage nur allgemein formuliert werden. Forschungsansätze die auf diesem Fragenniveau angewandt werden, haben oft explorativen oder deskriptiven Charakter. Forschungsfragen auf dieser Ebene entspringen oft mehreren Einzelbeobachtungen, d. h. der induktiven Zugangsweise wissenschaft-

licher Erkenntnisgewinnung. So könnte aus einer Häufung von Berichten in den Medien über kranke Kinder in stark befahrenen Städten eine Kolleg*innengruppe aus dem Public-Health-Bereich folgende allgemeine Frage formulieren: Gibt es einen Zusammenhang zwischen der Lokalisation des Wohnorts (Stadt/Land) von Kindern und dem Risiko, an Asthma bronchiale zu erkranken[7] ?

2.3.1.2 Spezifische Forschungsfragen („aims or objectives")

Nach erfolgter Studie zeigt sich, dass das Thema, an Asthma bronchiale zu erkranken, doch komplexer ist, als anfangs gedacht. Verschiedene Einflussfaktoren sind im Rahmen der explorativen Erhebung aufgetaucht. Die Public-Health-Forschungsgruppe möchte nun aus diesen Faktoren heraus eine spezifischere Fragestellung formulieren: Hat der Lebensstil und/oder der Wohnort (mehr) Einfluss auf das Risiko von Kindern, an Asthma bronchiale zu erkranken? Im Gegensatz zur Hypothese haben Forschungsfragestellung noch immer einen explorativen Charakter und untersuchen Annahmen.

2.3.1.3 Hypothesen

Nach mehreren Untersuchungen bzw. spezifischeren Fragestellungen ist es oftmals (aber

---

[7]Es gibt tatsächlich einen Zusammenhang. Es wird hier vom sogenannten „Bauernhofschutz" gesprochen. Kinder die am Bauernhof aufwachsen sind zu einem hohen Prozentsatz vor Asthma, Allergien und Neurodermitis geschützt. Laut neuesten Untersuchungen am Interuniversity Messerli Research Institute in Wien könnte das Milchprotein Beta-Lactoglobulin im Staub und der Luft des Kuhstalles als möglicher Schlüsselfaktor fungieren (Pali-Schöll et. al. 2022).

nicht immer) möglich, Hypothesen zu formulieren. Der Unterschied zu den beiden ersten Ebenen liegt hier in der klaren Formulierung eines Zusammenhangs und der Möglichkeit, diesen durch die Daten statistisch zu bestätigen oder falsifizieren zu können. Forschungsansätze werden hier oftmals relational („correlational") oder kausal ausgewählt. Hypothesen sind klar Teil des deduktiven erkenntnistheoretischen Ansatzes innerhalb der beiden großen Grundströmungen wissenschaftlicher Erkenntnisgewinnung.

Eine mögliche Formulierung einer Hypothese für die Forschungsgruppe, die sich mit dem kindlichen Asthma beschäftigt, wäre: Neben dem Wohnort (signifikanter Zusammenhang, siehe Fussnote 7) besteht ebenfalls ein signifikanter Zusammenhang zwischen der Menge an Zigaretten, die Eltern im Wohnbereich rauchen, und dem Risiko für Kinder, an Asthma bronchiale zu erkranken.

2.3.2 Hypothesen

Der in der heutigen Wissenschaft gebräuchliche Umgang mit Hypothesen stammt aus dem bereits beschriebenen post-positivistischen Denken Karl Poppers. Direkt mit dem ebenfalls bereits erwähnten Denkmodell der Falsifikation (siehe oben) verbunden, entstammt auch die Arbeitsweise des Formulierens einer Arbeitshypothese und einer Nullhypothese. Im Wort Hypothese (Duden: von Widersprüchen freie, aber zunächst unbewiesene Aussage, Annahme von Gesetzlichkeiten oder Tatsachen) steckt bereits die Möglichkeit eines Irrtums, d. h. dass sie sich als falsch herausstellt.

Es wird gewissermaßen eine Richtigkeit unterstellt, die erst bewiesen werden muss. Nachdem der Zusammenhang zwischen Gegebenheiten im Sinne einer Hypothese sehr schwierig und oftmals unklar zu formulieren ist (sonst würde es ja keines Forschungsprojekts bedürfen), ist es wesentlich einfacher, einen nicht vorhandenen Unterschied zu definieren. Zum Beispiel könnte eine Forschungsgruppe am Zusammenhang zwischen der Dauer sitzender Tätigkeiten und Beschwerden im Wirbelsäulenbereich interessiert sein.

2.3.2.1 Nullhypothese und Alternativhypothese

Die Theorie der Falsifikation geht davon aus, dass es kaum möglich ist, alle Aspekte eines möglichen Zusammenhangs im Rahmen einer Hypothese zu formulieren. Zum Beispiel wäre es wünschenswert, genau zu definieren, wie groß und, wenn möglich, in welche Richtung der Effekt der geschilderten Zusammenhänge wäre. Umgekehrt ist das Gegenteil wesentlich einfacher und eindeutiger zu formulieren: Es besteht kein Zusammenhang zwischen der Dauer der sitzenden Tätigkeiten und den Beschwerden im Wirbelsäulenbereich (Nullhypothese oder H_0)[8] . Nach Clauß und Ebner (1974, S. 188) entstammen die beiden zu vergleichenden Stichproben statisch gesehen dabei der selben Grundgesamtheit und die beobachteten Differenzen sind zufällig.

Falls unser statistischer Test positiv [9] wäre, könnte unsere Nullhypothese falsifiziert werden, implizit könnte man dadurch der Alternativhypothese (H_1) recht geben: Menschen, die bei der Arbeit mehr sitzen, haben anscheinend doch mehr Rückenschmerzen. Im Denken Poppers verweilend würde dies aber nur heißen: Die Theorie würde als vorläufig bestätigt betrachtet werden. In unserem Beispiel würden wir aber noch keinerlei Klarheit über die statistische Stärke des Zusammenhangs erlangen. Für diesen Zweck müsste wesentlich mehr über die vermutete Effektgröße bekannt sein (Testpower oder Teststärke siehe Kap. 5).

Bezüglich der Entscheidung, die aufgrund eines statistischen Ergebnisses über einen möglichen Zusammenhang getroffen wird, kann ähnlich wie bei der Sensitivität von Assessments (Kap. 11) zwischen zwei Fehlerarten unterschieden werden (Abb. 2.2).

---

[8] Die hier beschriebene klassische frequentistische Statistik behandelt H0 und H1 asymmetrisch, wo hingegen die Bayes-Statistik H0 und H1 gleich behandelt (Polasek 1997). Für einführende Literatur in die Bayes-Statistik kann beispielsweise auf Tschirk, W. (2014) Statistik: Klassisch oder Bayes. Berlin: Springer Spektrum verwiesen werden.

[9] und sich ein sogenannter signifikanter Unterschied zeigt

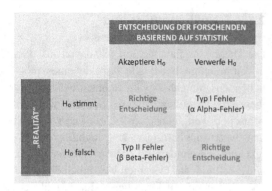

Abb. 2.2 Test der Hypothese. (Adaptiert nach Hossain und Heard 2003, S. 202)

Beim **Fehler erster Art** wird die Nullhypothese verworfen, obwohl sie richtig ist. Vergleichbar ist dies mit einem falsch-positiven Wert einer (medizinischen) Untersuchung. Ein Kind ist beim Hörtest auffällig, obwohl es gut hört. Auf unser Forschungsbeispiel angewandt würde in der Realität wirklich kein Zusammenhang zwischen langem Sitzen und den Schmerzen im Rücken bestehen, trotzdem würden die Studienergebnisse dies behaupten.

Um die Wahrscheinlichkeit des Alpha-Fehlers, d. h. eines falsch-positiven Studienergebnisses zu verringern ist die Auswahl des Signifikanzniveaus Alpha entscheidend und kann darüber direkt kontrolliert werden. Je geringer das Signifikanzniveau gewählt wird, desto geringer ist die Wahrscheinlichkeit die Nullhypothese irrtümlich zu verwerfen, d. h. ein falsch-positives Ergebnis zu akzeptieren. Als übliche Signifikanz-Niveauwerte haben sich 5 %, 1 % bzw. 0.1 % etabliert. Wahrscheinlichkeitstheoretisch formuliert besagt ein Signifikanzniveau von 5% das für den Fall das H_0 wahr ist, die Wahrscheinlichkeit bei 95% liegt, dass dies auch stimmt (Weiß 2019, Clauß und Ebner 1974, S. 189). Allerdings steht die grundsätzlich positive Reduzierung des Signifikanzniveaus direkt in Beziehung zum sogenannten Beta-Fehlers, dem Fehler zweiter Art, und erhöht dadurch die Wahrscheinlichkeit einen vorhandenen Zusammenhang nicht anzuerkennen.

Der **Fehler zweiter Art** oder Beta-Fehler liegt vor wenn die Nullhypothese angenommen

wird, obwohl sie falsch ist. Umgelegt auf unser Hörtestbeispiel würde hier ein sogenannter falsch-negativer Wert vorliegen: ein hörauffälliges Kind würde beim Hörtest nicht erkannt werden. Im Rahmen unserer Untersuchung der Rückenprobleme bestünde in der Realität wirklich ein Zusammenhang zwischen langem Sitzen und Schmerzen, aber dieser Zusammenhang konnte statistisch nicht nachgewiesen werden (z. B. weil das Sample zu klein, der Messfehler zu groß oder der Effekt zu subtil war etc.).

Der Beta-Fehler kann im Gegensatz zum Alpha-Fehler nur indirekt beeinflusst werden, beispielsweise über die Größe des Samples. Er korreliert mit der zu erwartenden Effektgröße des Zusammenhanges. Je größer der zu erwartende Effekt ist, desto leichter ist er statistisch zu erkennen und desto kleiner kann die Stichprobengröße gewählt werden.

Bei den verbleibenden beiden Möglichkeit liege ich mit meiner Entscheidung richtig: Aufgrund der schwachen statistischen Ergebnisse entscheide ich mich korrekterweise für H_0 (kein Zusammenhang), oder ich verwerfe wegen eines signifikanten Zusammenhangs korrekterweise H_0 und gebe H_1 recht, dass Rückenschmerzen mit langem Sitzen in Zusammenhang stehen[10].

2.3.2.2 Gerichtete versus ungerichtete Hypothese

Die gerichtete Hypothese geht nicht nur vom Bestehen eines Unterschieds aus, sondern definiert auch die Richtung des Zusammenhangs. In unserem Beispiel wäre eine mögliche gerichtete Hypothese: Je länger Menschen sitzen, desto mehr Rückenschmerzen haben sie (Tab. 2.2). Wissenschaftlich gesehen kann natürlich das Gegenteil auch möglich sein – mehr Sitzen verursacht weniger Rückenprobleme. Dies könnte beispielsweise auf ein Sample von Wald- & Forstarbeiter*innen zutreffen, die im unwegsamen Gelände arbeiten müssen. Obwohl sie

---

[10]Menschen die lange Sitzen zeigen tatsächlich mehr Rückenschmerzen, entweder im oberen oder unteren Rückenbereich (vgl. Hanna et al. 2019 oder Montakarn & Nuttika 2016)

kaum sitzen, könnten diese Menschen aufgrund ihrer beschwerlichen Arbeit oft über körperliche Beschwerden klagen. Wie dieses Beispiel zeigt, ist oftmalig die genaue Analyse vieler Merkmale für die Formulierung einer Hypothese notwendig.

2.3.2.3 Unterschied zwischen spezifischer und unspezifischer Hypothese

Im Rahmen einer spezifischen Hypothese ist es sogar möglich, die erwartete Größe eines Effektzusammenhangs zwischen den untersuchten Variablen bzw. Merkmalen anzugeben (Tab. 2.2). Eine spezifischere Hypothesenformulierung könnte für unser Beispiel lauten, dass Personen mit mehr als 6 h sitzender Tätigkeit im Gegensatz zu wenig sitzenden Menschen eine Zunahme von mindestens 3 Punkten auf der visuellen Analogskala für Schmerzen aufweisen, wenn sie bezüglich ihrer Rückenschmerzen befragt werden.

> Im Sinne einer wissenschaftlichen Hypothesenbildung besteht ein direkter statistischer Zusammenhang zwischen der mathematischen Genauigkeit und der Formulierung der Hypothese: Je spezifischer und gerichteter eine Hypothese formuliert werden kann, umso aussagekräftiger sind auch die statistischen Verfahren, die verwendet werden können.

2.3.3 Variablen bzw. Merkmale

Eine Variable ist eine Eigenschaft, die sich von Person zu Person verändert, typische personenbezogene Variablen bei Menschen sind das Alter, Geschlecht, Größe, Gewicht, Blutdruck, allgemeiner Gesundheitszustand oder der Angstlevel. Zum Beispiel steht die Variable „Biologisches Geschlecht" für die Merkmalsausprägungen männlich und weiblich oder wenn es um die Geschlechtsidentität (Gender) geht wie von Döring (2013) vorgeschlagen, die Merkmalsausprägungen männlich, weiblich und divers/anders. Diese Variable besitzt mathematisch definiert ein bestimmtes Skalenniveau (Abschn. 2.4), das immer eine empirische Basis besitzt, und wird mit Merkmalswerten gefüllt. Die Werte von Variablen sollen immer reale Bedeutung für das beschriebene Merkmal haben. So macht es keinen Sinn, in der Variable „Körpertemperatur" die Prozentwerte der Luftfeuchtigkeit im Raum zu notieren. Wie am Beispiel Körpertemperatur noch einfacher nachzuvollziehen, wird mit Zunahme der Komplexität des zu erfassenden Themas die Zuordnung der Merkmale auch immer komplexer (Kap. 11).

Es muss zwischen manifesten und latenten Variablen unterschieden werden (siehe Absatz 2.3.3.2). Manifeste Variablen sind immer direkt beobachtbar, so ist die Variable „Körpergröße" leicht ersichtlich. Im Gegensatz dazu entzieht sich eine latente Variable dem direkten Zugriff der Beobachtung. Auf die latente Variable kann nur durch die Beobachtung sogenannter Indikatoren rückgeschlossen werden. Im Rahmen der Konzeptualisierung und Operationalisierung der quantitativen Forschung muss dieser Zusammenhang ersichtlich gemacht werden (siehe Abschn. 2.4.2, mögliche Indikatoren für Angst). Qualitative Forschungsprojekte bewegen sich oftmals direkt im Gebiet der „latenten Variablen". So ist es klar, dass bei einer qualitativen teilnehmenden Beobachtung zur Ausländerfeindlichkeit im Gesundheitswesen eine schriftliche Befragung

Tab. 2.2 Hypothesenarten

Hypothese	Beispiel
Ungerichtet	Es besteht ein Zusammenhang zwischen sitzenden Tätigkeiten und Rückenschmerzen
Gerichtet	Je länger Menschen sitzen, desto mehr Rückenschmerzen haben sie
Spezifisch	Wenn Menschen mehr als 6 h am Tag sitzen, kommt es zu einer Zunahme von mind. 3 Punkten auf der visuellen Analogskala für Schmerzen
Unspezifisch	Wenn Menschen mehr als 6 h sitzen, haben sie auch mehr Schmerzen

zum Thema aufgrund der sozialen Erwünschtheit wenig Sinn machen würde. Viel eher könnte sich das Thema über Verhaltensbeobachtungen, zum Beispiel längere Wartezeiten im Wartebereich, spezifische auf Ablehnung hinweisende Körpersprache, etc. oder im Rahmen von freien Gesprächen manifestieren. Oftmals ergibt sich auch die Möglichkeit, aus vorhergehenden qualitativen Forschungsprojekten zum Thema erstmals konkrete Indikatoren für die latenten Variablen ableiten zu können.

2.3.3.1 Abhängige und unabhängige Variablen

Im Rahmen von Forschungsprojekten nehmen Variablen unterschiedliche Rollen ein. Als Paradebeispiel steht hier die experimentelle Forschung. Die Forschenden haben hier nur direkten Zugriff auf die sogenannte unabhängige Variable, das ist gewissermaßen der Faden, an dem gezogen werden kann, der verändert wird. Patientin A erhält das Medikament XY (unabhängige Variable), das den Blutdruck senken soll, und es wird gemessen, ob dadurch die abhängige Variable Blutdruck wirklich gesenkt wird.

Forschungsmethodisch wird die Veränderung der einen Variablen (abhängige, engl. „dependent", abgekürzt DV) durch die Veränderung der anderen Variablen (unabhängigen, engl. „independent", abgekürzt: IV) erklärt. Auf die abhängige Variable besteht kein direkter Einfluss der Forschenden, nur indirekt über die unabhängige Variable. Diese kann gezielt selektioniert oder verändert werden. Zum Beispiel kann durch gezieltes Einwirken auf die unabhängige Variable „Stresslevel" durch das Durchführen von Entspannungstechniken untersucht werden, ob sich die abhängige Variable „Schlafzeit" der Untersuchungsteilnehmenden positiv im Sinne von längeren Schlafzeiten verändert.

2.3.3.2 Latente und manifeste Variablen, Moderatorvariablen, Kontrollvariablen, Störvariablen

Eine manifeste Variable ist direkt beobachtbar, zum Beispiel kann die motorische Komponente des Einsteckens von Stiften in ein Brett direkt beobachtet werden. Hingegen kann die an dieser Tätigkeit beteiligte Variable „Handlungsplanung" oder „Motivation" nur indirekt über die Art und Weise des Einsteckens der Stifte beobachtet werden. Logischerweise gestaltet sich daher auch die Konzeptionalisierung und Operationalisierung von latenten Variablen schwieriger, als die von manifesten.

Neben der tatsächlich zu erhebenden unabhängigen und abhängigen Variablen kann es zum zusätzlichen Erheben von Moderator- bzw. Kontrollvariablen kommen. Zum Beispiel kann das Leseverständnis von Menschen indirekt über die **Moderatorvariable** „Straßenlärm" (als störende Ablenkung) negativ im Sinn einer Wechselwirkung verändert werden. Ist dieser Einflussfaktor im Rahmen einer Erhebung bereits vorab bekannt, spricht man hier von der Erhebung sogenannter **Kontrollvariablen** (vergleichbar mit der Stratifizierung nach bestimmten Merkmalen siehe Abschn. 7.2.1).

Es kann aber auch passieren, dass Einflüsse erst nach Fertigstellung des Forschungsprojekts erkannt werden. Es wird hier von **Störvariablen** gesprochen. Zum Beispiel kam es im Rahmen der Erhebung der „Playfulness" (Verspieltheit/Spielerische Herangehensweise) von Erwachsenen bei Freizeittätigkeiten in Teilbereichen zu unerklärlichen Abweichungen in den Daten, die den Wahrscheinlichkeitsvorhersagen des verwendeten Rasch-Modells widersprachen (Weigl und Bundy 2013). Im Nachhinein konnten durch die qualitative Auswertung der Daten geklärt werden, dass durch die vorgegebene Struktur mancher Freizeittätigkeiten, etwa beim Singen im Chor, die Empfindung von spielerischer Betätigung für die teilnehmenden Erwachsenen verändert wurde. In einem Nachfolgeprojekt würde man bereits im Forschungsdesign Rücksicht auf diese Störvariable nehmen, zum Beispiel durch das Stellen von Zusatzfragen.

2.4 Messtheorie

2.4.1 Skalenniveaus

Die in Abschn. 2.3.3 beschriebenen Variablen können im Rahmen quantitativer Projekte

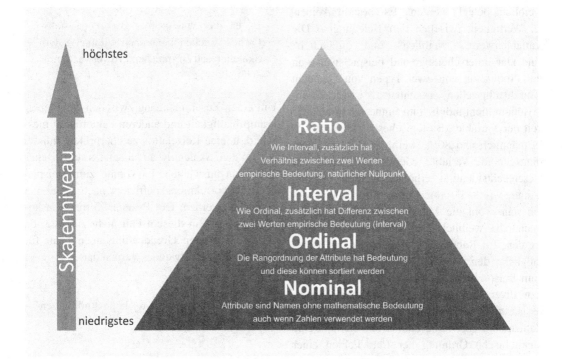

Abb. 2.3 Skalenniveaus nach Stevens (1946)

unterschiedliche Skalenniveaus aufweisen. Eine grundlegende Möglichkeit, Variablen zu klassifizieren, ist die traditionelle Unterscheidung in qualitative oder kategoriale Variablen (Nominal und Ordinal) und quantitative Variablen (Intervall und Ratio) dar. Die Art des Skalenniveaus gibt vor, welche mathematischen Operationen angewandt werden dürfen (Abschn. 7.4). Erst quantitative Variablen erlauben das Bilden von Rangfolgen und Differenzen (Abb. 2.3). Die Grundregel lautet: Je höher das Skalenniveau ist, desto mehr und komplexere mathematische Operationen sind erlaubt. Mit dem höheren Niveau der Skala nimmt auch indirekt die Aussagekraft der Ergebnisse zu. Eine Übersicht über die möglichen bzw. sinnvollen mathematischen Verfahren bietet Tab. 2.3.

2.4.1.1 Nominalskala

Der Wert der Variablen stellt nur eine Bezeichnung, ein Label bzw. ein Symbol dar. Es können Zahlen verwendet werden, diese haben dann aber trotzdem nur Symbolcharakter. Eine

Tab. 2.3 Mögliche Parameter in Abhängigkeit vom jeweiligen Messniveau. (Adaptiert nach Janssen und Laatz 2013, S. 211)

Messniveau	Lageparameter	Streuungsparameter
Nominal	Modalwert	Häufigkeitsverteilung
Ordinal	Median (Perzentile)	Quartilsabstand
Intervall	Arithmetisches Mittel	Varianz Standardabweichung Spannweite
Verhältnis/Ratio	Geometrisches Mittel	Variationskoeffizient

klassische nominale Variable ist zum Beispiel das biologische Geschlecht[11]. Hier kann die Variable nur mit den Werten männlich oder

---

[11] Es wird darauf hingewiesen, dass manche Autor*innen wie z. B. Voß (2018) selbst das biologische Geschlecht als soziale Konstruktion verstehen. Falls erforderlich können intersexuelle Menschen (mit chromosomal bzw. hormonell nicht eindeutiger Geschlechtszugehörigkeit) durch eine dritte Geschlechtskategorie „anders, und zwar _____" repräsentiert werden (Döring 2013)

weiblich belegt werden. Es besteht keinerlei Wertigkeit zwischen den Belegungen. Die Variablenwerte „weiblich" und „männlich" sind klar unterscheidbar und beispielsweise an der Produktion von zwei Typen von Gameten (Geschlechtszellen) erkennbar. Es ist für das Individuum nicht möglich im Sinne der Eindeutigkeit der Variable „Biologisches Geschlecht" 20 % männlich und 80 % weiblich zu sein. Wenn hingegen die Variable „Gender" im Sinne der Geschlechtsidentität erhoben werden möchte, könnte wie z. B. von Döring (2013) empfohlen sehr wohl die Merkmalsausprägungen mit männlich, weiblich und divers/anders belegt werden. Im Rahmen der Datenerhebung ist es möglich, den Werten Nummern zuzuordnen, zum Beispiel männlich = 1 und weiblich = 2, bzw. divers = 3. Damit können die Werte leichter in eine Datenbank eingetragen werden. Diese Zahlen sind aber *reine Labels* und stellen keine hierarchische Ordnung her (das Fehlen einer Ordnungsrelation).[12] Rechenoperationen, etwa „weiblich ist doppelt so gut wie männlich", sind daher nicht zulässig.

2.4.1.2 Ordinalskala

Im Fall der Ordinalskala sind die Werte immer noch Bezeichnung, aber sie können im Gegensatz zur Nominalskala in eine sinnvolle Reihenfolge gesetzt werden. Ein Beispiel: eine Forscherin möchte die Häufigkeit von Fieberkrämpfen untersuchen. Die Variable „Fieberkrampfhäufigkeit" enthält 3 Kategorien: nie, seltene Krampfanfälle, häufige Krampfanfälle. Hier stellt die Belegung der Kategorien eine Zunahme der Frequenz von nie bis sehr häufig dar, eine Belegung der Kategorien mit Nummern wäre zum Beispiel 1 für nie, 2 für selten und 3 für häufig. Die Zahlen 1–3 stellen hier eine logische Rangordnung dar, 3 ist häufiger als 1. Es sagt aber nichts über den Abstand zwischen 1 und 2 oder zwischen 2 und 3 aus.

> Es ist hier von größter Bedeutung statistische Rechenoperationen immer dem Skalenniveau entsprechend zu verwenden.

Um einen Zusammenhang zwischen der Fieberkrampfhäufigkeit und anderen Faktoren zu messen, d. h. eine Korrelation zu überprüfen, müsste ich ein dem Skalenniveau passendes statistisches Verfahren auswählen. Es könnte zum Beispiel der Rangkorrelationskoeffizient nach Spearman berechnet werden. Der Pearson-Korrelationskoeffizient wäre in diesem Fall nicht zulässig, da er neben anderen Grundbedingungen[13] nur für Intervallskalen verwendet werden darf.

> Variablen immer am höchstmöglichen Level messen!

Eine exemplarische Anwendung der Ordinalvariablen ist die Likert-Skala, benannt nach dem amerikanischen Sozialpsychologen Rensis Likert (1932). Diese Skala wird typischerweise eingesetzt, um die Einstellung eines Individuums zu einem Thema zu überprüfen. Oftmals wird ein Statement präsentiert und entsprechend die Zustimmung oder Nichtzustimmung abgefragt. Etwa die Frage: „Finden Sie, dass Jugendliche ab 16 Jahren Alkohol konsumieren sollen?". Die Antwortmöglichkeiten wären: Stimme stark zu – Stimme zu – Unentschlossen – Lehne ab – Lehne stark ab. Näheres zur praktischen Anwendung in Forschungsprojekten findet sich zum Beispiel in Abschn. 7.3.1.

Im Gegensatz zu den reinen Bezeichnungen von kategorialen Variablen beschreiben die Werte quantitativer Variablen wirkliche Quantitäten. Daher können diese Kategorien mathematisch miteinander in Beziehung gebracht werden. Typischerweise werden hinter den Antwortmöglichkeiten Zahlen hinterlegt. So könnte zum Beispiel starke Zustimmung 5 Punkte erhalten, Unentschlossenheit 3 Punkte und starke

---

[12] Rasch und Kubinger (2006) erwähnen hier, dass Forscher trotzdem dazu neigen, die Zahl 1 dem Geschlecht männlich zuzuordnen, und Forscherinnen die Zahl 1 bevorzugt dem weiblichen Geschlecht zuweisen.

[13] Der Pearson-Korrelationskoeffizient setzt Normalverteilung in den Daten voraus.

Ablehnung nur einen Punkt. Mathematisch ist es möglich zu zeigen, dass 5 Punkte mehr als ein Punkt sind, und im Gegensatz zu Nominalskalen ist es auch logisch begründbar, d. h. es macht Sinn. Mehr Punkte sprechen im Beispiel für mehr Zustimmung zum abgefragten Thema: „Ich lehne stark ab, dass Jugendliche ab 16 Jahren Alkohol konsumieren sollen".

Wenn eine Person einen Depressionsfragebogen ausfüllt, können mehr Punkte auf eine stärkere depressive Stimmung hinweisen. Als Beispiel kann hier die deutsche Fassung der zweiten Auflage des Beck-Depressions-Inventars (BDI-II; Beck et al. 1996) von Hautzinger, Keller und Kühner (2006) genannt werden. Im Bereich *Interessensverlust* würde die Aussage „Ich habe weniger Interesse an anderen Menschen oder an Dingen als sonst" nur 1 Punkt erzielen, die Aussage „Es fällt mir schwer, mich überhaupt für irgendetwas zu interessieren" hingegen 3 Punkte, da sie deutlicher auf eine depressive Problematik [14] hinweist.

In der Testentwicklung wird in diesem Zusammenhang vom Gütekriterium der Skalierung gesprochen, d. h. die aus einer Berechnung resultierenden Testwerte bilden die empirischen Merkmalsrelationen adäquat ab (vgl. Moosbrugger und Kevala 2012), z. B. von gesunden Menschen, Menschen mit leichten depressiven Verstimmungen bis zu Menschen mit einer schweren Depression. Dies ist mathematisch frühestens auf dem Ordinalskalen-Niveau erreichbar, meistens ist allerdings ein Intervallskalen-Niveau erforderlich.

Bezugnehmend auf das vorherige Fragebeispiel über den Alkoholkonsum von Jugendlichen ist es daher mathematisch nicht zulässig zu behaupten, dass der Abstand zwischen starker Zustimmung und Unentschlossenheit gleich groß ist (nämlich 2 Punkte) wie der Abstand zwischen Unentschlossenheit und starker Ablehnung (ebenfalls 2 Punkte). Dies ist erst zulässig, wenn der Abstand zwischen den Werten sachlich begründbar und gleich ist, wie dies bei der Intervallskala der Fall ist.

---

[14] Zur Auswertung dienen hier typischerweise Prozentränge, deren Cut-Off Werte eine Differenzierung zwischen Gruppen erlauben, z. B. zwischen depressiven und gesunden, nicht-depressiven Personen.

2.4.1.3 Intervallskala

Die Intervallvariable stellt den nächsten Komplexitätsschritt nach den Ordinalvariablen dar. Die Kategorien bilden eine Reihenfolge ab, und zusätzlich ist der Abstand zwischen den Werten gleichbleibend und lässt sich begründen. Zum Beispiel sind die Tage einer Woche eine Intervallvariable. Der Abstand zwischen den Wochentagen beträgt jeweils 24 h. Daher ist es auch möglich, mathematisch damit zu operieren, zum Beispiel liegt der Freitag immer 3 Tage nach dem Dienstag. Dieser Ebene von Skalengüte steht nun eine Fülle von statistischen Verfahren offen (Kap. 11 und Abschn. 7.4).

2.4.1.4 Ratioskala oder Verhältnisskala

Das höchste Komplexitätsniveau aller Skalentypen stellt dasjenige der Ratioskala oder auch Verhältnisskala dar. Charakteristikum dieser Skala ist neben allen vorhergehenden Eigenschaften der Intervallskala das zusätzliche Vorhandensein eines absoluten Nullpunkts. Zum Beispiel stellen die Werte 0, 1, 2, 3, 4, … der Variablen „Anzahl_Kinder" die Anzahl der Kinder, die in einer Familie leben, dar. Der Wert 0 bedeutet wirklich, dass kein Kind in der Familie lebt, und weniger als 0 Kinder können auch nicht in einer Familie leben. Im Gegensatz dazu könnte im Rahmen einer Intervallskala zwar der erste Wert der Skala mit 0 belegt werden, zum Beispiel Montag = 0, dies würde aber nicht bedeuten, dass es den Montag nicht gibt (ein weiteres Beispiel für eine Zahl als reine Bezeichnung).

2.4.1.5 Transformierung zwischen den Skalenniveaus

Es ist möglich, Werte von einem Skalenniveau in ein anderes zu transformieren. Die Grundregel lautet hier aber:

> Transformierungen sind bis auf wenige Ausnahmen (siehe unten) nur von einem höherwertigen Skalenniveau in ein niedrigeres möglich!

Ein Beispiel: Im Rahmen eines Fragebogens wurde das Alter der Teilnehmer*innen in Jahren erhoben. Tab. 2.4 zeigt nun die Transformierung in die unterschiedlichen Skalenniveaus. Grundvoraussetzung ist die Schaffung von *Exklusivität der Zugehörigkeit* der Werte. So müsste zum Beispiel bei der Zuordnung in das Altersband geklärt werden, ab wann Personen an den Altersgrenzen in das nächste Band überwechseln. So wäre es notwendig zu definieren, dass Personen zwischen einem Jahr und 10 Jahren und 11 Monaten in die erste Kategorie fallen (1;0–10;11 Jahre) , usw.

Eine Sonderform der Transformierung stellt die **Rasch-Analyse** dar. Sie ermöglicht es, unter Verwendung eines probabilistischen (wahrscheinlichkeitstheoretischen) Modells die Transformierung einer Ordinalskala in eine Intervallskala vorzunehmen. Durch eine logarithmische Transformation basierend auf dem Antwortverhalten des Samples werden die Items im Rahmen einer Messhierarchie auf ihre Wahrscheinlichkeit des Erreichens/Beantwortens hin sortiert. Dadurch erhält jedes Item und jede Antwortkategorie, basierend auf der jeweiligen Beantwortungswahrscheinlichkeit, einen definierten Platz in der Messhierarchie, d. h. die Intervalle sind dadurch mathematisch festgesetzt (Siehe auch Absatz „Intervallstruktur durch Rasch-Analyse" in Abschn. 7.3.1).

2.4.2 Konzeptionalisierung und Operationalisierung von Variablen

Einen der wichtigsten Schritte im Rahmen des Forschungsprozesses stellt die Konzeptionalisierung von Variablen dar. Sie macht nichts anderes als die Einzelbausteine der verwendeten Konzepte und Konstrukte auch empirisch messbar zu machen. Möchte ich das Phänomen Angst erforschen, muss ich mich auf die Suche nach einer passenden Definition des Phänomens machen. Als Nächstes ist es erforderlich zu klären, wie ich die in der Definition identifizierten Indikatoren messen kann, das heißt, wie ich zu einer Quantifizierung kommen kann. Hier kann ich entweder auf bereits etablierte Assessments im jeweiligen Bereich zurückgreifen (Prozess der Auswahl des geeigneten Assessments Kap. 11). Oder es ist für die Forschenden notwendig, die Operationalisierung im Rahmen der Studie selbstständig durchzuführen.

So könnte eine Forschungsgruppe an der Erhebung der Angst interessiert sein, die mit einer erhöhten Sturzhäufigkeit in Verbindung steht. Nach längerer Recherche wird klar, dass die Dimensionen der Angst vor Stürzen nur teilweise durch etablierte Assessments abgedeckt werden. Es könnte daher notwendig sein, eine eigenständige Operationalisierung des Konstrukts anzustreben. So könnte ein spezifischer Fragebogen erstellt werden, oder es könnten zum Beispiel zusätzliche Verhaltensbeobachtungen als Indikator für ängstliches Verhalten eingeführt werden (vgl. Ritschl 2015).

> **Beispiel**
>
> Mögliche Operationalisierung des Konstruktes „Angst"
>
> - Dimensionen:
>   - nachlassende motorische Geschicklichkeit/Gangunsicherheit
>   - vegetative Reaktionen (Schwitzen etc.)
>   - mangelnde Konzentrationsfähigkeit etc.
> - Indikatoren:
>   - Verhaltensbeobachtung (Mimik, Gestik, Stimme, etc.)
>   - GPS-Sender, etc.
>   - Herzschlag, endokrinologische Parameter, etc.
>   - Konzentrationstest, Einzelfrage etc. ◄

Eine Sammlung von verschiedensten Konzepten und Konstrukten und ihrer Beziehung zu-

Tab. 2.4 Transformierung in unterschiedliche Skalenniveaus am Beispiel Alter

Messniveau	Alter
Ratio	Alter in Jahren
Intervall	Altersband (1–10, 11–20, …)
Ordinal	Jung – Mittleres Alter – Alt
Nominal	Jung/Alt

einander stellt nach DePoy und Gitlin (2020) bezugnehmend auf Kerlinger (1973) eine Theorie bzw. ein Modell dar. Die Forschungsgegenstände können natürlich sehr unterschiedliche Komplexitätsniveaus aufweisen. Ein Konzept stellt gewissermaßen den Prototyp einer oder mehrerer Variablen dar. Während ein Konzept oder Konstrukt eine möglichst genaue verbale Beschreibung braucht, verlangt eine Variable in jedem Fall nach einer (nummerischen) Wertebelegung.

Beispiele für komplexere Konzepte bzw. Konstrukte wäre die Erhebung der Patientenzufriedenheit oder – noch umfassender und dadurch mehrdimensionaler – der Gesundheit oder der Lebensqualität.

2.4.3 Kappa-Koeffizient

Nach Grouven, Bender, Ziegler und Lange (2007, S. e65) ist der Cohens-Kappa-Koeffizient „das meistverwendete Maß zur Bewertung der Übereinstimmungsgüte bei Vorliegen von kategoriellen Merkmalen". Der Cohens-Kappa-Koeffizient misst den zufallskorrigierten Anteil übereinstimmender Bewertungen und überprüft dadurch die Zuverlässigkeit von Beobachtungen und Bewertung: einerseits zwischen unterschiedlichen Bewerter*innen (Interrater) und andererseits zwischen mehreren Bewertungen eines/einer Bewerters*in (Intrarater) (Grouven et al. 2007). Eine starke Übereinstimmung zeigt sich in hohen Kappa-Werten von 0,87–1,00, wohingegen unzuverlässige Übereinstimmungsstärke durch niedrige Kappa-Werte <0,20 erkennbar ist. Eine Interpretation der Kappa-Werte ist immer situationsabhängig, daher müssen Empfehlung immer im jeweiligen Kontext der Untersuchung betrachtet werden. Richtlinien über die Interpretation von Kappa-Werten wurden zum Beispiel von Altman (1991, S. 404) vorgestellt (Tab. 2.5).

Tab. 2.5 Richtlinien für die Interpretation von Kappa-Werten. (Adaptiert nach Altman 1991)

Kappa-Werte	Stärke der Übereinstimmung
<0,20	Schwach
0,21–0,40	Leicht
0,41–0,60	Moderat/Mittelmäßig
0,61–0,80	Gut/Stark
0,81–1,00	Sehr stark

2.4.4 Goldstandard versus klinischer Standard

Unter Goldstandard wird das bestmögliche Verfahren, um eine Fragestellung mit höchster Aussagekraft zu beantworten, verstanden. Der Goldstandard in der medizinischen Forschung ist (nach wie vor) die klinische Studie, die sich durch 3 Punkte auszeichnet: es handelt sich nach Friedman et al. (2015) um eine prospektive, vorzugsweise doppelblinde und randomisierte (und damit kontrollierte) klinische Prüfung („randomized controlled trial", RCT). Ausführliches darüber ist im Kap. 14 zu lesen.

Es zeigt sich oftmals das Problem, dass die Ergebnisse von RCTs nicht auf den klinischen Alltag übertragbar sind. Kabisch et al. (2011, S. 667) sprechen im Sinne der mangelnden externen Validität davon, dass „standardisierte und kontrollierte Studienbedingungen unzureichend die klinische Versorgungsrealität reflektieren". Zum Beispiel können die Ergebnisse, die mit bestimmten Altersgruppen durchgeführt wurden, nicht einfach auf andere Altersgruppen übertragen werden oder Geschlechtsverteilung sind anders, als im klinischen Alltag repräsentiert (vgl. Mayer, neuro24.de). Oftmals sind komplexe Einnahmebedingungen bei Medikamenten oder bestimmte Therapiebedingungen in der Praxis viel schwieriger einzuhalten, als das in Studien der Fall ist. Hier zeigt sich die Wichtigkeit von weiteren Studien, um auf die genannten Gegebenheiten Rücksicht zu nehmen und zum Beispiel die Wirkungen von Behandlungsverfahren oder Medikamenten in größeren oder auch spezielleren Patient*innengruppen zu untersuchen. Als Beispiel sei hier die noch viel zu wenig erforschten geschlechtsabhängigen[15] Unterschiede im Gesundheitsbewußtsein, in der Entstehung und der Wahrnehmung, wie auch den Umgang mit Krankheiten im Rahmen der Gender Medizin bzw. geschlechtssensiblen Medizin (MedUni Wien 2022).

2.5 Datensammlung und -analyse

Die Möglichkeiten der Datensammlung stellen ein weites Feld in der Forschung dar. Hier reicht der Bogen von offenen Beobachtungsverfahren und Interviews bis hin zur strukturierten Anwendung standardisierter normierter Tests. Die Auswahl der jeweiligen geeigneten Datensammlungsverfahren erfolgt immer abhängig von der Fragestellung und den Genauigkeitsforderungen an die zu treffenden Aussagen. Mehr darüber ist in einzelnen Kapiteln zu den jeweiligen Forschungsmethoden in der Sektion II zu erfahren.

Je nach Forschungstradition differiert der Prozess der Datenanalyse. Während es im Rahmen der Analyse bei quantitativen Projekten vereinfacht ausgedrückt darum geht, statistisch-mathematische Verfahren (Abschn. 7.4) anzuwenden, um die Forschungsfrage beantworten zu können, umfasst die qualitative Analyse die Anwendung methodenspezifischer Techniken. Auch hierzu sind die Details in Sektion II in den jeweiligen Methodenkapiteln beschrieben.

2.6 Ergebnisse

2.6.1 Interpretation

Vollkommen unabhängig von der verwendeten Methode ist eine der wichtigsten Regeln im Rahmen der Interpretation von Ergebnissen die klare Trennung zwischen Analyse und Interpretation. Nur diese klare Trennung ermöglicht es, Außen-

stehenden die Gedankengänge die zu Interpretationen im Rahmen des Forschungsprojektes geführt haben, transparent nachzuvollziehen. Beispielsweise ermöglicht es die in Abschn. 6.3.7 von Chapparo beschriebenen qualitativen Forschungs-Computerprogramme anhand der Codierungshistorie jederzeit einen Überblick über die Entstehung und Entwicklung der Interpretationen zu erhalten. Die Trennung ermöglicht es auch, etwaige andere Interpretationen des Datenmaterials zuzulassen, egal ob es sich um eine interpretative Phänomenologie handelt oder um eine statistische Faktorenanalyse. Die Qualität der durchgeführten Forschung ist immer Thema, wenn unterschiedliche Überprüfungsverfahren je nach Methodologie verwendet werden müssen (Näheres dazu in Sektion II). Die Gütekriterien folgen hier den klassischen Kriterien von Reliabilität und Validität (Kap. 11).

2.6.2 Dissemination

Jede Forschung sollte das Ziel verfolgen, zugänglich gemacht zu werden. Nur so kann das gewonnene Wissen wieder in die Forschungsgemeinschaft zurückfließen. Neben etablierten Journalen und Konferenzpräsentationen stehen heute viele unterschiedliche Möglichkeiten wie Online-Journals, Open-Access-Publikationen etc. zur Verfügung, um die Forschungsergebnisse der Öffentlichkeit zugänglich zu machen. Hier erscheint es wichtig zu erwähnen, dass auch unklare oder negative Ergebnisse publikationswert sind. Oftmals stellen solche Publikationen erst die Basis für verfeinerte Fragestellungen und damit für erfolgreichere Projekte dar. Als oberstes Ziel sollte immer eines stehen: der Aufbau und die Erweiterung des Informationstands zum Thema und die Weiterentwicklung einer Theorie.

2.6.3 Verknüpfung der Ergebnisse im Sinne der Weiterentwicklung der Theorie und Praxis

Im Rahmen der Gesundheitswissenschaften zeigt sich hier ein weites Feld der unterschiedlichen

---

[15] biologisches und soziales Geschlecht.

Anknüpfungspunkte an Theorie und Praxis (Tab. 2.6). So können Forschungsergebnisse zum Beispiel Theorien zu Themen begründen. Exemplarisch sei hier die Forschungsarbeit von Primeau (1998) im Rahmen der Occupational Science (Betätigungs-/Handlungswissenschaft) zur Bedeutung von Betätigungen genannt. Primeau beschäftigte sich mit der Fragestellung, warum Menschen bestimmte Betätigungen wählen, und entwickelte basierend auf ihrer Forschungsarbeit ihre Theorien über die Bedeutung von Betätigungen (Primeau 1998). Gerade im Bereich der Occupational Science zeigen sich hier deutliche Unternehmungen neben anwendungswissenschaftlichen Studien („applied research studies") theoriebildende Grundlagenforschung („basic research studies") über menschliches Handeln und Betätigen zu unternehmen, als Beispiel können hier auch die „Retirement studies" von Jonsson (2010) genannt werden. Ebenfalls in den grundlagenwissenschaftliche Bereich verortet die Pflegewissenschaft die Entwicklung ihrer begrifflich-theoretischen und methodischen Grundlagen (Schewior-Popp et al. 2017). Auch in anderen Disziplinen wie der Physiotherapie wird der Ruf nach eigener Grundlagenforschung lauter (Mayer und van Hilten 2007). So fordert zum Beispiel Wolf (interviewt von Milatz 2014) die deutlichere Auseinandersetzung mit physiotherapeutischen Themen, zum Beispiel die Erforschung der Mechanismen, wie Muskeln sich entspannen können. Die Forderung, neben der Anwendungsforschung auch Grundlagenforschung in der Logopädie durchzuführen, findet sich beispielsweise bei Rausch und Schrey-Dern (2007) und bei Fox-Boyer und Siegmüller (2014).

Ebenso können bestehende Theorien weiterentwickelt werden, indem ihre Gültigkeit zum Beispiel mit bestimmten Personengruppen wie älteren Menschen überprüft wird (Iwarsson und Isacsson 1997). Forschungsergebnisse können in die Entwicklung spezieller Therapieverfahren münden oder die professionelle Tätigkeit in der beruflichen Praxis beeinflussen (Beispiel: Behandlungs- oder Befundungsleitlinien). Zu guter Letzt können Forschungsergebnisse im Bereich der Gesundheitswissenschaften die Finanzierung von Therapieverfahren durch die öffentlichen Sozial- und Gesundheitsträger durch das Liefern von Evidenzen absichern.

Zusammenfassung

In diesem Kapitel wurden die Grundzüge des Forschungsprozesses aus dem Blickwinkel der Gesundheitswissenschaften und Gesundheitsprofessionen präsentiert. Das Ablaufmodell des Forschungsprozesses, unabhängig von der verwendeten Methode, wurde in seinen Schritten dargelegt. Im Detail wurden im Rahmen der gesundheitswissenschaftlichen Forschung die Notwendigkeit der Theoriebildung, das Erstellen einer Forschungsfrage oder Hypothese, Grundzüge der Messtheorie und die Schritte der Datensammlung und Datenanalyse erörtert. Abschließend wurden die Dissemination der Forschungsergebnisse und die Verknüpfung der Erkenntnisse mit bestehendem Wissen im Sinne der Erweiterung des Wissensstands veranschaulicht.

Tab. 2.6 Mögliche Verknüpfungen von Forschungsergebnissen mit Theorie und Praxis der Gesundheitswissenschaften und Gesundheitsprofessionen

Theorie	Theorien zu Themen begründen
	Theorie weiterentwickeln
	…
Praxis	Entwicklung von Therapieverfahren
	Veränderungen des beruflichen Umgangs
	Evidenzen für Behandlungsverfahren schaffen
	…

Literatur

Altman DG (1991) Practical statistics for medical research. Chapman and Hall, London

Babbie ER (2021) The practice of social research. Cengage Learning, Boston

Bacharach SB (1989) Organizational theories: some criteria for evaluation. Acad Manage Rev 14(4):496–515

Bothwell T, Kennedy CJ, Aeppli A, Kedar D, Robinson JM, Oelker E, Staron A, Ye J (2022) Resolving the gravitational redshift across a millimetre-scale atomic sample. Nature 602(7897):420–424. https://doi.org/10.1038/s41586-021-04349-7

Clauß G, Ebner H (1974) Grundlagen der Statistik. Volk und Wissen, Berlin

DePoy E, Gitlin LN (2020) Introduction to research: understanding and applying multiple strategies, 6th edition. Elsevier Mosby, St. Louis, MI.

DePoy E, Gitlin LN (2011) Introduction to research. Understanding and applying multiple strategies. 4th edition. Elsevier, St. Louis, Missouri

Beck AT, Steer RA, Brown GK (1996) Manual for the Beck Depression Inventory–II. The Psychological Corporation, San Antonio

Döring N (2013) Zur Operationalisierung von Geschlecht im Fragebogen: probleme und Lösungsansätze aus Sicht von Mess-, Umfrage-, Gender- und Queer-Theorie. In: GENDER (2), S 94–113. http://www.nicola-doering.de/wp-content/uploads/2014/08/D%C3%B6ring-2013-Zur-Operationalisierung-von-Geschlecht-im-Fragebogen.pdf. Zugegriffen: 10. Apr. 2022

Döring N, Bortz J (2016) Forschungsmethoden und Evaluation in den Sozial- und Humanwissenschaften. Unter Mitarbeit von S Pöschl, 5. Aufl. Springer, Berlin Heidelberg

Europäische Kommission (2020) Ageing Europe. Looking at the lives of older people in the EU. 2020 edition. Publications Office of the European Union (Statistical books/Eurostat), Luxembourg

Fox-Boyer A, Siegmüller J (2014) Die Logopädie als forschende Wissenschaft. Forum Logopädie Heft 3(28) Mai 2014, S 18–19 Schulz-Kirchner

Friedman LM, Furberg CD, DeMets DL, Reboussin DM, Granger CB (2015) Fundamentals of Clinical Trials, 5th edition. Springer, New York

Grouven U, Bender R, Ziegler A, Lange S (2007) Der Kappa-Koeffizient. Deutsche medizinische Wochenschrift 132(Suppl 1):e65–8. https://www.thieme-connect.com/products/ejournals/pdf/10.1055/s-2007-959046.pdf. Zugegriffen: 27. Apr. 2022

Hanna F, Daas Rua N, El-Shareif Tasneem J, Al-Marridi Haneen H, Al-Rojoub Zaina M, Adegboye Oyelola A (2019) The relationship between sedentary behavior back pain and psychosocial correlates among university employees. Front Pub Health 7. https://doi.org/10.3389/fpubh.2019.00080

Hautzinger M, Keller F, Kühner C (2006) Beck Depressions-Inventar (BDI-II) Revision Manual. Pearson, Frankfurt

Hossain Z, Heard R (2003) Modul 18: inferential Statistics. In: Brock K, Harris L, Heard R, Hossian Z, Hough M, O'Loughlin K et al (Hrsg) Developing a research project Module Material. Sydney: University of Sydney, Sydney, S 176–203

Hough M (2003) Module 5. Research questions, variables and hypotheses. In: Brock K, Harris L, Heard R, Hossian Z, Hough M, O'Loughlin K et al (Hrsg) Developing a research project module material. University of Sydney, Sydney, S 36–43

Iwarsson S, Isacsson Å (1997) Quality of life in the elderly population: an example exploring interrelationships among subjective well-being, ADL dependence, and housing accessibility. Arch Gerontol Geriatr 26(1):71–83

Jäger L (2015) Ambient Assisted Living (AAL) für Kinder und Jugendliche mit motorischen Dysfunktionen in Österreich. Unveröffentlichte Masterarbeit. Fachhochschule Campus Wien

Janssen J, Laatz W (2013) Statistische Datenanalyse mit SPSS: eine anwendungsorientierte Einführung in das Basissystem und das Modul Exakte Tests, 8. Aufl. Springer, Heidelberg

Jonsson H (2010) Occupational transitions: work to retirement. In: Charles HC, Elizabeth AT (Hrsg) Introduction to occupation. The art and science of living, 2nd edition. Pearson, Upper Saddle River, S 211–230

Kabisch M, Ruckes C, Seibert-Grafe M, Blettner M (2011) Randomisierte kontrollierte Studien. Dtsch Arztebl Int 108(39):663–668

Kerlinger FN (1973) Foundations of behavioral research, 2nd edition. Holt, London

Kuckartz U (2014) Mixed Methods: methodologie, Forschungsdesigns und Analyseverfahren. Springer VS, Wiesbaden

Kuhn TS (1970) The structure of scientific revolutions. Chicago University Press, IL, Chicago

Likert R (1932) A technique for the measurement of attitudes. Arch Psychol 22(140):55

Lincoln YS, Lynham SA, Guba EG (2011) Paradigmatic controversis, contradictions, and emerging confluences, revisited. In: Denzin NK, Lincoln YS (Hrsg) The Sage handbook of qualitative research, 4th Aufl. Sage, Los Angeles, S 97–128

Mayer H, van Hilten E (2007) Einführung in die Physiotherapieforschung. Facultas, Wien

Mayring P (2012) Mixed Methods – ein Plädoyer für gemeinsame Forschungsstandards qualitativer und quantitativer Methoden. In: Gläser-Zikuda M (ed) Mixed Methods in der empirischen Bildungsforschung. 74. Tagung der Arbeitsgruppe Empirische Pädagogische Forschung (AEPF) im September 2010 in Jena. Waxmann, Münster, S 287–300

Mayring P (2014) Qualitative content analysis: theoretical foundation, basic procedures and software solution. Klagenfurt: https://www.ssoar.info/ssoar/bitstream/handle/document/39517/ssoar-2014-mayring-Qualitative_content_analysis_theoretical_foundation.pdf. Zugegriffen: 14. Mai. 2022

MedUni Wien (2022) Gender Medicine. https://www.meduniwien.ac.at/hp/gender-medicine/, zuletzt aktualisiert am 2.5.2022, zuletzt geprüft am 2.5.2022.

Meidl CN (2009) Wissenschaftstheorien für SozialforscherInnen. utb studi-e-book Bd. 3160, Böhlau, Wien

Milatz M (2014) Physiotherapie als Studienfach: Massieren kann man studieren. Frankfurter Allgemeine Zeitung. https://www.faz.net/aktuell/karriere-hochschule/campus/physiotherapie-als-studienfach-13110421.html. Zugegriffen: 15. März 2022

Montakarn C, Nuttika N (2016) Physical activity levels and prevalence of low back pain in Thai call-center operators. Indian J Occup Environ Med 20(3):125. https://doi.org/10.4103/0019-5278.203136

Moosbrugger H, Kelava A (2012) Qualitätsanforderungen an einen psychologischen Test (Testgütekriterien). In: Moosbrugger H, Kelava A (Hrsg) Testtheorie und Fragebogenkonstruktion. Springer Berlin Heidelberg (Springer-Lehrbuch), Berlin, Heidelberg, S 7–26

Noyes J, Popay J, Pearson A, Hannes K, Booth A (2011) Qualitative research and Cochrane reviews. In: Higgins JP, Green S (Hrsg) Cochrane handbook for systematic reviews of interventions, version 5.1.0. http://handbook.cochrane.org/ Updates March 2011. The Cochrane Collaboration

Pali-Schöll I, Bianchini R, Afify SM, Hofstetter G, Winkler S, Ahlers S, Altemeier T, Mayerhofer H, Hufnagl K, Korath Anna DJ, Pranger C, Widhalm R, Hann S, Wittek T, Kasper-Giebl A, Pacios LF, Roth-Walter F, Vercelli D, Mutius E, Jensen-Jarolim E (2022) Secretory protein beta-lactoglobulin in cattle stable dust may contribute to the allergy-protective farm effect. Clin Transl Allergy 12(2). https://doi.org/10.1002/clt2.12125

Polasek W (1997) Schließende Statistik. Einführung in die Schätz-und Testtheorie für Wirtschaftswissenschaftler. Springer, Berlin Heidelberg

Popper KR (1935) Logik der Forschung. Springer, Wien

Primeau LA (1998) Orchestration of work and play within families. Am J Occup Ther 52: 188–195

Rasch D, Kubinger KD (2006) Statistik für das Psychologiestudium: mit Softwareunterstützung zur Planung und Auswertung von Untersuchungen sowie zu sequentiellen Verfahren. Elsevier, München

Rausch M, Schrey-Dern D (2007) Logopädie. In: Grohnfeldt M (Hrsg) Heil- und Sonderpädagogik. Lexikon der Sprachtherapie. Kohlhammer, Stuttgart, S 184–192

Ritschl V (2015) Sturzprävention durch Hilfsmittel bei älteren Personen – eine systematische Literaturübersicht. Master These, vorgelegt an der Fachhochschule Wien. Campus Wien, Österreich

Schewior-Popp S, Sitzmann F, Ullrich L (Hrsg) (2017) Thiemes Pflege. Das Lehrbuch für Pflegende in Ausbildung. 13. aktualisierte und erweiterte Aufl. Georg Thieme Verlag, Stuttgart

Stevens SS (1946) On the theory of scales of measurement. Science 103(2684):677–680

Suddaby R (2014) Editor's comments: why theory? Acad Manage Rev 39(4):407–411

Sullivan G (2003) Modul 2. Philosophy of science. In: Brock K, Harris L, Heard R, Hossian Z, Hough M, O'Loughlin K et al (Hrsg) Developing a research project Module Material. University of Sydney, Sydney, S 6–15

Voß H-J (2018) Geschlecht. Wider die Natürlichkeit. 4., durchgesehene und erweiterte Aufl. Schmetterling Verlag (Reihe theorie.org), Stuttgart

Wallace WL (1971) The logic of science in sociology. Aldine Transaction, Piscataway

Weigl R, Bundy AC (2013) Die spielerische Herangehensweise (Playfulness) Erwachsener an ihre Freizeitaktivitäten. The Experience of Leisure Scale (TELS) mit deutsch-sprachigen Erwachsenen. Ergoscience 8(1):11–21

Weiß C (2019) Basiswissen Medizinische Statistik, 7. Aufl. Springer, Berlin

Besonderheiten der Forschung im Gesundheitswesen

3

Tanja Stamm, Gabriele Karner, Jutta Kutrovátz,
Valentin Ritschl, Susanne Perkhofer,
Gerhard Tucek und Roman Weigl

Inhaltsverzeichnis

T. Stamm (✉)
Institut für Outcomes Research, Zentrum für Medical Data Science, Medizinische Universität Wien, Wien, Österreich
E-Mail: tanja.stamm@meduniwien.ac.at

G. Karner
Fachhochschule St. Pölten GmbH, Studiengang Diätologie – Institut für Gesundheitswissenschaften, St. Pölten, Österreich
E-Mail: Gabriele.Karner@fhstp.ac.at

J. Kutrovátz
Fachhochschule St. Pölten GmbH, Studiengang Diätologie – Institut für Gesundheitswissenschaften, St. Pölten, Österreich
E-Mail: Jutta.Kutrovatz@fhstp.ac.at

3.1 Einleitung

Tanja Stamm, Gabriele Karner, Jutta M. Kutrovátz und Valentin Ritschl

Forschung in den nicht-ärztlichen Gesundheitsberufen ist in vielen Ländern außerhalb des deutschsprachigen Raums bereits selbstverständlich. Auch in diesen Ländern unterscheidet sich aber der Forschungsbereich der nicht-ärztlichen Gesundheitsberufe von vielen anderen Forschungsbereichen dadurch, dass es keine lange Forschungstradition gibt und es sich daher meist um „junge" Forschungsfächer handelt.

Unter Wissenschaftler*innen und Expert*innen wird eine Diskussion darüber geführt, ob es sich bei den nicht-ärztlichen Gesundheitsberufen um eine eigene wissenschaftliche Disziplin handelt oder um Professionen mit sogenannter „angewandter" Forschung. Angewandte Forschung versteht sich in Abgrenzung zur Grundlagenwissenschaft oft als die (klinische) Anwendung von bestimmtem neuem Wissen, neuen Prinzipien, Theorien und/oder Methoden im praktischen Feld.

Welche Kriterien eine wissenschaftliche Disziplin ausmachen, wird allerdings sehr unterschiedlich definiert. So charakterisiert sich eine wissenschaftliche Disziplin zum Beispiel durch einen kritischen Diskurs zwischen diversen Schulen und Denkrichtungen und die Etablierung von Personen, die sich ausschließlich mit dieser wissenschaftlichen und akademischen Disziplin in der Forschung auseinandersetzten (z. B. Universitätsprofessor*innen und Post-Docs); weiter durch den Austausch von akademischem Wissen auf demselben Niveau, zum Beispiel durch die Vernetzung mit anderen Fächern auf demselben Niveau, sowie durch internationale Publikationen und Repräsentationen (Prodinger et al. 2008; Ottenbacher 1996; Carlson und Clark 1991; Clark et al. 1991; Yerxa et al. 1989). Diese Charakteristika werden zunehmend von den Gesundheitsberufen im Ausland erfüllt, allerdings vielleicht nicht im deutschsprachigen Raum. Zudem werden neben der angewandten Forschung immer mehr Grundlagenforschungsprojekte in den Gesundheitsberufen/-fächern durchgeführt. Ein Grundlagenforschungsprojekt in der Ergotherapie, das sich mit immunologischen Parametern als Biomarker für Betätigungsbalance beschäftigt hat, wurde zum Beispiel vom Austrian Science Fund bezahlt (Dür et al. 2014a, b).

Unabhängig vom Vorliegen einer Disziplin und der Zuordnung zur Grundlagenwissenschaft oder angewandten Forschung kann Wissenschaft und Forschung auf jedem Niveau (Bachelor, Master, PhD) erfolgen: Es wird immer dann geforscht, wenn ein Forschungsprozess nach bestimmten, anerkannten Kriterien (Kap. 2) durchgeführt wird. Es ist also nicht zulässig zu sagen, dass Berufsangehörige in den Gesundheitsberufen nicht forschen können/

V. Ritschl
Institut für Outcomes Research, Zentrum für Medical Data Science, Medizinische Universität Wien, Wien, Österreich
E-Mail: valentin.ritschl@meduniwien.ac.at

S. Perkhofer
fhg – Zentrum für Gesundheitsberufe Tirol GmbH, Innsbruck, Österreich
E-Mail: susanne.perkhofer@fhg-tirol.ac.at

G. Tucek
IMC Fachhochschule Krems, Department of Health, Krems, Österreich
E-Mail: gerhard.tucek@fh-krems.ac.at

R. Weigl
Klinische Abteilung für Kinder- und Jugendheilkunde, Universitätsklinikum St. Pölten, Karl Landsteiner Privatuniversität für Gesundheitswissenschaften, St. Pölten, Österreich
E-Mail: roman.weigl@stpoelten.lknoe.at

Tab. 3.1 Anforderungen an die Forschung in den nicht-ärztlichen Gesundheitsberufen

Dokument	Anmerkungen
Exposé, Proposal	Wird meist zur Genehmigung des Themas einer Bachelorarbeit oder Masterthese verlangt
Studienprotokoll, Forschungsplan	Deutlich ausführlicher als ein Exposé/Proposal; ist für die Einreichung bei der Ethikkommission erforderlich; muss für eine klinische Studie vor Beginn öffentlich registriert werden
Einverständniserklärungen („informed consent")	Einzuholen von Studienteilnehmer*innen (bei Kindern muss zusätzlich das Einverständnis der Eltern eingeholt werden), auch von gesunden Proband*innen, Professionist*innen und Expert*innen
Genehmigungen	Von der zuständigen Ethikkommission (oder Ethikkommission für Tierversuche), von der zuständigen Behörde, von teilnehmenden Institutionen (diese verlangen oft eine zusätzliche Genehmigung!), von Vorgesetzten; Genehmigungen sollten schriftlich vorliegen
Eventuell Genehmigungen für die Verwendung Instrumenten/Erhebungsmethoden	Im akademischen Bereich ist es üblich, Instrumente ohne Bezahlung zugänglich zu machen. Instrumente, die mit öffentlichen Forschungsgeldern entwickelt wurden, sind in vielen Ländern kostenlos im akademischen Bereich zur Verfügung zu stellen
Genehmigung für das Abdrucken von Texten oder Abbildungen, die einem Copyright unterliegen	Achtung bezüglich Plagiaten: am besten selbst eine Abbildung erstellen und den Text selbst schreiben; wenn Fremdmaterial unbedingt erforderlich, dann immer Genehmigung einholen (Ausnahme: Zitate als Unterfall der urheberrechtlichen Schranken, siehe dazu Urheberrechtsgesetz für Deutschland, Österreich, Schweiz)
„Case report form" (CRF) und Dokumentationsbögen	Zur Aufzeichnung von Daten für jedes Interview, für jede klinische Visite, jede Untersuchung und jede Intervention
Datenschutzmeldung und Meldung bei bzw. Genehmigung durch zuständige Behörde, wenn erforderlich	Wenn erforderlich, z. B. für ein Register, eine Datenbank und die Befragung von Expert*innen in manchen Institutionen; z. B. muss eine klinische Studie mit einem Medizinprodukt in Österreich unter bestimmten Bedingungen bei dem Bundesamt für Sicherheit im Gesundheitswesen (BASG) und der Medizinmarktaufsicht (AGES) gemeldet werden
Statement zum „conflict of interest"	Zur Offenlegung von möglichen Vorteilen, die auf eine Studie Einfluss haben könnten

dürfen, wenn (noch) keine anerkannte wissenschaftliche Disziplin vorliegt oder sie „nur" angewandte Forschung machen „dürfen". In der Wissenschaft und Forschung müssen bestimmte Anforderungen erfüllt werden. Diese werden im folgenden Abschnitt mit speziellem Bezug zu den nicht-ärztlichen Gesundheitsberufen beschrieben. Wichtig ist, dass es in den verschiedenen Ländern, aber auch in verschiedenen Regionen innerhalb eines Landes unterschiedliche Vorschriften geben kann. Es gelten grundsätzlich immer dieselben Anforderungen bezüglich der Einreichung bei der Ethikkommission und der Einreichung bei den Behörden des Ortes, an dem die Studienteilnehmer*innen rekrutiert werden.

Für die Forschung in den nicht-ärztlichen Gesundheitsberufen sind bestimmte formelle Anforderungen und Dokumente erforderlich (Tab. 3.1). Unumgänglich bei der Durchführung eines Forschungsprojekts ist es, sich an die gesetzlichen Vorgaben und Regeln zu halten. Meist werden von den zuständigen Institutionen, zum Beispiel Ethikkommissionen, Fachhochschulen etc., Hilfestellungen und Fortbildungen angeboten.

3.2 Forschungsethik im Gesundheitswesen

Susanne Perkhofer und Gerhard Tucek

Die Ethik ist ein Teilgebiet der Philosophie. Sie hat das sittliche Verhalten des Menschen zum Gegenstand und setzt sich mit der Moral auseinander (Kerres und Seeberger 2001). Der Begriff der Forschungsethik umfasst „alle ethischen Aspekte [...] der wiss. Forschung, insbesondere die in der Wissenschaftsgemeinschaft (scientific community) geteilten Werte und Normen richtigen bzw. guten Handelns von Forschenden sowie Maßnahmen ihrer Sicherstellung" (Döring 2020).

3.2.1 Ethik im Gesundheitswesen

Das erste internationale Instrument der Ethik in der medizinischen Wissenschaft stellt der Nürnberger Ärztekodex von 1947 dar. Er entstand aufgrund der im Rahmen der Nürnberger Prozesse (Fall I, Ärzteprozess) aufgedeckten menschenverachtenden Versuche der Nationalsozialisten am Menschen (Dörner et al. 1999).

Die allgemeine Erklärung der Menschenrechte, die 1948 die vereinten Nationen (United Nations, UN) veröffentlichten und die weltweit allgemeine Gültigkeit besitzen, nimmt diesen Anspruch in Artikel 7 wie folgt auf: „No one shall be subjected to torture or to cruel, inhuman or degrading treatment or punishment. In particular, no one shall be subjected without his free consent to medical or scientific experimentation." (United Nations, n.d.)

Der Weltärztebund (World Medical Association, WMA) entwickelte 1964 die Deklaration von Helsinki (Declaration of Helsinki) als eine konkrete Stellungnahme der ethischen Prinzipien in der medizinischen Forschung, welche auch die Forschung am Menschen sowie identifizierbares Material und Daten von Menschen inkludiert. In der Revision von 1975 (Tokio) wurde die Helsinki-Deklaration um das Verschriftlichen des Forschungsvorhabens durch die Forschenden und die Beurteilung desselben durch eine unabhängige Kommission erweitert, und damit wurde die Basis für die Errichtung von Ethikkommissionen geschaffen. Zudem ist die Einhaltung ethischer Richtlinien auf Basis der Helsinki-Deklaration bei der Einreichung von Publikationen in medizinischen (gesundheitsassoziierten) Journalen zu bestätigen und bei Bedarf nachzuweisen. Das Originaldokument der Deklaration ist im Internet abrufbar unter www.wma.net/policies-post/wma-declaration-of-helsinki-ethical-principles-for-medical-research-involving-human-subjects/.

Ganz allgemein gibt es in der (Bio-)Ethik 4 Säulen bzw. Grundprinzipien, die als Basis eines einheitlichen Standards zu sehen sind (Druml 2010):

- Autonomie: Aufklärung (mit verständlicher Information) und Einwilligung der Proband*innen bzw. Patient*innen.
- Wohltun: Hiermit verpflichten sich die Forschenden, für das Wohl der in der Studie aufgenommenen Patient*innen bzw. Proband*innen Sorge zu tragen.
- Nicht-Schaden: Die Basis dieser Grundlage ist die Vermeidung von Schäden durch eine Nutzen-Risiko-Abwägung.
- Gerechtigkeit: Hier ist die Verantwortung für eine gerechte Lasten-Risiko-Verteilung von Studien gemeint sowie die Möglichkeit, dass alle Personen einer Gesellschaft gleichermaßen von einem medizinischen Fortschritt profitieren (Druml 2010).

Darüber hinaus dient die Ethik dem Schutz der Persönlichkeitsrechte und der Daten von Teilnehmer*innen und dem Erhalt und Ausbau des Vertrauens der Öffentlichkeit in die Forschung und in die Forschungsprojekte. Wie bereits erwähnt verlangen Zeitschriften und Verlage für das Publizieren von Daten ein Ethikkommissionsvotum, ohne das es nicht möglich ist, die Daten der internationalen wissenschaftlichen Gemeinschaft durch das Publizieren zugänglich zu machen. Darüber hinaus ist ein positives Ethikkommissionsvotum Voraussetzung für die Gewährung von Forschungsförderungen, v. a. im Rahmen internationaler Kooperationen.

Gesetzliche Vorlagepflicht

Grundsätzlich müssen alle Arzneimittel- und Medizinproduktstudien sowie Studien an Krankenanstalten oder Universitäten einer Ethikkommission vorgelegt werden, wenn im Rahmen der Studie eine Intervention an Patient*innen erfolgt, Körpersubstanzen oder Patient*innendaten verwendet werden.

3.2.2 Ethikkommissionen und Ethikanträge

Ethikkommissionen

Auf Basis der Regeln für den Schutz von Patient*innenrechten durch die Food and Drug Administration (FDA) – bezeichnet als Good Clinical Practise (GCP) – wurde 1996 im Rahmen der internationalen Harmonisierung eine modifizierte Form dieser Richtlinie als Leitlinie der Europäischen Arzneimittelagentur (EMA) verabschiedet.

Es gibt derzeit 26 Ethikkommissionen in Österreich. Auf Initiative der Ethikkommission der Medizinischen Fakultät Wien und des Allgemeinen Krankenhauses der Stadt (AKH) Wien wurde im Oktober 1997 das „Forum" gegründet. Alle Österreichischen Ethikkommissionen waren eingeladen, Delegierte in das Forum zu entsenden. Neben dem regelmäßigen Erfahrungsaustausch soll das Forum vor allem dazu dienen, die Arbeitsweisen der Österreichischen Ethikkommissionen zu harmonisieren. Dies hat bisher u. a. zu österreichweit einheitlichen Formularen für Anträge, Meldungen etc. geführt, die für Österreich beispielsweise unter http://ethikkommissionen.at/ abgerufen werden können.

Auf Basis des Krankenanstalten- und Kuranstaltengesetzes (KaKuG) ist die Einrichtung von Ethikkommissionen in Krankenanstalten obligatorisch. Zudem dienen das Medizinproduktegesetz (MPG), das Arzneimittelgesetz (AMG) und das Universitätsgesetz (UG) sowie weiterführende Gesetze als Grundlagen (siehe Tab. 3.2. Die einzelnen Gesetze sind über das Rechtsinformationssystem des Bundes unter https://www.ris.bka.gv.atabrufbar).

Die Ethikkommission setzte sich aus Frauen und Männern zusammen und besteht mindestens aus (Bundesamt für Gesundheit 2014):

- einem Arzt/einer Ärztin, der/die im Inland zur selbständigen Berufsausübung berechtigt ist und weder ärztliche/r Leiter*in der Krankenanstalt noch Prüfer*in bzw. klinische/r Prüfer*in ist,
- einem Facharzt/einer Fachärztin, in deren Sonderfach die jeweilige klinische Prüfung fällt, oder ggf. einem Zahnarzt/Zahnärztin, und der/die nicht Prüfer*in ist,
- einem/einer Angehörigen des gehobenen Dienstes für Gesundheits- und Krankenpflege,
- einem/einer Juristen/Juristin,
- einem/einer Pharmazeut*in,
- einem/einer Patient*innenvertreter*in,
- einer Person, die über biometrische Expertise verfügt.

3.2.3 Ethikanträge

Auf Basis der oben erwähnten Gesetze ist ein Ethikantrag einzureichen mit folgenden Inhalten:

- Prüfplan
- Prüfer*inneninformation
- Kurzfassung
- Teilnehmer*inneninformation(en)
- Einwilligungserklärung(en)
- Rekrutierungsunterlagen
- Vereinbarung zwischen Arzt/Ärztin und Prüfstelle
- Versicherungsbestätigung
- Unterlagen über die Qualifikation der Prüfärztin/des Prüfarztes

Detaillierte Anforderungen zu den einzelnen Punkten finden Sie unter http://ethikkommissionen.at/.

▶ Ein wichtiges Augenmerk ist der Einwilligungserklärung zu widmen. Diese Patient*innen- bzw. Proband*inneninformation ist ein wichtiges und fundamentales Patient*innenrecht und die Voraussetzung für die Durchführung einer Forschung am/über den Menschen. Die Aufklärung über den Inhalt der Studie enthält den Titel sowie den Zweck der Studie und muss eine laienverständliche Erklärung zu allen Punkten beinhalten, zum Beispiel Behandlungen, Maßnahmen, Nebenwirkungen und Risiken.

Tab. 3.2 Gesetze als Grundlagen für die Einhaltung der Ethik

Gesetz		Inhalt
Arzneimittelgesetz	AMG	Bundesgesetz vom 2. März 1983 über die Herstellung und das Inverkehrbringen von Arzneimitteln in der aktuellen Fassung
Leit-Ethikkommissions-Verordnung	LeitEKV	Verordnung der Bundesministerin für Gesundheit und Frauen betreffend die besonderen Anforderungen an Ethikkommissionen im Rahmen von multizentrischen klinischen Prüfungen, Stammfassung BGBl. II Nr. 214/2004
Medizinproduktegesetz	MPG	Bundesgesetz betreffend Medizinprodukte in der aktuellen Fassung
Krankenanstalten- und Kuranstaltengesetz	KAKuG	Bundesgesetz über Krankenanstalten und Kuranstalten in der aktuellen Fassung
Gentechnikgesetz	GTG	Bundesgesetz, mit dem Arbeiten mit gentechnisch veränderten Organismen, das Freisetzen und Inverkehrbringen von gentechnisch veränderten Organismen und die Anwendung von Genanalyse und Gentherapie am Menschen geregelt werden, in der aktuellen Fassung
Datenschutzgesetz	DSG	Bundesgesetz über den Schutz personenbezogener Daten in der aktuellen Fassung
Strahlenschutzgesetz	StrSchG	Bundesgesetz über Maßnahmen zum Schutz des Lebens oder der Gesundheit von Menschen einschließlich ihrer Nachkommenschaft vor Schäden durch ionisierende Strahlen in der aktuellen Fassung
Medizinische Strahlenschutzverordnung	MedStrSchV	Verordnung des Bundesministers für Gesundheit und Frauen über Maßnahmen zum Schutz von Personen vor Schäden durch Anwendung ionisierender Strahlung im Bereich der Medizin, Stammfassung BGBl. II Nr. 409/2004
Blutsicherheitsgesetz	BSG	Bundesgesetz über die Gewinnung von Blut und Blutbestandteilen in Blutspendeeinrichtungen in der aktuellen Fassung
Fortpflanzungsmedizingesetz	FMedG	Bundesgesetz, mit dem Regelungen über die medizinisch unterstützte Fortpflanzung getroffen werden, in der aktuellen Fassung
Gesundheitstelematikgesetz	GTelG	Bundesgesetz betreffend Datensicherheitsmaßnahmen beim elektronischen Verkehr mit Gesundheitsdaten und Einrichtung eines Informationsmanagements, Stammfassung BGBl. I Nr. 23/2008
Universitätsgesetz	UG	Bundesgesetz über die Organisation der Universitäten und ihre Studien in der aktuellen Fassung

Es gilt zudem zu klären, ob es sich um besonders schützenswerte Personenkreise (vulnerable Personen) handelt, da sich diese unter besonderem Schutz der Ethikkommissionen befinden. Sie werden wie folgt definiert:

- freiwillige Proband*innen im Abhängigkeitsverhältnis zur Prüfärztin/zum Prüfarzt
- chronisch Erkrankte
- nicht einwilligungsfähige Personen
- minderjährige Personen
- temporär nicht einwilligungsfähige Personen

Generell ist hinzuzufügen, dass Einwilligungserklärungen ohne Zeitdruck zu erfolgen haben und die Personen die Möglichkeit erhalten sollen, von einer Person ihres Vertrauens beraten zu werden. Die Einwilligung erfolgt selbstständig datiert und mit Unterschrift der Proband*innen bzw. Patient*innen. In der Einwilligungserklärung wird festgehalten, dass die Teilnahme freiwillig erfolgt und die Person ohne Angabe von Gründen aus der Studie ausscheiden kann, wenn sie das möchte. Die Ablehnung der Teilnahme oder ein vorzeitiges Ausscheiden aus einer Studie darf keine nachteiligen Folgen für die medizinische Betreuung haben.

3.2.4 Weitere Vorlagepflichten

Neben einer möglichen Vorlagepflicht an eine Ethikkommission entsprechend der oben genannten Gesetze gilt es weiter zu klären, ob aufgrund des Inhaltes oder Ziels des Forschungsprojektes weitere Vorlagepflichten bestehen. Dies können sein:

- Datenschutzbehörde: § 46 (2) Z 3 DSG regelt die Verwendung bestimmter Daten für wissenschaftliche Zwecke und Statistik. Die Verwendung ist demnach nur mit Zustimmung der Datenschutzbehörde zulässig (z. B. ohne spezielle Einwilligung erhobene personenbezogene Daten).
- Bundesamt für Sicherheit im Gesundheitswesen (BSG): Die Verordnung des BMG über die Meldepflicht für nicht interventionelle Studien schreibt die verbindliche Eintragungspflicht in ein elektronisches Register beim BSG vor. Es besteht zudem Genehmigungspflicht nach AMG und MPG.
- Sonstige behördliche Genehmigungen, zum Beispiel Forschung mit oder an Tieren (Tierversuchsgesetz (TVG 2012))
- Zusätzliche Anforderungen seitens Datenschutzbehörde oder BSG etc.

3.2.5 Forschung am Menschen

Angewandte medizinische Forschung in Österreich bedarf eines Ethikantrags und einer positiven Begutachtung einer Ethikkommission und ist im Rahmen von AMG (LMSVG), MPG, KuKG und UG geregelt. Mit anderen Worten ist die Forschungsethik auch an die Institution, an der Forschungsvorhaben durchgeführt bzw. an der die Personen rekrutiert und beforscht werden, gebunden. Gerade in den nicht-ärztlichen Gesundheitsberufen kommt es immer wieder zu Forschungsprojekten im extramuralen Bereich, wie zum Beispiel Anwendung neuer medizinischer Methoden im niedergelassenen Bereich, etwa im Rahmen von Pflegeheimen oder angewandten Forschungsprojekten an Schulen (Minderjährige und damit vulnerable Personengruppe). Auch hier sind die Kriterien der Ethik schlagend (Einwilligungserklärung, Versicherung, Qualität des Forschungsvorhabens), jedoch gesetzlich (noch) nicht verbindlich.

Die Schweiz hat dies als Vorreiterin einheitlich geregelt und am 30. September 2011 ein Bundesgesetz über die Forschung am Menschen (Humanforschungsgesetz, HFG) erlassen. Dieses Gesetz gilt für die Forschung zu Krankheiten des Menschen sowie zu Aufbau und Funktion des menschlichen Körpers, die durchgeführt wird

- mit Personen,
- an verstorbenen Personen,
- an Embryonen und Föten,
- mit biologischem Material,
- mit gesundheitsbezogenen Personendaten.

Es ist nicht anwendbar auf Forschung

- an Embryonen in vitro nach dem Stammzellenforschungsgesetz vom 19. Dezember 2003,
- mit anonymisiertem biologischem Material,
- mit anonym erhobenen und anonymisierten gesundheitsbezogenen Daten (Bundesamt für Gesundheit 2014).

3.2.6 Ausblick

Die Einhaltung der ethischen und gesetzlichen Aspekte von Forschungsprojekten im Gesundheitswesen ist ein wichtiger Bestandteil der Wissenschaft und Forschung (World Health Organisation 2002). Ohne Zweifel sind die Einreichungen von Ethikanträgen mit einem hohen Aufwand verbunden, denn sie bedürfen einer großzügigen zeitlichen Planung sowie einer inhaltlich hohen Qualität von Forschungsprojekten (schlechte Forschung ist unethisch).

Der Anspruch auf Ethik ist jedoch außerhalb der gesetzlichen Regelung in Österreich im Rahmen von Forschungsprojekten gleichermaßen durch die Forschenden einzuhalten (Helsinki-Deklaration). Gerade die nicht-ärztlichen Gesundheitsberufe, die auch im niedergelassenen/extramuralen Bereich forschen, sind dazu angehalten, diese Kriterien zu erfüllen. Tatsächlich ergeben sich daraus auch im Rahmen des Publizierens der Daten manchmal Schwierigkeiten, da internationale Journale häufig ein Ethikkommissionsvotum verlangen, welches in Österreich (zum jetzigen Zeitpunkt) nicht notwendig ist bzw. bei dem die Ethikkommissionen ihre Unzuständigkeit erklären (z. B. weil die Studie im extramuralen Bereich stattfindet).

In Tirol wurde hierfür das Research Committee for Scientific and Ethical Questions (RCSEQ) eingerichtet. Es handelt sich hierbei um ein entscheidungsbefugtes Kollegialorgan der Tiroler Privatuniversität UMIT TIROL, und der fhg - Zentrum für Gesundheitsberufe Tirol GmbH, um geplante Studien (nicht interventionell, extramural) auf wissenschaftlich-ethische Kriterien bzw. Qualität zu überprüfen und zu beurteilen (Bundesministerium Bildung, Wissenschaft und Forschung, n.d.). Diese Kommission dient somit als Ergänzung zur Ethikkommission, die bei der Beurteilung von „interventionellen" Studien bei Patient*innen in Krankenanstalten den einschlägigen gesetzlichen Bestimmungen (AMG, MPG, TirKAG oder KaKuG usw.) unterworfen sind.

In der Forschung kommt ethischen Fragen eine zunehmende Bedeutung zu. Ethikkommissionen garantieren eine unabhängige Überprüfung der Qualität und Integrität und stellen den Schutz der untersuchenden Personen (oder deren Material bzw. Daten) sicher. Unter diesem Aspekt betrachtet sind diese Kommissionen keinesfalls forschungsbehindernde oder bürokratische Einrichtungen, sondern sie dienen vielmehr der Einhaltung transparenter, akzeptierter wissenschaftlicher, rechtlicher und ethischer Kriterien der modernen Forschung.

3.3 Datenschutz

Roman Weigl

▶ Unter dem Begriff Daten werden in diesem Kapitel gesammelte personenbezogene Informationen verstanden, die im Rahmen eines Gesundheitsforschungsprojekts erhoben werden und einer Person zugeordnet werden können. Der Datenschutz beschäftigt sich im Rahmen

der (gesundheitsbezogenen) Forschung daher mit dem Schutz der Daten von Teilnehmenden an Forschungsprojekten.

Strukturell und historisch ist der Datenschutz innerhalb der Ethik in der Forschung angesiedelt. Einfacher formuliert: Ethisches Forschen im Gesundheitsbereich ist ohne Datenschutz nicht vorstellbar. In Bezug auf das ethische Vorgehen in der Gesundheitsforschung (Abschn. 3.2) stellt der Datenschutz eine besondere Herausforderung dar. So steht der/die Forscher*in beim Thema des Datenschutzes immer im Spannungsfeld zwischen der eigentlichen Forschungsarbeit, der geplanten Publikation und dem Schutz der Personen, die am Forschungsprojekt beteiligt waren.

In einer vernetzten Welt nimmt das Thema des Datenschutzes allgemein einen immer wichtigeren Stellenwert ein. Nicht nur in der Forschung, sondern allgemein nimmt parallel mit der zunehmenden Erfassung von Daten in einer Gesellschaft auch die Schutzwürdigkeit der Informationen, die gesammelt werden, zu. Derzeit besteht der Schutzbedarf hinsichtlich der gesammelten Daten an sich wie auch hinsichtlich möglicher Verknüpfungen unterschiedlicher Datensätze, zum Beispiel in den Big-data-Initiativen.

3.3.1 Identifikationsmerkmale

Die zwei Grundpfeiler des Datenschutzes sind die Anonymität und die Verschwiegenheit. Hier muss noch zwischen der Verwendung der Daten innerhalb des Forschungsprojektes und der Verwendung für eine Publikation (z. B. einer Thesis oder in einem Journal) unterschieden werden. Gewissermaßen geht es um den internen und externen Umgang mit den gesammelten Daten. Unter **Anonymisierung** wird die Veränderung der personenbezogenen Daten verstanden, sodass die Daten nicht mehr einer Person zugeordnet werden können. Ziel ist es, die eindeutige Identifikation einer Person zu verhindern. Im Gegensatz dazu kommt es bei der **Pseudonymisierung** zu keiner Trennung zwischen Identifikation und Datensatz, sondern nur zu einem Ersatz der primären

Tab. 3.3 Primäre und sekundäre Identifikationsmerkmalen

Identifikationsmerkmale	Attributsbeispiele	Bedeutung für Identifikation
Primäre	Name, Sozialversicherungsnummer, Geburtsdatum	(Nahezu) eindeutige Identifikation einer Person möglich
Sekundäre	Beruf, Wohnort, Geschlecht	Verknüpfung mit externen Daten könnte Identifikation ermöglichen

Identifikationsmerkmale (Abschn. 3.3.3). Es kann allgemein zwischen 2 unterschiedlichen Identifikationsmerkmalen unterschieden werden, den primären und den sekundären Identifikationsmerkmalen (Tab. 3.3).

Primäre Identifikationsmerkmale lassen in jedem Fall die eindeutige Identifikation einer Person bzw. die sehr klare Eingrenzung auf eine Personengruppe zu. Diese Merkmale müssen in jedem Fall gelöscht bzw. verschlüsselt werden. Sekundäre Identifikationsmerkmale präsentieren sich im Gegensatz zu den primären Merkmalen vordergründig neutral, wie zum Beispiel der Beruf. Bei genauerem Betrachten lassen aber sekundäre Identifikationsmerkmale oftmals sehr wohl eine Identifikation einer Person über die Kombination verschiedener Merkmale zu. So könnte zum Beispiel ein bei Männern selten gewählter Beruf wie Kleinkindpädagogik in Kombination mit dem Geschlecht männlich in einem kleinen Ort die Zuordnung zu einer bestimmten Person ermöglichen.

Den bisher genannten Identifikationsmerkmalen stehen Attribute gegenüber, deren Eigenschaften sich öfter ändern und die daher eine Zuordnung kaum ermöglichen. So ist es kaum möglich, eine Serie von Blutdruckwerten einer bestimmten Person zuzuordnen. Allerdings gibt Jautz (2006) hier zu bedenken, dass beispielsweise das Bestehen von atypischen Extremwerten hier doch eine Identifizierung einer Person ermöglichen können. Zum Beispiel könnte aus der Kombination von starkem Übergewicht und dem Wohnort Studienteilnehmer*innen identifizierbar sein. Das (oft freiwillige) Erheben von Gesundheitsdaten wie Schlafgewohnheiten, Herzfrequenz etc. mittels Gesundheits- und Fitness-Apps (durch Smartwatch, Fitness-Tracker bzw. Smartphone) führt allgemein vermehrt zu Datenschutzfragestellungen und -problemen. Diese ergeben sich einerseits durch den Abfluss der Daten auf die (Cloud)-Datenbanken der Hersteller. Andererseits können die Daten auch durch Sicherheitslücken unfreiwillig öffentlich gemacht werden (Wirtgen 2019). Selbst freiwillig bzw. unwissentlich veröffentliche Daten können zu ungewollten Situationen führen[1].

3.3.2 Datenflüsse und Speicherorte

Eine Darlegung der Datenflüsse und Speicherorte innerhalb des Forschungsprojekts ist vielfach bereits im Rahmen des Ethikantrags durchzuführen (Abschn. 3.2). Hier muss bereits ein Überblick gegeben werden, an welchen Stellen im Forschungsprozess welche Daten erhoben und gespeichert werden, wie lange diese gespeichert werden und wohin Daten übermittelt werden. Gerade bei der Nutzung von elektronischen Forschungshilfsmitteln wie Apps, Online-Befragungstools etc. zeigt sich die Notwendigkeit noch deutlicher[2]. Dabei kann es sich als hilfreich erweisen, diesen Ablauf mittels eines Flussdiagramms auch grafisch darzustellen.

Es gilt im Rahmen der Offenlegung der Speicherorte auch zu klären, welche Personen zu welchem Zeitpunkt Zugriff auf die Daten haben. Der relevante Zugriff erstreckt sich sowohl auf die Erhebungsdaten (hier ist meistens noch ein direkter Bezug zur Person vorhanden,

---

[1] So führte das Veröffentlichen von GPS-Tracker Daten einer Lauf-App zur unfreiwilligen Veröffentlichung der Lokalisation von geheimen Militärbasen (Link 2018).
[2] Interessierte sind hier auf den Software(App-)Entwicklungs-Designgrundsatz „Privacy by Design, Privacy by Default" verwiesen, näheres z. B. bei Schwarz (2021, Digital Health: To-Do's für DSGVO-Compliance bei Digital Health Apps). https://www.taylorwessing.com/de/insights-and-events/insights/2021/04/to-dos-fuer-dsgvo-compliance-bei-digital-health-apps.

z. B. handschriftliche Interviewnotizen, Audioaufzeichnungen von Gesprächen) als auch auf
die Forschungsdaten (die oft in pseudonymisier-
ter oder anonymisierter Form vorliegen, z. B.
Transkripte der Interviews).

Die Vorgehensweisen sollten für einen Ethikkommissionsantrag in erster Linie auf logischer Ebene dargelegt werden, die Einzelheiten
der technischen Realisierung müssen manchmal erst später definiert werden. Es muss hier
grundsätzlich die seit 2018 in Kraft getretene
Datenschutzgrundverordnung (DSGVO) (engl.
General Data Protection Regulation (GDPR))
beachtet werden, die die Verarbeitung personenbezogener Daten im Rahmen der Europäischen
Union regelt. Die vorhandenen Spielräume der
DSGVO werden auf nationaler Ebene noch von
den jeweiligen Datenschutzgesetzen der Mit-
gliedsländer spezifiziert (2022). Grundsätzlich muss davon von einer notwendigen Einwilligung der Teilnehmenden ausgegangen werden, bevor eine Datenerhebung, -speicherung
und -verarbeitung im Rahmen eines Forschungsprojektes erfolgen kann. Das Recht spricht hier
von einem sogenannten Verbot mit Erlaubnis-
vorbehalt (datenschutz.org 2022).

3.3.3 Möglichkeiten der Anonymisierung und Pseudonymisierung im Forschungsprozess

Die Anonymisierung stellt die vollständige Trennung personenbezogener Daten vom Datensatz
dar, sodass die spätere Wiederzuordnung nicht
mehr möglich ist. Die effektivste Möglichkeit,
Anonymität primärer Identifikationsmerkmale
herzustellen, ist, diese zu löschen[3]. Sobald eine
Liste oder Tabelle vorliegt, aus der eine Verknüpfung der primären Identifikationsmerkmale
mit den neu vergebenen Identifikationsdaten
vorgenommen werden kann, wird korrekterweise von einer Pseudonymisierung gesprochen.
So kommt es bei der Pseudonymisierung bei
begründetem Bedarf zu keiner Anonymisierung, sondern nur zu einem Ersatz der primären Identifikationsmerkmale. Beispielsweise
wird der Zugang zu Namen durch eine Identifikationsnummer oder ein Buchstabenkürzel erschwert, eine spätere Wiederzuordnung ist aber
nicht ausgeschlossen. Im Sinne der Ethik kann
die mögliche spätere (Re-)Identifikation auch im
Sinne der Teilnehmenden erwünscht sein. Zum
Beispiel kann aus der Kombination unterschiedlicher Studien ein neues Behandlungsverfahren
resultieren, das es zum Zeitpunkt der Untersuchung noch nicht gab. Durch die Wiederver-
knüpfung mit den Originaldaten könnten infrage
kommende ehemalige Studienteilnehmende
kontaktiert werden.

Ein Standard im Rahmen klinischer Studien
ist die Verwendung von „subject identification
codes" (European Medicines Agency 2016: ICH
Topic E6 Guideline for Good Clinical Practice),
einer einmaligen Identifikationsnummer, die den
Teilnehmer*innen zugeordnet wird, um deren
Identität zu schützen.

▶ Um eine entsprechende Datensicher-
heit bei der Verlinkung zwischen den
Subjekten und den neu vergebenen
Identifikationsnummern zu gewährleisten, ist eine Verschlüsselung des
Verlinkungsdokuments dringend indiziert.

Zum Abschluss sei ein berühmter Fall der Pseudonymisierung durch Josef Breuer und Sigmund
Freud (2007) erwähnt – und wie sie nicht passieren sollte: Anna O., alias Bertha Pappenheim,
die spätere berühmte Feministin und Gründerin
des jüdischen Frauenbunds, inspirierte als junge
Patientin zur Entwicklung der Psychoanalyse,
als sie in ärztlicher Behandlung bei Breuer
war. Die von Breuer und Freud angewandte
Anonymisierungsmethode war die der simplen

---

[3] Rocher et al. (2019) zeigten mit einem statistischem
Modell, dass die Identifikation von Personen selbst in
einem anonymisierten inkompleten Dataset nach erfolg-
tem „Anlernen" des Modells mit nur 15 Daten zu einem
hohen Prozentsatz möglich ist. Die Autoren hinterfragen
daher, ob heutige übliche Methoden der Anonymisierung den strengen Richtlinien der DSGVO entsprechen.

Verschiebung der Anfangsbuchstaben: Sie setzten die Anfangsbuchstaben jeweils im Alphabet um eine Position zurück (von B.P. zu A.O.) und kreierten aus den Buchstaben neue Namen.

3.3.4 Verschwiegenheit

Im Gegensatz zur Anonymität handelt es sich bei der Verschwiegenheit um das Versprechen der Forscher*innen, obwohl sie über personenbezogene Informationen im Rahmen einer Studie erfahren, nichts darüber der Öffentlichkeit mitzuteilen (Babbie 2021). So könnte ein(e) Forscher*in das Einkommen einer Teilnehmerin, das sie im Rahmen einer Befragung erfahren hat, zwar weitergeben, würde aber zusichern, dass dies nicht zu tun. Üblicherweise wird die Verschwiegenheit im Rahmen der Einverständniserklärung zur Teilnahme an einer Studie den Teilnehmenden zugesichert.

3.3.5 Anonymität und Verschwiegenheit als Bestandteil des Forschungsvertrags

Prinzipiell ist davon auszugehen, dass jede Studienteilnehmerin und jeder Studienteilnehmer ein Formular zur Zustimmung an der Teilnahme der Studie erhalten und diese Zustimmung auch erteilt hat. In diesem „informed consent" (European Medicines Agency (EMA) 2016) werden Ziele, Methoden, Verlauf und die Publikationsabsicht der Studie (inhaltlich vergleichbar mit dem Antrag für die Ethikkommission) den Studienteilnehmern in kurzer und prägnanter Form mitgeteilt und ggf. per Unterschrift bestätigt (siehe Sonderfall Online-Befragung, Abschn. 7.3.1). Der Umgang mit den Informationen, die im Rahmen dieses Projektes erlangt werden, muss ebenfalls den Teilnehmer*innen erklärt werden, d. h. die entsprechende Wahrung der Anonymität und Verschwiegenheit ist Teil dieses Forschungsvertrags (Depoy und Gitlin 2020, Abschn. 3.3.4).

3.3.6 Aufbewahrung und Löschung von Daten

Als Faustregel gilt, dass die Aufbewahrung von Daten einer Forschungsarbeit nur so lange aufzubewahren sind, wie die Durchführung und Auswertung der Studie es erfordern. Danach soll eine Löschung bzw. Vernichtung der Daten erfolgen. Gegebenenfalls müssen besondere Vorgaben vonseiten der Institutionen eingehalten werden. So sind Daten von klinischen Studien gemäß für die Dauer der von den zuständigen Behörden vorgeschriebenen Fristen aufzubewahren. So beträgt beispielsweise die Aufbewahrungsfrist in Österreich nach dem Arzneimittelgesetz (AMG) und Medizinproduktegesetz (MPG) beträgt die 15 Jahre. Ebenso betrifft dies den Rückzug des Einverständnisses zur Teilnahme durch Studienteilnehmer*innen – hier muss gewährleistet werden, dass eine entsprechende Vorgehensweise zur Datenlöschung existiert und auch eingehalten wird.

Alle diese Punkte sollten sowohl im Ethikkommissionsantrag als auch in verkürzter Form in der Einverständniserklärung für die Teilnehmenden beantwortet sein. Die folgende Übersicht gibt den entsprechenden Ausschnitt des Antrages an die Ethikkommission der Fachhochschule Campus Wien wieder (2022).

Abschnitt Datenschutz und Datenarchivierung

- Personendaten: Werden im Prozess des Forschungsvorhabens personenbezogene Daten oder Daten, die Rückschlüsse auf Personen zulassen, erhoben, ausgewertet, verarbeitet und gespeichert? Welche Form der Codierung wird bei Verwendung von Pseudonymisierung herangezogen?
- Vertraulichkeit: Welche Verfahren zum Schutz der Vertraulichkeit erhobener Daten und der damit verbundenen Relevanz des Datenschutzes wurden festgelegt?
- Datenzugriff und -sicherheit: Welche Vereinbarungen betreffend Zugriff der Forschenden bzw. Dritter auf Daten, Publikationsrichtlinien und Verwertungsabsichten wurden getroffen? Aufbewahrungszeit: Wie wird die Art und Dauer der Aufbewahrung von Daten festgelegt?

Zusätzlich wird zum Beispiel in den Research Data Management Procedures (RDMP) der Faculty of Medicine and Health der University of Sydney (2020) detailliert auf aktuelle Probleme des Datenschutz im IT-Bereich eingegangen. Zum Beispiel erfolgt hier die genaue Festlegung wie und über welche elektronische Cloud-Dienste Forschungsdaten datenschutzkonform transferiert werden dürfen (RDMP Kap. 7). Gleichzeit werden genaue Vorgaben zur Verschlüsselung von großen Datensätzen beim Transport auf externen Speichermedien oder mobilen Geräten gegeben. Ebenso regelt die RDMP unter welchen Bedingungen der Zugriff auf Forschungsdaten durch andere Forscher*innen oder die Öffentlichkeit erfolgen darf (RDMP Kap. 10: Differenzierung Open access, Mediated access, Restricted access).

3.3.7 Anonymisierung in Publikationen

▶   Sowohl für quantitative als auch für qualitative Publikationen gelten die gleichen Grundregeln: So viel Anonymisierung gewährleisten, wie für den Schutz der Teilnehmer*innen notwendig ist, die darüber hinausgehende Verfremdung so gering wie möglich halten.

Der quantitative Forschungszugang hat aufgrund seiner umfangreicheren Daten und vielen Fälle häufig Vorteile bei der Anonymisierung. Gerade im Bereich der Präsentation qualitativer Forschungsergebnisse reicht es allerdings oftmals nicht aus, einfach den Namen zu verändern, da die Illustration von Kernaussagen von Personen für die Verdeutlichung von Konstrukten etc. sehr viel persönliche Informationen enthalten können. Pätzold (2005) spricht hier zum Beispiel bei narrativen Interviews vom erheblichen biographischen Anteil der Daten. Die Aussagen können daher wesentlich einfacher zum Beispiel einem bestimmten geographischen Kontext zugeordnet werden.

Jeder Schritt der Anonymisierung im qualitativen Kontext ist zwangsläufig mit einem Informationsverlust verbunden, die Qualität der Daten wird beeinträchtigt (vgl. Pätzold 2005). Ziel der Forschenden ist der Balanceakt, einerseits den Informationsgehalt so unverändert wie möglich zu halten und anderseits den Rückschluss auf die Teilnehmenden zu verhindern.

Der/die wissenschaftlich Tätige steht hier vor der Herausforderung, im Rahmen der Publikation einen ähnlichen Kontext zu entwickeln, der es den Leser*innen ermöglicht, die Erkenntnisse nachzuvollziehen, ohne einen Rückschluss auf die Identität der Studienteilnehmer*innen zuzulassen. Es gilt, so wenig originalen Kontext wie möglich einfließen zu lassen. Wenn es für das Verständnis notwendig ist, so gilt es zu prüfen, inwieweit inhaltliche Veränderungen am Gesagten notwendig sind, um die Anonymität der Studienteilnehmer*innen zu erhalten. Diese Veränderungen sind im Sinne eines wissenschaftlich korrekten Arbeitens im Text zu vermerken.

Beispiel

- Geographische Angaben: Ersetzen von Ortsnamen durch „deutsche Kleinstadt", konkrete Regionen durch „rurale Gegend"
- Geschlecht: nur dort wo es für den Inhalt tatsächlich notwendig
- Beruf: globaleres Formulieren der Tätigkeit (z. B. therapeutischer Gesundheitsberuf statt Physiotherapeut) oder Veränderung des Tätigkeitsbereichs, falls dieser für das Thema nicht relevant ist ◀

Hier erweist es sich für Studierende oftmals als sinnvoll, im Zweifel auch Zweitmeinungen einzuholen, beispielsweise durch die Betreuer*innen. Wissenschaftliche Mitarbeiter*innen haben oft die Möglichkeit, mit den zuständigen Datenschutzbeauftragten Kontakt aufzunehmen und deren Meinung einzuholen. Häufig zeigt es sich als sehr zielführend, Formulierungen mit Kolleg*innen zu besprechen, die nicht am Projekt beteiligt sind, um verstärkt die Außenwirkung einzubringen.

u Dies gilt auch für qualitative Studien mit Expert*innen! Auch Experten und Expertinnen sollten durch eine Veränderung der personenbezogenen Daten nicht identifizierbar sein.

3.3.8 Qualitätssicherung im Rahmen des Datenschutzes

Oftmals ist es mit einem einmaligen Antrag für ein Forschungsprojekt bei einer Ethikkommission noch nicht getan. Manche Ethikkommissionen verlangen entweder nach Abschluss des Forschungsprojekts oder nach einem bestimmten Zeitraum eine Stellungnahme, um Feedback im Sinne der Qualitätssicherung zu erhalten, wie die geplante Vorgehensweise tatsächlich umgesetzt wurde.

Um mit einer Analogie aus dem Klinikbereich abzuschließen: Im Rahmen der klinischen Tätigkeit wird oft davon gesprochen, dass Patient*innensicherheit auch Mitarbeiter*innensicherheit ist (Ritter-Börner 2015). Übertragen auf den Datenschutz kann auch davon gesprochen werden, dass Sicherheit im Umgang mit Teilnehmer*innendaten auch Forscher*innensicherheit ist. Nur ein verantwortungsvoller Umgang mit den Daten der Studienteilnehmenden sichert auch für nachfolgende Generationen von Forschenden in den Gesundheitsprofessionen die Möglichkeit, Forschung durchführen zu können und die Bereitschaft von Teilnehmenden und Klient*innen, an zukünftigen Forschungsprojekten mitzuwirken, zu generieren.

Weiterführende Dokumente und Informationen

- http://ethikkommission.meduniwien.ac.at/service/patienteninformation
- https://www.kl.ac.at/sites/default/files/doc/good_scientific_practice.pdf
- https://www.fh-campuswien.ac.at/forschung/ethikkommission-fuer-forschungsaktivitaeten.html
- EU Datenschutzgrundverordnung (DSGVO): https://eur-lex.europa.eu/legal-content/DE/ALL/?uri=celex%3A32016R0679

- Datenschutzgesetz Österreich: https://www.ris.bka.gv.at/GeltendeFassung.wxe?Abfrage=bundesnormen&Gesetzesnummer=10001597
- Bundesdatenschutzgesetz Deutschland: https://www.gesetze-im-internet.de/bdsg_2018/
- Bundesgesetz über den Datenschutz Schweiz: https://www.fedlex.admin.ch/eli/cc/1993/1945_1945_1945/de

> **Zusammenfassung**
>
> Datenschutz in der Forschung durch Gesundheitsprofessionist*innen ist ein Thema, das sich nicht nur mit den technisch-logistischen Aspekten beschäftigt, sondern auch viele ethische Fragen aufwirft. In diesem Kapitel wurde auf beide Aspekte im Rahmen von Gesundheitsforschungsprojekten eingegangen, um den Datenschutz der Teilnehmenden an Forschungsprojekten zu gewährleisten.

3.4 Rechtliche Rahmenbedingungen

Roman Weigl

3.4.1 Einführung

Häufig ist es für Studierende der nicht-ärztlichen Gesundheitsberufe, die erstmals ein Forschungsprojekt durchführen wollen, unklar, ob sie sich an die eigene Ausbildungsstätte, an die Institution, an der die Studie durchgeführt werden soll, oder an eine Ethikkommission wenden sollen. In diesem Kapitel sollen die wichtigsten Fragen in Bezug auf die rechtlichen Rahmenbedingungen bei den Vorbereitungen zur Durchführung eines Forschungsprojekts im nicht ärztlichen Gesundheitsbereich geklärt werden.

Die Begutachtung von nicht-ärztlichen Forschungsvorhaben durch Ethikkommissionen ist wie von Stühlinger und Schwamberger (2013) ausgeführt derzeit noch unzureichend geregelt

(Abschn. 3.5). Daher erscheint das Bewilligen von Forschungsprojekten für Studierende oft wie ein Hindernislauf zwischen verschiedensten Zuständigkeiten und Kompetenzen.

Beispiel

Eine Masterstudentin studiert an einer Wiener Hochschule. Für ihre Masterthese möchte sie ein empirisches Forschungsprojekt mit Patient*innen durchführen. Sie hat allerdings vor, ihr Forschungsprojekt an einer Institution durchzuführen, die wie ihr Wohnort in einem anderen Bundesland lokalisiert ist. Sie steht nun vor der Frage, ob sie sich für die Freigabe bzw. die positive Beurteilung ihres Projekts an ihre Ausbildungsstätte, an die Institution oder an die Ethikkommission der geographisch nächstgelegenen Universitätsklinik für Medizin wenden soll.[4] ◄

Grundsätzlich kann von einer Gebietszuständigkeit der Ethikkommission, abhängig vom Durchführungsort der Studie, ausgegangen werden. Das heißt, hier gelten die gesetzlichen Rahmenbedingungen des jeweiligen Bundeslandes in Deutschland und Österreich bzw. des Kantons in der Schweiz, basierend auf den jeweiligen Bundesgesetzen. Die wichtigsten Gesetze, die bei der Durchführung von Forschungsprojekten von Relevanz sind, finden sich in Abschn. 3.2.

▶ Der Ort, an dem das Forschungsprojekt durchgeführt wird, bestimmt, welche Gesetze zur Anwendung kommen, welche institutionellen Prozesse eingehalten werden müssen und welche Ethikkommission zuständig ist.

---

[4] Lösung: In diesem Fall muss die Studentin die Projektbewilligung durch die Ausbildungsstätte (Masterthese) und die Institution, an der das Projekt durchgeführt wird, einholen. Nachdem gesundheitsbezogene Daten von Patient*innen erhoben werden, ist zusätzlich eine Freigabe durch die institutionseigene Ethikkommission oder die Ethikkommission des Bundeslandes, in dem die Institution angesiedelt ist, erforderlich.

3.4.2 Historischer Kontext

Die heute geltenden rechtlichen Rahmenbedingungen müssen immer in ihrem historischen Kontext gesehen werden. Die Etablierung von Ethikkommissionen und die Einführung von Einverständniserklärungen für Teilnehmende an Forschungsvorhaben stehen in engem Zusammenhang mit vielen ethisch fragwürdigen Forschungsprojekten, die schlussendlich in einem Überdenken und einer Neustrukturierung der Forschungspraxis mündeten. In den folgenden Absätzen werden nun beispielhafte Experimente und deren Zusammenhang mit Veränderungen der rechtlichen Grundlagen von Forschungsprojekten dargelegt.

In den USA wurde als Konsequenz von unethischen Forschungsprojekten 1978 die National Commission for the Protection of Human Subjects of Biomedical and Behavioral Research[5] gegründet. Anlass war das Bekanntwerden der Tuskegee-Syphilis-Studie (Centers for Disease Control and Prevention 2021) durch das US Public Health Service von 1932 bis 1972. In dieser Studie wurden einkommensschwache afroamerikanische Männer in Tuskegee, Alabama, die an Syphilis erkrankt waren, rekrutiert, um den natürlichen Verlauf der Krankheit studieren zu können. Um diesen Verlauf ungestört zu beobachten, erhielten die Studienteilnehmer keine Diagnoseaufklärung und keine (zum damaligen Zeitpunkt bereits vorhandene) Behandlung.

Bezüglich der europäischen Geschichte sei hier auf Experimente in den 1940er-Jahren an Menschen durch medizinische Wissenschaftler*innen in Österreich und Deutschland verwiesen. Beispielhaft sind hier die Wirksamkeitstest für Impfstoffe durch absichtliche Tuberkuloseinfektion an „bildungsunfähigen" Heimkindern der städtische Fürsorgeanstalt „Am Spiegelgrund" in Österreich (Wien Geschichte Wiki 2021) oder die Antibiotikaexperimente durch künstlich herbeigeführte Wundinfektionen an polnischen Frauen

---

[5] Nationale Kommission zum Schutz von Versuchspersonen in der biomedizinischen Forschung und der Verhaltensforschung.

im Konzentrationslager Ravensbrück in Deutschland erwähnt. Als Ergebnis der Nürnberger Ärzteprozesse wurde 1947 der Nürnberger Kodex über die Zulässigkeit medizinischer Versuche verfasst um Menschen vor ärztlichen Verfehlungen zu schützen (Klinkhammer 1997).

Diese und viele andere Vorkommnisse führten schrittweise zum Überdenken der Forschungspraxis. Im Rahmen der Deklaration von Helsinki konnte sich die World Medical Association (1964, 1975) auf gemeinsame ethische Standards in der medizinischen Forschung einigen. Als Meilenstein der ethischen Richtlinie in der Forschung mit Menschen hatte und hat diese Deklaration einen starken Einfluss auf nationale Gesetzgebungen. Zum Beispiel wurden in vielen Ländern Ethikkommissionen eingeführt und die Einverständniserklärungen etabliert, um Studienteilnehmer*innen transparent über Sinn und Zweck der Forschung und über möglich Risiken oder Behandlungserkenntnisse zu informieren. Mittlerweile gibt es mehrfache Überarbeitung der Helsinki-Deklaration, die aktuelle Fassung stammt aus dem Jahr 2022 (World Medical Association 2022). Die Deklaration bezieht sich aber nach wie vor alleine auf den Berufsstand der Medizin.

▶ Studienteilnahme nur nach erfolgter Aufklärung durch Information und freiwilliger Einwilligung („informed consent").

Als Konsequenz des „informed consent", der informierten Einwilligung, hat sich die Wissenschaftsgemeinschaft darauf verständigt, dass die Schutzbedürftigkeit des Menschen mehr wiegt als die Forschungsergebnisse, die durch manche Forschungsprojekte erhalten wurden (Abschn. 3.4.7, „Verdeckte Experimente").

3.4.3 Forschungsprojekte an Krankenanstalten und vergleichbaren Einrichtungen

Die Durchführung von Forschungsprojekten an klinischen Einrichtungen ist durch entsprechende Bewilligungsprozesse geregelt. Das Bewilligen von Forschungsprojekten liegt im Interesse der klinischen Einrichtungen, nicht nur, da aufgrund des jeweiligen Projekts Ressourcen gebunden werden, sondern weil zusätzlich auch Haftungsverpflichtungen durch die Studie entstehen können.

Die Etablierung von Ethikkommissionen für den nicht medizinischen Forschungsbereich ist im Gegensatz zur angloamerikanischen und skandinavischen Universitätskultur, wo oftmals jedes Forschungsprojekt (auch Studierendenprojekte!) vorab zur Bewilligung bei der zuständigen universitären Ethikkommission eingereicht werden muss, im deutschsprachigen Raum nach wie vor unzureichend bzw. heterogen geregelt. Beispielsweise ist es möglich und üblich, klinische Forschungsprojekte in nicht ärztlichen Gesundheitsberufen an der Ethikkommission der Medizinischen Universität Wien oder der Ethikkommission des jeweiligen Bundeslandes einzureichen. Anderenorts kann es aber sein, dass ein Antrag für ein Forschungsprojekt durch eine*n Angehörige*n der nicht ärztlichen Gesundheitsberufe oftmals einer der ersten Anträge aus dieser Berufsgruppe überhaupt ist, der dadurch entsprechend viele rechtliche und methodische Fragen aufwirft. Hier zeigt sich nach wie vor ein inhomogenes Bild, das vergleichbar mit den uneinheitlichen ethischen Standards für Forschungsprojekte in den Gesundheitsberufen ist, wie Reichel et al. (2009) am Beispiel der Ergotherapie dargelegt haben.

Stühlinger und Schwamberger (2013) weisen auf eine umfassende Problematik im Hinblick auf Vorlagepflichten und Prüfmöglichkeiten für Projekte in nicht ärztlichen Gesundheitsberufen hin. Als Grundsatz kann von einer flächendeckenden Vorlagepflicht für Arzneimittel- und Medizinproduktestudien ausgegangen werden. Hingegen ist die Vorlagepflicht für Forschungsprojekte, die der Erprobung neuer Behandlungsmethoden dienen, österreichweit gesetzlich nur im Rahmen der Krankenanstaltengesetze und des Universitätsgesetzes 2002 geregelt. Daher kann es sein, dass die Schutzwürdigkeit der Studienteilnehmer*innen je nach Ort, an dem Forschung stattfindet, variiert. Die Autor*innen argumentieren, dass Forschungsprojekte, die nicht in Krankenhäusern, sondern an vergleichbaren Institutionen wie Heimen oder Rehabilitationszentren durchgeführt werden, keine gesetzlich zwingenden Ethikkommissionsanträge erfordern, da sie in Österreich nicht unter das Krankenanstaltenrecht fallen.

Dass in diesen Institutionen trotzdem ethisch basierte Forschung stattfindet, ist weniger auf gesetzliche Regelungen als auf das Engagement der jeweiligen Institutionen und Forschenden zurückzuführen. Ergänzend machen Stühlinger und Schwamberger (2013) darauf aufmerksam, dass die aktuelle österreichische Rechtslage nicht mehr mit der dynamischen Forschungsrealität in den Gesundheitsberufen übereinstimmt und eine Anpassung der bestehenden Rechtslage wünschenswert ist. Als Beispiel für eine umfassende Regelung erscheint das Schweizer Bundesgesetz über die Forschung am Menschen zukunftsorientierter. Das Humanforschungsgesetz (HFG) geht von einer allgemeinen Ethikkommissionspflicht für alle Forschungsprojekte mit Menschen[6] aus. Dies erfolgt unabhängig davon, durch welche Berufsgruppen diese Forschung durchgeführt wird, und ist nicht auf medizinische Forschung eingegrenzt. Dadurch passt sich das Gesetz leichter auf die sich verändernde Forschungslandschaft an.

Als erste Ethikkommission die an einer Fachhochschule errichtet wurde kann hier die FH Campus Wien genannt werden die seit 2021 Studierende und Forschende in forschungsethischen Fragestellungen und spezifischen Rechts- und Datenschutzgrundlagen berät (Ethikkommission FH Campus Wien 2022).

3.4.4 Gesundheitsbezogene Forschung abseits klinischer Einrichtungen

Im Rahmen gesundheitsbezogener Forschungsprojekte durch die Angehörigen der nicht ärzt-

lichen Gesundheitsberufe kommt es zunehmend auch zu Forschung, die nicht mehr im klassisch-medizinischen Patientenkontext zu sehen und daher nicht mehr in klinischen Institutionen angesiedelt ist. In Kap. 1 wird in diesem Zusammenhang von der grundlagenbezogenen Wissenschaft der nicht ärztlichen Gesundheitsberufe gesprochen (vgl. auch Weigl 2002).

> **Beispiel**
>
> Ein grundlagenbezogenes Forschungsprojekt der Ergotherapie/„Occupational Science" ist beispielsweise die Pensionierung – ein Betätigungsübergang („Occupational Transition") mit Auswirkungen auf die zeitlichen Aspekte, die Balance und die Bedeutung von menschlichen Betätigungen (Jonsson et al. 2000; Jonsson 2010). ◄

Sind Forschungsprojekte außerhalb von klinischen Einrichtungen geplant, bietet es sich für Studierende an, zuerst mit der Ethikkommission der eigenen Ausbildungsinstitution Kontakt aufzunehmen. Sofern die Ausbildungsstätte keine eigene Ethikkommission hat, empfiehlt es sich, sich mit der gebietszuständigen Ethikkommission in Verbindung zu setzen. Standesrechtliche Ethikkommissionen, wie es sie für Ärzt*innen gibt, existieren für die nicht ärztlichen Gesundheitsberufe nicht. Forschenden Kolleg*innen in der freien Praxis wird daher empfohlen, mit der jeweiligen Ethikkommission des Bundeslands, in dem das Forschungsprojekt stattfinden soll, Kontakt aufzunehmen. Des Weiteren gilt es abzuklären, ob zusätzlich eine etwaige behördliche Bewilligung notwendig ist (z. B. Datenschutzbehörde).

3.4.5 Entscheidungsprozess über die Notwendigkeit eines Ethikkommissionsantrag

Allgemein zeigen die aktuellen Erfahrungen mit Studierendenprojekten, dass eine erste informelle Kontaktaufnahme mit den infrage kommenden Institutionen, Behörden oder

---

[6] Der Begriff „Menschen" in diesem Gesetz umfasst Personen, verstorbene Personen, Embryonen und Föten sowie biologisches Material und gesundheitsbezogene Personendaten.

Ethikkommissionen sinnvoll ist, bevor ein umfangreicher Bewilligungsantrag gestellt wird. Im Vorfeld kann oftmals bereits telefonisch oder schriftlich abgeklärt werden, ob für das jeweilige Forschungsprojekt überhaupt ein formeller Antrag gestellt werden muss. Als erste Orientierungshilfe empfiehlt es sich, den Entscheidungsbaum in Abb. 3.1 zu konsultieren. Der Entscheidungsbaum ermöglicht es, anhand von Fragen zum Forschungsprojekt einen Ersteindruck zu bekommen, ob für das Forschungsvorhaben voraussichtlich ein Antrag bei einer Ethikkommission benötigt wird.

▶ Sobald gesundheitsrelevante Daten von Menschen[7] direkt oder indirekt im Rahmen des Forschungsprojekts erhoben werden, ist eine Vorlage bei der Ethikkommission notwendig.

Forschungsprojekte bedürfen nicht in jedem Fall einer Freigabe durch eine Ethikkommission. Keine Freigabe ist beispielsweise bei Meinungsumfragen, Marktforschungsprojekten oder Expert*inneninterviews zu Fachthemen erforderlich. Unabhängig davon, ob ein Forschungsprojekt eine Freigabe durch eine Ethikkommission benötigt oder nicht, ist es aus forschungsethischen Gesichtspunkten trotzdem immer notwendig, sich an die Prinzipien des freiwilligen und informierten Einverständnisses („informed consent") und an die Datenschutzrichtlinien (Abschn. 3.3) zu halten.

▶ Auch wenn für das Forschungsprojekt keine Ethikkommissonsfreigabe erforderlich ist (Beispiel: Marktforschung), ist es notwendig, sich an die Datenschutzrichtlinien zu halten. Zusätzlich sollte auch bei nicht ethikkommissionspflichtigen Forschungsprojekten immer eine Einverständniserklärung eingeholt werden.

3.4.6 Umsetzung der Grundsätze des „informed consent"

Wie bereits im Abschn. 3.4.2 ausgeführt hat sich die Wissenschaftsgemeinschaft darauf geeinigt, dass die Schutzbedürftigkeit der Studienteilnehmer*innen höchste Priorität bei der Durchführung von Forschungsprojekten hat. Um diese Schutzbedürftigkeit zu gewährleisten, ist vor dem Stattfinden des Projektes dafür Sorge zu tragen, dass die potenziellen Studienteilnehmer*innen

- den Sinn und Zweck der Studie verstehen (Grundsatz der Aufklärung durch Information) und
- zustimmen, dass sie an dieser Studie aus freiem Entschluss teilnehmen[8] (Grundsatz der freiwilligen Einwilligung).

Es muss hier zwischen dem praktischen Umsetzen des „informed consent" und der Dokumentation, dass der „informed consent" erfolgt ist, differenziert werden.

▶ Der Fokus des „informed consent" sollte auf dem Informieren über das Forschungsprojekt liegen, nicht auf dem Dokumentieren, dass informiert wurde!

Das Hauptaugenmerk sollte selbstverständlich auf dem Bereitstellen der Information über die Studie für die potenzielle Teilnehmer*innen liegen. Im Idealfall sind dem Studienteilnehmern*innen im Rahmen eines Gespräches die Studieninhalte zu erklären. Als Mindeststandard sollte es den Teilnehmern*innen ermöglicht werden, offene Fragen zu den vorab erhaltenen Informationsmaterialien zu stellen (Abschn. 3.4.7, „Einverständniserklärung bei Online-Befragungen"). Die Möglichkeit, eine Person zu diesem Gespräch mitzunehmen, kann bei potenziellen Studienteilnehmern*innen vertrauensbildend wirken. Vor allem bei vulnerablen Personengruppen (Abschn. 3.2) erscheint

---

[7] Personenbezogene Gesundheitsdaten.

[8] Auch sollten keine Konsequenzen zu befürchten sein, wenn die Studie vorzeitig verlassen wird.

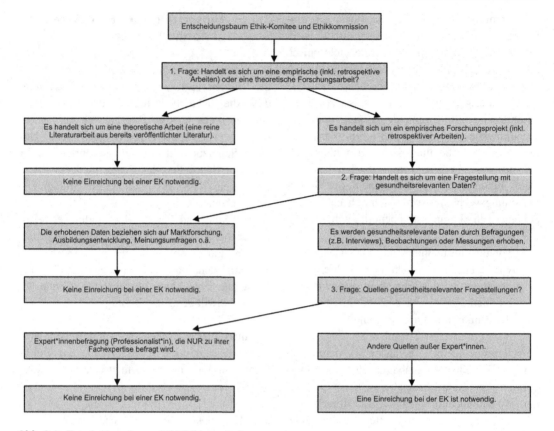

Abb. 3.1 Entscheidungsbaum. *EK* Ethikkommission

dieses Angebot aus ethischen Gesichtspunkten, beispielsweise aufgrund etwaiger kognitiver oder sprachlicher Verständnisprobleme, als besonders zu empfehlen.

Helmchen et al. (2014) verdeutlichen in diesem Zusammenhang, dass vulnerable Patient*innengruppen das Recht auf Forschung haben, aber nicht die Verpflichtung, daran teilzunehmen zu müssen. In ihrer Publikation, herausgegeben von der Berlin-Brandenburgischen Akademie der Wissenschaften, empfehlen die Autor*innen auch, sich vertiefend mit der Problematik der vulnerablen Personengruppen in der Forschung auseinanderzusetzen. Beispielsweise beschäftigen sich Helmchen et al. (2014) mit den rechtlichen und ethischen Aspekten der Teilnahme von Kindern, Personen mit kognitiven oder psychischen Einschränkungen oder intensivstationspflichtigen schwersterkrankten Patient*innen an klinischen Forschungs-

projekten. Im Research Code of Conduct der University of Sydney (2019) wird die Gruppe der vulnerablen Personen spezifisch auch um Menschen erweitert, die in einer abhängigen oder ungleichen Beziehung stehen oder auf Grund ihrer Situation stark abhängig von medizinischer Betreuung sind und daher möglicherweise nicht frei in ihrer Zusage sind.

Abhängig von der Komplexität des zu erklärenden Studieninhalts und den potenziellen Studienteilnehmer*innen gestaltet sich die Erstellung des Informationsmaterials zeitlich mehr oder weniger aufwendig. Ebenso kann die Informationsbereitstellung beim Informationsgespräch unterschiedliche zeitliche Ressourcen in Anspruch nehmen. Bei manchen Forschungsprojekten kann ein kurzes Informationsgespräch als ausreichend erachtet werden, um ein Verständnis über den Studieninhalt zu erlangen. Bei komplexeren

Zusammenhängen und Patient*innengruppen, bei denen vermehrter Aufklärungsbedarf zu vermuten ist, kann es dagegen notwendig sein, mehr Zeit einzuplanen oder einen zweiten Termin nach einer Nachdenkpause zu Verfügung zu stellen.

▶ Ziel der Informationsbereitstellung im Rahmen des „informed consent" ist es, das die potenziellen Studienteilnehmer*innen wissen, was das Ziel und der Inhalt des Forschungsprojekts ist. Sie sollen ebenso wissen, welche Rolle ihnen dabei zukommt und welche zeitlichen Anforderungen an sie gestellt werden. Basierend auf dem erlangten Informationsstand kann die Studienteilnehmer*in letztlich entscheiden, ob sie bereit ist, an diesem Projekt teilzunehmen, oder nicht. Im Englischen spricht man hier von der „informed choice".

Erst wenn die grundlegenden Prozesse für die geplante Informationsweitergabe an die potenziellen Studienteilnehmer*innen definiert und die Informationsmaterialien für den „informed consent" erstellt sind, gilt es in einem nächsten Schritt, eine Einverständniserklärung[9] zu formulieren.

3.4.7 Leitlinien für die Entwicklung einer Einverständniserklärung

Die Ethikkommissionen sowie auch viele Hochschulen und Universitäten verwenden eigene Templates, um Studierende und Studienverantwortliche bei der Entwicklung von Einverständniserklärungen zu unterstützen. Hier wird die Verwendung der entsprechenden institutionseigenen Vorlagen eingefordert. In diesem Zusammenhang sei nochmals betont, dass die Einverständniserklärung nicht die einzige Aufklärung über den Inhalt des Forschungsprojekts sein soll. Vielmehr sollten die Studienteilnehmenden immer die Möglichkeit einer umfassenden mündlichen Information über den Zweck der Studie haben.

▶ Die umfassende Aufklärung der Proband*innen über den Inhalt des Forschungsprojekts sollte immer, wenn es das Forschungsdesign ermöglicht, mündlich erfolgen. Die unterfertigte Einverständniserklärung ist nur der Nachweis über die erfolgte Information bzw. das Gespräch.

Einverständniserklärung bei Online-Befragungen

Bei Online-Umfragen ist die Einverständniserklärung in mündlicher Form nicht möglich. Daher ist es notwendig, das Forschungsprojekt (Inhalt, Ziele, Methode etc.) schriftlich und grafisch so gut wie möglich darzustellen, bevor die Befragung beginnt. Es kommen dieselben Vorgaben zur Anwendung, die auch eine herkömmliche Einverständniserklärung betreffen. Neben einer genauen Beschreibung des Forschungsprojekts sollte bei Online-Befragungen die Möglichkeit der Kontaktaufnahme mit der namentlich angeführten projektverantwortlichen Person (z. B. per E-Mail oder Telefon) in jedem Fall vorhanden sein. Weitere Kontaktmöglichkeiten können je nach Verfügbarkeit genannt werden.

Um die Seriosität des Forschungsprojekts zu unterstreichen, empfiehlt es sich, auch den Namen und die Adresse der Ausbildungsstätte oder der involvierten Institution anzuführen. Für Online-Befragungen gilt es im besonderen Maße, die Datenschutzrichtlinien zu beachten, wenn es zu einer elektronischen Speicherung sensibler Daten kommt (siehe Datenschutz-Grundverordnung).

---

[9] Die Begriffe Einwilligungserklärung und Einverständniserklärung werden hier synonym verwendet.

Da eine Unterschrift der elektronischen Einverständniserklärung bei Online-Umfragen nicht möglich ist, empfiehlt der Deutsche Arbeitskreis der Markt- und Sozialforschungsinstitute, die elektronische Einwilligung in die Teilnahme an Online-Umfragen als bewusste und eindeutige Handlung durch die teilnehmende Person einzuholen. Dies kann beispielsweise durch Klick auf einen Button auf der Website erfolgen, auf der das Forschungsprojekt beschrieben wird (vgl. Verbände der Markt- und Sozialforschung Deutschland 2021).

Bei Forschungsprojekten, die nicht an die Freigabe durch eine Ethikkommission gebunden sind, oder falls die Ethikkommission keine Vorlagen zur Verfügung stellt, stehen Forscher*innen vor der Herausforderung, eine eigene Einverständniserklärung entwickeln zu müssen. Als Unterstützung besteht die Möglichkeit, ein Muster für die Einverständniserklärung über die Ethikkommissionen herunterzuladen.

Typische Elemente einer Einverständniserklärung sind:

- Name der Institution, Kontaktnummer, E-Mail
- Titel des Forschungsprojekts
- Ziel und Zweck der Studie in einfacher Formulierung
- Ablauf der Studie (Beispiel: wie viele Interviews, Zeitaufwand etc.)
- mögliche Risiken und Unannehmlichkeiten/Beschwerden durch die Studienteilnahme
- Erklärung über die Vertraulichkeit und Anonymität (und wie diese erreicht werden)
- Teilnahme erfolgt freiwillig und es besteht Möglichkeit des Widerrufs (ohne nachteilige Folgen)
- Hinweis auf mögliche Vorteile der Teilnahme an der Studie
- Hinweis, ob Studienergebnisse den Teilnehmer*innen nach Ende mitgeteilt werden
- wenn möglich Unterschrift der teilnehmenden und der forschenden Person

Die Zustimmung sollte so formuliert sein, dass Personen mit unterschiedlichem Grad der Alphabetisierung die Möglichkeit haben, den Forschungsprozess, an dem sie teilnehmen sollen, vollständig verstehen (Laiensprache, engl. „layperson's terms"). In der gesamten Einverständniserklärung sollten daher möglichst einfache Worte und Satzkonstruktionen gewählt werden. Es gilt, wissenschaftlichen Jargon zu vermeiden. Unter wissenschaftlichem Jargon werden im speziellen medizinische, rechtliche oder fachtherapeutische Begriffe verstanden, von denen ausgegangen werden muss, dass deren Bedeutung den Studienteilnehmenden nicht bekannt ist.

Beispiel

- Statt von *Randomisierung* zu sprechen, ist es verständlicher, den Begriff *zufällig* zu verwenden.
- Unter dem Begriff *Versuchsreihe* können sich Studienteilnehmer mehr vorstellen, als unter der Bezeichnung *Clinical Trial*.
- Der Begriff *Cholesterin* ist allgemein bekannter, als die Bezeichnung *Blutfette*.
- *Verschriftlichungen der Gespräche* statt *Transkripte*.
- *Essstörung* statt *Anorexia nervosa* oder *Bulimie nervosa*.
- *Theoretische Modelle* statt *konzeptionelle Modelle*.
- *Den Mensch in den Mittelpunkt stellend* statt *Klientenzentrierung*.
- *Miteinbeziehen in wichtige Entscheidungen*, *Teilhabe* statt *Partizipation*. ◄

Wenn einzelne wissenschaftliche oder fachspezifische Begriffe verwendet werden müssen, sollte darauf Wert gelegt werden, dass diese definiert und beschrieben werden. Ebenfalls sollte die Verwendung von Abkürzungen und Akronyme[10] vermieden werden, sie könnten nicht bekannt sein oder ihre Bedeutung könnte sogar mehrfach belegt sein. Wenn sie verwendet wer-

---

[10]Akronyme stellen einen Sonderfall der Abkürzung dar, bei dem die Anfangsbuchstaben der Wortgruppe die Abkürzung bilden. Beispiele: IT (Informationstechnologie), TCM (Traditionelle Chinesische Medizin).

den müssen, sollten die Abkürzungen oder Akronyme bei der ersten Verwendung ausgeschrieben und erklärt werden. Zum Beispiel: Das Canadian Occupation Performance Measure (COPM) ermöglicht es … Oder: The Experience of Leisure Scale (TELS) ist ein Verfahren, um …

Entscheidend ist, dass allen Menschen die Gelegenheit gegeben wird, am Forschungsprozess teilzunehmen. Neben den hier geschilderten ethischen Aspekten stellt das Fehlen von Menschen aus der Grundpopulation auch ein forschungsmethodisches Problem im Sinne des Sampling-Bias dar (ähnlich dem geschilderten Rücklaufbias in Abschn. 7.3.1). Daher sollten unterschiedliche Strategien geplant werden, um zum Beispiel auch Personen mit geringer Alphabetisierung, niedrigerem Bildungsgrad oder solchen mit weniger ausgeprägten kognitiven Fähigkeiten die Teilnahme an einer Studie zu ermöglichen.

Mehrere unterschiedliche Ansätze können notwendig sein, um verschiedene Studienpopulationen miteinzubeziehen. So kann es beispielsweise erforderlich sein, in einem ersten Schritt eine grundlegende Erklärung mit allen Risiken, Vorteilen und Vertraulichkeitsvereinbarungen für das Forschungsprojekt zu entwickeln. Erweiternd kann diese Erklärung zum Beispiel dann mittels Bildern und Piktogrammen angereichert oder vielleicht auch in andere Sprachen übersetzt werden.

▶   Grundregel: Die Merkmale der angepeilten Studienpopulation (Zielgruppe) müssen berücksichtigt werden, und es gilt zu überlegen, wie man am besten deren informierte Einwilligung gewährleisten kann.

Sonderfall verdeckte Experimente: das Debriefing

Bei manchen Fragestellungen kann es notwendig sein, den Studienteilnehmer*innen die wahre Intention hinter der Studie vorab nicht mitzuteilen, um das Ergebnis nicht zu verfälschen. Zum Beispiel kann die Befürchtung bestehen, dass sozial angepasstes Verhalten

(Abschn. 7.3.1, „Antworttendenzen") die Ergebnisse zu sehr verzerren. Hier muss im Anschluss an das Experiment ein sogenanntes Debriefing erfolgen, d. h. den Studienteilnehmer*innen muss im Anschluss die wahre Intention der Studie erklärt werden (Aronson et al. 2014). Sollte aufgrund der Fragestellung ein verdecktes Experiment (Täuschungsexperimente) als zwingend notwendig erachtet werden, sollte unbedingt vorher mit der zuständigen Ethikkommission Rücksprache gehalten werden.

Der Umgang mit verdeckten Forschungsprojekten ist nach den nicht unumstrittenen klassischen Experimenten der Psychologie wie den Gehorsamkeitsexperimenten von Milgram (1963) oder dem Experiment am Gefängnis von Stanford (Haney et al. 1973) deutlich strenger geworden. Beispielsweise muss im Rahmen der Bewilligung eines Forschungsprojekts an der Universität von Sydney genauestens dargelegt werden, warum keine andere Form des Forschungsdesigns als das des verdeckten Experiments möglich ist, um zu validen Ergebnissen zu gelangen.

Oftmals werden diese klassischen Experimente in ethisch angepassten Varianten wiederholt, deren Ergebnisse allerdings schwer mit den Originalergebnissen vergleichbar sind. Zum Beispiel wiederholte Burger im Jahr 2009 Stanley Milgrams Gehorsamkeitsexperiment[11]. Um die Studienteilnehmer*innen nicht dem Stress des Originalexperiments auszusetzen („durch mich wurde eine Person gequält und womöglich dauerhaft geschädigt"), wurden zum Beispiel die Höhe der möglichen virtuellen Stromstöße auf 150 V reduziert. Außerdem schieden im Vorfeld durch psychologische Tests Personen aus, bei denen zu erwarten war, dass ihnen die Stresssituation des Experiments Schaden zugefügt hätte (Burger 2009). Die Adaptierungen gegenüber dem Originalexperiment gingen

---

[11] Der Aufbau des originalen Milgram-Experiments ist unter folgendem Link nachzulesen: www.aerzteblatt.de/archiv/61140/Stanley-Milgram-Gehorsam-gegenueber-Autoritaet.

so weit, dass von manchen Autor*innen kritisch von übertriebenen ethischen Bemühungen gesprochen wurde (Miller 2009). Alan Elms, Milgrams früherer Forschungsassistent beim Originalexperiment, nennt die Arbeit von Burger beispielsweise pointiert „obedience light" (Elms 2009, S. 32).

Zusammenfassung

Die rechtlichen Rahmenbedingungen von Forschung, die durch nicht ärztliche Gesundheitsprofessionist*innen durchgeführt wird, sind im Gegensatz zur medizinischen Forschung in vielen Bereichen im deutschsprachigen Raum oft noch nicht klar genug geregelt. Es erscheint daher als vorrangiges Ziel, sowohl einheitliche rechtliche als auch ethische Standards für Forschungsprojekte, die durch nicht ärztliche Gesundheitsberufe in klinischen wie nicht klinischen Bereichen durchgeführt werden, in den deutschsprachigen Ländern zu etablieren. Darüber hinaus muss bei Studierenden bereits früh ein Empfinden für die Wichtigkeit ethischen Handelns in der Forschung geweckt werden. Bei jedem Forschungsprojekt müssen die Datenschutzrichtlinien zur Anwendung kommen, und es muss immer eine Einverständniserklärung, basierend auf einem „informed consent", für die Mitwirkung eingeholt werden. Die Information über das Forschungsprojekt orientiert sich an der Komplexität der Studie und den zu erwartenden Studienteilnehmer*innen. Ziel der Information ist es, es den Studienteilnehmer*innen zu ermöglichen, sich basierend auf der erhaltenen und verstandenen Information frei für oder gegen eine Teilnahme am Forschungsprojekt zu entscheiden.

3.5   Der/die forschende Praktiker*in

Tanja Stamm, Gabriele Karner, Jutta M. Kutrovátz und Valentin Ritschl

Viele klinisch tätige Praktiker*innen werden an der Evidenz zu klinischen Fragestellungen interessiert sein. Dies erfordert meist nicht die Durchführung eines eigenen Forschungsprojekts, sondern die Bearbeitung dieser klinischen Fragestellungen aus der Literatur (Kap. 14). Hier können auch Kooperationen mit Ausbildungsstätten es ermöglichen, dass Studierende im Rahmen von Bachelor – oder Masterarbeiten solche Fragestellungen für die Praxis aufarbeiten und ein gutes Fundament zum „Weitersuchen" für vielbeschäftigte klinische Praktiker*innen liefern. Allerdings sollten nichtärztliche Gesundheitsberufe genauso wie andere Berufe im Gesundheitsbereich, die klinisch tätig sind, die Möglichkeit haben, Forschung zu betreiben. Für die Ausbildung und Lehre, aber auch für eine qualitativ hochwertige Forschung, ist es nötig, klinische Praxis, Lehre und Forschung eng zu verknüpfen.

Der Forschungsprozess unterscheidet sich grundsätzlich nicht und ist somit unabhängig von der durchführenden Person – egal ob Forscher*in, Studierende*r oder Praktiker*in. Die Schritte im Forschungsprozess, die erforderlichen Dokumente und Genehmigungen bleiben gleich. Kliniker*innen bringen allerdings zusätzlich wertvolle Praxiserfahrung sowie Erfahrungen im Umgang mit Patient*innen mit. Vor allem im deutschsprachigen Raum werden derzeit viele Forschungsprojekte nicht an Ausbildungsstätten, sondern in der klinischen Praxis durchgeführt. Dies kommt unter Umständen auch daher, dass Praxis, Lehre und Forschung in den nicht-ärztlichen Gesundheitsberufen oft an getrennten Institutionen angesiedelt sind – im Unterschied zu medizinischen Universitäten und Universitätskliniken, an denen Praxis, Forschung und Lehre an einem Ort stattfinden und von denselben Personen durchgeführt werden. Vielfach werden daher „Hochschulen für Gesundheit" für die nicht-ärztlichen Gesundheitsberufe gefordert, die zusätzlich zur Lehre auch einen Versorgungsauftrag erfüllen. Kooperationen mit Kliniken in Form von Lehrkrankenhäusern, Lehrambulanzen oder -praxen können ideale Modelle darstellen, um Praxis mit Lehre und Forschung zu verbinden. Wichtig ist zu bedenken, dass Forschung, genauso wie andere Tätigkeiten, bestimmte Kenntnisse und das Wissen über Regelungen erfordert, die man entweder selbst lernt oder zukauft.

Die Forschung in den nicht-ärztlichen Gesundheitsberufen hat häufig – neben der Spezialisierung im eigenen Fach – Interdisziplinarität zum Thema. Interdisziplinarität ergibt sich, wenn nötig, aus der Primärversorgung und der nachfolgenden Versorgung durch Spezialist*innen. Eine hochspezialisierte Gesundheitsversorgung erfordert ebensolche hochspezialisierte Expert*innen aus verschiedenen Fachbereichen für die klinische Praxis, die dann von spezialisierten Forscher*innen unterstützt und ergänzt werden. Neben der Entwicklung und dem Erwerb von Wissen im eigenen Fach muss auch Wissen über die eigenen Grenzen hinaus erworben werden. Interdisziplinäres Wissen an den Schnittstellen weiterzuentwickeln und zu erforschen hat sich zum Beispiel das „International Journal of Health Professions" (IJHP), eine Fachzeitschrift für die nicht-ärztlichen Gesundheitsberufe im deutschsprachigen Raum, zum Auftrag gemacht (www.ijhp.info). In dieser Fachzeitschrift werden neben interdisziplinären Fachartikeln auch fachlich spezialisierte Forschungsthemen publiziert, die interdisziplinär relevant sind.

Die wissenschaftliche und professionelle Entwicklung der Gesundheitsberufe im deutschsprachigen Raum hat enormes Potenzial. Allerdings wird es am besten gelingen, dieses Potenzial zu entwickeln, wenn die Gesundheitsberufe zusammenarbeiten und darauf achten, dass Forschung und Projekte im allgemein anerkannten Diskurs anschlussfähig sind. Die beschriebenen geltenden Richtlinien für Forschung an Menschen und Tieren müssen dabei eingehalten werden.

Literatur

Aronson E, Akert RM, Wilson TD (2014) Sozialpsychologie. 8., aktualisierte Aufl. Pearson, Hallbergmoos

Babbie ER (2021) The practice of social research, 5. Aufl. Cengage, Boston.

Breuer J, Freud S (2007) Studien über Hysterie, 6. Aufl. Fischer Taschenbuch, Frankfurt am Main

Bundesamt für Gesundheit (BAG) (2022) Gesetzgebung Forschung am Menschen. https://www.bag.admin.ch/bag/de/home/gesetze-und-bewilligungen/gesetz-gebung/gesetzgebung-mensch-gesundheit/gesetz-gebung-forschung-am-menschen.html. Zugegriffen: 7. Mai 2022

Bundesministerium Bildung, Wissenschaft und Forschung (n.d.) Ethikkommissionen. https://urlde-fense.com/v3/__https://www.bmbwf.gv.at/Themen/HS-Uni/Hochschulgremien/Ethikkommissionen.html__;!!NLFGqXoFfo8MMQ!v1Cr92RHNX-NqYMRqS2nEY14HNfSmUOQ7flsO3WGp_PMuscDXxUocIpqv2exz_SlVnVHvYxC8BcbDIM-Nu0yCbe-tCQ2u7Q$. https://www.bmbwf.gv.at/Themen/HS-Uni/Hochschulgremien/Ethikkommissionen.html. Zugegriffen: 14. Febr. 2023

Burger JM (2009) Replicating milgram: would people still obey today? Am Psychol 64(1):1–11

Carlson ME, Clark FA (1991) The search for useful methodologies in occupational science. Am J Occup Ther 45(3):235–241

Clark FA, Parham D, Carlson ME, Frank G, Jackson J, Pierce D, Zemke R (1991) Occupational science: academic innovation in the service of occupational therapy's future. Am J Occup Ther 45(4):300–310

Centers for Disease Control and Prevention (CDC) (2021) The U.S. Public health service syphilis study at Tuskegee. https://www.cdc.gov/tuskegee/index.html. Zugegriffen: 18. März 2022

datenschutz.org (2022) Datenschutz in der Forschung: Daten für die Wissenschaft. https://www.datenschutz.org/forschung/. Zugegriffen: 20. Mai 2022

DePoy E, Gitlin LN (2020) Introduction to research: understanding and applying multiple strategies, 6. Aufl. Elsevier, St. Louis

Döring N (2020) Forschungsethik. In: Wirtz MA (Hrsg) Dorsch - Lexikon der Psychologie. Hogrefe, Bern, S 643

Dörner K, Ebbinghaus A, Linne K (1999) Der Nürnberger Ärzteprozeß 1946/47. Wortprotokolle, Anklage- und Verteidigungsmaterial, Quellen zum Umfeld. Mikrofiche-Edition. Saur, München

Druml C (2010) Ethikkommissionen und medizinische Forschung ein Leitfaden für alle an medizinischer Forschung Interessierte. Facultas, Wien

Dür M, Sadlonova M, Haider S, Binder A, Stoffer M, Coenen M, Stamm TA (2014a) Health determining concepts important to people with Crohn's disease and their coverage by patient-reported outcomes of health and wellbeing. J Crohns Colitis 8(1):45–55. https://doi.org/10.1016/j.crohns.2012.12.014

Dür M, Steiner G, Fialka-Moser V, Kautzky-Willer A, Dejaco C, Prodinger B, Stamm TA (2014b) Development of a new occupational balance-questionnaire: incorporating the perspectives of patients and healthy people in the design of a self-reported occupational balance outcome instrument. Health Qual Life Outcomes 12:45. https://doi.org/10.1186/1477-7525-12-45

Elms AC (2009) Obedience lite. Am Psychol 64(1):32–36

Ethikkommission FH Campus Wien (2022) Wissenswertes zur Einreichung eines Antrags bei der Ethikkommission der FHCampus Wien. https://ethikantrag.

fh-campuswien.org/pub/dokumente/Wissenswertes_ Ethikkommission_FH_CampusWien_Version_2022_01_20_v4.pdf. Zugegriffen: 1. Sept. 2022

European Medicines Agency (EMA) (2016) Guideline for good clinical practice E6 (R2). https://www.ema.europa.eu/en/documents/scientific-guideline/ich-e-6-r2-guideline-good-clinical-practice-step-5_en.pdf. Zugegriffen: 24. Apr. 2022

European Medicines Agency (2016) ICH: E 6 (R2): Guideline for good clinical practice – Step 5. https://www.ema.europa.eu/en/documents/scientific-guideline/ich-e-6-r2-guideline-good-clinical-practice-step-5_en.pdf. Zugegriffen: 02. Mai 2022

Haney C, Banks C, Zimbardo P (1973) Interpersonal dynamics in a simulated prison. Int J Criminol Penol 1:69–97

Helmchen H, Hoppu K, Stock G, Thiele F, Vitiello B, Weimann A (2014) Memorandum From exclusion to inclusion improving clinical research in vulnerable populations. Berlin-Brandenburgische Akademie der Wissenschaften, Berlin. https://edoc.bbaw.de/opus4-bbaw/frontdoor/deliver/index/docId/2290/file/BBAW_Vulnerable_Populationen_PDFA1_b.pdf

Jautz A (2006) Analyse und Umsetzung von Methoden zur Anonymisierung und Pseudonymisierung personenbezogener, medizinischer Daten. Magisterarbeit, vorgelegt am Institut für Medizinische Informations- und Auswertsysteme der Medizinische Universität Wien.

Jonsson H (2010) Occupational transitions: work to retirement. In: Christiansen CH, Townsend EA (Hrsg) Introduction to occupation. The art and science of living, 2. Aufl. Pearson, Upper Saddle River, S 211–230.

Jonsson H, Borell L, Sadlo G (2000) Retirement: an occupational transition with consequences for temporality, balance and meaning of occupations. J Occup Sci 7(1):29–37

Kerres A, Seeberger B (2001) Lehrbuch Pflegemanagement II. Springer, Heidelberg

Klinkhammer G (1997) Ethische Kodizes in Medizin und Biotechnologie: Schutz vor ärztlichen Verfehlungen. In: Deutsches Ärzteblatt 94(44). https://www.aerzteblatt.de/pdf.asp?id=8323. Zugegriffen: 15. Mai 2022

Link M (2018) Petzeria Positioni: Wenn Portale Standortdaten ausplaudern. c't Magazin für Computer Technik (5):16–19.

Milgram S (1963) Behavioral study of obedience. J Abnorm Soc Psychol 67(4):371–378

Miller AG (2009) Reflections on „replicating milgram" (Burger, 2009). Am Psychol 64(1):20–27

Ottenbacher K (1996) Academic disciplines: maps for professional development. In: Zemke R, Clark F (Hrsg) Occupational science – the evolving discipline. Davis, Philadelphia, S 329–330

Pätzold H (2005) Secondary analysis of audio data. Technical procedures for virtual anonymization and pseudonymization. Forum Qualitative Sozialforschung. www.qualitative-research.net/index.php/fqs/article/download/512/1105. Zugegriffen: 23. Apr. 2022

Prodinger B, Scheel K, Stamm T (2008) Leserbrief zu: Klemme B et al. Physiotherapie – über eine Akademisierung zur Profession (Physioscience 2007; 3: 80–87). Physioscience 4:55–56

Reichel K, Marotzki U, Schiller S (2009) Ethische Standards für ergotherapeutische Forschung in Deutschland, Teil 1 – eine nationale und internationale Bestandsaufnahme. Ergoscience 4(02):56–70

Rocher L, Hendrickx JM, de Montjoye Y-A (2019) Estimating the success of re-identifications in incomplete datasets using generative models. Nature Commun 10(1). 10.1038/s41467-019-10933-3

Ritter-Börner R (2015) Patientensicherheit ist Mitarbeitersicherheit. Gesund + Leben Intern. https://wn-klinikneubau.at/images/stories/gegenwart/2015/pdfs/Patientensicherheit_GLI_05_2015.pdf. Zugegriffen: 23. Apr. 2022

Schwarz TJ (2022) Digital Health: To-Do's für DSGVO-Compliance bei Digital Health Apps. https://urldefense.com/v3/__https://www.taylorwessing.com/de/insights-and-events/insights/2021/04/to-dos-fuer-dsgvo-compliance-bei-digital-health-apps__;!!NLFGqXoFfo8MMQ!ooDcuyiar6D1yGKEGQq84HNhs1ywNg4PbXW05Fjwu4nZHQUQeFi63ngo5JNyfJUkfDmeIlb_2MX5tN1q9cWKXn0sHF86Bg$. https://www.taylorwessing.com/de/insights-and-events/insights/2021/04/to-dos-fuer-dsgvo-compliance-bei-digital-health-apps. zuletzt aktualisiert am 28.04.2022, Zugegriffen: 10. Febr. 2023

Stühlinger V, Schwamberger H (2013) Forschung am Menschen im nichtärztlichen Bereich – Vorlagepflichten und Prüfungsmöglichkeiten durch Ethikkommissionen. Recht der Medizin 6:283–289

United Nations (n. d.) Universal declaration of human rights. https://www.un.org/en/about-us/universal-declaration-of-human-rights. Zugegriffen: 24. Apr. 2022

University of Sydney (2014) Research data management procedures 2015. https://www.sydney.edu.au/policies/showdoc.aspx?recnum=PDOC2014/366&RendNum=0. Zuletzt aktualisiert: 01.Dez. 2020, Zugegriffen: 13. Febr. 2023

University of Sydney (2019) Research code of conduct 2019. https://www.sydney.edu.au/policies/showdoc.aspx?recnum=PDOC2013/321&RendNum=0. Zuletzt aktualisiert: 24. Juni 2019, Zugegriffen: 13. Febr. 2023

Verbänden der Markt- und Sozialforschung Deutschland: Richtlinie für Online-Befragungen (2021) https://www.adm-ev.de/wp-content/uploads/2021/07/RL-Online-2021-19.7.2021.pdf. Zugegriffen: 12. Febr. 2023

Weigl R (2002) Schlussüberlegungen und Ausblick. In: Marotzki U (Hrsg.) Ergotherapeutische Modelle praktisch angewandt: Eine Fallgeschichte – vier Betrachtungsweisen. Springer, Heidelberg, S 131–146

Wien Geschichte Wiki (2021) Am Spiegelgrund. https://www.geschichtewiki.wien.gv.at/Am_Spiegelgrund. Zugegriffen: 15. Mai 2022

Wirtgen J (2019) Meine Fitness geht keinen was an: Wie Sie die Daten verschiedener Fitnesstracker unter Kontrolle halten. c't Magazin für Computer Technik (10):78–81

Wirtschaftskammer Österreich (WKO) (2022) EU-Datenschutz-Grundverordnung (DSGVO). Hrsg. v. WKO. https://www.wko.at/service/wirtschaftsrecht-gewerberecht/EU-Datenschutz-Grundverordnung.html. Zuletzt aktualisiert: 01. Apr.2022, Zugegriffen: 23. Apr. 2022

World Health Organisation (WHO) (2002) International ethical guidelines for biomedical research involving human subjects. Prepared by the Council for International Organizations of Medical Sciences (CIOMS) in collaboration with the World Health Organization (WHO). WHO, Geneva. www.cioms.ch/publications/layout_guide2002.pdf

World Medical Association (1964) WMA Declaration of Helsinki – Ethical principles for medical research involving human subjects. https://www.wma.net/wp-content/uploads/2018/07/DoH-Jun1964.pdf. Zugegriffen: 18. März 2022

World Medical Association (1975) WMA Declaration of Helsinki – Ethical principles for medical research involving human subjects. https://www.wma.net/wp-content/uploads/2018/07/DoH-Oct1975.pdf. Zugegriffen: 18. März 2022

World Medical Organisation (2013) WMA Declaration of Helsinki – Ethical principles for medical research involving human subjects. Hg. v. World Medical Organisation. https://www.wma.net/policies-post/wma-declaration-of-helsinki-ethical-principles-for-medical-research-involving-human-subjects/. Zugegriffen: 10. Febr. 2023

Yerxa EJ, Clark F, Frank A, Jackson J, Parham D, Pierce D, Zemke R (1989) An introduction to occupational science, a foundation for occupational therapy in the 21st century. Occup Therapy Health Care 6:1–17

Ziele

Die Lesenden sind nach dem Studieren dieses Abschnittes in der Lage,

- differenziert entscheiden zu können, welche gesundheitsbezogene Frage-stellungen sich mit qualitativer und quantitativer Forschung beantworten lassen,
- die Grundzüge des qualitativen und quantitativen Forschungszuganges benennen und herausarbeiten zu können,
- die jeweils für die Fragestellung am besten geeignete quantitative, quali-tative bzw. gemischte Methode auszuwählen,
- einen Überblick über die Struktur, die Voraussetzungen; den Ablauf; und die Stärken und Schwächen einzelner Forschungsmethoden geben zu können
- über die Grundzügen von Assessments zu berichten und Wissen über die Kriterien für die Auswahl und die Bewertung eines Assessments Be-scheid.

Die richtige Methode wählen

Valentin Ritschl, Barbara Prinz-Buchberger, Ulrike Ritschl und Tanja Stamm

Inhaltsverzeichnis

Die richtige Methode zu wählen, damit eine Fragestellung bestmöglich beantwortet werden kann, stellt häufig eine große Herausforderung dar. Ein Entscheidungsbaum kann diese Entscheidungsfindung unterstützen. Ähnliche Prozesse wurden von folgenden Autor:innen beschrieben: Bortz und Döring (2006), Creswell (2012), DePoy und Gitlin (2005), Kielhofner (2006), Lamnek und Krell (2005), LoBiondo-Wood und Haber (2001).

V. Ritschl (✉) · T. Stamm
Institut für Outcomes Research, Zentrum für Medical Data Science, Medizinische Universität Wien, Österreich, Wien
E-Mail: valentin.ritschl@meduniwien.ac.at

T. Stamm
E-Mail: tanja.stamm@meduniwien.ac.at

B. Prinz-Buchberger
IMC Fachhochschule Krems, Krems, Österreich
E-Mail: barbara.prinz-buchberger@fh-krems.ac.at

U. Ritschl
Freiberufliche Ergotherapeutin, Leopoldsdorf im Marchfeld, Österreich

4.1 Erster Schritt: Forschungsansatz

Der erste Schritt in der Entscheidungsfindung ist das Auseinandersetzen mit der Frage, ob die Forschungsfrage aus der Literatur heraus beantwortet werden kann oder empirisch (z. B. mit quantitativen oder qualitativen Methoden) bearbeitet werden muss. Hier ist wichtig sich Folgendes zu überlegen:

4.1.1 Gibt es zu dieser Thematik bereits Studien? Wenn ja, welche? Wieviele?

- Antwort 1: Nein, genau zu meiner Frage-stellung gibt es noch keine Studien. Es gibt Studien zu verwandten Themenstellungen. Dann bietet sich ein empirischer Ansatz an.
- Antwort 2: Ja, es gibt bereits Studien zu mei-ner Fragestellung. Es existiert aber keine ak-tuelle Übersicht/Zusammenfassung dieser Studienergebnisse. Dann sollte ein Literatur-review durchgeführt werden.
- Antwort 3: Ja, es gibt genau zu meiner Frage-stellung bereits aktuelle Studien und auch aktuelle Reviews. Dann sollte die Frage-stellung verändert/angepasst werden, da keine Forschungslücke („gap of knowledge") besteht. Zu beachten ist hierbei jedoch, ob die Studien einen ähnlichen und vergleichbaren kulturellen/sozialen Kontext haben. Unter Umständen kann bei einem divergierenden Kontext der Bedarf nach einer neuen Studie gegeben sein (Abb. 4.1).

Ein Thema kann prinzipiell immer aus ver-schiedenen Perspektiven betrachtet werden. Dies bedeutet, dass die spezifische Fragestellung über das Vorgehen entscheidet.

4.1.2 Reviews

Sie werden gewählt um den Stand der Litera-tur darzustellen. Es kann sowohl qualitative und/ oder quantitative Literatur für ein Review heran-gezogen werden (Kap. 8).

4.1.3 Quantitative Forschung

Die quantitative Forschung beschäftigt sich meist mit folgenden Aspekten:
- Hypothesentestung: bestehendes Wissen, Theorien oder Annahmen werden überprüft
- Analyse von klinischen Studien
- Belegen von Wirksamkeit: therapeutische Methode, Intervention werden auf Wirksam-keit hin überprüft

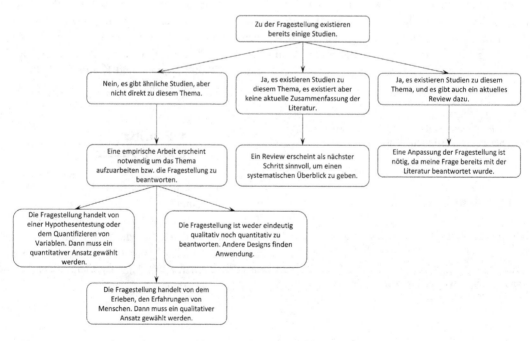

Abb. 4.1 Entscheidungsbaum Empirie, Theorie, neue Fragestellung

- Abschätzung von Effekten: Durchführung von Pilotstudien/Pilotprojekten, auf denen später größere Studien aufbauen
- Modellen, um Kausalzusammenhänge, ökonomische Zusammenhänge, minimale Datensets und Einflussfaktoren zu bestimmen und zu charakterisieren
- Entwicklung, Adaptation und Bestimmung der psychometrischen Eigenschaften von Instrumenten und Assessmentverfahren
- Charakteristika zu einer Population: Erhebung von Inzidenzen, Prävalenzen, Funktionsfähigkeiten oder anderen Parametern einer Personengruppe
- Retrospektive Datenanalysen: Aufarbeitung und Analyse von bereits existierenden Daten, wie zum Beispiel von Patient*innendokumentationen
- Passiven Beobachtungsstudien: Interventionen werden (passiv) beobachtet, um Zusammenhänge zu beschreiben

4.1.4 Qualitative Forschung

Sie beschäftigt sich meist mit Meinungen, Perspektiven, Erleben, Erfahrungen und Wissen von Menschen:

- Verhalten: warum Menschen ein gewisses Verhalten zeigen, wie zum Beispiel die Ablehnung der Schulmedizin
- Erleben: wie u. a. Ereignisse und Lebensphasen erlebt werden, z. B. Lebensübergänge wie Pensionierung, Tod eines Angehörigen, Elternschaft, Krankheit
- Entscheidungen: wie Entscheidungen getroffen werden, zum Beispiel Behandlungen abzulehnen oder frühzeitig abzubrechen
- Kultur: wie kulturelle Bedeutungen, Überzeugungen und Muster das Verhalten beeinflussen, beispielsweise den Einfluss der Kultur auf gesundheitsschädliches Verhalten (Rauchen)
- Entwicklungen, Muster, Trends: wenn z. B. untersucht werden soll, welche Entwicklungen in der Praxis der gehobenen medizinisch-technischen Dienste stattfinden, wie beispielsweise der Nutzen von Fortbildungen und Evidenzen
- Umwelt: Erforschung, wie die Umwelt Verhalten und Entscheidungen von Menschen beeinflussen kann, z. B. wie das Freizeitverhalten durch geografische Gegebenheiten beeinflusst wird
- Phänomene: Phänomene werden beschrieben und/oder interpretiert
- Symptome: wenn Symptome von Krankheitszuständen beschrieben werden sollen, z. B. bei Long Covid
- Interventionen: Motive, Erfahrungen und Wahrnehmungen von Patient*innen und/oder deren Angehörigen bezüglich Interventionen sollen erforscht werden

4.1.5 Andere Forschungsansätze

Andere Forschungsansätze werden gewählt, wenn:

- Forschungsansätze kombiniert werden, wie zum Beispiel qualitative und quantitative Ansätze
- Diagnostische Tools (weiter)entwickelt/standardisiert werden: wenn ein Test oder Assessment entwickelt, oder auf seine Validität, Reliabilität und Sensitivität hin überprüft werden sollen
- Ein Konsensus zwischen Expert*innen erforderlich ist: wie zum Beispiel eine einheitliche Terminologie gefunden werden soll
- Interdisziplinär geforscht werden soll

4.2 Zweiter Schritt: Forschungsdesign

Der zweite Schritt in der Entscheidungsfindung ist die Frage nach dem Forschungsdesign. Hierbei sollte überlegt werden, welches Design innerhalb des entsprechenden Forschungsansatzes für die Beantwortung der Fragestellung am besten geeignet ist.

4.2.1 Reviews

- Systematische Reviews/Metaanalyse (von RCTs): mehrere quantitative Studien (z. B. RCTs) sollen zusammengetragen werden, um die Effektivität einer Intervention zu belegen
- Integrative Reviews: qualitative und quantitative Studien sollen zusammengetragen werden
- Metaempirische Reviews: Hintergründe zu Studiengebieten sollen zusammengetragen werden, beispielsweise wenn der Forscher oder die Forscherin wissen will, welche Krankheitsbilder in der Ergotherapie bisher erforscht wurden oder, welche Universitäten z. B. bisher am meisten zu Mammakarzinomen veröffentlicht haben
- Metasynthese: qualitative Studien zu einem Thema sollen zusammengetragen werden

- Scoping Reviews: die Breite eines Themas soll dargelegt werden, beispielsweise wie Angst in der Literatur definiert wird (Abb. 4.2)

4.2.2 Quantitative Studien

- Randomisierte kontrollierte Studien: Studien zu Wirksamkeitsbelegen von Interventionen oder zur Hypothesentestung
- Kontrolliert klinische Studien: Studien zu Wirksamkeitsbelegen von Interventionen oder zur Hypothesentestung, ein RCT aber begründet nicht durchgeführt werden kann
- Pilotstudien: Studien, die erste Effekte abschätzen sollen, um in weiterer Folge mit größeren Studien wie RCTs auf deren Ergebnissen aufbauen zu können

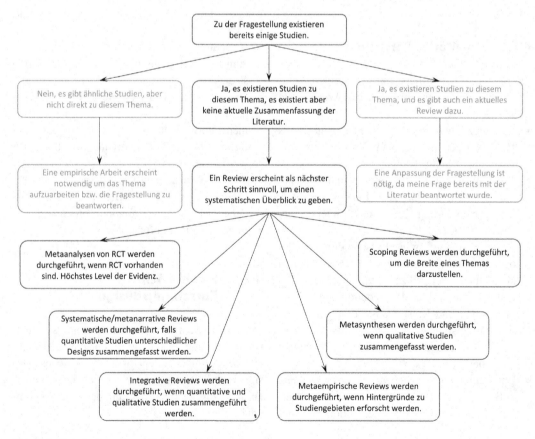

Abb. 4.2 Entscheidungsbaum Review

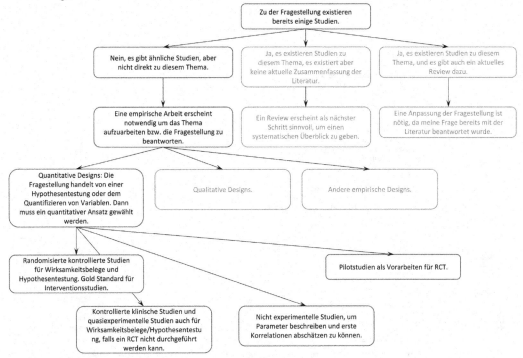

Abb. 4.3 Entscheidungsbaum quantitative Studiendesigns

- Nicht experimentelle Studien: zur Beschreibung von Parametern und Abschätzen erster Korrelationen, beispielsweise ob das Auftreten gewisser Krankheiten mit einem Lebensstil wie dem Rauchen in Verbindung steht (Abb. 4.3)

4.2.3   Qualitative Studien

- Phänomenologie: wenn das Phänomen von gelebten Erfahrungen beschrieben werden soll, wie zum Beispiel die Erfahrungen beim Eintritt in die Pensionierung
- Interpretative phänomenologische Analyse: wenn persönliche Bedeutung, also das „Warum" beforscht werden soll, wie zum Beispiel warum eine Entscheidung getroffen wurde
- „Grounded theory": wenn eine aus den Daten gestützte Theorie entwickelt werden soll
- Ethnographie: wenn die individuelle Bedeutung und Werte beforscht werden sollen, wie zum Beispiel die persönliche Bedeutung

von Gesundheit und Krankheit in einer bestimmten Kultur
- Biographieforschung: wenn Lebensverläufe von Menschen rekonstruiert werden sollen, um die Komplexität des Einzelfalls zu verstehen
- Inhaltsanalyse: wenn Inhalte von Texten, meist Interviews, beschrieben und kategorisiert werden sollen, um Inhalte aus großen Datenmengen zu reduzieren
- „Case study": wenn ein einzelner Fall beschrieben werden soll, um zum Beispiel eine neue Methode oder Intervention erstmals zu beschreiben
- Hermeneutik: wenn Texte interpretiert werden sollen
- Partizipative Gesundheitsforschung: wenn Probleme im Alltag erforscht und neu entwickelte Strategien umgesetzt werden sollen unter Einbeziehung der Betroffenen während des Forschungsprozesses
- Qualitative Themenbildung: wenn Interviews oder bestehende Texte beschrieben und Themen gebildet werden sollen (Abb. 4.4)

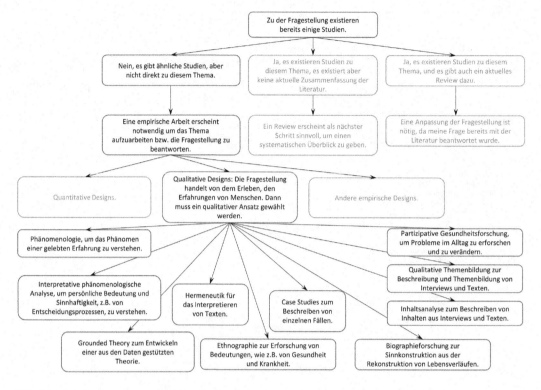

Abb. 4.4 Entscheidungsbaum qualitative Studiendesigns

4.2.4 Andere Forschungsdesigns

- Klinische Behandlungspfade („pathways"): wenn interdisziplinäre Behandlungswege entwickelt werden sollen
- Methodenmix („mixed methods"): wenn qualitative und quantitative Aspekte eines Themas in einer Studie berücksichtigt werden sollen
- Delphi-Studien: wenn ein Konsens zwischen Experten über ein Thema entstehen soll, wie zum Beispiel eine international einheitliche Terminologie
- ICF-basierte Forschungsmethoden: wenn Krankheiten, diagnostische Tools oder Interventionen in eine gemeinsame, interdisziplinäre Sprache übersetzt werden sollen (ICF = International Classification of Functioning, Disability and Health)
- Evaluierung und Standardisierung von Assessments: wenn Assessments neu entwickelt, standardisiert, kulturell adaptiert werden sollen (Abb. 4.5)

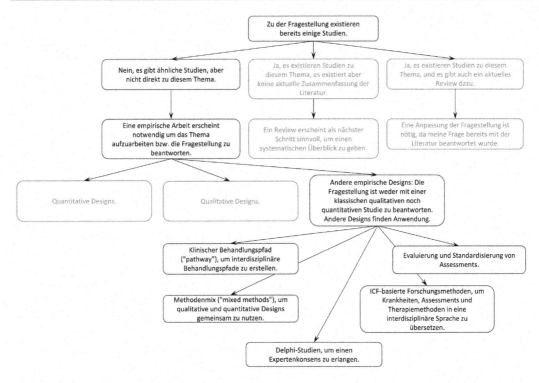

Abb. 4.5 Entscheidungsbaum andere empirische Studiendesigns

Literatur

Bortz J, Döring N (2006) Forschungsmethoden und Evaluation, 4. Aufl. Springer, Heidelberg

Creswell JW (2012) Qualitative inquiry and research design: choosing among five approaches, 3. Aufl. Sage, Los Angeles

DePoy E, Gitlin LN (2005) Introduction to research: understanding and applying multiple strategies, 3. Aufl. Elsevier Mosby, St. Louis

Kielhofner G (2006) Research in occupational therapy methods of inquiry for enhancing practice. Davis, Philadelphia

Lamnek S, Krell C (2005) Qualitative Sozialforschung, 4. Aufl. Beltz, München

LoBiondo-Wood G, Haber J (2001) Pflegeforschung: Methoden – Bewertung – Anwendung, 2. Aufl. Elsevier, München

Stichprobenverfahren und Stichprobengröße

Valentin Ritschl und Tanja Stamm

Inhaltsverzeichnis

Die gut überlegte Auswahl von Teilnehmer*innen, die in eine Studie eingeschlossen werden sollen, stellt einen sehr wichtigen Punkt im Forschungsprozess dar (Judd 1972). Will der Forscher beispielsweise eine generalisierbare Aussage über eine Population anstellen, dann muss die Stichprobe repräsentativ für die Population sein. Ist dies nicht der Fall, ist eine generalisierbare Aussage nur bedingt oder nicht möglich.

- Zuerst muss sich die Forscher*in Gedanken über die Zusammensetzung der Stichprobe, also über die ideale Auswahl an Proband*innen, machen.

- Im zweiten Schritt muss die Größe der Stichprobe definiert werden.
- Im letzten Schritt wird ein Plan für die konkrete Rekrutierung erstellt und durchgeführt.

Diese Schritte werden beispielhaft im folgenden Abschnitt beschrieben.

Es können im Groben zwei unterschiedliche Formen des Stichprobenauswahlverfahrens unterschieden werden: probabilistische und nicht probabilistische Auswahlverfahren. Probabilistisch bedeutet in diesem Zusammenhang, dass jede Person in der Population mit der gleichen Wahrscheinlichkeit für die Stichprobe herangezogen werden kann. Im Gegensatz dazu ist bei nicht probabilistischen Stichproben die Wahrscheinlichkeit für die Auswahl nicht bei allen Personen einer Population gleich hoch. Der Vorteil des probabilistischen Stichprobenverfahrens ist die gute Übertragbarkeit der Ergebnisse auf die Population, jedoch sind diese Verfahren meist aufwendiger und kostenintensiver.

Sowohl probabilistische als auch nicht probabilistische Erhebungen der Stichproben können

V. Ritschl (✉) · T. Stamm
Medizinische Universität Wien, Institut für
Outcomes Research, Zentrum für Medizinische
Statistik, Informatik und Intelligente Systeme,
Wien, Deutschland
E-Mail: valentin.ritschl@meduniwien.ac.at

T. Stamm
E-Mail: tanja.stamm@meduniwien.ac.at

für qualitative und quantitative Verfahren angewandt werden, abhängig vom gewünschten Ergebnis: Probabilistische Stichprobenverfahren werden angewandt, wenn Generalisierung erreicht werden soll. Nicht probabilistische Stichprobenverfahren können eine Generalisierung nicht erreichen, dafür ein Verständnis von komplexen Phänomenen bei einzelnen Individuen ermöglichen.

Im Folgenden werden beispielhaft unterschiedliche Formen des probabilistischen und nicht probabilistischen Stichprobenverfahrens beschrieben (Bortz und Döring 2006; Creswell 2012; DePoy und Gitlin 2005; Krippendorff 2012; LoBiondo-Wood und Haber 2001). Es sei angemerkt, dass in der Literatur eine sehr große Zahl an Stichprobenverfahren beschrieben wird und diese zusätzlich sehr unterschiedlich charakterisiert und eingeteilt werden. Nachfolgende Aufzählung hat keinen Anspruch auf Vollständigkeit.

5.1 Probabilistische Stichprobenverfahren

Einfache Zufallsstichprobe
Der Forscher oder die Forscherin definiert eine Population (z. B. alle Physiotherapeut*innen, die im Physiotherapieverband gemeldet sind) und stellt einen Stichprobenrahmen auf. Diese Personen werden fortlaufend gelistet. Im zweiten Schritt wird am Computer eine Tabelle mit Zufallszahlen generiert. Diese Zahlen entsprechen der Zahl der Person aus der Liste der Physiotherapeut*innen. Werden beispielsweise die Zahlen 50, 28, 7 ausgewählt, wird in der Liste mit den Therapeut*innen die 50., 28., 7. Person in die Stichprobe eingeschlossen. Dies wird so lange wiederholt, bis die Stichprobe die gewünschte Größe erreicht hat.

Geschichtete Zufallsstichprobe
Bei diesem Verfahren, auch Stratifizierung nach bestimmten Kriterien genannt, wird die Population in homogene Untergruppen aufgeteilt. Dann wird analog zum Vorgehen bei einfachen Zufallsstichproben aus jeder Untergruppe die entsprechende Anzahl an Proband*innen gezogen. Beispielsweise werden die Physiotherapeut*innen nach ihrem Geschlecht aufgeteilt, und erst dann wird das Stichprobenverfahren durchgeführt. Dadurch kann beispielsweise gewährleistet werden, dass in Bezug auf die Population in der Stichprobe die gleiche Verteilung von männlichen und weiblichen Physiotherapeut*innen besteht.

Mehrstufige Zufallsstichprobe
Die mehrstufige Zufallsstichprobe setzt sich aus mehreren, aufeinander aufbauenden einfachen Zufallsstichproben zusammen. Soll beispielsweise eine Stichprobe aus Pädagog*innen gezogen werden, kann folgendermaßen vorgegangen werden: In einem ersten Schritt werden alle Schulen in Deutschland auf einer Liste erfasst, und es werden analog zur einfachen Zufallsstichprobe Schulen gezogen. Die Direktor*innen dieser gezogenen Schulen werden gebeten, eine Liste mit den vor Ort tätigen Pädagog*innen zu erstellen. In einem zweiten Schritt wird anhand dieser Liste analog zur einfachen Zufallsstichprobe Pädagog*innen für die Stichprobe gezogen.

Systematische Stichprobe
Bei einer systematischen Stichprobe wird eine Auswahl an Proband*innen in ganz bestimmten Intervallen aus der Auflistung einer Population getroffen. Beispielsweise könnte anhand der Mitgliedsnummern eines Verbandes jede 15. Person für eine Stichprobe herangezogen werden.

Vor- und Nachteile

Allgemein sind probabilistische Stichprobenverfahren gut, um generalisierbare Aussagen zu treffen, andererseits zeigen sich in der praktischen Durchführung Schwierigkeiten:

- Probabilistische Stichproben können nur gezogen werden, wenn alle Individuen einer Grundgesamtheit bekannt sind.

- Probanden und Probandinnen können jederzeit die Teilnahme an einer Studie zurückweisen. Das heißt, selbst wenn eine Stichprobe probabilistisch gezogen wurde, besteht immer noch das Recht jeder Person, eine Teilnahme abzulehnen. Dadurch kann eine Verzerrung des Ergebnisses entstehen.

Trotz der beschriebenen Schwierigkeiten muss eine Stichprobe probabilistisch gezogen werden, wenn eine Aussage für eine Population getroffen werden soll.

5.2 Nicht probabilistische Stichprobenverfahren

Gelegenheitsstichprobe
Darunter wird die Auswahl der am leichtesten verfügbaren Personen verstanden. Beispielsweise könnte eine Ergotherapeutin eine Stichprobe aus ihren eigenen Patient*innen ziehen, um eine Studie durchzuführen. Die Gelegenheitsstichprobe wird häufig durchgeführt, da sie mit wenig Aufwand verbunden ist. Allerdings ist das Ergebnis hier nur bedingt auf die Population übertragbar.

Quotenstichprobe
Hierbei wird versucht, in der Stichprobe einen repräsentativen Charakter der Population zu erreichen, indem Merkmalsverteilungen innerhalb einer Population bewusst berücksichtigt werden. Will die/der Forscher*in beispielsweise eine Studie durchführen, in der der Bildungsstand der Proband*innen von Bedeutung ist, muss der Bildungsstand der Population mit dem in der Stichprobe übereinstimmen.

Gezielte Stichprobe
Kenntnisse über die Population werden genutzt, um Teilnehmer*innen zu rekrutieren, die „typisch" für die Population sind. Dies wird vor allem dann verwendet, wenn eine eher ungewöhnliche Gruppe untersucht werden soll, wie zum Beispiel erstgebärende Mütter mit einer bestimmten Erkrankung.

Schneeballverfahren
Das Stichprobenverfahren nach dem Schneeballprinzip bedeutet, dass Personen, die dem Forscher oder der Forscherin bekannt sind, direkt für die Teilnahme an der Studie angefragt werden. Zusätzlich werden sie gebeten, die Einladung zur Studie an alle ihnen bekannten Personen weiterzuleiten. Auch diese werden wieder gebeten, die Einladung weiterzuversenden. Diese Strategie eignet sich vor allem für Populationen, die für den/die Forscher*in nicht bekannt oder greifbar sind. Ein Beispiel hierfür ist die Rekrutierung von Expert*innen, die jeweils weitere Expert*innen nennen können.

Zusätzlich zu den Auswahl- und Rekrutierungsverfahren muss die Anzahl der Teilnehmer*innen an einer Studie bestimmt werden.

5.3 Stichprobengröße

5.3.1 Qualitative Studien

Fallzahlen für qualitative Studien können meist nicht berechnet werden; sie richten sich nach bestimmten Kriterien. Manche Methoden verlangen größere Stichproben als anderen, wie beispielsweise eine „grounded theory", in der meist eine allgemein gültige Aussage getroffen werden soll. Andere Methoden wiederum fokussieren auf einzelne Erlebnisse und Erfahrungen, wie beispielsweise eine IPA („interpretative phenomenological analysis"), welche eine ideale Größe von drei Proband*innen (Smith 2004) empfiehlt (Abschn. 6.3).

Für die praktische Anwendung empfiehlt es sich, sich entweder an den Empfehlungen der gewählten qualitativen Methoden oder an bereits durchgeführten Studien zu dieser Thematik zu orientieren. Eine dritte Möglichkeit stellt die theoretische Sättigung dar. Die Rekrutierung der Proband*innen und somit die Erhebung der Daten wird so lange weitergeführt, bis keine Erweiterung der Ergebnisse durch neue Datenerhebungen erreicht wird. Es kann davon ausgegangen werden, dass eine Repräsentativität erreicht ist und somit die Daten „gesättigt" sind. Das Argument der Datensättigung wird von einigen qualitativen Methodenexpert*innen vertreten. Es kann allerdings davon ausgegangen werden, dass bei jedem weiteren Interview oder jeder weiteren Fokusgruppe irgendetwas Neues entdeckt werden kann, da jeder Mensch individuell und unterschiedlich ist. Allerdings wird der Zugewinn an neuer Information mit der Anzahl an weiteren Interviews immer geringer. Wenn dieser Zugewinn unter eine bestimmte Schwelle fällt, wird bei bestimmten Methoden eben von einer theoretischen Sättigung gesprochen, während man dies bei anderen Methoden aus den genannten Gründen ablehnt (jeder Menschen und damit jedes Interview ist individuell).

5.3.2　Quantitative Studien

In den meisten quantitativen Studien wird die Fallzahl berechnet. Die Fallzahl ist die Anzahl der Teilnehmer*innen an einer Studie. Die Fallzahlberechnung für eine quantitative Studie richtet sich nach dem zu erwartenden Unterschied zwischen den Gruppen bzw. der Effektgröße (wenn es sich um eine Studie mit einem möglichen Unterschied zwischen Gruppen handelt), dem in der Studienplanung vorgesehenen statistischen Test, der Power (Treffsicherheit des Ergebnisses) und dem statistischen Signifikanzniveau. Grundsätzlich wird bei kleinen Effektgrößen eine größere Fallzahl benötigt, um signifikante Unterschiede aufzeigen zu können. Für klinische Studien gibt es derzeit zahlreiche Online-Tools zur Berechnung der Fallzahl, wobei meist zwischen stetigen Zielgrößen (bei den Funktionswerten treten keine Sprünge auf, die Funktion weist keine Sprungstellen auf und kann „mit einem Strich" gezeichnet werden, zum Beispiel Größe und Gewicht) und

Häufigkeiten (Anzahl der Teilnehmer, die ein bestimmtes Ergebnis erreichen, oder Anteil von Neuerkrankungen) unterschieden wird. Ein Beispiel für ein Online-Tool ist der folgende Online-Rechner: https://clincalc.com/stats/samplesize.aspx.

Die für eine Regressionsanalyse (Abschn. 7.4.2) erforderliche Fallzahl hängt unter anderem von der Anzahl der Einflussfaktoren ab. Ist die Stichprobe zu klein, lassen sich nur sehr starke Zusammenhänge nachweisen. Für multivariate Regressionsmodelle empfehlen Tabachnick und Fidell (2014) $N > 50 + 8 \times m$ Teilnehmer*innen zu rekrutieren, wobei m die Anzahl der unabhängigen Variablen und N die Anzahl der Teilnehmer*innen an einer Studie sind. Wenn beispielsweise 10 Variablen in das Regressionsmodell eingeschlossen werden, ergibt das $10 \times 8 + 50 = 130$. Andere Experten schlagen mindestens das 20-Fache der Anzahl der Variablen vor. In diesem Beispiel ergibt das $20 \times 10 = 200$. Für Regressionsmodelle gilt generell, dass größere Fallzahlen besser sind.

Zusammenfassung

Die Auswahl der Teilnehmer*innen für eine Studie stellt einen entscheidenden Faktor in der Planung einer Studie dar. Dabei spielt sowohl die konkrete Auswahl als auch die Anzahl der Teilnehmer*innen eine Rolle. Verschiedene Methoden erfordern unterschiedliche Auswahlverfahren.

Literatur

Bortz J, Döring N (2006) Forschungsmethoden und Evaluation, 4. Aufl. Springer, Heidelberg

Creswell JW (2012) Qualitative inquiry and research design: choosing among five approaches, 3. Aufl. Sage, Los Angeles

DePoy E, Gitlin LN (2005) Introduction to research: understanding and applying multiple strategies, 3. Aufl. Elsevier Mosby, St. Louis

Judd RC (1972) Use of Delphi methods in higher education. Tech Forecast Soc Change 4(2):173–186

Krippendorff K (2012) Content analysis: an introduction to its methodology. Sage, Los Angeles

LoBiondo-Wood G, Haber J (2001) Pflegeforschung: Methoden – Bewertung – Anwendung, 2. Aufl. Elsevier, München

Smith JA (2004) Reflecting on the development of interpretative phenomenological analysis and its contribution to qualitative research in psychology. Qual Res Psychol 1(1):39–54

Tabachnick BG, Fidell LS (2014) Using multivariate statistics, 6. Aufl. Pearson, Harlow

Qualitative Forschung

6

Susanne Perkhofer, Verena Gebhart, Gerhard Tucek,
Frederick J. Wertz, Roman Weigl, Valentin Ritschl,
Helmut Ritschl, Barbara Höhsl, Barbara Prinz-Buch-
berger, Tanja Stamm, Julie Sascia Mewes, Martin
Maasz, Susanne M. Javorszky, Christine Chapparo,
Verena C. Tatzer, Petra Plunger, Elisabeth Reitinger
und Katharina Heimerl

Inhaltsverzeichnis

6.1 Was ist qualitative Forschung?

Verena Gebhart, Susanne Perkhofer und
Gerhard Tucek

Im Zentrum der qualitativen Forschung steht die Untersuchung des menschlichen Erlebens. Ihr Anspruch ist es, lebensweltliche Erfahrungen aus der Perspektive der Betroffenen zu verstehen, um daraus auf allgemeine Abläufe, Deutungsmuster und Strukturmerkmale zu schließen (Flick 2008). Eine qualitative Untersuchung zu einer chronischen Erkrankung würde beispielsweise danach fragen, wie die Patient*innen mit ihrer Erkrankung umgehen und welche Bedeutung sie für ihr Leben hat, um daraus typische Bewältigungsstrategien oder Abläufe chronischer Erkrankung abzuleiten (Corbin und Strauss 2004).

Qualitative Forschung stellt das subjektive Erleben der Betroffenen in den Vordergrund, um herauszufinden, wie und warum die Menschen

V. Ritschl et al. (Hrsg.), *Wissenschaftliches Arbeiten und Schreiben*, Studium Pflege, Therapie, Gesundheit,
https://doi.org/10.1007/978-3-662-66501-5_6

ihren Lebenssituationen Bedeutung verleihen. Es geht folglich nicht darum, was „objektiv wahr" ist, sondern um das, was die Menschen für „wahr" halten und wie sie ihr Denken und Handeln entlang dieser Deutungen ausrichten (Blumer 1973). Dieser erkenntnistheoretische Hintergrund markiert die maßgebliche Differenz zur quantitativen Forschung (Kap. 7). Aus dieser

Grundorientierung ergeben sich für die qualitative Forschung folgende Charakteristika:

Subjektbezogenheit und Alltagsorientierung

Das Erkenntnisinteresse liegt in den Alltagserfahrungen der Menschen und ihrem subjektiven Erleben. Die qualitative Forschung findet daher in der „natürlichen", alltäglichen Umgebung der Untersuchungspersonen statt (Mayring 2016). Daten werden nicht in einem Labor unter kontrollierten Bedingungen erhoben, sondern es werden zum Beispiel Beobachtungen in gewöhnlichen Alltagssituationen oder Interviews mit Untersuchungspersonen durchgeführt (Abschn. 6.3).

Offenheit und Reflexivität

Eine systematische, nachvollziehbare, kontrollierte und theoriegeleitete Vorgehensweise zeichnet gute qualitative Forschung aus. Dabei werden nicht standardisierte Methoden verwendet, die eine offene und flexible Vorgehensweise er-

S. Perkhofer · V. Gebhart
fh gesundheit – Zentrum für Gesundheitsberufe Tirol GmbH, Innsbruck, Österreich
E-Mail: susanne.perkhofer@fhg-tirol.ac.at

V. Gebhart
E-Mail: verena.gebhart@fhg-tirol.ac.at

G. Tucek
IMC Fachhochschule Krems, Department of Health, Krems, Österreich
E-Mail: gerhard.tucek@fh-krems.ac.at

F. J. Wertz
Department of Psychology, Fordham University, Bronx, New York, United States of America
E-Mail: wertz@fordham.edu

R. Weigl
Klinische Abteilung für Kinder- und Jugendheilkunde, Universitätsklinikum St. Pölten, Karl Landsteiner Privatuniversität für Gesundheitswissenschaften, St. Pölten, Österreich
E-Mail: roman.weigl@stpoelten.lknoe.at

V. Ritschl (✉) · T. Stamm
Institut für Outcomes Research, Zentrum für Medical Data Science, Medizinische Universität Wien, Wien, Österreich
E-Mail: valentin.ritschl@meduniwien.ac.at

T. Stamm
E-Mail: tanja.stamm@meduniwien.ac.at

H. Ritschl
FH Joanneum Graz, Radiologietechnologie, Graz, Österreich
E-Mail: helmut.ritschl@fh-joanneum.at

B. Höhsl
Freiberufliche Ergotherapeutin und nebenberuflich Lehrende, Wien, Österreich

B. Prinz-Buchberger
IMC Fachhochschule Krems, Krems, Österreich
E-Mail: barbara.prinz-buchberger@fh-krems.ac.at

J. S. Mewes
Ruhr-Universität Bochum, Bochum, Deutschland
E-Mail: julie.mewes@rub.de

M. Maasz · S. M. Javorszky
FH Campus Wien, Bachelorstudiengang Logopädie – Phoniatrie – Audiologie, Wien, Österreich
E-Mail: martin.maasz@fh-campuswien.ac.at

S. M. Javorszky
E-Mail: susanne_maria.javorszky@fh-campuswien.ac.at

C. Chapparo
The University of Sydney, Sydney School of Health Sciences, Sydney, NSW, Australia
E-Mail: chris.chapparo@sydney.edu.au

P. Plunger
Kompetenzzentrum Zukunft Gesundheitsförderung, Gesundheit Österreich GmbH, Wien, Österreich
E-Mail: petra.plunger@chello.at

E. Reitinger · K. Heimerl
Institut für Pflegewissenschaft, Universität Wien, Wien, Österreich
E-Mail: elisabeth.reitinger@univie.ac.at

K. Heimerl
E-Mail: katharina.heimerl@univie.ac.at

V. C. Tatzer
Bachelorstudiengang Ergotherapie, Fachhochschule Wiener Neustadt, Wiener Neustadt, Österreich
E-Mail: verena.tatzer@fhwn.ac.at

möglichen. Beispielsweise werden in einem nicht standardisierten Interview keine Antwortkategorien vorgegeben, sondern offene Fragen gestellt, die von der Untersuchungsperson völlig frei beantwortet werden können (Mayring 2016). Charakteristisch für die qualitative Forschung ist die direkte Interaktion der Forschenden mit den Beforschten. Wechselwirkungen, die sich daraus möglicherweise ergeben, müssen daher bei der Planung und Durchführung einer Studie mitberücksichtigt werden. Dies verlangt von den Forschenden entsprechende Erfahrungen und Fähigkeiten wie kommunikative Kompetenz, analytisches Verständnis und Reflexivität (Lamnek und Krell 2016).

Explorativer Charakter und induktive Theorienbildung
Das Ziel qualitativer Forschung liegt darin, neue Erkenntnisse zu gewinnen und daraus Theorien zu entwickeln. Daher spricht man auch von einem explorativen Charakter der qualitativen Forschung. Sie testet keine Hypothesen, sondern bringt diese gerade erst durch den Forschungsprozess hervor (Lamnek 2010). In ihrem Anspruch, neue Theorien zu generieren, eignet sie sich besonders für den Einsatz in noch wenig untersuchten Gegenstandsbereichen (Mayer 2019). Die Theorienbildung erfolgt induktiv, d. h. aus den erhobenen Einzelfällen werden allgemeine Aussagen abgeleitet.

Stichprobenauswahl: „theoretical sampling"
Die Untersuchungspersonen werden den theoretischen Annahmen entsprechend gezielt und schrittweise ausgewählt. Im Rahmen eines „theoretical samplings" werden besonders typische oder außergewöhnliche, mutmaßlich abweichende Fälle gesucht (Flick 1995). Aufgrund der aufwendigen Verfahren und Methoden lassen sich zumeist nur relativ kleine Stichproben realisieren. Für Gewöhnlich wird die Untersuchung so lange fortgesetzt, bis eine „theoretische Sättigung" (Glaser und Strauss 1967, S. 61) erreicht ist. Das heißt, es werden so lange Daten gesammelt, bis zu erkennen ist, dass zusätzliche Erhebungen keine neuen Aspekte mehr liefern.

Interpretative Auswertungsverfahren
Verfahren, die es sich zur Aufgabe machen, subjektive Sinnbildungsprozesse zu rekonstruieren, haben einen interpretativen Charakter. Subjektiver Sinn kann nicht gemessen, berechnet oder in Tabellen dargestellt werden, sondern er bedarf eines kontrollierten Verstehens- und Interpretationsprozesses. Dafür haben sich in der Praxis unterschiedliche Verfahren etabliert (Abschn. 6.3).

6.2 Qualitative Forschung in den Gesundheitsberufen

Verena Gebhart, Susanne Perkhofer und Gerhard Tucek

Insbesondere der Gesundheits- und Pflegebereich, der sich vielfältigen Herausforderungen und komplexen Fragen der Gesundheitsversorgung gegenübersieht, kann von qualitativ ausgerichteten Forschungsvorhaben profitieren. Diese haben das Potenzial, gesundheits- und pflegerelevante Themen aus Sicht der Betroffenen zu explorieren und damit die Sichtweisen, Erfahrungen und Handlungsmuster der untersuchten Zielgruppen verstehbar und nachvollziehbar zu machen. Ein auf diese Weise generiertes, vertiefendes Verständnis für die Situation der Betroffenen ist Grundvoraussetzung für eine bedürfnisorientierte Gesundheits- und Pflegeversorgung.

Qualitative Forschung betrachtet dabei die Untersuchungspersonen bzw. die Untersuchungsgegenstände nicht isoliert, sondern ganzheitlich und im Kontext ihrer Umwelt. Subjektive Sinnbildungsprozesse sind nicht unabhängig von „äußeren Bedingungen": Zwischenmenschliche Interaktion, strukturelle Faktoren (z. B. ökonomische Ausstattung, Herkunft, Bildungsstand, Wohnort, Alter), kulturelle Muster und Einflussfaktoren (Kulturkreis, Erziehung, Normen und Werte, Diskurse etc.) gehen ebenso in die Analyse mit ein wie institutionelle Bedingungslagen (z. B. Krankenversicherung, Rentensysteme) oder die Einbindung in Organisationen (Beruf, Krankenhaus, Altersheim etc.).

Mittels offener und flexibler Methoden und einer systematischen Vorgehensweise kann die qualitative Forschung diese komplexen Wechselwirkungen und Zusammenhänge einfangen und analysieren. Diese multidimensionale Sichtweise bewahrt davor, vorschnelle Schlüsse zu ziehen, vereinfachte Wirkungs- und Kausalzusammenhänge anzunehmen oder Versorgungskonzepte zu entwerfen, die an den Sichtweisen und Bedürfnissen der Betroffenen vorbeizielen. Der reflexive und explorative Charakter der qualitativen Forschung erlaubt es, hinter bestehendes Wissen und vorgefertigte Annahmen zu blicken und neue Erkenntnisse zu generieren. Die Herausforderung liegt darin, diese Potenziale für die Gesundheits- und Pflegeforschung nutzbar und den Erkenntnisgewinn qualitativer Forschungen für die Praxis anschlussfähig zu machen (Müller-Mundt und Schaeffer 2002; Mayer 2011).

6.3 Qualitative Forschungsdesigns und Methoden

6.3.1 Die phänomenologische Methode (Phänomenologie)

Frederick J. Wertz und übersetzt von Roman Weigl

▶ **Definition** Das Wort „Phänomenologie" hat viele Bedeutungen, beispielsweise hilft sie bei der Abgrenzung von Symptomen psychischer Störungen in der Psychiatrie, allen gemeinsam ist die Beschreibung dessen, was sich im Erleben und in der Erfahrung darstellt (Wertz in press). In diesem Kapitel wird unter der Phänomenologie eine spezifische Forschungsmethode verstanden, die sich der gelebten Erfahrung annimmt. Die Phänomenologie beginnt mit der Untersuchung von konkreten Beispielen, die für die Erfahrungen, die untersucht werden, repräsentativ sind. Die Analyse konzentriert sich auf die *Bedeutung*, wie Situationen erlebt werden. Die phänomenologische Analyse ermög-

licht ein Verständnis der essenziellen Strukturen des Erlebten, dazu zählen die körperliche Präsenz, die Zeitlichkeit, das Selbst, die Umgebung und die Sozialität.

Die Methode der Phänomenologie hat sich im letzten Jahrhundert in vielen Ländern und Disziplinen weiterentwickelt, unter anderem in Philosophie, Theologie, Psychologie, Soziologie, Linguistik, Neurowissenschaften, Gesundheits- und Geschichtswissenschaften (Embree 2010). Sie wurde in interdisziplinären Wissenschaften und in den Praxisberufen angewandt und unterstützt dabei mit ihren Methoden praktisch tätige Berufsangehörige der sozialen Arbeit, der Pädagogik und der Gesundheitsberufe menschliche Erfahrungen, die ihnen in der Praxis begegnen, besser zu verstehen.

6.3.1.1 Wann soll die Methode angewendet werden?

Die Phänomenologie ist eine qualitative Forschungsmethode, die sich auf die Subjektivität beschränkt. Sie ergänzt deshalb die Naturwissenschaften und das biomedizinische Modell, die sich auf die materielle Natur (engl. „material nature") konzentrieren. Die Bedeutung der Phänomenologie wächst mit der Verbreitung des personenzentrierten Ansatzes in der Gesundheit stetig, dies spiegelt sich seit 2008 in der jährlichen Konferenz über personenzentrierte Medizin in Genf wider, an der bisher 33 Weltorganisationen teilgenommen haben (Mezzich et al. 2010).

Das Gesundheitswesen hat sich sukzessive vom Fokus auf den physischen Körper im traditionellen medizinischen Modell hin zu einem größeren Kontextes des menschlichen Lebens entwickelt, dass soziale, psychische und spirituelle Dimensionen umfasst.

Die Phänomenologie als ganzheitliche und kontextuell sensitive Wissensgenerierung über menschliche Ziele, Bedeutungen und Werte leistet einen entscheidenden Beitrag zu unserem Verständnis vom In-der-Welt-sein (engl. „being in the world") einer Person, mit allen physischen, sozialen, wirtschaftlichen und historisch wechselnden Herausforderungen und

Komplexitäten, von denen Gesundheit abhängt. Phänomenologie ist eine *qualitative* Forschungsmethode die konkrete persönliche Erfahrungen von Menschen in komplexen Situationen in ihrer gesamten Tiefe erklärt. Sie ergänzt daher das zusammengetragene, schlussfolgernde und kausale Wissen der evidenz-basierenden Forschung der Gesundheit und des Gesundheitsbereiches.

Aufbauend und antizipierend auf die Philosophen Brentano und Dilthey im 19. Jahrhundert, die darauf bestanden, dass der Mensch nicht auf seine Körperlichkeit reduzierbar ist, begründete Edmund Husserl die Phänomenologie mit einer rigorosen Methode um die Subjektivität, einschließlich Bedeutung und Werten, zu erforschen, um die Humanwissenschaften zu verwurzeln und ihre professionellen Dienstleistungen mit und für Personen zu erleichtern (Husserl 1954). Husserls Philosophie verhalf vielen tragfähigen und weitreichenden philosophischen Entwicklungen des 20. Jahrhunderts zum Wachstum, darunter befinden sich die Arbeiten von Martin Heidegger, Jean-Paul Sartre, Simone de Beauvoir, Maurice Merleau-Ponty, Edith Stein, Max Scheler, Emmanuel Levinas, Gabriel Marcel, Alfred Schütz, Gaston Bachelard, Paul Ricoeur und Jacques Derrida und hat genauso die sozialkritischen Gedanken der Philosophen, wie beispielsweise Jürgen Habermas und Michel Foucault, beeinflusst.

Die Phänomenologie betrachtet menschliche Erfahrungen und menschliches Handeln mit einer komplexen sozialen Welt verflochten, die Erfahrungsbedeutungen begründet und darstellt. Phänomenolog*innen haben reiche und grundlegende Erkenntnisse über das menschliche Leben, beispielsweise Wahrnehmung, Verhalten, Emotionen, Vorstellungskraft, Gedächtnis, Sprache, Persönlichkeit, soziale Beziehungen, menschliche Entwicklung, über die Psychopathologie und Psychotherapie beigetragen (vgl. Spiegelberg 1972; Bogard und Wertz 2006).

Die Haltung des phänomenologischen Forschers (Husserl 1913, 1954), unabhängig davon, ob eine philosophische, psychologische, soziale oder spirituelle Thematik adressiert wird, ist offen, frisch und frei von Vorurteilen. Die Früchte vorhergehender Theorien und Forschungsergebnisse werden, mit Respekt, in der phänomenologische Forschung beiseitegelegt. Die phänomenologische Forschung orientiert sich nicht an Hypothesen, sondern wendet sich konkreten Beispielen des Forschungsgegenstands zu und geht dabei „von den Wurzeln" („from the grassroots") aus (Spiegelberg 1965, S. XLV).

Neben dem bewussten Ausblenden des Vorwissens bricht die phänomenologische Forschung mit dem Glauben und der Aufmerksamkeit an ein objektives Nervensystem und Umwelt („die phänomenologische Epoche") und wendet sich ihren Bedeutungen und den subjektiven Prozessen, durch die diese Bedeutungen entstehen, zu. Diese „phänomenologische Reduktion" der Welt als eine Erfahrung zweifelt nicht an der Existenz dessen, was erlebt wird, sondern wird streng aus methodischen Zwecken vorgenommen, sodass die teleologischen, zeitlichen, verkörperten, sozialen, praktischen und geschätzten Eigenschaften von Situationen beachtet und beschrieben werden können.

Obwohl die Phänomenologie von konkreten Erfahrungsbeispielen der zu untersuchenden Erfahrungen ausgeht und mit ihnen arbeitet, gelangt sie zu allgemeingültigen Erkenntnissen, indem sie ihre gemeinsamen, unveränderlichen Bestandteile und ganzheitlichen Organisationen und Strukturen verdeutlicht und beschreibt, die sich nicht nur in allen faktischen Variationen zwischen faktischen Beispielen, sondern auch in allen Variationen dieser Beispiele zeigen, die für die Forschenden vorstellbar sind. Anschließend beleuchtet der/die Forscher*in typische und individuelle (eng. idiosyncratic) Variationen in einer immer breiteren Palette von Beispielen, die die Essenz des Themas manifestieren. Diese Erkenntnisse innerhalb der Forschung können dann von Leser*innen von Forschungsberichten genutzt werden, um weitere Beispiele zu beleuchten, denen sie beispielsweise in der beruflichen Praxis begegnen. Diese Analyse der Essenz, der qualitativen Invarianz – die als „eidetische Reduktion" bezeichnet wird – vermittelt ein

Verständnis dafür, „was die Erfahrung ist" (ihre wesentliche Struktur). Dies erfolgt in einem sehr allgemeinen Bereich und anhand einer Vielzahl von Beispielen, einschließlich derjenigen, denen Praktizierende in ihrer Praxis begegnen.

Obwohl die Phänomenologie mit konkreten Erfahrungsbeispielen beginnt und anhand konkrete Erfahrungsbeispiele im Rahmen der Forschung arbeitet, generiert sie allgemein gültiges Wissen durch die es das Ziel der phänomenologischen Untersuchung ist, Gemeinsamkeiten, unveränderliche („invariant") Bestandteile und ganzheitliche Organisationen oder Strukturen zu finden, die in allen Variationen innerhalb der Beispiele ersichtlich werden. Phänomenologische Erkenntnisse werfen ein Licht auf die Variationen als Variationen, liefern Beispiele für das Wesen der betrachteten Einheit, wie sie ursprünglich empirisch durch die Forscher*innen erfasst wurden oder wie sie der/dem Forscher*in konkret zugänglich sind, einschließlich frei imaginierter Variationen. Diese Analyse der Essenz, der qualitativen Invarianz, wird „eidetische Reduktion" genannt, sie vermittelt ein Verständnis von dem, was die Erfahrung ist (seine essenzielle Struktur), und von allen vorstellbaren und denkbaren beispielhaften Variationen.

Die grundlegendste, allgemeinste Erfahrungskonzeption, die durch die phänomenologische Analyse erzielbar ist, ist die der „Intentionalität", die darauf Bezug nimmt, dass alles Bewusstsein auf ein Objekt über es hinaus gerichtet ist. Erfahrung transzendiert über sich hinaus; die erlebende Person ist ein „in-der-Welt-seiendes-Wesen", körperlich und zeitlich mit anderen verbunden in einer holistischen existenziellen Struktur des Selbst, der Umgebung, der Anderen, eingebettet in die Geschichte („self-surroundings-others-history"). Bei Untersuchungen der menschlichen Erfahrung beschreiben Phänomenolog*innen, basierend auf den jeweiligen Perspektiven und praktischen Problemstellungen der eigenen Disziplin und den aktuellen Interessen ihrer Forschung, die Strukturen der Lebenswelt („Lifeworld"), der *Existenz*.

Die Grundhaltung und die Methoden des/der phänomenologischen Forschers*in umfassen die Aussetzung mit den Vorkenntnissen, die strikte Fokussierung auf situative Beispiele, die erfahren wurden, und die Aufmerksamkeit auf das Wesen des Forschungsgegenstandes mit empirischen und bildhaft präsenten („imaginal") Variationen. Das phänomenologische Forschen wird umfassend, aber informell durchgeführt, dabei wird versucht, eine Starre zu vermeiden, die Forscher*innen eigen ist, die unerfahren mit der Methode der Phänomenologie sind.

Husserl identifizierte und codierte diese Verfahren, verwurzelte sie erkenntnistheoretisch und artikulierte ihre Methodologie, um sie für die Humanwissenschaften verwendbar zu machen. Die klarste und zugänglichste Anpassung dieser Verfahren für die empirisch fundierte Humanwissenschaftsforschung wurde vom Psychologen Amedeo Giorgi (1970, 1985, 2009) entwickelt. Diese Methode gestaltet als sehr flexibel und ermöglicht viele Variationen, abhängig vom Thema, den Zielen der Forschung und den jeweiligen Stilen und Möglichkeiten/Kapazitäten (capacities) der Forschenden. Die einzelnen Schritte, die logisch aufeinander aufbauen, leiten Jungforscher*innen an und gewährleisten Gründlichkeit und Rigor.

6.3.1.2 Welche Schritte müssen eingehalten werden?

Der erste Schritt der empirischen phänomenologischen Forschung nach Giorgi umfasst das Sammeln konkreter Beispiele für den Forschungsgegenstand. Beispielsweise in schriftlicher oder mündlicher Form, mittels Interviews oder Gruppenunterhaltungen. Forschungsteilnehmer*innen beschreiben ein Beispiel des Forschungsgegenstandes aus der eigenen Erfahrung, oder aus dem Leben einer anderen Person. Sobald der/die phänomenologische Forscher*in im Besitz von Beschreibungen konkreter Beispiele ist, führt er/sie vier analytische Schritte aus:

1. Zuerst liest die/der Forscher*in die Beschreibung vollständig und offen, mit der Absicht, das Erfahrene zu verstehen, noch gänzlich ohne spezifischen Bezug auf die Forschung.

2. Die/der Forscher*in unterscheidet und grenzt Bedeutungseinheiten („meaning units") in der Beschreibung voneinander ab. Diese flexible und individuelle Prozedur erlaubt es der/dem Forscher*in, Bestandteile der Erfahrung zu identifizieren. Dies dient als Vorbereitung für frische/neue Konzeptionen im Rahmen des Ganzen.

3. Die/der Forscher*in reflektiert über jede Bedeutungseinheit und beschreibt unter besonderer Berücksichtigung des Forschungsinteresses ihre/seine Relevanz für den Forschungsgegenstand, in Abhängigkeit vom disziplinären Anliegen und den spezifische Fragestellungen der/des Forscher*in hat, ob diese psychologisch, soziologisch, linguistisch und/oder interdisziplinär sind.

4. Danach synthetisiert die/der Forscher*in diese Reflexionen, um die wesentlichen Bestandteile und die Struktur des individuellen Beispiele umfassend zu beschreiben.

Über „individuelle Strukturbeschreibungen" der gesammelten Beispiele der Phänomene hinausgehend, identifiziert der/die Forscher*in *die allgemeine Struktur, die typisch für die Beispiel sind*, durch empirische und bildhaft präsente Variationen des Phänomens.

> Der/die Forscher*in kann, falls erforderlich, die allgemeine Struktur des Forschungsphänomens auf Basis der unterschiedlichen identifizierten Variationen beschreiben.

In der Demonstration dieser Methode fand Giorgi beispielsweise nur eine sehr allgemein gehaltene Struktur in seinen Beispielen für Eifersucht (2009), aber er konnte zahlreiche typische Strukturen in seinen Beispielen für Lernen (1985) beschreiben. Allgemeine Strukturen können sich ebenfalls als komplex herausstellen und eine zeitliche oder Entwicklungsreihe von substrukturellen Phasen beinhalten, wie der Autor dieses Kapitels (Wertz 1985)

in den Untersuchungen zu kriminell bedingte Viktimisierungserfahrungen[1] von Personen fand.

Die Schritte der phänomenologisch-psychologischen Analyse beinhalten nach Giorgi (2009):

- Sammeln von Beschreibungen der Beispiele: Die/der Forscher*in sichert Beschreibungen verschiedener Beispiele des untersuchten Phänomens.

- Offenes Lesen: Der/die Forscher*in liest sich jede Beschreibung mit einer empathischen, verständnisvollen Haltung durch.

- Abgrenzung von Bedeutungseinheiten: Die/der Forscher*in notiert sich Bedeutungsverschiebungen und differenziert die Teile jeder Beschreibung, die der Reihe nach analysiert werden können.

- Fachspezifische (z. B. psychologische) Überlegungen: Der/die Forscher*in analysiert jede Bedeutungseinheit mittels des Forschungsthemas und der Fragestellung(en), um die Bedeutung dessen, was in jeder Einheit für den Erlebnisprozess als Ganzes beschrieben wird, zu konzeptionalisieren.

- Strukturelle Beschreibung: Die/der Forscher*in synthetisiert Reflexionen über alle Bedeutungseinheiten und stellt ganzheitliche Beschreibungen, einschließlich der wesentlichen Bestandteile der Erfahrung(en), her.

Die von Husserl skizzierte phänomenologische Grundhaltung und Methode sowie die von Giorgi systematische kodifizierte Vorgehensweisen für die humanwissenschaftliche Forschung sind in Dutzenden von Dissertationen und einer exemplarischen Untersuchung der Erfahrung krimineller Viktimisierung (Wertz, 1983a) als wirksam erkannt worden und sind ausführlich dargelegt worden.

Diese Bestandteile der deskriptiven Analyse wurde auch implizit in einer breiten Vielfalt von psychologischen Studien über die 100-jährige

---

[1] Bemerkung des Übersetzers, Roman Weigl: Der Begriff der Viktimisierung stammt aus der Kriminologie: jemanden zum Opfer machen, d. h. dass eine Person durch eine Straftat geschädigt wird.

Geschichte der phänomenologischen Forschung, einschließlich der bahnbrechenden Studien von Sartre, Bachelard, Straus, Minkowski, Boss, van der Berg und Laing, über eine Vielzahl von Themen, inklusive der grundlegenden Prozesse der Wahrnehmung, Emotion, Leib („embodiment") und vielen Formen der Psychopathologie, als wirksam erkannt (Wertz 1983b). Die ertragreiche Verwendung der Methode außerhalb der phänomenologischen Forschung konnten während der gesamten Geschichte psychoanalytischer Forschung gefunden werden, beispielhaft sind hier die Analysen der Pioniere wie Freud, Jung, Erikson, Sullivan, Winnicott, Guntrip, Kohut und Stolorow genannt (Wertz 1987).

Phänomenologische Forschung hat ein Naheverhältnis und weist Überschneidungen mit anderen qualitativen Methoden auf. Dabei handelt es sich um historische Methoden, wie sie von William James, James Flanagan, Abraham Maslow und Lawrence Kohlberg praktiziert wurden, und um qualitative Methoden, die erst in jüngere Zeit vorgeschlagen wurden. Trotz des Naheverhältnisses weißt die phänomenologische Forschung einzigartige Verfahren und Ziele auf (Wertz et al. 2011). Die Phänomenologie teilt sich mit einer Vielzahl qualitativer Forschungsansätze die Sammlung konkreter Erfahrungsbeispiele, die Verwendung von Beschreibungen und die Aufmerksamkeit auf Bedeutungen und Erfahrungsprozesse und die Reflexion darüber.

Im Gegensatz zu anderen Methoden zeigt sich die Einzigartigkeit phänomenologischer Forschung in ihrer „reinen" Aufmerksamkeit auf die Bedeutung (im Gegensatz zu den unabhängigen, objektiven Bedingungen), der strikten Orientierung (engl. „adherence", Anhaftung) an der Beschreibung und Evidenz, die durch die konkreten Beispiele zur Verfügung gestellt wird (im Gegensatz zur theoretischen Interferenz und Interpretation), ihrer umfassenden Ausrichtung auf ganzheitliche Strukturen der Erfahrung (im Gegensatz zu partiellen Themen) und ihrer Achtsamkeit auf die Essenz oder die Invarianz (im Gegensatz zu Berichten über faktische Trends um ihrer selbst willen).

Wertz et al. (2011) verglichen 5 moderne Methoden der qualitativen Analyse im Rahmen des Themas Resilienz und Trauma: die Phänomenologie, die „Grounded Theory", die Diskursanalyse, die narrative Forschung und die „Intuitive Inquiry", jeweils unter der Verwendung der gleichen Interviewdaten. Diese Studie ist für die Gesundheitswissenschaften und die Gesundheitsprofessionisten nicht nur durch ihre Abgrenzung der Praktiken der verschiedenen qualitativen analytischen Methoden und einer detaillierten Vergleichsmethodologie von nutzen. Zusätzlich handelt es sich bei den von allen 5 Forschenden analysierten Gegenstand der Forschung um die Erfahrungen einer junge Frau, die an der Schwelle zu einer vielversprechenden chirurgischen Karriere die Diagnose einer lebensbedrohenden und wiederkehrenden Schilddrüsenkrebserkrankung erfuhr. Sie berichtete und beschrieb in den Interviews über ihre Lebensbedrohung, ihre Strahlentherapie und den erfolgreichen Kampf zu überleben und sich zu transformieren. Eine andere Teilnehmerin beschrieb eine schwere Verletzung, einen gebrochenen Arm, die sie in einem akademischen Gymnastikwettbewerb erlitten hatte, und berichtete über den Prozess ihrer Wiederherstellung, der in einer höheren Ebene des Wettbewerbserfolgs gipfelte.

Die Verfahren dieser 5 Methoden der qualitativen Analyse brachten reiche und ertragreiche Analyseergebnisse zu Trauma und Wiederherstellung (engl. recovery) zu Tage. Gleichzeitig überlappten und ergänzten sich die verschiedenen Analyseverfahren. Die phänomenologische Analyse wurde ausdrücklich als die Analyseform ausgewiesen, deren Verfahren, in einigen Fällen explizit, in anderen implizit, in allen Fällen mit den 4 anderen Analyseverfahren kompatibel waren. Sie stellte sich als der umfassendste und ganzheitlichste Ansatz heraus, um Erfahrungen, unabhängig von der zugrunde liegenden Theorie, zu erfassen.

6.3.1.3 Beispiel für die phänomenologische psychologische Analyse

Das folgende Beispiel wurde aus dem oben genannten Methodenvergleichsprojekt über die Psychologie von Trauma und Resilienz entnommen (Wertz et al. 2011). Es werden zwei Bedeutungseinheiten („meaning units") aus den Rohdaten, zwei beispielhafte Reflexionen und eine thematische Reflexion, die auf die psychologische Struktur des Individuums Bezug nimmt, präsentiert. Des Weiteren werden einige allgemeine Bestandteile des Phänomens anhand der vergleichenden Analysen mittels imaginativer Variation vorgestellt.

Die Teilnehmerin, die wir im Rahmen des Forschungsprojekts Teresa nannten, nahm an einem einstündigen Interview teil. Dieses Interview wurde vom Autor in ein wortwörtliches, zeitliches Narrativ umgewandelt und bestand aus 55 Bedeutungseinheiten, von denen jedes zwischen 1–15 Sätze umfasste. Im Folgenden werden zwei Bedeutungseinheiten dargelegt, in denen Teresa, die aufstrebende Opernsängerin, ihre Situation nach der Diagnose Schilddrüsenkrebs beschrieb.

6.3.1.3.1 Transkript „Meaning unit" 16

Ich erstarrte. Ich konnte nicht atmen, konnte mich nicht bewegen, konnte nicht einmal blinzeln. Ich fühlte mich, als wäre ich gerade erschossen worden. Mein Bauch hatte sich versperrt, als wäre ich gerade in ihn geschlagen worden. Mein Mund wurde trocken und meine Finger, die gerade mit einem Stift gespielt hatten, waren plötzlich kalt und taub. Anscheinend meinen Schock wahrnehmend, lächelte der Chirurg ein wenig. „Wir werden Ihr Leben retten, dennoch. Das ist, was zählt. Und wissen Sie was? Der andere Chirurg, der mit mir arbeitet, ist ein „voice guy". Wir werden alles daran zu setzen, damit wir so wenig wie möglich intrusiv arbeiten." Ich begann zu atmen, ein wenig, sehr wenig, und ich fühlte, wie ich zitterte. Ich habe versucht, etwas zu sagen, etwas Sinnvolles, etwas Expressives. Alles, was ich heraus brachte, war: „Mann." Ich war eigentlich ziemlich gut.

6.3.1.3.2 Transkript „Meaning unit" 17

Dann ließ alles in mir los. Ich schluchzte, aber es war nichts zu hören; nur eine Flut von Tränen

und das Zischen des Weinens aus meinem offenen Mund, das sich durch den Druck dieser verfluchten Masse[2] durchdrücken musste. Der Chirurg eilte zu meiner Seite, mit einem Taschentuch bewaffnet und einer festen, beruhigenden Hand auf der Schulter. Ich hörte ihn leise sprechen, neben mir, wie ich in mein stilles Klagen versunken war. „Sie werden gewinnen. Sie sind jung, und Sie werden dieses Ding schlagen. Und Sie werden Ihre Stimme wiederbekommen, und Sie werden an der Met singen. Und ich möchte Tickets, also vergessen Sie mich nicht."

Es folgen die Überlegungen zu diesen Bedeutungseinheiten, gefolgt von einer Reflexion über das Thema Soziale Unterstützung, die für diese Kapitel überarbeitet wurden (Wertz et al. 2011, S. 137–141).

6.3.1.3.3 Reflexion über die „meaning unit" 16

Als sie aufhört zu atmen, kommt Teresas Leben zu einem Stillstand, das Leben stellt sich ein, eine Art von Tod. Sie ist gelähmt und sie wird kalt und taub. Ihr starker Sinn für Bewegung und Transzendenz – die hohe Geschwindigkeit der Engagements ihrer Gesangskarriere und ihre neueren praktischen Bemühungen, um ihre medizinischen Problem zu beheben, kommen alle zur Ruhe. Sie fühlt sich angegriffen und die grundlegenden Qualitäten ihres Lebens, ihre Feuchtigkeit (im Sinne der Mundtrockenheit), ihre Bewegung, ihr Empfindungsvermögen, kommen zum Stillstand. In dieser *Tod-im-Leben-Situation* erfährt Teresa die Reaktion ihres Arztes auf ihre *Lebenseinstellung* mit einer Gegenversicherung, der hoffnungsvollen Erwartung, dass Teresa nicht sterben wird, er ihr Leben retten wird.

In einem dramatischen und tiefgründigen Statement geht ihr Arzt auf die Hauptsorge der Möglichkeit ihres Todes und der sekundären Besorgnis über die mögliche Zerstörung ihrer Stimme ein und kündet sein Engagement für die Erhaltung ihres Lebens und den Schutz ihrer Stimme an. Seine Aussage ist ein Appell an Teresa, er lädt sie ein und drängt sie, mit ihm an diesem grundlegenden und lebensrettenden Projekt teilzunehmen. Er versichert ihr seine technischen Kompetenzen und die Erfolgsaussichten

---

[2] Teresa leidet an Schilddrüsenkrebs.

und lädt sie damit ein, aus ihrer Lähmung zu steigen und wieder ihre frühere Allianz mit der rationalen, praktischen und kompetenten medizinischen Praxis einzugehen. Der Arzt erscheint Teresa nicht nur als technischer Experte, sondern als derjenige, der sie als eine Person (eine Sängerin) versteht; als verbündeter Helfer, der eine besondere Fähigkeiten des sich annehmendes um die menschlichen Stimme hat. Dadurch werden Teresas zentrale und höchste Werte als Person bekräftigt, ihr Potenzial als Opernsängerin. Dies ist ein wunderbarer, bewegender, kraftvoller und dialektischer Austausch.

Als Reaktion auf den Arzt beginnt Teresa wieder zum Leben zu erwachen, zu atmen, zuerst noch zaghaft und zitternd vor Angst. Die Situation ist so primär, dass Teresa nicht in der Lage ist, deren Bedeutung durch Sprache zum Ausdruck zu bringen, obwohl sie es in einem mikroheroischen Anstrengungsakt versucht. Sie ist nach einem Abstieg in den Tod ein Bündnis mit einer Person eingegangen, die wenige Augenblicke zuvor noch ein Fremder war, die sie aber zu einer intimen und effektiven, lebensrettenden Beziehung eingeladen hat. Teresa „war gut"[3], die Wahrheit und Tatsache ihrer schweren Erkrankungen sehend (wie in der Arztdiagnose mitgeteilt), absorbierte die lähmende emotionale Wirkung der Diagnose, öffnete sich für die volle und unerschütterliche Realisierung der Bedeutung und für die Möglichkeiten der Situation.

6.3.1.3.4 Reflexion über die „meaning unit" 17

In Reaktion auf Teresas Ausdruck einer überwältigenden Verletzlichkeit geht der Arzt ein Bündnis mit ihr ein, er „joint"[4] Teresa mit seinem mitfühlenden Engagement für ihr Wohlbefinden. Im Weinen lässt Teresa ihren Emotionen in einem globalen Rhythmus des Le-

bens freien Lauf, dessen Bedeutung sehr schwer zu artikulieren ist. Es beinhaltet eine starke Lebenskraft, eine Bejahung des Lebens und doch eine Art von Reduktion des Lebens auf einen richtungslosen, pulsierenden Schrei. Teresas Schrei des Schmerzes und der Verzweiflung ist ein einsamer Schrei im Angesicht des Todes und doch ein Schrei, der auch ihre expressive Bewegung der Rückkehr zum Leben verkörpert. Dieser Schrei hat auch zweifellos eine soziale Dimension, die fordernde Qualität, als ein *Ruf* zu ihrem Chirurgen. Es ist eine unverfrorene Antwort auf die Person, die alles daran zu setzen, um ihr Leben zu retten. Teresa ist vertrauensvoll offen ihm gegenüber und teilt die grundlegendsten Lebensimpulse und -bedürfnisse mit ihm.

Ihre Lebenskraft, die sich als Schrei ausdrückt, drückt diametral gegen den Schilddrüsenkrebs und befindet sich im Gegensatz zu dieser „verfluchten Masse", die ihr Leben und ihre Stimme bedroht. Dieser kraftvolle Schrei wird vom Chirurgen zuerst verstanden und dann moduliert, indem er an ihre Seite eilt. Er ist mit der Melodie von Teresas Lebenskraft wunderbar im Einklang, die zunächst so in ihrem Inneren gefangen ist, dass diese kaum von ihren Lippen entkommen kann. Wie diese Wellen durch ihren Körper fließen, „joint" ihr Arzt sie, indem er sich dicht neben sie in ihren körperlichen Raum begibt und dabei durch die affirmative Schulterberührung eine Art Wiederbelebung („resuscitation") bereitstellt.

Er ist mit einem Taschentuch „bewaffnet" – eine Stärke und ein nötiges Mittel, um ihre Tränen, ihr Leiden, ihre Qualen zu entfernen. Er berührt sie mit der Hand, mit seinen Fähigkeiten, und sie fühlt seine feste, spürbare Beruhigung auf ihre Schulter (er hilft ihr, die Belastung durch Krebs zu „schultern"), diese Beruhigung ist ein Teil von ihm, sie verkörpert, dass der verfluchte Tumor zu entfernen ist. Seine Berührung hat eine Festigkeit und Entschlossenheit (engl. „firmness"), die verspricht, dass der lebensbedrohliche Tumor entfernt wird. Der Arzt spricht da, wo Teresa still ist, fast spricht er *für* sie, und doch vor ihr als Verbündeter, der nicht nur ihr vitales Leben retten wird, son-

---

[3] Anmerkung des Übersetzers: „was good" (Anführungszeichen im Original ebenfalls vorhanden).

[4] Anmerkung des Übersetzers: Der Begriff „joining" stammt aus der systemischen Therapie und bezeichnet ein Bündnis zwischen Therapeut*in und Klient*in

dern sie auch befreien wird, damit ihre höchsten persönlichen Wünsche erfüllt werden können. In diesem Ausdruck des Engagements, ihr dabei zu helfen, den Erfolg in ihrer Opernkarriere zu erreichen, teilt er auch seine Abhängigkeit von Teresa mit, ihr bei seinem Wunsch, ihren persönlichen Triumph erfüllen zu können. Dies ist eine Begegnung der im höchsten Maße lebensbejahenden und persönlich unterstützenden Art, ein tiefes Zeugnis und ein Engagement der menschlichen Interdependenz: „Ich möchte Tickets, also vergessen Sie mich nicht."

Eine der Forschungsfragen in diesem Projekt war die Rolle von sozialer Unterstützung im Prozess, resilient ein Trauma zu durchleben. In der Phänomenologie beginnt die Klärung potenzieller allgemeiner Erkenntnisse bereits in der Reflexion der Bedeutung in den Einzelanalysen, die in den folgenden Überlegungen zu sozialer Unterstützung zum Vorschein kommen.

6.3.1.3.5 Thematische Reflexion über soziale Unterstützung

Wir erfahren hier etwas über die Rolle des anderen im Angesicht des Traumas. Das Verhalten des Arztes zeigt sich als außerordentlich vorteilhaft und affirmativ in der hochpersönlichen Situation seiner Patientin. Eine Situation, in der Teresas Ausdruck von Emotionen über den bisherigen pragmatischen, rationalen Problemlösungsmodus hinausgeht, in dem er und Teresa sich bisher gewohnheitsmäßig befunden haben (und den Teresa von ihrer Mutter erlernt hatte). Gemeinsam in diesem Moment öffnet sich das Arzt-Patientin-Paar einem viel umfassenderen und tieferen emotional-persönlichen Austausch und angestrebten Leben. Der Autor zeigt sich beeindruckt von den Fähigkeiten des Chirurgen, zwischen den verschiedenen Modi zu wechseln – von dem authentischen persönlichen Ausdruck seiner eigenen Emotionen, dem professionellen Übermitteln der Wahrheit und dem Tragen der Verantwortung bis hin zu der technischen Problemlösungsrationalität, dem persönlichen Dialog, der emotionalen Verfügbarkeit, einer Integration der Wärme und praktischen Kompetenz, dem Ausdruck einer lebensbejahenden und kreativen ethische Rede und einer bescheidenen

Anerkennung der relationalen (Arzt-Patientin-) Interdependenz – all dies passiert synchron mit und in Reaktion auf die dynamisch fließende Präsenz und die Bedürfnisse von Teresa, seine Patientin. Hier erlebt sie, in guten Händen zu sein – die Antinomie[5] des Traumas und die Vorboten der Wiederherstellung.

Teresas individuelle Struktur und die allgemeine Struktur des „resilienten Durchlebens des Traumas" sind zu lang, um hier ausgeführt zu werden. Das Verfahren der analytischen Verallgemeinerung beinhaltet zuerst das Verständnis der allgemeinen Möglichkeiten im Einzelfall von Teresa, dann ein Vergleich der individuellen Struktur ihrer Erfahrung mit der einer zweiten Teilnehmerin, Gail, und dann weitere Vergleiche mit anderen realen und imaginierten Erfahrungen. Um die Demonstration einer phänomenologischen Analyse abzuschließen, sind im Anschluss 26 allgemeine „knowledge claims"[6] angeführt, die sowohl bei der Analyse von Teresas Erfahrung, die sich in Bezug auf die Erfahrung, resilient ein Trauma zu durchleben, stark verallgemeinern lassen. Diese wurden auch in den Beispielen von Gail und durch die imaginativen Variationen der Forscher*innen gefunden (Wertz et al. 2011, S. 154–156).

- Zunächst wird das Trauma passiv erlitten. Es passiert einer Person, war nicht beabsichtigt und führt zu kognitiven Schock und Unglauben, durch unheimliche Gefühle wie Terror, Horror, Furcht und Angst, durch die ein zuvor aktiver Mensch eine/ein Leidendende*r wird.
- Das traumatische Ereignis ist negativ-feindlich, zerstörerisch, reduktiv, wie es den Kern und zentrale Intentionalität des psychischen Lebens einer Person inaktiviert und nivelliert.
- Das Traumatische ist ein „Anderes", fremd und antithetisch, grundlegend dem Selbst entgegengesetzt.

---

[5] Anmerkung des Übersetzers: griech. für (scheinbare) logische Widersprüchlichkeit.

[6] Anmerkung des Übersetzers: Wissensbehauptungen.

- Das, was zerstört oder reduziert wird, ist nicht nur eine Person, die tatsächliche Existenz, der „way of life", sondern es sind die *Möglichkeiten* des Weltbezugs des Menschen; das Trauma de-potenziert die Person.
- Der Leib („lived body") im Trauma ist taub, gelähmt, vermindert, zusammengezogen, geschrumpft und in Bezug auf die Welt zurückgezogen.
- Im Vernichten zentraler Intentionalitäten und den Beziehungen zur Welt haben traumatische Erfahrungen die Bedeutung von Untergang und Tod. Auch wenn das eigene Leben nicht wortwörtlich bedroht oder in Gefahr ist, beinhaltet Trauma einen *existenziellen* Tod, der eigene Bezug zu Welt (eng. world-relatedness) geht verloren.
- Der/die Leidende führt eine Schlacht gegen das Trauma in einem Versuch, ein relativ freies, selbstbestimmtes Leben wieder aufzunehmen, das einem traumatisch reduzierten oder verlorenen Leben vorgezogen wird.
- Ein auf mittlere Ebene (typischer) und vielleicht auch nicht allzu allgemeiner Aspekt des Traumas ist das *Fortbestehen* und sogar die *Verbreitung* seiner Bedeutung; die traumatische Erfahrung endet nicht, sondern geht weiter und dehnt sich möglicherweise im Laufe der Zeit aus, selbst wenn darum kämpft wird, die Erfahrung zu überwinden.
- Die Bedeutung von Trauma ist nicht in einem isolierten Ereignis enthalten, sondern beinhaltet die laufende Verkürzung der geschichtlichen Bewegung (eng. historical movement) des Lebens einer Person; Trauma untergräbt die laufenden Bemühungen in Richtung Zielerfüllung und negiert die eigene Zukunft.
- Die vorliegende, tatsächliche Erfahrung von Trauma zieht die persönliche Bedeutung zum Teil aus der eigenen Geschichte etwaiger traumatischer Ereignisse, deren Bedeutung, im aktuellen Trauma, gleichsam wiederholt und weitergeführt wird.
- Die eigene Haltung gegenüber Trauma und die eigenen Strategien, ein Trauma zu durchleben und zu bewältigen, sind auch Fortsetzungen der üblichen Art und Weise, mit

der eine Person mit bisherigen Widrigkeiten, Schädigungen oder Zerstörung im Leben umgegangen ist.
- Die Person macht eine konzertierte Anstrengung, um die Opferrolle zu überwinden und sich die Zukunft wieder zu eröffnen, wobei manchmal neue Formen des Engagements und manchmal sogar des Empowerments entstehen.
- Der Prozess der Wiederherstellung verändert das eigene Leben.
- Eine typische, aber nicht immer vorhandene Art, mit einem Trauma umzugehen, beinhaltet, Wissen über die feindselige Situation zu sammeln und sie als ein praktisches Problem aufzufassen, das es zu analysieren und zu lösen gilt.
- Trauma individualisiert, isoliert, macht einsam – das Individuum wird ausgesondert und von den anderen getrennt.
- Andere Menschen werden als potenzielle Schädigende und Helfende gefürchtet bzw. sie werden unter die Luppe genommen und sie werden hinsichtlich ihrer Tendenzen geprüft und bewertet, ob sie weiter traumatisieren oder helfen werden, die gefährdete, verringerte Weltbeziehung der betroffenen Person wiederherzustellen.
- Stigma und Scham (Selbstabwertung) sind intrinsische Möglichkeiten, insofern beinhaltet Trauma die Verminderung und das Versagen der persönlichen Existenz. Trauma birgt die Möglichkeit, sich abzuwerten, abzulehnen und zu verlassen – ein Verlust von Sozial- und Selbstwertgefühl.
- Das Offenlegen, das Teilen von Traumata mit anderen Menschen ist wichtig, aber riskant. Typische Schwankungen reichen von die Wahrheit zu sagen bis hin zu schützend alles zu verbergen und zu täuschen.
- Angst und Vertrauen prägen zwischenmenschliche Beziehungen, die in der Regel verbessert oder aufgelöst werden, wenn man in anderen wahre Freunde, Feinde und/oder Gleichgültige entdeckt.
- Geschätzte Bedeutungs-Qualitäten in unterstützenden Anderen inkludieren Miterleben, Wahrhaftigkeit, Teilen, praktische Hilfe,

Weichheit, Anerkennung und Verständnis von persönlichen Zielen und Ressourcen, Allianz, Sich-Kümmern, Ermutigung und Begleitung.

- Weinen ist eine Möglichkeit, die Qual und die unheimliche Emotionalität auszudrücken, eine Trauer über die verlorenen Wirklichkeiten und Möglichkeiten. Weinen ist gleichzeitig auch ein Ausdruck der Vitalität des Lebens und ein Aufruf an andere um Beachtung und Hilfe.
- Der Zusammenbruch und das Sich-Ergeben sind nicht nur Zeugnisse der Verminderung, sondern sie sind auch notwendige Momente der resilienten Erholung, die die Annahme der Zerstörung und des Verlustes erfordern.
- Trauma und Wiederherstellung haben die Bedeutung von Tod und Wiedergeburt.
- Trauma beinhaltet eine übernatürliche Bedeutung in seinen ungewohnten, unheimlichen, numinosen (lat. gestaltlos-göttlich) und un- oder außerweltlichen Qualitäten.
- Bei einem Trauma steht die Existenz als Ganzes auf dem Spiel, was den traumatischen Horizont weit macht und sich letztlich in der traumatischen Bedeutung niederschlägt. Gebet, Demut, Dankbarkeit, Bitte um Gnade, Heilung und Vollendung des Lebens sind Versuche, diesem extremen Geltungsbereich und der Tragweite gerecht zu werden.
- Die spirituelle Dimension des Traumas liegt in der Akzeptanz des Leidens und der Fehlbarkeit und einer vertieften, lebensbejahenden Intentionalität, die als *Glauben* bezeichnet werden könnten.

6.3.1.4 Stärken und Schwächen

Phänomenologische Methoden sind in hohem Maße mit experimenteller und groß angelegter quantitativer Forschung in der Biologie, Verhaltenswissenschaft, Soziologie und anderen Disziplinen, die Wissen zur Gesundheitsversorgung beitragen, kompatibel. Sie können methodisch in solche Forschung integriert werden, um den Umfang zu erweitern, indem sie einen Fokus auf gelebte Erfahrung einbeziehen (Wertz 2018). Obwohl phänomenologische Methoden in der Forschung vieler Couleur implizit ohne Anerkennung als solche eingesetzt werden, bie-

tet Forschung, die die Phänomenologie formal und selbstbewusst einbezieht, den Vorteil einer erhöhten Strenge, Gründlichkeit, Verfahrenstransparenz und Rechenschaftspflicht innerhalb der wissenschaftlichen Gemeinschaft (Wertz in press). „Kern-phänomenologische" Methoden können auch in vielen Arten qualitativer Forschung verwendet werden, beispielsweise in ethnologischen, narrativen, befreienden (eng. „liberatory"[7]) und indigenen[8] Projekten. Davidson et al. (2017) hat kürzlich seine phänomenologische Forschung zur Genesung um partizipative Action Design Methoden erweitert, in denen er Personen, die von Schizophrenie genesen,

---

[7] Anmerkung des Übersetzers: unter „liberation psychology" wird im englischsprachigen Raum ein Bereich der Psychologie verstanden, der als Antwort auf die kollektiven Traumata durch kulturelle Unterdrückung und Marginalisierung entstand. Die psychologische Forschung dient der Selbstbestimmung von Personen, durch die Durchführung von Forschung „mit" im Gegensatz zu „über" Teilnehmer*innen, durch das gemeinsame Formulieren von Zielen und Methoden, und durch die Implementierung von Forschung als Partner*innen, Co-Forschende und Expert*innen. Im Bereich der Occupational Science sei hier auf das Konzept der Occupational Justice verwiesen. Weiterführende Literatur: Watkins, Mary (2008): Toward Psychologies of Liberation. Basingstoke: Palgrave Macmillan (Critical Theory and Practice in Psychology and the Human Sciences). Stadnyk R L, Townsend E A, Wilcock A A (2010): Occupational Justice. In: Charles H. Christiansen und Elizabeth A. Townsend (Hg.): Introduction to occupation. The art and science of living. 2nd ed. Upper Saddle River, N.J: Pearson, S. 329–358.

[8] Aus dem Blickwinkel der „Kolonalisierten" erfolgte Forschung immer mit Methoden, die aus dem imperialistischen Europäisch-(Nord-)Amerikanischen Kulturkreis stammen und es ihnen daher an Relevanz mangelte. Mit dem Ziel einer spezifischen „De-kolonialisierung" der Forschungsmethodologie übernahmen und entwickelten Psycholog*innen Forschungsmethoden aus der traditioneller Wissens- und Erkenntnisgenerierung (engl. „ways of knowing"), die dann in die importierten Methoden integriert wurden und eigenständig eingesetzt werden. Vergleichbar zeigt sich hier in der Occupational Science zum Beispiel die Arbeit von Whiteford und Hocking (2012). Weiterführende Literatur: Kovach, Margaret (2021): Indigenous Methodologies : Characteristics, Conversations, and Contexts, Second Edition: University of Toronto Press. Hocking, Clare; Whiteford, Gail (Hg.) (2012): Occupational science. Society, inclusion, participation. Chichester, West Sussex: Wiley-Blackwell.

phänomenologische Methoden beigebracht hat. Genesende Patient*innen trugen nicht nur als Mitforscher*innen/Autor*innen bei, sondern schufen Performance-Kunst, die die Essenz der Genesung unter schizophrenen Personen ausdrückt, die sie im Gemeinschaftstheater präsentierten.

Die Phänomenologie bietet Gesundheitswissenschaftler*innen und Gesundheitsprofessionist*innen Kerngrundsätze, Verfahren und beschreibende Begriffe für die Untersuchung der menschlichen Erfahrung, indem sie persönliche Ziele, Bedeutungen, Werte und Wirkungen im Rahmen ihrer multiplen Kontexte, in denen sie stattfinden, reflektiert. Sie eignet sich daher für die interdisziplinäre Forschung unterschiedlichster Ausrichtungen, einschließlich der medizinischen, gesundheitswissenschaftlichen, soziologischen, historischen Forschung und Theoriebildung. Ihre Flexibilität und die Einsatzmöglichkeiten sind eine nahezu unbegrenzte Ressource für Mediziner*innen, Pflegepersonal, Sozialarbeiter*innen, Psychotherapeut*innen, Seelsorger*innen und alle anderen Gesundheitsprofessionist*innen.

Die Erfahrungen von Individuen mit körperlichen Erkrankungen, Krankheiten, Behinderungen und Herausforderungen aller Art können untersucht werden, inklusive der Ich-Perspektive, beispielsweise die zeitliche Evolution der Erfahrung von medizinischen Interventionen von Patient*innen und zwischenmenschlichen Interaktionen mit Gesundheitsdienstleister*innen und Gesundheitsprofessionist*innen. Ebenfalls von Bedeutung sind Untersuchungen über die Erfahrungen und Einstellungen von Familien, Community-Mitgliedern und Bezugspersonen im Zusammenhang mit Personen, die Gesundheitsdienstleistungen nutzen.

Die Erfahrungen aus erster Hand von Fachleuten, Führungskräften und Mitarbeiter*innen im Gesundheitswesen in deren Begegnungen mit Patient*innen und Familien sowie innerhalb von Teams und ihren Institutionen bieten ebenfalls eine weites Feld/Angebot für phänomenologischen Untersuchungen. Und schließlich bietet sich die Erweiterung des Ra-

dius der phänomenologischen Forschung auf das weite Feld der Stakeholder*innen innerhalb der Gesundheitsversorgung, einschließlich der Forschenden, der Lehrenden, der Industrie- und Wirtschaftstätigen, der Versicherer und der Entscheidungsträger*innen an. Diese Stakeholder können als Schlüsselakteur*innen durch ihre Erfahrung und ihr Engagement der phänomenologischen Forschung ein ergiebiges Aufforderungsfeld mit einem reichhaltigen Angebotscharakter („fruitful affordances") bieten, das im Speziellen dafür geeignet ist, deskriptives Wissen mit hoher Wiedergabetreue über die menschliche Dimension der Existenz zu generieren.

6.3.1.4.1 Zusammenfassung

Die Phänomenologie ermöglicht es Gesundheitswissenschafter*innen und Gesundheitsprofessionist*innen, menschliche Erfahrung in Bezug auf die persönlichen Ziele, Bedeutungen, Werte in multiplen Kontexten zu reflektieren. Sie ist in ihrer Flexibilität und ihren Einsatzmöglichkeiten nahezu unbegrenzt und eignet sich für interdisziplinäre Forschung mit unterschiedlichsten Fragestellungen, dazu gehören medizinische, gesundheitswissenschaftliche, soziologische, wirtschaftliche, historische Forschung und die entsprechende Theoriebildung in Bezug auf die menschliche Gesundheit.

6.3.2 Interpretative phänomenologische Analyse

Valentin Ritschl und Tanja Stamm

▶ **Definition** Die interpretative phänomenologische Analyse (IPA) wurde vom Psychologen Jonathan A. Smith (1996) entwickelt. Die IPA ist ein qualitativer Forschungsansatz mit einer ideographischen Ausrichtung (Fokussierung auf einzigartige/einzelne Personen). Der Ursprung der Methode findet sich in der psychologischen, phänomenologischen Forschung. Es werden phänomenologische und hermeneutische Ansätze kombiniert. Ziel der IPA ist es, die Bedeutung einzelner Erfahrungen im Leben einzelner Personen zu beschreiben und zu verstehen. Wichtig hierbei ist, dass die Erfahrung für die Person von Bedeutung sein muss. Dieser Ansatz findet vor allem in den Sozial- und Gesundheitswissenschaften Anwendung (Smith et al. 2013).

6.3.2.1 Wann soll die Methode angewendet werden?

Eine solche Analyse ist immer dann passend, wenn individuelle Entscheidungen und Entscheidungsprozesse von Menschen erforscht werden sollen. Ob eine Analyse der Daten nach IPA angebracht ist, hängt von der Fragestellung ab. Die IPA geht davon aus, dass die Daten etwas über das Eingebundensein einer Person in ihre Umwelt und/oder über die Bedeutung, die die Personen dem Erlebten beimessen, sagen. Das bedeutet, dass die persönliche Bedeutung und das Verständnis dieser in einer für den Menschen individuellen Umwelt im Zentrum des Interesses der IPA stehen. Die IPA gibt die Möglichkeit, in einzelnen Fällen die Komplexität von Erfahrungen darzustellen.

6.3.2.2 Themenstellungen

- Entscheidungsfindung für oder gegen bestimmte medizinische und/oder therapeutische Behandlungen (Borg Xuereb et al. 2015)
- Entscheidungsfindung für oder gegen Aktivitäten im täglichen Leben, unter Berücksichtigung von gesundheitlichen Beschwerden, wie zum Beispiel chronischen Schmerzen (Schmidt et al. 2015)
- Einfluss auf Entscheidungsfindungen durch Veränderungen im Alltag/Leben von Menschen, wie zum Beispiel die veränderte Sichtweise von Patient*innen ihre Essstörung betreffend durch den Eintritt einer Schwangerschaft (Taborelli et al. 2015)
- Entscheidungsfindungen verstehen und unterstützen, beispielsweise wenn Entscheidungen von Eltern in Bezug auf das Ende des Lebens ihres Kindes getroffen werden müssen (Popejoy 2015)

Wie unterscheidet sich der Ansatz der IPA nun von anderen qualitativen Ansätzen?

Beispiel

Unterschied zwischen IPA, Phänomenologie und „grounded theory" am Beispielthema „Krankheit" (Smith et al. 2013):

- IPA: Wie erleben Menschen Krankheit? Welchen Sinn verbinden Menschen mit Krankheit und Gesundheit? Wie können Wertvorstellungen genutzt werden, um das Selbstmanagement bei Krankheiten anzuregen? – Fokussierung auf Entscheidungen, persönliche Bedeutung und Sinnhaftigkeit in einer einzigartigen Situation.
- Phänomenologie: Was sind die wichtigsten Merkmale des Krankheitsbegriffs in verschiedenen Kulturen? – Fokussierung auf eine allgemeine Struktur des Krankheitsbegriffs.
- „Grounded theory": Welche Faktoren beeinflussen die Art und Weise eines Menschen, mit Krankheit umzugehen? – Fokussierung liegt hier auf der Entwicklung einer erklärenden Theorie. ◄

6.3.2.3 Welche Schritte müssen eingehalten werden?

6.3.2.3.1 Fragestellungen

In der IPA werden Antworten auf Fragestellungen gesucht, die auf persönlich bedeutende Erfahrungen von Menschen und/oder das Verständnis dieses speziellen Phänomens abzielen. Die Orientierung der Forschung bezogen auf das Untersuchungsinteresse sollte daher sehr offen und prozessorientiert sein (Smith et al. 2013). Beispiele von Fragestellungen aus anderen Studien sind:

- Wie erlebt ein Mensch mit einer komplexen psychischen Erkrankung beim Malen und bei anderen selbstgewählten kreativen Tätigkeiten den „flow" und welche Bedeutung hat dieser für ihn in seinem Alltag? (Mietz 2011)

- Warum entscheiden sich Menschen mit einem schmerzhaften Gelenkhypermobilitätssyndrom für oder gegen Tätigkeiten im Alltag, von denen erwartet wird, dass dadurch die Schmerzen und/oder das Luxationsrisiko erhöht werden? (Schmidt et al. 2015)
- Welche Erfahrungen machen Eltern während des Entscheidungsprozesses bezogen auf die Sterbebegleitung ihrer Kinder? (Popejoy 2015)

6.3.2.3.2 Teilnehmer

Da sich der Forscher und die Forscherin im Sinne der IPA für spezielle Erfahrungen von einzelnen Menschen interessiert, muss die Stichprobe gezielt ausgesucht werden. Meist werden Menschen aufgrund von Empfehlungen durch andere Personen, durch persönliche Kontakte oder den Schneeballeffekt (durch das Versenden einer Einladung mit der Bitte, diese an potenzielle andere Menschen weiterzuversenden – häufig über Probanden und Probandinnen; DePoy und Gitlin 2005) kontaktiert. Das Ziel ist hier eine bezüglich des zu beforschenden Parameters (Merkmal einer Gruppe) sehr homogene Gruppe zu erreichen.

Bezogen auf die Größe der Stichprobe gibt es in der IPA keine klaren Vorgaben. Die Größe differiert aufgrund der Reichhaltigkeit der Erfahrung sowie der organisatorischen Grenzen der Durchführung. Prinzipiell sind kleine Stichproben für die IPA günstig (Smith et al. 2013). Smith (2004) empfiehlt für Masterarbeiten beispielsweise maximal 3 Personen. Dies erscheint eine günstige Größe, um sowohl einzelne Fälle in der Detailliertheit zu bearbeiten als auch um Vergleiche zwischen den Proband*innen zu erheben.

6.3.2.3.3 Datensammlung

Bei der Datensammlung sollen die Personen eingeladen werden, viel und detailreich über ihre Erfahrungen zu berichten. Um dies zu erreichen, eignen sich vor allem Tiefeninterviews (Abschn.

6.3.8). Auch Tagebücher können eine mögliche Ressource sein. Dies schließt Fokusgruppen oder auch teilnehmende Beobachtungen nicht aus, sie werden aber in der Regel nur unter besonderen Umständen gewählt.

6.3.2.3.4 Datenanalyse

Die IPA sieht vor, dass zuerst ein Fall im Detail analysiert werden soll, bevor zu einem nächsten übergegangen wird. Smith et al. (2013) gibt Schritte der Analyse vor, die unterstützend sein können –der Prozess der Analyse soll als flexibel verstanden werden und kann, wenn es in der Analyse erscheint sinnvoll, abgewandelt werden. Der Datenanalyseprozess wird in folgende 6 Schritte unterteilt:

1. Schritt

Lesen und wiederholtes Lesen: Um den Prozess der Analyse zu starten sollte das Transkript wiederholt gelesen werden (eventuell auch parallel zum Hören der Aufnahme). Dies ermöglicht eine aktive Auseinandersetzung mit den Daten und ein Eintreten in die Lebenswelt des Teilnehmers oder der Teilnehmerin.

2. Schritt

Anfängliches Notieren: Während des Lesens des Transkriptes wird alles, was interessant erscheint, notiert. Dieser Schritt garantiert ein immer größeres Vertrautwerden mit dem Material. Notizen werden gleich beim ersten Lesen des Transkripts gemacht, und bei jedem weiteren Durchgang können sie erweitert werden. Es werden dabei zwischen deskriptiven (den Inhalt beschreibenden), sprachlichen (die Sprache im Verlauf beschreibenden) und konzeptionellen (den Inhalt bezogen auf die Fragestellung hinterfragenden/interpretierenden) Kommentaren unterschieden.

Günstig ist es, wenn das Transkript in eine Tabelle kopiert wird und Spalten für die Notizen erstellt werden (Tab. 6.1).

Tab. 6.1 Möglicher Aufbau einer Analysetabelle

Transkript	Inhaltliche Notizen	Sprachbezogene Notizen	Interpretierende Notizen

3. Schritt

Entwicklung auftauchender Themen: Nachdem nun der/die Forschende mit den Daten vertraut ist und bereits Informationen notiert hat, soll nun durch das Reduzieren von Details (z. B. Wiederholungen) Themen herausentwickelt werden. Hierzu sollen Wechselbeziehungen, Verbindungen und Muster anhand der zuvor gemachten Notizen herausgearbeitet werden. Ein Beispiel für redundante Themen sind: „Die Nachbarn kommen immer wieder auf Besuch" und „Die Nachbarn schauen öfter über den Gartenzaun und dann entwickeln sich schöne Gespräche". Diese Themen können reduziert werden auf „öfter Kontakt mit den Nachbarn".

4. Schritt

Nach Verbindungen zwischen den auftauchenden Themen suchen: Die entstandenen Themen sind chronologisch im Interview gereiht, also in der Reihenfolge, wie sie im Interview vorgekommen sind. Die Themen sollen nun so umgeordnet und in Verbindung gebracht werden, dass es für die Forschenden entsprechend der Forschungsfrage als sinnvoll und zusammenhängend erscheint. Hierfür bedient sich die IPA unter anderem der Abstraktion (Gruppieren von Ähnlichem unter einer übergeordneten Bezeichnung), der Subsumption (Zusammenbringen von verwandten Themen), der Polarisation (Unterschiede/Gegensätzlichkeiten herausarbeiten), der Kontextualisierung (zeitliche und kulturelle Zusammenhänge zwischen Themen), der Nummerierung (Häufigkeit auftauchender Themen) und der Funktion (Themen werden aufgrund ihrer spezifischen Funktion innerhalb des Transkripts untersucht). Beispielsweise kann das Thema „öfter Kontakt mit den Nachbarn" aus unserem Beispiel mit dem Thema „in der Gemeinschaft integriert sein" verknüpft werden.

5. Schritt

Nach der Analyse des ersten Interviews wird (sofern Daten von mehreren Personen vorliegen) der bisher beschriebene Prozess ein weiteres Mal für die weiteren Personen durchgeführt. Wichtig ist hier, dass jedes Interview für sich selbst analysiert wird, damit der Idiographie Rechnung getragen wird.

6. Schritt

Nachdem alle Fälle analysiert worden sind, werden die Fälle miteinander verglichen. Es wird nach Verbindungen zwischen den Fällen gesucht, und Themen werden nach ihrer Wichtigkeit gereiht (Smith et al. 2013).

Beispiel

Das Ziel der Studie von Popejoy (2015) war es, die Entscheidungen zu verstehen, die Eltern zur Sterbebegleitung ihres Kindes treffen müssen. Hierfür wurden halbstrukturierte Interviews mit 3 Müttern durchgeführt und mithilfe der IPA analysiert. Zwei übergreifende Themen konnten identifiziert werden – einerseits die Entscheidungsfindung selbst, andererseits deren Umsetzung. Insgesamt war den Müttern die Bedeutung der Sterbebegleitung für ihre Kinder klar, doch Entscheidungsfindungen stellten einen herausfordernden Prozess dar. Als Barriere konnten beispielsweise Schwierigkeiten beim Verbalisieren der Entscheidungen, als förderlicher Faktor die Abnahme von Teilentscheidungen durch Angehörige von Gesundheitsberufen gefunden werden. Die Wertvorstellungen der Eltern müssen in der Anfangsphase des Entscheidungsprozesses aufgezeigt und berücksichtig werden. ◄

6.3.2.4 Stärken und Schwächen

6.3.2.4.1 Stärken

- Studienteilnehmende haben die Möglichkeit, ihre individuellen Erfahrungen zu beschreiben (Cronin-Davis et al. 2009; Pringle et al. 2011), und diese werden in der Analyse berücksichtigt.
- Es gibt ein „Manual" mit einer genauen Beschreibung zur Durchführung der IPA (Smith und Dunworth 2003; Smith 1999).

6.3.2.4.2 Schwächen

- Die Interviewdurchführung braucht eine ausführliche Vorbereitung, damit das Interview dann auch die nötige Tiefe erreicht.

- Eine tiefgründige Analyse benötigt viel Zeit, was gegen die Nutzung für eine Bachelorarbeit sprechen kann.
- Eine „Sättigung der Daten" kann nicht erreicht werden, da jeder Mensch individuelle und andere Erfahrungen einbringt, somit kann kein Endpunkt definiert werden (Smith et al. 2013).

Zusammenfassung
Die IPA stellt eine wertvolle Methode dar, um persönliche Bedeutung und das Verständnis von Erfahrungen zu erfassen. Die tiefe Auseinandersetzung mit den Probanden und Probandinnen erfordert Erfahrung in der Interviewdurchführung und der Interviewanalyse. Nur so sind gute Daten zu erhalten.

6.3.3 „Grounded Theory"

Roman Weigl

▶ **Definition** Die „Grounded Theory"[9] (Glaser und Strauss 1967, 1999) und deren unterschiedliche Weiterentwicklungen durch Glaser (1978), Strauss und Corbin (1990), Clarke (2009), Clarke et al. (2017) und Charmaz (2014) stellt eine induktive Forschungsmethode dar, deren Ziel es ist, eine (formale) Theorie aus den im Forschungsprozess gewonnen Daten heraus zu generieren. „Grounded" bezieht sich auf die Herkunft der Theorie, sie wurzelt gewissermaßen direkt in den Daten. Theoretische Konzepte, Konstrukte und Hypothesen entstehen im Rahmen der Erhebung und werden einer Prüfung auf Richtigkeit unterzogen (vgl. Mayring 2002). Erhebung und Auswertung werden nicht als streng getrennt betrachtet, sondern können einander auch überschneiden[10].

---

[9] Im deutschsprachigen Raum auch Gegenstandsbezogene Theoriebildung genannt (Mayring 2016).

[10] Diese Haltung wird von den verschiedenen Grounded-Theory Ansätzen im Sinne eines mehr oder weniger positivistischen Vorgehens unterschiedlich vertreten und gehandhabt (siehe hier Charmaz 2011)

6.3.3.1 Wann soll die Methode angewendet werden?

Obwohl die „Grounded Theory" traditionell aus der Soziologie und damit verbunden aus der Feldforschung und teilnehmenden Beobachtung kommt, gibt es mittlerweile eine große Bandbreite unterschiedlicher Anwendungsgebiete und (Gesundheits-)Disziplinen, die sich ihrer bedienen. Unter Daten kann in der „Grounded Theory" vieles verstanden werden, neben der traditionellen Feldforschung können dies auch Interviews, Beobachtungen, schriftliche Quellen oder jede Form von menschlicher Kommunikation bzw. Kulturproduktion sein. Beispiele hierfür sind Fotos, Kunstwerke, Texte, Videos, Kommentare aus sozialen Netzwerken/Online Communities, Röntgenbilder, geographisches Material/Google Earth & Maps und viele mehr (Glaser und Strauss 1967, 1999; Friese 2021).

6.3.3.2 Themenstellungen

Das Ziel von „Grounded Theory" ist es, über die Induktion eine Theorie zu entwickeln, die Beobachtungen erklären kann (Depoy und Gitlin 2011). Die Grounded-Theory-Methode kann sowohl genutzt werden, um eine Theorie zu generieren, als auch bestehende Theorien zu modifizieren. Mayring (2002) sieht die „Grounded Theory" eher für explorative Untersuchungen geeignet, Glaser und Strauss (1967) jedoch betonten dass sie auch geeignet ist, bestehende Theorien zu testen, aus denen die Codes vorab abgeleitet werden. Um die Unterschiede zwischen „Grounded Theory" und der Inhaltsanalyse (Abschn. 6.3.6) zu vertiefen, ist hier auf Cho und Lee (2014) verwiesen.

Im Gegensatz zu Glaser und Strauss widerspricht Charmaz (2006) mit ihrer „Constructivistic Grounded Theory" dem Konzept der Entdeckung von zugrunde liegenden Daten und Theorien: „(...) neither data nor the theories are discovered." (S. 10). Vielmehr argumentiert Charmaz, dass es sich bei den gewonnenen „grounded theories" um eine Interpretation im Sinne des Konstruktivismus handelt. Basierend auf den individuellen Vorerfahrungen von Studienteilnehmer*nnen und Forschenden entsteht eine „shared reality". Charmaz zufolge bieten die Daten kein Fenster in die Realität, sondern es wird eine Realität „entdeckt", die aus dem interaktiven Prozess zwischen Studienteilnehmer*innen und Forschenden und den zeitlichen, kulturellen und strukturellen Kontext entsteht (2000, S. 524): „The viewer then is part of what is viewed rather than separate from it.".

Um die unterschiedlichen Richtungen und Weiterentwicklungen der „Grounded Theory" (siehe Definition 6.3.3) im Detail kennenzulernen ist auf das Buch „Developing Grounded Theory: The Second Generation" herausgegeben von Morse et al. (2021) verwiesen. Um einen vertiefende Einblick in die wissenschaftstheoretischen Grundlagen der Sozialwissenschaften und den damit verbundenen verschiedenen Ansätzen der „Grounded Theory" zu gewinnen, wird eine Auseinandersetzung mit dem Studienbuch zum Thema von Meidl (2009) empfohlen.

6.3.3.3 Welche Schritte müssen eingehalten werden?

Glaser und Strauss (1967, 1999) argumentierten stets, dass in der soziologischen Feldforschung das von Popper formulierte Ideal des Kritischen Rationalismus (Kap. 2) der Überprüfung vorher aus der Deduktion generierten Hypothesen als einzig wahre Wissenschaft nicht zu halten ist. Forscher*innen machen sich bereits während der Datensammlung Gedanken über die zugrunde liegenden Mechanismen und lassen diese auch einfließen. Ziel von Glaser und Strauss war es daher, diesen Prozess des wissenschaftlichen Arbeitens nicht zu verhindern, sondern möglichst transparent abzubilden und nachverfolgbar zu machen.

Im Detail umfasst das Forschen im Rahmen der „Grounded Theory" folgende Arbeitsschritte:

- Datenerhebung und etwaige Transkription
- Schreiben von Memos, d. h. das Festhalten von Ideen, Notizen, Kommentaren, insbesondere zum jeweiligen Stand der Codierung – anhand der Memos soll im Verlauf der Forschung letztlich die Theorie entwickelt werden
- Codieren, d. h. die Bildung von Kategorien und die Zuordnung von Daten (Indikatoren) zu diesen („rooted within the data")
- Kontrastieren („constant comparison", permanenter, wiederkehrender Vergleich) von Fällen zum Zweck der Überprüfung der Reichweite der bislang entwickelten Kategorien, d. h. ein iterativer Prozess, der die generierte Theorie und Analyse (Codierung) miteinander vergleicht
- „theoretical sampling", d. h. die Fallauswahl gemäß dem jeweiligen Stand der Datenauswertung und der daraus entstandenen Ideen, Konzepte und Fragen, auch mit dem Ziel, neue Vergleichsfälle zu generieren, bei Bedarf neuerliche Datenerhebung bis zum Erreichen von Sättigung
- Schlussendlich ist nach erreichter Sättigung („saturation") die Bildung einer „grounded theory" abgeschlossen.

> Das zentrale Element der „Grounded Theory" ist das Memo, der Merkzettel.

Als Memo wird die Verschriftlichung von interessanten Ideen, Beobachtungen und Gedanken in Bezug auf das Forschungsprojekt verstanden (Strauss und Corbin 1991, S. 197). Neben den Ideen und Beobachtungen werden in Memos auch immer der Kontext und der Zeitpunkt des Entstehens festgehalten. Memos können entweder direkten Bezug zum Datenmaterial haben oder für sich stehende Gedanken und Ideen beinhalten. Wichtig ist, immer klar zwischen Datenmaterial und Analyse zu trennen (vgl. Friese 2008). Memos können zu einem späteren Zeitpunkt auch als Puzzlestücke dienen, um die Theoriebildung zu komplettieren (Friese 2014, S. 303).

Im Rahmen der teilnehmenden Beobachtung dienen Memos immer der spontanen Niederschrift von Ideen (Glaser 1978: „stop and

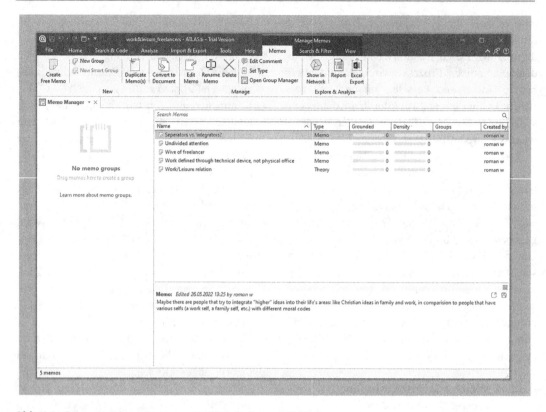

Abb. 6.1 Screenshot eines Memos aus der QDA-Software ATLAS.ti

memo") im Sinne eines Forschungstagebuchs (Abschn. 6.5.2). Im Rahmen von Interviews oder Ähnlichem muss aber im Gegensatz zur teilnehmenden Beobachtung, bei der das Memo im Moment erfolgen kann, dazu übergegangen werden, diese Notizen zum Beispiel im Anschluss eines Gesprächs zu machen. Ein Beispielmemo, dass mithilfe der Qualitative Data Analysis Software ATLAS.ti erstellt wurde, ist in Abb. 6.1 zu sehen.

Prägendes Merkmal der „Grounded Theory" ist das permanente Vergleichen bzw. das parallele Durchführen des Sammelns, Codierens und Analysierens der Daten. Im Englischen „constant comparison" genannt, wird in einem abwechselnd bzw. gleichzeitig durchgeführten Prozess immer wieder zwischen Datenanalyse und Datensammlung gewechselt, die sich durch diesen Prozess auch gegenseitig beeinflussen. Das Ziel des Prozesses liegt im Erfassen von verborgenen Bedeutungen innerhalb der Daten.

Mit dem Grounded-Theory-Ansatz sind vorwiegend 3 verschiedene Arten von Codierungen[11] (Strauss und Corbin 56) verbunden:

- **Offenes Codieren** („open coding") wie von Strauss und Corbin (1990) beschrieben: Initiale Grundbestandteile des Codes ist eine Benennung und eine Definition des Codes. Um die Bedeutung eines Codes zu verdeutlichen, hat es sich bewährt, die besten Beispiele aus dem Datenmaterial zur Verdeutlichung anzuführen. Um die Nähe zum Forschungsgegenstand zu bewahren, werden, sofern es möglich ist, sogenannte In-

---

[11] Sowohl Glaser (2004) als auch Charmaz (2006) haben zum axialen und selektiven Codieren eine eher ablehnende Haltung, da diese als zu strukturierend oder nicht zielführend empfunden werden. Beispielsweise überspringt Glaser (1978) den Schritt des axialen Codierens und definiert gleich „theoretical codes", die die Beziehung zwischen den Codes für die Bildung einer Theoriehypothese beschreiben.

Tab. 6.2 Gegenüberstellung von Codieren und Sampling

Coding	Sampling-Prozedur	Ziel
„Open coding"	Sampling in „Open Coding"	Aufdecken von so vielen Kategorien wie möglich
Axiales Codieren	Relationales und variierendes Sampling	Weitere Vertiefung und Suchen nach Abweichungen
Selektives Codieren	Diskriminierendes Sampling	„Testen": Überprüfung der Theoriebildung (Kategorien und deren Beziehung miteinander)

vivo-Codes verwendet (Glaser 1978, Strauss 1987), d. h. die Codenamen werden direkt aus dem Datenmaterial in der Sprache der Studienteilnehmenden entnommen. Strauss (1987, S. 30) versteht darunter „terms used by the people who are being studied".

- **Axiales Codieren**: Ziel des axialen Codierens ist die Identifikation von Kernkonzepten innerhalb der Studie. Zum Beispiel können verschiedene offene Codes wie „sofortiges Feedback einfordern", „erwartet Lob" oder „möchte motiviert werden" zu einem gemeinsamen Code „externale Bestätigung suchen" zusammengefasst werden.

- **Selektives Codieren** sucht nach den zentralen Codes innerhalb der Studie: die Codes, mit denen andere Codes in Beziehung stehen. Zum Beispiel kann sich der Code „externale Bestätigung suchen" als zentraler Code herausstellen, der mit dem Code „Persönlichkeitsfaktoren" in Beziehung steht. Diese Zusammenhänge lassen sich grafisch gut mittels sogenannter „concept maps" darstellen (s. unten).

In der „Grounded Theory" ist das Sampling eng mit der Datenanalyse verknüpft, Glaser und Strauss (1967, 1999) prägten hier den Begriff des theoretischen Samplings („theoretical sampling"). Kriterium für die Sample-Auswahl ist nicht wie in der quantitativen Forschung die Repräsentativität (Abschn. 7.4), sondern die Fälle werden bezüglich ihres Erkenntnisgewinns ausgewählt. Ziel der theoretischen Stichprobenbildung ist immer die Sättigung („saturation"), d. h. es ist ab einem Punkt nicht mehr davon auszugehen, noch an neue Erkenntnisse zu gelangen (Morse 1995).

In der „Grounded Theory" werden Sampling und Datenanalyse nicht getrennt, sondern bilden einen iterativen Prozess. Die/ der Forscher*in nutzt beispielsweise Erkenntnisse aus der Analyse (z. B. die ersten „open codes"), um ein neues Sample (Personen, Orte etc.) aufzusuchen und die bisherige Theorie auf ihre Richtigkeit zu überprüfen. Dieser Prozess wird auch „purposeful sampling" genannt (Emmel 2013).

Strauss und Corbin (1990) schlagen 3 Stufen des theoretischen Samplings für qualitative Forschung vor, die sich auch entsprechenden Stufen des Codierungsprozesses zuordnen lassen. Ziel der ersten Stufe ist es, eine Vielzahl von Informationen verschiedener Menschen zu sammeln – entsprechend dem „open coding". Die zweite Stufe konzentriert sich oft mehr auf bestimmte Gruppen von Menschen, die gemeinsame Merkmale verbinden, entsprechend dem axialen Codieren. Die dritte Stufe der theoretischen Stichprobenbildung beinhaltet das Testen der vorher getätigten Annahmen, dies kann dem selektiven Codieren zugeordnet werden. Eine Gegenüberstellung von Codieren und Sampling ist in Tab. 6.2 zu sehen.

Ziel der „Grounded Theory" ist eine Theoriebildung, die aus den Daten entsteht und in diesen verankert ist. Als Bestandteile der Konzepte dienen die im Forschungsprozess formulierten Codes. Im Rahmen des „concept mapping" werden die Codes in Kategorien gruppiert und die Konzepte miteinander in Beziehung gesetzt. „Concept mapping" nimmt Bezug auf die grafische Darstellung einer Theorie, in der Konzepte miteinander in Beziehung gesetzt werden, um

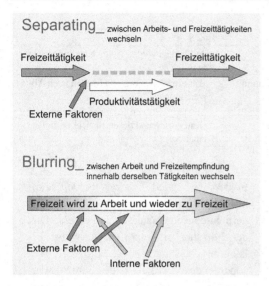

Abb. 6.2 Beispiel einer Theoriebildung mithilfe der „Grounded Theory"

durch die Visualisierung beim Formulieren einer Theorie zu unterstützen (vgl. Babbie 2010, S. 405)

Für die Theoriebildung eignen sich spezielle Softwareprogramme, wie zum Beispiel ATLAS. ti (siehe Software-Links am Ende des Kapitels), um Beziehungen zwischen Codes grafisch aufzubereiten und die Beziehung durch Symbole oder Beschriftungen genauer zu definieren (z. B. Schmerz verringert > Bewegungsausmaß, positive Stimmung steht in Beziehung mit Bewegungswahrscheinlichkeit) und eine hyperlinkartige Verankerung der Codes in den Transkripten und Materialien zu ermöglichen.

6.3.3.4 Beispiel für die Theoriebildung anhand von „concept mapping"

Das Forschungsprojekt „The work and leisure definition of male freelancers working from home" (Weigl 2005) beschäftigte sich mit dem Erforschen von Freizeit und Arbeitsdefinitionen von Menschen, die nicht mehr den traditionellen räumlichen Wechsel zwischen Arbeitsplatz und Wohnungsbereich erleben. Dieses damalige „Randgruppen-Thema" gelangte durch das globale pandemische Geschehen seit 2020 in die Mitte der Gesellschaft und betrifft mittlerweile 18–24 % der deutschsprachigen Erwerbstätigen (Statistik Austria 2022; Statista Research Department 2022). Als zentrales Thema

wurde für die Studie von Weigl die Exploration der in vielen ergotherapeutischen Modellen verwendeten Begriffe von Produktivität/Arbeit und Freizeit gewählt (z. B. Chapparo und Ranka 1997; Townsend und Polatajko 2013), basierend auf einer kritischen Auseinandersetzung mit dem Begriff der „Occupational Balance" innerhalb der „Occupational Science" (Backman 2010). Die Studie untersuchte mithilfe der Grounded-Theory-Methode, welchen Einfluss das Verschwinden von räumlichen Veränderungen auf diese Begriffe und das Verständnis der Teilnehmer im Alltag hat. Im Folgenden soll eine beispielhafte Theoriebildung für die Beziehung zwischen den beiden Handlungs-/Betätigungsperformanz-Gebieten Arbeit und Freizeit beschrieben werden (Abb. 6.2).

Die Teilnehmer der Studie berichteten von einer Möglichkeit der Beziehung zwischen Arbeit und Freizeit, indem sie den Wechsel von einer Tätigkeit zur anderen beschrieben. Dies wurde meistens durch eine externe Anforderung ausgelöst. Als Code wurde die Bezeichnung „separating" (trennen) gewählt, dies bezeichnete einen eindeutigen Wechsel zwischen Arbeits- und Freizeitbetätigungen. Hier ein repräsentatives Beispiele aus einem Interview mit einem Teilnehmer[12]:

Beispiel

„Ich schalte vom Fleck weg um, wenn mich jemand von einer anderen Betriebswelt anruft (…) das ist halt meine Stärke. Da fühle ich mich wohl damit. (…) dann macht es auch einen Spaß. Ich bin auch nach wie vor 1–2 Tage in der Woche für den Haushalt zuständig, für das Kochen und so [Tätigkeiten]. Es gibt auch oft schnelle Küche, aber auch die schnelle Küche braucht a bissl eine Zeit. Ich habe da kein Problem, wenn mich da einer anruft dabei [ein Geschäftspartner], dann wird halt geschwind unterbrochen. Die Kinder, für die ist das auch kein Problem mehr, die sind auch schon groß. Das fließt so ineinander über, diese Tätigkeiten." ◄

---

[12] Wortwörtliche Transkription

Eine zweite Variante der Beziehung zwischen Arbeit und Freizeit stellt das nächste Beispiel dar. Aufgrund externaler Faktoren (im Beispiel die Hitze) und internaler Faktoren (Beispiel Schmerzen) kommt es zu einer Veränderung der Klassifikation der gleichen Tätigkeit, für die Art von Beziehung wurde der In-vivo-Code „blurring" im Sinne von Verschwimmen der Definition verwendet.

Beispiel

„Wo es ja auch umschlagen kann (…) was gibt es Netteres, als ein Gemüsebeet anlegen und das alles machen. Aber wenn man dann erst die Hälfte umgestochen hat, und die Sonne brennt herunter, und der Rücken sticht ein bisschen, da ist das, was man in seiner Freizeit angefangen hat und tut, das ist zwischen drinnen auch Arbeit. Aber wenn man dann zum Schluss dann draufschaut, und es passt dann wieder, dann ist das dazwischen verklärt. Da sind dann die Freizeittätigkeiten Arbeiten … die man mit einer gewissen Erwartungen angeht, dann diese Erwartung zwischen drinnen nicht ganz so erfüllt sind." ◄

6.3.3.5 Stärken und Schwächen

Die „Grounded Theory" ermöglicht es, innerhalb des Forschungsprojekts sehr offen und unvoreingenommen auf einen Themenbereich zuzugehen und trotzdem im Verlauf des Forschungsprozesses immer spezifischer im Sinne einer Theoriebildung vorzugehen. Für diese Vorgehensweise bedarf es allerdings erheblicher zeitlicher Ressourcen, um den gesamten Prozess der theoretischen Samplings zu absolvieren und damit das Ziel der Datensättigung zu erlangen. Eine Möglichkeit stellt die Reduktion auf spezifische Subgruppen/-populationen im Rahmen von zeitlich stark limitierten Projekten wie Masterthesen oder Ähnliches dar um die zeitlichen Anforderungen zu verringern. Zur Methode der „Grounded Theory" gibt es im Vergleich zu anderen qualitativen Ansätzen eine Vielzahl von Publikationen aus den unterschiedlichsten Anwendungsbereichen, die den erstmalig

wissenschaftlich tätigen Studierenden den Einstieg in die Materie erleichtern. Als nachteilig sei erwähnt, dass die später unterschiedlichen Auffassungen von Glaser und Strauss über die Ausrichtung der Methode (Kelle 2005) und zusätzliche Spezialisierung und Weiterentwicklungen anderer Autor*innen, wie beispielsweise die „Constructivistic Grounded Theory" nach Charmaz (2011, 2014) oder die „Situational analysis" nach Clarke (2009, Clarke et al. 2017) oftmals auch zu Verwirrung führen können. Evans (2013) spricht hier pointiert vom „maze of grounded theory" und gibt gleichzeitig Erstforscher*innen einen guten Überblick in die unterschiedlichen Grounded-Theory-Zugänge und deren philosophischen Grundlagen. Als Überblick bezüglich der unterschiedlichen Grounded-Theory-Zugänge eignet sich auch das Buch „Developing Grounded Theory: the Second Generation Revisited" von Morse et al. (2021).

6.3.3.5.1 Zusammenfassung

Die „Grounded Theory" eignet durch ihren offenen und unvoreingenommenen Zugang zum Forschungsgegenstand vor allem dazu, Themen zu explorieren, zu denen noch wenig Wissen vorhanden ist. Obwohl aus der Feldforschung entstanden, werden die „Grounded Theory" und ihre Methoden der Datensammlung und -analyse mittlerweile in vielen unterschiedlichen Forschungssettings angewandt.

6.3.3.6 Software zur Unterstützung der Grounded Theory Analyse – Computer-Assisted Qualitative Data Analysis Software (CAQDAS)

- ATLAS.ti: http://atlasti.com/free-trial-version
- Collaborative text analytics software: http://discovertext.com
- MAXQDA: www.maxqda.com
- NVivo: www.qsrinternational.com
- QDA Miner Lite: http://provalisresearch.com/products/qualitative-data-analysis-software/freeware
- Qualrus: www.qualrus.com
- Transana: www.transana.com

6.3.4 Ethnographie

Julie Sascia Mewes

▶ **Definition** Die Ethnographie ist mit der teilnehmenden Beobachtung und weiteren Methoden der Feldforschung eine zentrale Sammlung qualitativ-empirischer Datenerhebungsmethoden zur Erforschung sozialer Lebenswelten. Zugleich wird das Ergebnis der Forschung, der im Anschluss entstehende Text, als Ethnographie bezeichnet (Schmidt-Lauber 2007).

6.3.4.1 Wann soll die Methode angewendet werden?

Die Ethnographie dient der „empirische[n] Erforschung sozialer Lebenswelten, sozialer Praktiken und institutioneller Verfahren. Sie richtet ihr Augenmerk auf die Welt, die man in einem Feld antrifft: ihre sozialen Praktiken, Artefakte, Mythen und andere Formen des Glaubens. Im Zentrum dieser Forschung steht die teilnehmende Beobachtung." (Breidenstein et al. 59) Die Anwendungsgebiete ethnographischer Methoden sind heute inter- und multidisziplinär, da sie besonders gut dafür geeignet sind, neue Perspektiven auf die sozialen und kulturellen Dimensionen der (eigenen) Arbeitsalltage zu erhalten und für eine weitergehende Analyse fruchtbar zu machen.

6.3.4.2 Themenstellungen

Das Wort Ethnographie setzt sich aus den griechischen Wörtern *éthnos* für Volk oder Gruppe und *graphein* für Beschreibung zusammen. Die Ethnographie definierte sich lange Zeit über ihre geographisch oder sozial möglichst „exotischen" Forschungsfelder von fernen Dorfgemeinschaften Papua-Neuguineas und anderen Enden der Welt oder über Bewohner von Armenhäusern nordamerikanischer Städte (Schmidt-Lauber 2007). Das Soziale und Kulturelle ist aber überall, weshalb das ethnographische Selbstverständnis mittlerweile stärker auf den Forschungsmethoden als auf dem jeweiligen Forschungsfeld basiert. Diese könnten in der

Zwischenzeit vielgestaltiger nicht sein. Ethnographien medizinisch-therapeutischer Praktiken untersuchen beispielsweise die Bedeutung von Gesundheit und Krankheit, subjektive Erfahrungen von und Bedeutungszuschreibungen zu Krankheit und Leiden und kulturelle, institutionelle sowie soziale Beziehungsverflechtungen innerhalb pluraler medizinisch-therapeutischer Behandlungssysteme (vgl. Bruna 2009). Als Beispielethnographien über medizinisch-therapeutische Versorgungsysteme seien zwei klassische Psychiatriestudien von Goffman (1973) und Estroff (1981) genannt. Die Ethnographien zur Spezifik ergotherapeutischer Praxis sind Thema der Ethnografien von Mattingly (1998) und Townsend (1998). Neuere ethnografische Ansätze aus der Wissenschafts- und Technikforschung zur medizinisch-therapeutischen Versorgung in den Niederlanden und Deutschland finden sich bei Mol (2010), Pols (2012), Mewes (2019) und Bose (2017)

6.3.4.3 Welche Schritte müssen eingehalten werden?

Grob vereinfacht lässt sich die ethnographische Feldforschung in 5 Phasen unterteilen (vgl. z. B. Schmidt-Lauber 2007, S. 227–238; Emerson et al. 1995; Hammersley und Atkinson 1995):

1. Die *Konzeptions- und Planungsphase* dient der Formulierung der Fragestellungen, des Erkenntnisziels sowie Überlegungen zum geeigneten Ort, Zeitraum und zur Methodenauswahl im Rahmen eines Forschungsplans.
2. Die Phase der *Feldforschung* wird zur Datenerhebung genutzt, zum Beispiel für Feldnotizen und Beobachtungsprotokolle sowie ethnographische Interviews.
3. Die *Dokumentation* erfolgt meist durch das Führen eines Feldtagebuchs sowie der Transkription von Interviewdaten. Hierbei wird auf eine möglichst deskriptive, nicht deutende Beschreibungsart geachtet.
4. Erst im nächsten Schritt folgt die *Analyse* der erhobenen Daten. Dabei werden unterschiedliche Verfahren wie die systematische Verschlagwortung, die Netzwerkanalyse oder die

Inhalts- oder Diskursanalyse bei Interviewdaten verwendet.
5. Zum Abschluss werden die Ergebnisse verschriftlicht.

Die Ethnographie ist eine prozessuale Methodensammlung, d. h. die ersten 4 Phasen folgen nicht linear aufeinander, sondern werden zirkulär immer wieder durchgeführt, um ein immer komplexeres Verständnis und eine vielschichtige Beschreibung des Forschungsgegenstands zu erzielen (vgl. Spradley 1980, S. 29). Als wesentliches Erkenntniswerkzeug wird hierbei der Schreibprozess selbst betrachtet. Anhand detaillierter, „dichter" Beschreibungen soll der Forschungsgegenstand in der ihm angemessenen Komplexität dargestellt werden (Geertz 1973).

6.3.4.4 Beispiel für Analyseansätze einer Feldnotiz

Die Ethnografie „Alltagswerkstatt: Alltagsbefähigungspraktiken in der psychiatrischen Ergotherapie" (Mewes 2019) beschäftigt sich unter anderem mit dem zentralen ergotherapeutischen Begriff der „Handlungsfähigkeit im Alltag" (DVE 2007). Alltagshandeln wird hier als erlernte bzw. erlernbare Fähigkeit konzipiert, die durch unterschiedliche Tätigkeiten von den Patient*innen (wieder-)erworben werden soll, da diese durch ihre Erkrankung als nicht oder nur noch eingeschränkt alltagsfähig gelten. Die Studie zielt darauf ab zu erheben, wie Patient*innen und Ergotherapeut*innen in der Praxis handeln und „verhandeln", was als Alltagsfähigkeit gilt und wie diese (wieder-)erlernt werden soll. Im Folgenden handelt es sich um einen Auszug einer verdichteten Feldnotiz in der Ergotherapie einer allgemeinpsychiatrischen Station eines deutschen Kreiskrankenhauses.

Beispiel

Herr Mommsen und Herr Schubert haben sich in der einleitenden Besprechung darüber, was die einzelnen Patienten während der eineinhalbstündigen Therapieeinheit tun wollen, auf ein gemeinsames Kartenspiel geeinigt. Er greift nach dem noch originalverpackten Kartenspiel, entfernt vor-sichtig die Folie und legt diese ordentlich zusammen, bevor er sie in den Mülleimer bringt. Dann zieht er die Spielanleitung aus der Packung.

In den nächsten Minuten beschäftigt er sich sehr ein-gehend mit der Anleitung. Ich wundere mich darüber, da ich bisher davon ausgegangen bin, dass das Kartenspiel so weit verbreitet sei, dass der Spielablauf allgemein bekannt sei. Sein Blick ist dabei starr und sehr angestrengt und ohne erkennbare Lesebewegungen der Augen auf die Gebrauchsanweisung gerichtet. Der Ergotherapeut, Herr Lichter, geht währenddessen im Raum herum und spricht mit anderen [Nutzer*innen] über ihre jeweiligen Tätigkeiten. Dann bemerkt er Herrn Schuberts Erstarrung und fragt ihn über den großen gemeinsamen Arbeitstisch hinweg: ›Was macht die Anleitung gerade mit Ihnen?‹ Herr Schubert schaut auf und entgegnet: ›Sie lenkt mich vom Spiel ab.‹ Er klingt dabei, als würde er den Satz mit einem Fragezeichen beenden. Herr Lichter nickt, woraufhin der junge Mann die Anleitung beiseitelegt, ordentlich faltet und in der Packung verstaut und in nun entschiedenem Ton sagt: ›Die Regeldetails werden im Anschluss besprochen‹ während er die Karten mischt und verteilt. […]

[Die beiden spielen bis zur Abschlussrunde, zeitweise gemeinsam mit dem Ergotherapeuten.]

Nacheinander berichten alle [Nutzer*innen] von ihren Tätigkeiten innerhalb der Ergotherapie, wie sie sich dabei fühlten und was sie glauben, damit erreicht zu haben. Herr Schubert merkt an, dass er immer alles richtig machen wolle, alle Regeln befolgen wolle. Dies habe auch etwas Zwanghaftes, fügt er hinzu und schaut in die Richtung des Ergotherapeuten und erneut klingt es eher so, als habe er eine Frage gestellt und keine Aussage gemacht. Dieser schaut ihn lächelnd an und nickt erneut [Feldnotiz 10.10.2012, Personen anonymisiert] Mewes (2019, 122–123). ◄

6.3.4.4.1 Auszug aus der Analyse

Die Sequenz verdeutlicht, wie alltägliche Freizeitbeschäftigungen durch die Einführungs- und Abschlussrunde und kontinuierliche verbale und non-verbale Interventionen eine ergotherapeutische Rahmung erhalten, so wie in diesem Beispiel das Kartenspiel vom Hobby zum Aushandlungsort über die Bedeutung von Alltagsfähigkeit transformiert wird.

Bereits durch die Vorbesprechung wird eine Anzahl von Menschen in einem Raum in eine Therapiegruppe verwandelt. Das Kartenspiel hat nun die Rolle des Wegbegleiters in Richtung des individuellen therapeutischen Ziels der Patient*innen. Sobald Herr Lichter die Vertiefung des Patienten in die Anleitung als zu intensiv wahrzunehmen scheint, greift er mittels einer Frage ein. Anstatt jedoch zu fragen, wie es ihm in diesem Moment gehe oder Unterstützung beim Regelverständnis anzubieten, legt die ungewöhnliche Formulierung, „was die Anleitung mit ihm mache" (und nicht er mit der Anleitung), eine schädliche Macht der Spielanleitung über Herrn Schubert nahe. Zugleich verdeutlicht sie eine Definition von Alltagsfähigkeit als spezifischen Umgang mit Objekten: *Von gesunden Akteuren wird erwartet, etwas mit Dingen zu machen, nicht andersherum.* Herr Schubert reagiert, indem er mit einer Suggestivfrage die Deutungshoheit über die Situation an den Ergotherapeuten übergibt. Das Nicken des Ergotherapeuten verstärkt diese Deutungsmöglichkeit. Auch sein anschließender Befund, dass es besser sei, die Spielregeln während des Spielens zu verhandeln, wird von Herrn Lichter im wahrsten Sinne des Wortes abgenickt. Als der Patient dem Therapeuten während der Abschlussrunde eine Sicht auf die Situation als von etwas Zwanghaftem beeinflusst anbietet, wird er (für seine „Krankheitseinsicht"?) mit einem Nicken und Lächeln belohnt.

Alltagsfähigkeit wird in diesem Beispiel von Herrn Lichter als Kompetenz der Herstellung eines Gleichgewichts zwischen Vorbereitungs- und Handlungszeit und dem „gesunden" Umgang mit Dingen gedeutet. Ethnographische Daten können eine geeignete Grundlage für die Diskussion zur ergotherapeutischen Ziel-vorgabe „Handlungsfähigkeit im Alltag" bilden und dadurch zur Professionalisierung und besseren theoretischen Untermauerung ergotherapeutischen Handelns beitragen (Mewes 2019).

6.3.4.5 Stärken und Schwächen

Ethnographisches Arbeiten kostet vergleichsweise viel Zeit und ist zudem weniger vorhersehbar und planbar als andere Methoden (vgl. Schmidt-Lauber 2007, S. 227). Sie basiert auf der subjektiven Wahrnehmung der*des Forschenden. Eine stetige, objektivierende Reflexion über die eigene Rolle im Feld ist daher unabdingbar (vgl. Schmidt-Lauber 2007, S. 233 f.).

Die durch ethnographische Forschung produzierten Daten werden der Komplexität sozialer und kultureller Praktiken in den Gesundheitsberufen gerecht und stellen daher eine geeignete Grundlage für die Analyse und Diskussion der theoretischen Implikationen und praktischen Auswirkungen ihres Handelns dar (vgl. u. a. Jones et al. 1998).

Zusammenfassung

Die Ethnographie kann für Forscher*innen und Praktiker*innen der nicht-ärztlichen Gesundheitsberufe eine Methodensammlung darstellen, welche sie darin unterstützt, (ihre) Arbeitsalltage aus einer neuen Perspektive heraus zu betrachten. Auf dieser Grundlage lassen sich neue theoretische und praktische Konzepte zur Evaluation und Professionalisierung der Arbeit entwickeln.

6.3.5 „Case study"

Martin Maasz und Susanne Maria Javorszky

Im Gegensatz zu den bereits beschriebenen und diskutierten Forschungsmethoden steht der Begriff „Case Study Research" (CSR) nicht für ein Studiendesign (wie z. B. „Kohortenstudie") oder eine bestimmte methodische Vorgangsweise, sondern für einen komplexen, hinsichtlich der Erhebungsmethodik offenen Forschungsansatz.

Dementsprechend stellt sich die Definition von „Case Study Research", je nach wissenschaftlich-disziplinärem Zugang, mit uneinheitlichen Sichtweisen dar. Grundlegend lassen sich zwei Arten von Zugängen zum Einsatz von Case Studies festhalten. Auf der einen Seite steht das Bestreben, eine vorab gesetzte Hypothese anhand eines oder mehrerer Fälle zu überprüfen. Der prominenteste Vertreter dieser Denkweise ist Yin mit seiner exemplarischen Definition der Case Study. Dieser positivistischen Herangehensweise gegenüber steht ein konstruktivistischer Ansatz, der die Durchführung von Case Studies mit dem Ziel der Theoriebildung beschreibt, wie er unter anderem von Merriam und Stake vertreten wird. Zusammengefasst lässt sich demnach der Forschungsansatz „Case Study Research" wie folgt definieren:

▶ **Definition**

- „Case study methodology aims to provide an in-depth, holistic, balanced, detailed and complete picture of complex, contemporary phenomena in its natural context." (Grant et al. 2020, S. 3)
- „…CSR is in-depth-research, considering an issue intensively and critically using multiple sources of evidence (eg interviews, observations, document analysis). Although the precise methods of data collection and alnalysis adopted will depend on the methodological position, triangulation is highly valued and commonly employed in respect to data validation." (Cleland et al. 2021, S. 1135)
- „A case study inquiry copes with the technically distinctive situation in which there will be many more variables of interest than data points, and as one result relies in multiple sources of evidence, with data needing to converge in a triangulating fashion, and as another result benefits from the prior development of theoretical propositions to guide data collection and analysis." (Yin 2014, S. 17).

⌈Vereinfacht gesagt ist unter einer Case Study, auf Deutsch auch Fallstudie, die Betrachtung eines Gegenstands oder der Entwicklung eines Falls zu verstehen, wobei „Fall" sehr allgemein gehalten ist. So kann eine Fallstudie sowohl die Beschreibung von Krankheits-, Genesungs- oder Rehabilitationsverläufen einzelner Personen sein als auch zum Beispiel die Beschreibung und Analyse der Einführung von Abrechnungssystemen im Krankenhaus (z. B. DRG [„diagnosis related groups"]) oder die Implementierung bestimmter Unterrichtsmethoden in einer Ausbildung. In der Entwicklung der medizinischen Forschung sind historische Fallbeschreibungen im Sinne einer intensiven, umfassenden Betrachtung eines Krankheitsbildes auf der Micro-Ebene historisch von fundamentaler Bedeutung für den Fortschritt der Medizin. Auch in den anderen Gesundheitsberufen, insbesondere der Pflegewissenschaft sowie den therapeutischen Disziplinen, spielt die CSR eine wichtige Rolle (Tight 2017). Gerade die Wirksamkeitsforschung zur Ermittlung der Effektivität von komplexen Interventionen im natürlichen Lebenskontext betroffener Patient*innen profitiert ungemein von in die Tiefe gehender Analyse des Gesamtfalles der Behandlung des jeweiligen Störungsbildes (Grant et al. 2020; Tight 2017). Was die Fallstudie im Sinne von CSR von einem medizinischen Fallbericht abgrenzt, ist in erster Linie die Intention. Im Rahmen von CSR wird im Regelfall die Frage nach dem „Wie", „Was" und „Warum" gestellt, es handelt sich also um eine intensive (in die Tiefe gehende) Beschäftigung mit einer ausgewählten Anzahl an Fällen. Dies steht im Gegensatz zu einer extensiven Untersuchung eines Phänomens, bei dem eine möglichst große Anzahl untersucht wird, um maximale Generalisierbarkeit zu erreichen.

Da Case Study Research den zu untersuchenden Fall in seiner Komplexität und all seinen Facetten inklusive der ein- und wechselwirkenden System- und Kontextfaktoren analysiert, kann eine Vielzahl an Methoden zum Einsatz kommen. Die Untersuchung kann mittels qualitativer, quantitativer oder gemischter Datenerhebungsmethoden geführt werden. Dabei können Case Studies sehr intensiv und langfristig angelegt sein, zum Beispiel um alle Parameter eines sprachtherapeutischen Therapieoutcomes durch Einbezug von Angehörigeninterviews oder durch Einschätzungsabfragen bezüglich der Sprachkompetenz im Alltag zu analysieren. Andererseits eignet sich dieses Design auch, um organisationale Änderungen hinsichtlich ihrer Auswirkung auf Einzelne zu untersuchen (z. B. bei Einführung eines interdisziplinären Zielmanagements in der Rehabilitation). Grant et al. beschreiben beispielhaft den Einsatz von CSR im Rahmen einer Evaluation zur Anwendung und dem Langzeitnutzen von Beckenbodentraining auf die Kontinenz erwachsener Frauen. Hier wurde der Case Study Ansatz gewählt, um die komplexe Intervention und deren Untersuchung mittels einer randomisierten Kontrollstudie tiefergehend und im tatsächlichen Lebenskontext der rekrutierten Probandinnen zu betrachten (2020, S. 6). Ein weiteres Beispiel aus dem Gesundheitskontext sind Case Studies zur Ermittlung der Wirksamkeit bestimmter Unterrichtsmethoden, wie sie unter anderem von Cleland et al. eingesetzt wurden. Die Autor*innen ermittelten die Auswirkungen und Wirkfaktoren eines chirurgischen Intensivkurses im Rahmen des Medizinstudiums (2021, S. 1138). Von Crowe et al. wurde ebenfalls im Ausbildungskontext im Rahmen einer vergleichenden Case Study ermittelt, wie die Implementierung von Inhalten zur Patient*innensicherheit in den unterschiedlichen Berufsgruppen Medizin, Physiotherapie, Pflege und Pharmazie stattfand und welche Faktoren tatsächlich zu einem sicheren Umgang mit Patient*innen führen (2011, S. 3).

Entsprechend der Fallauswahl und der Anzahl der ausgewählten Proband*innen können Fallstudien im Single-Sase-Design oder vergleichend im Multiple-Case-Design durchgeführt werden, wobei Letzteres vorsieht, mehrere Fälle zu analysieren und miteinander zu vergleichen. Scherfer und Bossmann (2011) unterteilen den Oberbegriff Fallstudie in Einzel-

fallanalysen und Fallberichte. Da Einzelfallanalysen Ursache-Folge-Beziehungen untersuchen und einem vorgegebenen experimentell-quantitativen Design (A-B-A-Design) folgen, sind sie aus der Systematik der Case Studies herauszuhalten (Abschn. 7.3.2). Bei der Auswahl des Falles beziehungsweise der Fälle muss nach dem primären Ziel der Fragestellung vorgegangen werden. Handelt es sich um eine intrinsische Fallstudie, dann wird ein bestimmter Fall aufgrund seiner Einzigartigkeit in seinem gesamten Kontext ausgewählt und in möglichst viel Detailreichtum betrachtet, untersucht und dargestellt. Bei einem instrumentellen Vorgehen dient der ausgewählte oder dienen die ausgewählten Fälle dazu, das Phänomen von Interesse zu untersuchen, ihre ureigene Einzigartigkeit ist von weniger Bedeutung als ihre mögliche Repräsentativität. Hierbei ist zu beachten, dass besonders von der Allgemeinheit abweichende Fälle eines Phänomens bei diesem Ansatz durchaus von Interesse sind und die Ergebnisse bereichern können. Die letzte der drei Herangehensweisen bezüglich der Fallauswahl stellt die kollektive Case Study dar. Hierbei werden bewusst mehrere Fälle gewählt, die einander gegenübergestellt werden. Dies kann einerseits zur Theorienbildung als auch zur Theorienüberprüfung dienen (Crowe et al. 2011).

In jedem Fall ist es notwendig, vorab den Fall genau zu definieren. Dabei müssen zumindest die Faktoren Zeit, Ort, Subjekt und Kontext klar abgegrenzt werden. Anders hingegen dienen Fallberichte oder Kasuistiken dazu, einzelne Patient*innen hinsichtlich interessierender Symptome ausführlich zu analysieren und darzustellen (Beushausen und Grötzbach 2011). Kasuistiken können in explorierende und deskriptive Fallberichte unterteilt werden. Bei explorierenden Fallberichten stehen seltene Erkrankungsfälle, kombinierte Symptomstellungen oder einfach auch seltene Erkrankungen mit geringerer Population im Fokus der Betrachtung. Im Gegensatz dazu analysieren deskriptive Fallberichte eher Patient*innen, welche in intensiver regelmäßiger Therapie sind und meist multifaktoriell betreut werden.

6.3.5.1 Wann soll die Methode angewendet werden?

Nach Eisenhardt (1989) sind Case Studies weitreichend und universell einsetzbar. Einzelfallstudien werden in der Praxis meist umgesetzt, um Erkenntnisse über einen ausgewählten Fall zu gewinnen. Bei bereits vorhandenen größeren quantitativen Erhebungen dienen Fallstudien im Sinne von kleinen Stichproben zur vertiefenden qualitativen Untersuchung dazu, die statistischen Ergebnisse zu veranschaulichen, um so zu einer besseren Interpretierbarkeit beizutragen. Vorrangig geeignet erscheinen hierfür Fragestellungen, die mit einem „Wie" oder „Warum" gestellt werden, wobei hier die Wahl der Case Study Research hinsichtlich der Vorteile im Vergleich zur Methode der Umfrage und des Experiments genau überlegt werden muss. Im diagnostisch-therapeutischen Prozess untersuchen Fallstudien häufig Erkrankungsbilder mit geringer Population, komplexe Symptomkonstellationen, multifaktorielle Ereignisse und Wirkungsweisen, bei denen der Fokus der Studie auf dem diagnostisch-therapeutischen Handeln liegt. Fallstudien ermöglichen die vertiefte Betrachtung therapeutischer Interventionen in ihrem Kontext und können als Erweiterung eines RCT-Designs wertvolle Informationen über die tatsächliche Wirksamkeit außerhalb des experimentellen Settings liefern. Die Darstellung des Kontextes und der über die Intervention hinaus wirksamen Faktoren auf den Outcome können so erfasst werden. Ein weiterer relevanter Anwendungsbereich ist die intensive Beschäftigung mit Phänomenen, um offene Forschungsfragen aufzuwerfen und abzugrenzen.

6.3.5.2 Themenstellungen

Case Studies können beispielsweise eine Einzelperson, eine Familie, eine Therapie-, Arbeitsoder Studierendengruppe untersuchen. Die Auswahl des Falls muss entsprechend begründet werden (typischer Fall, neuer, interessanter Fall, diagnostisch oder therapeutisch spezieller schwieriger Fall), ebenso müssen die Fragestellung und die Zielsetzung klar formuliert sein. Ein Beispiel wäre die Untersuchung der Frage, wie der logopädische Diagnostikprozess für eine*n Patient*in mit akuter Aphasie und begleitender komplexer Wahrnehmungsstörung bei Nichteinsetzbarkeit standardisierter Testverfahren optimal gestaltet werden kann („**Single Case Study**" im Sinne einer intrinsischen Fallstudie). Eine andere Möglichkeit wäre zu analysieren, wie sich die Einführung eines interdisziplinären Zielmanagements in der postakuten Neurorehabilitation auf den logopädischen Behandlungsverlauf neurogener Dysphagien auswirkt („**Multiple Case Study**" im Sinne vergleichender, instrumenteller Fallstudien). Die Auswirkung von Unterricht therapeutischer Tätigkeiten in einem Simulationslabor unter Einbezug von Simulationspatient*innen im Rahmen der Bachelorstudien Ergotherapie, Logopädie und Physiotherapie auf die subjektiv wahrgenommene Handlungsfähigkeit der Absolvent*innen mittels einer vergleichenden Fallstudie zu untersuchen, wäre zuletzt ein Beispiel für einen kollektiven Zugang. All diesen Beispielen ist gemeinsam, dass eine klare Abgrenzung des untersuchten Falles („Phänomens") vorgenommen wurde. Die Ziele und genauen Fragestellungen dürfen sich allerdings je nach eingesetzter Methodologie durchaus auch noch im Verlauf der Studie bewegen und induktiv entwickeln (Ylikoski und Zahle 2019).

6.3.5.3 Welche Schritte müssen eingehalten werden?

In Anlehnung an Fàbregues und Fetters (2019) umfasst der Erstellungsprozess für „case studies" im Allgemeinen 10 Bausteine:

6.3.5.3.1 Durchführung eines Literaturreviews

Im ersten Schritt wird eine umfassende Recherche zu dem Phänomen von Interesse durchgeführt. Besondere Beachtung verdienen dabei gesellschaftspolitische, in einer definierten Zeitspanne historische sowie gesundheitspolitische und epidemiologische Aspekte, um den Hintergrund der Forschungsfeldes und dessen Einbettung in bisher veröffentlichtes Wissen zu etablieren. Ausgehend von dieser Recherche soll eine Forschungsfrage formuliert werden können.

6.3.5.3.2 Formulieren einer Forschungsfrage

Die formulierte Frage sollte bearbeitbar, klar, signifikant, ethisch vertretbar und an bisherige aktuelle Forschung angebunden sein.

6.3.5.3.3 Absicherung, dass eine Case Study zur Beantwortung geeignet ist

Die geplante Forschungs sollte folgende Kriterien erfüllen, um als Case Study korrekt durchführbar zu sein:

- In die Tiefe gehende Untersuchung eines Phänomens
- Natürlichkeit
- Fokus auf Kontext

6.3.5.3.4 Festlegung der Art des Case Study Designs

Vor der Auswahl der Fälle muss festgelegt werden, um welche Art von Case Study es sich handelt und was deren Ziel ist:

- Einer oder mehrere Fälle
- Intrinsisch, instrumentell oder kollektive Fallstudie

6.3.5.3.5 Abgrenzung und Auswahl des Falles/der Fälle

Im nächsten Schritt erfolgt eine klare Definition des Falles, seiner Abgrenzung und seines natürlichen Kontextes. Auf die Definition folgt die Auswahl der zu untersuchenden Fälle. Hier kann wieder auf die im ersten Schritt recherchierte und bearbeitete Literatur Bezug genommen werden.

6.3.5.3.6 Vorbereitung der Datenerhebung

Vor Beginn der Datenerhebung sollte ein Studienprotokoll erstellt werden. In diesem werden die geplanten Erhebungsmethoden und -zeitpunkte sowie die geplante Auswertung der erhobenen Daten beschrieben. Überlegungen zum Datenschutz und der Auswirkungen der Teilnahme an der Studie für die untersuchten Fälle und den Umgang mit potentiell sensitivem Datenmaterial sollten ebenfalls im Studienprotokoll Erwähnung finden.

6.3.5.3.7 Erhebung und Organisation der Daten

In Abhängigkeit des gewählten Forschungsdesigns und der Forschungsfrage werden unterschiedliche Methoden zur Datenerhebung eingesetzt. Die erhobenen Daten sollten systematisch in passenden Datenbanken bzw. Formaten organisiert werden.

6.3.5.3.8 Auswertung der Daten

Bei der Kodierung der qualitativen Daten kann induktiv oder deduktiv vorgegangen werden. Nach erfolgter Kodierung wird nach Mustern gesucht und Themenschwerpunkte werden identifiziert. Die Auswertung quantitativer Daten erfolgt rein statistisch. Analysetechniken wie Musterabgleich, Theoriengenerierung, Zeit-Folge-Analyse sowie logische Modelle können zum Einsatz kommen (Yin 2014). Durch den Einsatz mehrerer Erhebungsmethoden und deren triangulative Auswertung wird eine interne Validierung der Ergebnisse angestrebt.

6.3.5.3.9 Verfassen des case study Berichts

Der Fallbericht sollte in jedem Fall eine detaillierte, nachvollziehbare Darstellung des untersuchten Falles und eine konzise und transparente Beschreibung der erhobenen Daten enthalten. Außerdem ist es ratsam, sich an den Anforderungen der primären Zielgruppe des Berichts zu orientieren und ihn demgemäß anzupassen.

6.3.5.3.10 Beurteilung der Qualität

Im letzten Schritt sollte eine kritische Auseinandersetzung mit dem eigenen Vorgehen und dem Bericht stattfinden. Dazu ist es ratsam, passende Frameworks und Reporting Guidelines heranzuziehen.

Fallberichte (Kasuistiken) im Sinne einer intrinsischen Single Case Study im Speziellen bestehen zumindest aus:

Tab. 6.3 Case-study-Struktur. (Adaptiert nach Ophey et al. 2007)

Ebene	Beschreibung	
1: „plan-do-study-act"	Oberflächenstruktur: therapeutischer Qualitätszyklus	– Problemanalyse – Problemdefinition – Verbesserungsvorschlag – Durchführung des Vorschlags – Evaluierung des durchgeführten Verbesserungsvorschlags Beschreibung der 8 Schritte im zyklischen therapeutischen Prozess und der impliziten und expliziten Entscheidungen in diesem Prozess: – Erstkontakt – Anamnese – Logopädische Untersuchung – Analyse – Logopädische Diagnose – Behandlungsplanerstellung – Behandlung und Evaluation – Abschluss
2: Inventarisierung der 5 Evidenzquellen	Empirische Evidenzquelle experimentelle Evidenzquelle physiologische Evidenzquelle Überzeugungen (Patient*in, Therapeut*in) Rahmenbedingungen des Systems	Erfahrungswissen der Therapeut*innen Resultate aus wissenschaftlichen Untersuchungen Basiswissen aus Anatomie, Physiologie, Pathologie, Neurologopädie etc. Überzeugungen von Patient*in und Therapeut*in: „illness beliefs" Möglichkeiten, die das System in Bezug auf Behandlungsanzahl und Therapieformen bietet
3: klinische Argumentation und Abwägen der Evidenzquellen	Prozedurales Denken interaktives Denken konditionelles Denken	Problemlösungsdenken, Erkennen klinischer Muster, Erfassen der kommunikativen Gesundheitsprobleme nicht nur körperliche Dimension der Gesundheitsprobleme erklären, sondern betroffene Person verstehen alle individuellen Aspekte der Person in zeitlichem Zusammenhang in die Therapie mit einfließen lassen

- Einleitung inklusive Beschreibung der Ausgangslage
- Zielsetzung und Fragestellung
- Strukturierte, verdichtete Beschreibung der Datenquellen und Datenarten
- Darstellung der eigenen Untersuchungen bzw. therapeutischen Interventionen
- Darstellung des Lebensumfelds und indiduellen Kontextes des Individuums
- Synthese in Form einer Beurteilung, welche auch Schwierigkeiten, ungelöste Probleme und offene Fragen diskutiert

Hierfür empfehlen Ophey et al. (2007, S. 3), Aspekte der Qualitätssicherung, der „evidence-based practice" und des „clinical reasoning" ins Studiendesign mit einzubeziehen, um einerseits das diagnostisch-therapeutische Handeln der Gesundheitsberufe zu untersuchen und

andererseits die Entscheidungsfindung im klinischen Alltag transparent darzustellen. Dementsprechend sind die in Tab. 6.3 dargestellten 3 Ebenen zu berücksichtigen.

6.3.5.4 Stärken und Schwächen von Case Study Research im Allgemeinen

6.3.5.4.1 Stärken

- Der Einsatz von Fallstudien in neuen bzw. komplexen Forschungsfeldern hilft, die Ist-Situation besser einzuschätzen, trennt Wesentliches von Unwesentlichem und ermöglicht, bekannte Aspekte aus scheinbar Neuem herauszuarbeiten (Stickel-Wolf und Wolf 2005).
- CSR kann Klarheit schaffen, wenn die Abgrenzung zwischen einem Phänomen und

dessen Kontext unklar sind oder die Forschenden der Ansicht sind, dass der Kontext hoch relevant für das Phänomen ist und davon nicht sinnvoll in Form eines Experimentes getrennt werden kann (Cleland et al. 2021).

- Fallstudien verhelfen dem quantitativ orientierten Forschen dabei, Hypothesen zu entwickeln sowie Konstrukte zu validieren und die Anwendbarkeit und tatsächliche Effektivität therapeutischer Interventionen zu ermitteln (Borchard und Göthlich 2009, Grant et al. 2020).
- Es besteht das Potenzial zu neuen theoretischen Einsichten und die Möglichkeit, das wissenschaftliche Denken in Bewegung zu bringen, bei geringerem Bias (im Sinne von Verzerrungen) im Vergleich zu anderen Methoden (Eisenhardt 1989).
- Vertiefende qualitative Untersuchungen an kleinen Stichproben im Rahmen von oder im Anschluss an quantitative Erhebungen ermöglichen durch die Veranschaulichung der Fallstudien eine bessere Interpretierbarkeit der statistischen Ergebnisse. Sie können zusätzliche Einblicke in Versorgungslücken geben, sowie den Erfolg unterschiedlicher Implementierungsstrategien greifbar machen (Crowe et al. 2011).
- Da keine bestimmten Methoden vorgegeben sind, können beliebige Beurteilungsinstrumente (Tests, Angehörigenfragebogen, Interview etc.) eingesetzt werden, die den uns anvertrauten Menschen und den entsprechenden Ressourcen (personell, organisational, finanziell etc.) innerhalb des diagnostisch-therapeutischen Prozesses gerecht werden.

6.3.5.4.2 Schwächen
- Die Komplexität der Datenlage birgt die Gefahr, zu einer detailhaltigen Theoriebildung zu führen, um möglichst alle untersuchungsrelevanten Aspekte mit einzubeziehen. Aufgrund dessen mangelt es an Einfachheit und entsprechend an Überblick.
- Bei Untersuchung eines Einzelfalls besteht die Gefahr, dass die Theorie ein „idiosyncra-

tic phenomenon" beschreibt und dadurch die theoretische Spezifität und ihre Generalisierbarkeit schwächt (Eisenhardt 1989).

- Die intensive Beschäftigung mit einem oder einigen ausgewählten Fällen ermöglicht ein vertieftes Verständnis des untersuchten Phänomens und lässt grundsätzlich eine mögliche, generalisierbare Theorienbildung zu. Allerdings muss klar gestellt werden, dass unabhängig davon, wie intensiv ein Fall untersucht wurde, die Ergebnisse trotzdem keinen Schluss über dessen Häufigkeit und Repräsentativität zulassen können (Ylikoski und Zahle 2019).
- Den Einzelfallstudien wird nachgesagt, sie seien für verallgemeinerbare wissenschaftliche Erkenntnisse zu unergiebig, laut manchen Literaturquellen zu Unrecht.

6.3.5.5 Stärken und Schwächen von Kasuistiken (Fallstudien)

6.3.5.5.1 Stärken

- Explorative Fallstudien können aufgrund ihrer explorativen und deskriptiven Dimension die Theorieentwicklung und Professionalisierung medizinisch-therapeutisch-diagnostischer Berufsgruppen stark beeinflussen (Ophey et al. 2007).
- Deskriptive Fallstudien beschreiben systematisch das diagnostisch-therapeutische Handeln bei häufig vorkommenden Gesundheitsproblemen in ihrem natürlichen Kontext und leisten so einen Beitrag, neue Fragestellungen zu quantitativen Untersuchungen aufzuwerfen oder Daten anhand von (komplexen, seltenen, multifaktoriellen) Einzelfallstudien zur wissenschaftlichen Diskussion zu stellen. Dadurch können sie die Entwicklung neuer Konzepte, Theorien oder einfach weiterer Forschungsfragen fördern.
- Explorierende und deskriptive Fallstudien stellen in der Darstellung klinischer Entscheidungen im Praxisalltag eine Bereicherung für die Logopädie und alle weiteren medizinisch-therapeutisch-diagnostischen Gesundheitsberufe dar.

6.3.5.5.2 Schwächen

- Einzelfallstudien haben einen niedrigen Evidenzlevel.
- Häufig werden Fallstudien durch experimentelle Untersuchungsdesigns unter Einbindung moderner Abbildungsmethoden (z. B. Positronenemissionstomographie) ersetzt.
- Limitierend für die Durchführung einer umfassenden Case Study im Rahmen von Bachelorarbeiten ist die Sicherstellung eines häufig notwendigen längerfristigen Zugangs zum Untersuchungsfall bzw. Untersuchungsfeld, da die Curricula in den Gesundheitsstudiengängen sehr dicht geplant sind. (Zu berücksichtigen sind bei Erhebungen personenbezogener und organisationaler Faktoren auch die Einholung diverser Durchführungsgenehmigungen sowie die Einreichung eines Ethikantrags.)

Um Case Studies und Fallstudien hinsichtlich der statistischen Aussagekraft aufzuwerten, besteht laut Unicomb et al. (2015, S. 728 ff.) bei quantifizierbaren Ergebnissen die Möglichkeit, sich des „reliable change index" (RC) zu bedienen, durch den man sowohl dem Anspruch auf statistische als auch klinische Signifikanz gerecht wird.

6.3.5.5.3 Zusammenfassung

Die forschende Vorgangsweise nach Case Study Research Design (CSR) bietet die Möglichkeit, Tiefenbohrungen triangulativer Natur zu bereits vorhandenen quantitativen Ergebnissen durchzuführen, um Daten besser zu interpretieren, seltene, komplexe und multifaktorielle Einzelfälle zu analysieren und zur Diskussion zu stellen. Die Anwendung dieses Designs trägt zum Aufwerfen neuer Fragestellungen und zur Anregung weiterer quantitativer Studien im Rahmen der medizinisch-therapeutischen Forschung bei. Ebenso ist diese Vorgangsweise geeignet, um bestehende Theorien in Leitlinien oder effektivitätsgeprüften Konzepten zu analysieren. Anhand von Fallstudien im Sinne von Kasuistiken wird

neben der ausführlichen Analyse des therapeutischen Handelns im Rahmen eines speziellen Falls unter anderem der Frage nachgegangen, was die*der einzelne Patient*in in ihrem*seinem Lebenskontext mit einer*m Durchschnittspatient*in großer klinischer Studien gemeinsam hat (Ophey et al. 2007).

6.3.6   Inhaltsanalyse

Valentin Ritschl und Tanja Stamm

▶ **Definition** Das Ziel der qualitativen Inhaltsanalyse besteht in der systematischen, regelgeleiteten und theoriegeleiteten Analyse von Datenmaterial und Texten, die vorwiegend durch Kommunikation erstellt wurden. Dabei wird meist eine sequenzielle, d. h. eine streng dem Ablauf der Kommunikation folgende Analyse der Daten vorgenommen. Kommunikation umfasst hierbei Texte, Interviews, Reden, Kunstwerke, Zeichen, Symbole etc., die von jemanden, dem Sender, produziert wurden und für jemand anderen, den Empfänger, eine Bedeutung haben (Krippendorff 2013; Mayring 2010).

6.3.6.1 Wann soll die Methode angewendet werden?

Mittels der qualitativen Inhaltsanalyse können Inhalte aus unterschiedlichen Kommunikationsformen analysiert und interpretiert werden (Krippendorff 2013). Das bedeutet, dass sich diese Methode für Bachelorstudierende gut eignet, da sich fast alle Texte, zum Beispiel aus Einzelinterviews oder Fokusgruppeninterviews, durch eine qualitative Inhaltsanalyse bearbeiten lassen. Krippendorff (2013) gibt zu bedenken, dass die Inhaltsanalyse trotz ihrer vielen generischen Anwendungsmöglichkeiten nicht für alle Fragestellungen die am besten geeignete Analysemethode darstellt. So eignet sich die qualitative Inhaltsanalyse beispielsweise, um die Bedeutung von Texten, Interviews oder Verhalten zu verstehen, nicht aber, um die Hintergründe eines bestimmten Verhaltens zu erklären. Die generische Einsetzbarkeit der Inhaltsanalyse ist somit auf Masterniveau unzulänglich. Hier muss eine bezogen auf die Fragestellung passende Analysemethode gewählt werden.

6.3.6.2 Themenstellungen

Die Inhaltsanalyse erlaubt den Forscher*innen, relativ unstrukturierte Daten auf ihre Bedeutung, Symbolik, expressiven Inhalte sowie die kommunikative Rolle, die sie in einem Kontext haben, zu erforschen. Im Gegensatz zu anderen Analysemethoden ist an der qualitativen Inhaltsanalyse besonders das starke Einbeziehen des Kontextes bei der Interpretation von Texten/Kommunikation hervorzuheben. Die Inhaltsanalyse findet in folgenden Bereichen Anwendung:

- Darstellung von Entwicklungen, Mustern, Trends oder Unterschieden, zum Beispiel zwischen Behandlungsmustern oder Behandlungsparadigmen verschiedener Institutionen
- Identifikation, Beschreibung und Evaluation, Beurteilung von Phänomenen, zum Beispiel Beschreibung von Phänomenen wie Langeweile oder Spiel; für inhaltlich tiefgehende Interpretationen sollten phänomenologische Verfahren (Abschn. 6.3.1) berücksichtigt werden
- Beschreibung von Symptomen und Symptomkomplexen, zum Beispiel Darstellung und Beschreibung von Störungsbildern wie der „occupational imbalance"
- Analyse schriftlicher Materialien und Beratungsgesprächen, zum Beispiel Beschreibung fördernder und hemmender Faktoren bei der Umsetzung von Heimübungsprogrammen, Dokumentationen oder Texte für Patienteninformationen
- Analyse von institutionellen Prozessen, zum Beispiel Darstellung des für die Erfüllung einer Arbeit notwendigen impliziten und expliziten Wissens

6.3.6.3 Welche Schritte müssen eingehalten werden?

Es existieren sehr unterschiedliche „Anleitungen" zur Durchführung von qualitativen Inhaltsanalysen (Gläser und Laudel 2010; Mayring 2010; Krippendorff 2013) und von Tech-

niken, die der Inhaltsanalyse ähneln, wie die „meaning condensation" und „meaning interpretation" (Kvale und Brinkmann 2009). Tab. 6.4 zeigt eine Zusammenfassung der Gemeinsamkeiten und Unterschiede in den Vorgehensweisen. Das gemeinsame Ziel der qualitativen Inhaltsanalyse ist es, „die wesentlichen Inhalte (zu) erhalten (…), durch Abstraktion einen überschaubaren Korpus zu schaffen, das immer noch ein Abbild des Grundmaterials ist" (Mayring 2010).

Bei den unterschiedlichen Vorgehensweisen für eine qualitative Inhaltsanalyse kann man erkennen, dass die Schritte im Großen und Ganzen sehr ähnlich verlaufen. Unterschiede sind vor allem in der Detailliertheit der Differenzierung der einzelnen Schritte erkennbar. Doch trotz der Ähnlichkeiten beinhalten die unterschiedlichen Vorgehensweisen auch unterschiedliche Vor- und Nachteile.

Wie eingangs erwähnt, ist das bewusste Einbeziehen des Kontextes, d. h. der Zusammenhang des Textes mit seiner Entstehungszeit, dem Verfasser, den soziokulturellen Zusammenhängen etc., in die Analyse der Inhalte das Besondere an dieser qualitativen Methode. Diese Einbeziehung findet sich allerdings im Vorgehen nach Mayring und Krippendorff, während andere Autoren die Reduktion und Zusammenfassung von Inhalten als Aufgabe der Inhaltsanalyse beschreiben. Hier muss bereits in der Planung eines Projekts und anhand der Forschungsfrage überlegt und entschieden werden, ob das Einbeziehen des Kontextes für valide Ergebnisse notwendig ist oder nicht. Diese Entscheidung beeinflusst dann auch die Vorgehensweise. Die Vorgehensweise nach Krippendorff bietet darüber hinaus die Möglichkeit, sich einem Text ohne Fragestellung und ohne theoretische Vorüberlegung zu nähern und sich dem Text somit unvoreingenommen zu widmen.

Beispiel

Das folgende Beispiel entstammt einer Inhaltsanalyse nach Kvale und Brinkmann (2009)

Tab. 6.4 Vorgehen bei der qualitativen Inhaltsanalyse: Gegenüberstellung verschiedener Ansätze

Schritte	Krippendorf (2013)	Mayring (2010)	Gläser und Laudel (2010)	Kvale und Brinkmann (2009)
Startpunkt und Vorbereitung der Analyse	**Entweder** Textgetriebene Inhaltsanalyse: ohne Fragestellung werden bestehende Texte (Briefe, Interviews etc.) gelesen **oder** Problemgetriebene Inhaltsanalyse: Forschungsfrage als Ausgangspunkt formulieren		Forschungsfrage formulieren, durch die Literaturrecherche werden im Vorfeld bereits Kategorien erstellt	
Datensammlung	Auswahl der Texte oder Teilnehmer*innen, die für die Analyse herangezogen werden, inkl. Ein- und Ausschlusskriterien. Auswahl einer repräsentativen Stichprobe. **Achtung:** Hier gibt es inhaltliche Unterschiede zu anderen qualitativen Theorien, die argumentieren, dass qualitative Forschung nicht repräsentativ ist, sondern verschiedene Möglichkeiten, Sichtweisen etc. aufzeigt	Festlegung des „Materials": Texte oder Teilnehmer*innen als repräsentative Stichprobe. Analyse der Entstehungssituation: Die Bedingungen, unter denen die Daten entstanden sind, werden mit aufgenommen (Beschreibung von Interviewer*in, sog. Vorverständnis des Verfassers/Verfasserin, soziokulturelle Hintergründe)	Die Datensammlung wird bei diesen Autor*innen nicht als eigenständiger Teil der qualitativen Inhaltsanalyse verstanden	
	Datensammlung lt. Plan (Interview, Fokusgruppe, teilnehmende Beobachtung). Für die Analyse müssen die Daten in verwertbare, beständige und analysierbare Aufzeichnungen (z. B. Transkripte) gewandelt werden			
Datenanalyse		Grundsätzliche Richtung der Analyse: Inhalt des Textes selbst analysieren, Rückschlüsse zum Textverfasser ziehen oder die Wirkung des Textes das Umfeld darstellen	Durchlesen der Daten/Texte: Sind die erstellten Kategorien passend oder müssen sie erweitert oder angepasst werden? Technische Vorbereitungen, falls die Texte computerunterstützt ausgewertet werden	Durchlesen der Daten, bis man sich mit dem Text vertraut gemacht hat
		Formulieren einer konkreten Fragestellung, die auf bisherige Forschungen/Erkenntnisse aufbaut (Ziel: Anknüpfen an bestehendes Wissen)		
		Zusammenfassen **und/oder** explizieren (d. h. fragliche Texte werden aufgrund zusätzlichen Materials erläutert) **und/oder** strukturieren anhand von Kategorien (vorbestehend oder neu erstellt oder angepasst)		
	Einteilen des Textes in Analyseeinheiten, z. B. Zeile oder Absatz, mit zusammenhängender Bedeutung	Einteilen des Textes in Absätze mit zusammenhängender Bedeutung und Zuordnung zu den Kategorien		Einteilen des Textes in die natürlichen Bedeutungseinheiten (Textstelle mit zusammenhängender Bedeutung)
	Datenreduktion, indem Wiederholungen entfernt werden	Analyse der Daten bis die Kategorien stabil sind	Datenreduktion, indem Wiederholungen/Duplikate entfernt werden	Datenreduktion durch zusammenfassen der Bedeutungen und Erstellung von Kategorien/Themen/Konzepten
	Interpretieren (bisher wurden die Daten nur beschrieben) durch Einbeziehung des Kontexts, z. B.: Wann/in welcher Kultur/ist der Text entstanden? Wer hat (mit welchem Hintergrund) den Text verfasst?	Zusammenfassung der Ergebnisse, evtl. kann nach Hermeneutik interpretiert werden (Abschn. 6.3.7)	Beantwortung der Forschungsfrage ohne „allgemeinen Regeln"	„Meaning condensation" ist nur beschreibend, „meaning interpretation" geht über eine Strukturierung der Daten/über das Gesprochene hinaus: evtl. kann nach Hermeneutik interpretiert werden (Abschn. 6.3.7)

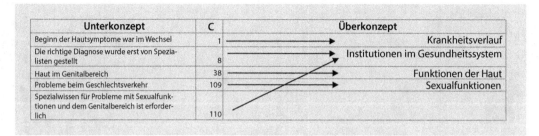

Unterkonzept	C	Überkonzept
Beginn der Hautsymptome war im Wechsel	1	Krankheitsverlauf
Die richtige Diagnose wurde erst von Spezialisten gestellt	8	Institutionen im Gesundheitssystem
Haut im Genitalbereich	38	Funktionen der Haut
Probleme beim Geschlechtsverkehr	109	Sexualfunktionen
Spezialwissen für Probleme mit Sexualfunktionen und dem Genitalbereich ist erforderlich	110	

Abb. 6.3 Auszug aus dem Schema der Unter- und Überkonzepte

Auszug aus transkribierten Interviewtexten

Mein Name ist (...), ich hab die Psoriasisarthritis eigentlich relativ früh bekommen, mit 38 Jahren, und bei mir hat es eigentlich keiner erkannt, außer das Allgemeine Krankenhaus. Weil ich habs eigentlich nicht von der Psoriasis[13,14] her, so richtig kommt es bei mir nicht zum Vorschein, sondern eher die Arthritis[15]. Die Diagnose konnte erst im Allgemeinen Krankenhaus gestellt werden.

Ich muss ganz ehrlich gestehen, ich hab das früher nicht so beachtet, die Psoriasis, und ich hab sie eigentlich auf den Geschlechtsteilen, und das ist, muss ich sagen, beim Geschlechtsverkehr sehr unangenehm. Es tut sehr weh, und der Hausarzt verschreibt mir gar nichts mehr, auch nicht der Frauenarzt, als ich bei ihm war. Jetzt muss ich mir einen Spezialisten suchen, denn da gibt es angeblich ein Präparat, dass das Problem mit den Geschlechtsteilen weggeht, weil es beim Verkehr sehr schmerzt und unangenehm ist.

Auszug aus der Analyse
- Der Text wird in eine Tabelle kopiert und in Bedeutungseinheiten bzw. Analyseeinheiten unterteilt. Eine Einheit bedeutet hier ein Textabschnitt innerhalb einer Zeile.
- Im nächsten Schritt wird das Thema der Einheit in die nächste Spalte (MU = Meaning Unit = Thema der Bedeutungseinheit) zusammengefasst. In der Auswertung sollte die Interviewnummer (I = Nummer der Fokusgruppe bzw. des Interviewten) genannt werden, damit in der Auswertung immer der Bezug zu dem Interviewpartner klar ist. Außerdem sollte die Nummer der Bedeutungs- bzw. Analyseeinheit (#) genannt werden, um eine einfachere Zuordnung zu Kategorien bzw. den Unter- oder Subkategorien zu ermöglichen, und die Nummer des Konzepts bzw. der Kategorie (C), dem es zugeordnet wird, mitgeführt werden (Tab. 6.5).

Diese Überkategorien können nun genutzt werden, um eine neue Theorie darzustellen oder um schon bestehende Theorien/Assessments (z. B. Fragebögen) zu bestätigen bzw. zu ergänzen. Um bestehende Theorien/Assessments zu überprüfen, werden die gewonnen Kategorien den Konzepten aus den bestehenden Theorien/Assessments gegenübergestellt. Somit kann dargestellt werden, ob die bestehenden Theorien/Assessments notwendige Inhalte ausreichend abdecken oder ob diese an die neuen Erkenntnisse angepasst werden müssen (sich also neue, noch nicht bekannte Kategorien ausbilden, die dann z. B. in einen Fragebogen aufgenommen werden müssten, Abb. 6.3). ◄

---

[13] Anmerkung der Autoren: Eine Psoriasisarthritis ist eine chronisch rheumatische Autoimmunerkrankung, die sowohl die Gelenke als auch die Haut betreffen kann

[14] Anmerkung der Autoren: Symptome im Sinne einer Schuppenflechte

[15] Anmerkung der Autoren: Symptome einer Gelenkentzündung

Tab. 6.5 Auszug aus der Analyse

Text	MU	I	#	C
Ich hab die Psoriasisarthritis eigentlich relativ früh bekommen, mit 38 Jahren	Symptome „relativ früh", mit 38 Jahren aufgetreten	2	131	0
Und bei mir hat es eigentlich keiner erkannt außer das Allgemeine Krankenhaus. Weil ich habs eigentlich nicht von der Psoriasis her, so richtig kommt es bei mir nicht zum Vorschein, sondern eher die Arthritis	Diagnose konnte erst in einem bestimmten Krankenhaus gestellt werden; Arthritis > Hautbeschwerden	2	132	8
Ich muss ganz ehrlich gestehen, ich hab das früher nicht so beachtet, die Psoriasis, und ich hab sie eigentlich auf den Geschlechtsteilen, und das ist, muss ich sagen, beim Geschlechtsverkehr sehr unangenehm. Es tut sehr weh	Geschlechtsverkehr = unangenehm, Schmerzen	2	147	38, 109
Und der Hausarzt verschreibt mir gar nichts mehr, auch nicht der Frauenarzt, als ich bei ihm war	Ärztliches Spezialwissen ist erforderlich	2	148	110
Jetzt muss ich mir einen Spezialisten suchen, denn da gibt es angeblich ein Präparat, dass das Problem mit den Geschlechtsteilen weggeht, weil es beim Verkehr sehr schmerzt und unangenehm ist	Ärztliches Spezialwissen ist erforderlich	2	149	110

MU Thema der Bedeutungseinheit, *I* Nummer der Fokusgruppe, *#* Nummer der Bedeutungseinheit, *C* Nummer des Konzepts

6.3.6.4 Stärken und Schwächen

6.3.6.4.1 Stärken

- Die qualitative Inhaltsanalyse ermöglicht eine „einfache" Auswertung von Daten, die anschließend von anderen, Verfahren, wie zum Beispiel der Hermeneutik ergänzt werden kann.
- Sie ermöglicht semiquantitative Auswertungen, zum Beispiel wie viele Teilnehmerinnen etwas Bestimmtes gesagt haben.
- Sie erlaubt mit „unstrukturiertem" Datenmaterial zu arbeiten.
- Sie erlaubt mit bereits bestehendem Material zu arbeiten, welches unzusammenhängend erstellt wurde.
- Die originalen Kontextfaktoren werden berücksichtigt, d. h. die Faktoren, die sich auf die Entstehung des Textes beziehen, und der Forscher kann Daten produzieren, die bedeutend, informativ und repräsentativ für andere Menschen sind.

- Die qualitative Inhaltsanalyse kann für große und kleine Mengen an Daten eingesetzt werden (Krippendorff 2013; Mayring 2010; Gläser und Laudel 2010).

> Die sehr ausführliche Beschreibung der einzelnen Schritte (mit zusätzlichem „practical guide") bei Krippendorff (2013) erlaubt ein gutes Einarbeiten in die Methodik auch für wissenschaftliche Einsteiger.

6.3.6.4.2 Schwächen

- Die qualitative Inhaltsanalyse wird oft angewandt, wenn die Daten bereits existieren. Dies bedeutet, dass möglicherweise Einfluss- oder Störfaktoren in der Datenerhebung nicht erkannt oder beeinflusst werden können.
- Sie kann nicht Intentionen oder Hintergründe für die Schaffung der zu analysierenden Texte erklären (Krippendorff 2013), da sie

eher dazu dient, die Bedeutung von Texten, Symbolen oder Verhalten zu verstehen.

6.3.6.4.3 Zusammenfassung

Die Inhaltsanalyse ist eine sehr vielfältige, aber auch eine komplexe Methode, um kleine und große Datenmengen bezüglich der Bedeutung zu verstehen.

6.3.7 Hermeneutik

Christine Chapparo und übersetzt von Roman Weigl

▶ **Definition** Die Hermeneutik beschäftigt sich mit dem Verstehen und dem Entdecken von menschlichen Lebenserfahrungen durch die Analyse der in menschlichen Schöpfungen (oftmals Sprache und Text, aber auch Kunstgegenstände etc.) enthaltenen Bedeutungen.

> *Psychometricians try to measure it.*
> *Experimentalists try to control it.*
> *Interviewers ask questions about it.*
> *Observers watch it.*
> *Participant observers do it.*
> *Statisticians count it.*
> *Evaluators value it.*
> *Qualitative* [hermeneutic] *inquirers find meaning in it.*
> (Aus Halcolm's Inquiry Parables, zitiert nach Patton 2002)

Hermeneutik, vom Griechischen *hermeneutikos* abgeleitet, konzentriert sich auf die Entdeckung von Bedeutungen, die in den Beschreibungen menschlicher Lebenserfahrungen enthalten sind (McCaffrey et al. 2022). Die Praxis der Hermeneutik hat eine lange Geschichte. Ursprünglich als Ansatz für die Interpretation der antiken Texte genutzt, wurde die Hermeneutik in jüngster Zeit vermehrt in den Geisteswissenschaften als Methode angewandt, um Bedeutungen, die mit den Lebenswelten der Menschen verbunden sind, zu entdecken (Grondin 1997; Thistleton

---

[16] Theorie und Praxis der Interpretation und des Verstehens in verschiedenen Arten von menschlichen Zusammenhängen

2009; Thorne 2016). Der Begriff wird als erkenntnistheoretischer Zugang verstanden, der eine Methodologie für das Interpretieren von Texten, Objekten und Konzepten in unterschiedlichen menschlichen Kontexten bietet (Grondin 1997). Der Begriff wird heute als die „theory and practice of interpretation and understanding in different kinds of human contexts" (Odman 116, S. 63)[16] definiert. Moderne Hermeneutik ist eine breite Disziplin, die nicht nur geschriebene, sondern auch verbale und nonverbale Kommunikation, Bilder und Musik beinhaltet. Sie ist eine der von Gesundheitsprofessionist*innen verwendeten qualitativen Forschungsmethoden und zielt darauf ab, reiche Sprach- und Textbeschreibungen zu erhalten, zu produzieren und zu analysieren, die es ermöglichen, die Bedeutungen zu interpretieren, die Menschen ihren Lebenserfahrungen zuweisen. Diese Art der Forschung trägt zu einem kollektiven Verständnis zwischen Gesundheitsdienstleister*innen und ihren Klient*innen bei (zum Beispiel: Bright 2015; Fleming et al. 2003; Gadamer 1996; Haghiri-Vijeh und McDonald 2022; Ho et al. 2017; Norberg Boysen et al. 2017; Paterson et al. 2006; Russo 2021).

Die Hermeneutik stellt einen Oberbegriff dar, der sowohl eine *Philosophie* (die Überzeugung, dass Bedeutung, Verständnis und Sprache miteinander in Beziehung stehen), eine *Theorie* (Konzepte, wie das Verständnis durch die Interpretation der Worte, Aktionen und Kontexte einer anderen Person passiert) als auch eine *qualitative Forschungsmethode* (ein Ansatz, der das Denken von Menschen durch die Interpretation ihrer Lebenserfahrungen entdecken möchte) umfasst (Grondin 1997; Padgett 2017). Dieses Kapitel beschränkt sich auf die Hermeneutik als qualitative Forschungsmethode. Im Gegensatz dazu gibt es in der zeitgenössischen Hermeneutik vielfältige und verschiedene Ansichten und philosophische Theorien (z. B. Gadamer 1996; Habermas 1990; Harman 2007; Heidegger 1996; Ricoeur 2007). Zur Vertiefung des Wissens über Hermeneutik sei explizit auf diese Autoren verwiesen. In diesem Kapitel wird hingegen gezeigt, wie die hermeneutische Philosophie als qualitative Forschungsmethode angewandt werden kann. Der erste Abschnitt enthält eine kurze Beschreibung der Charakteristika der Hermeneutik. Der zweite Abschnitt erläutert eine Reihe von Grundsätzen, die als Rahmen für die Verwendung der hermeneutischen Forschungsmethoden fungieren. Ergänzend wird in diesem Kapitel ein Beispiel präsentiert, wie die hermeneutische Methode im Rahmen einer Studie angewandt wird.

6.3.7.1 Einführung

Grundlegend für den hermeneutischen Ansatz ist die Überzeugung, dass die menschliche Erfahrung durch Dialoge, die Text oder andere Kommunikationsmethoden benutzen, geformt, transformiert und verstanden werden kann. Hermeneutische Theoretiker*innen schlagen vor, dass unser Leben erst durch das erfahrene Erleben lebendig wird und nicht durch das Wissen (Davey 2006). Es wird davon ausgegangen, dass die subjektiven Eindrücke, die kognitiv unstrukturierte Lebenserfahrungen charakterisieren, Sinn und Ordnung annehmen, wenn Menschen versuchen, sie zu artikulieren (Patton 2002). Erfahrung in Worte zu fassen, sei es mündlich, schriftlich oder in Gedanken, transformiert die tatsächliche Erfahrung in eine kommunizierbare Repräsentation ihrer selbst; dies bietet einen sozial und kulturell konstruierten Weg, um ein gemeinsames Verständnis darüber zu erlangen. Erfahrungen aus der Ich-Perspektive sind nicht nur auf Handlungen („actions") beschränkt, sondern sie umfassen auch Wahrnehmungen, Fantasien, Gedanken, Gefühle, Wünsche und Absichten (Woodruff Smith 2007).

Narrative, in Form von Text und anderen Bildern, sind eine Strategie, die das Ausmaß erkennen lassen, wie weit Geschichten, die Menschen erzählen, Einblicke in ihre erlebten Erfahrungen bieten. Spätere interpretative Prozesse versetzen Forscher*innen in die Lage, Themen in den Erzählungen von Menschen zu erkennen und zu entdecken, wie Menschen ihr Leben verstehen und wie sie Sinn aus ihrem Leben erschaffen (Landridge 2007).

6.3.7.2 Wann soll die Methode angewendet werden?

Bei der Verwendung eines hermeneutischen Ansatzes in der Forschung fungieren die Wissenschaftler*innen als Dolmetscher*innen, die ein komplexes Bild erlebter Erfahrungen des Menschen durch die Analyse von Texten, Worten, Notizen, E-Mails, Medienmaterialien, Berichten, medizinischen Diagrammen oder Geschichten, die detaillierte Ansichten von anderen enthalten, aufbauen (Joubish et al. 2011). Dieser Ansatz umfasst mehrere Charakteristika, die betonen, wie das Verstehen, im Gegensatz zum Erklären, in der hermeneutischen Untersuchung gesucht wird.

Zum einen ist Verstehen eine „Fusion" der Perspektiven, die sowohl die Perspektive des/der Forschers*in wie auch die der anderen umfasst. Zum anderen wird Interpretation durch ein Verständnis von Teilen der Erfahrung und ihre Beziehungen zum Gesamten durch einen zirkulären Interpretationsprozess konstruiert. Zudem erkennt die Hermeneutik an, dass jede Interpretation der menschlichen Erfahrung nur partiell ist. Erfahrungen sind in Zeit, Ort und Umständen situiert[17] und dieser Kontext wird bei der Interpretation des Textes durch den/die Forscher*in berücksichtigt.

Daten werden immer als Gespräch angesehen, unabhängig ob diese in verbaler, nicht verbaler oder geschriebener Form vorliegen.

Und als letzter Punkt lässt der hermeneutische Ansatz Ambiguität (Mehrdeutigkeit) zu (Kinsella 2006).

6.3.7.2.1 Die Interpretation wird aus der Fusion der Perspektiven abgeleitet

Der Schwerpunkt in der hermeneutischen Forschung ist auf das Verständnis und die Interpretation, im Gegensatz zur Erklärung und Verifizierung, gerichtet (Kinsella 2006). Die hermeneutische Untersuchung geht über bloße Beschreibungen von Erfahrung hinaus und er-

---

[17]Anmerkung des Übersetzers: Situiert wird hier im Sinne von *verankert* verwendet.

möglicht es, Bedeutungen, die nicht sofort sichtbar werden (Koch 1996), zu verstehen. Dieses geteilte Verständnis entsteht durch Gespräche in multiplen Formen, wie beispielsweise Text, Gespräche, Zeichnungen oder Symbole.

Das Erlangen von Verständnis ist ein dynamischer, evolutionärer Prozess, der als Synthese oder Fusion einer Reihe von Elementen konzipiert ist und als „Horizontverschmelzung" („fusion of horizons", Gadamer 2004) bezeichnet wird. Gadamers Konzept der Horizontverschmelzung basiert auf der Idee, dass jeder Mensch seine einzigartige und eigene Perspektive, oder Horizont hat, die auf vergangenen und gegenwärtigen Lebenserfahrungen basiert. Durch den offenen Austausch der Perspektiven innerhalb des Gespräches, kann es zu einer Begegnung der Horizonte kommen. Die Zustimmung oder Gleichheit der Horizonte ist nicht das Ziel, sondern das Erweitern eines vorhandenen Horizontes der das Verständnis von eigenen und anderen Erfahrungen von Personen ermöglicht.

In der hermeneutischen Forschung verschmelzen die eigenen Überzeugungen und die Interpretationen des/der Forschers*in (dessen/deren Horizont) mit denen des Narratives. Die endgültige Interpretation ist ein Verständnis, das weder den eigene Vorkonzeptionen des/der Interpretierenden noch denen des Textes zuzuschreiben ist, sondern es stellt eine Fusion beider Sichtweisen dar (Thorne 2016).

6.3.7.2.2 Die Interpretation der Teile und des Ganzen durch die Verwendung des hermeneutischen Zirkels

Hermeneutisches Verständnis tritt nur dann auf, wenn der/die Interpretierende die Bedeutung verschiedener Teile des Textes und die Art, wie die Teile miteinander als Ganzes in Beziehung stehen, erkennt. Gadamer (2004) schlägt vor, dass Interpretationen eine „zirkuläre Bewegung

des Verständnisses, die rückwärts und vorwärts entlang des Textes verläuft und endet, wenn der Text perfekt verstanden ist"[18] (S. 293) beinhalten. Dies ist als *hermeneutischer Zirkel* bekannt, es ist von zentraler Bedeutung für das hermeneutische Verstehen und von grundlegender Bedeutung für zwei voneinander abhängige methodologische Prozesse: das Verständnis der Bedeutung des gesamten Textes und das Verständnis seiner Teile (Schwandt 2001).

6.3.7.2.3 Die Interpretation ist partiell

Jede menschliche Perspektive ist einzigartig und reflektiert immer die eigene Sichtweise, was die Frage aufwirft, inwieweit eine einzelne Interpretation jemals in der Lage ist, Vollständigkeit zu erlangen. Eine vollständige Erklärung der Daten, Daten die die Erfahrungen anderer beschreibt, ist unmöglich, und alle Forschungsinterpretationen, auch wenn sie auf noch so rigorose Art und Weise erzielt wurden und die Ansichten vieler beinhalten, können immer nur in Teilen erfolgen.

6.3.7.2.4 Die Interpretation ist situativ

Die Hermeneutik erkennt an, dass alle Interpretationen situativ sind und dass der Mensch nicht zur absoluten Objektivität fähig ist, weil Menschen in einer Realität situiert sind, die sich aus subjektiven Erfahrungen aufbaut. Persönlichen Erfahrungen sind für jeden Einzelnen zu einem bestimmten Zeitpunkt, an einem bestimmten Ort, im Kontext mit einem bestimmten Ereignis einzigartig. Diese Ansicht unterstreicht den Einfluss von sozialen und kulturellen Praktiken und historischen Ereignissen darauf, wie Menschen ihren Erfahrungen Bedeutung beimessen. Das Wissen über die soziale, kulturelle und historische Situation, in der die in Texten beschriebene menschliche Erfahrung entstanden ist, steht in der Betrachtung im Rahmen der Interpretation des/der Forschers*in. Die Forscher*innen führen die Interpretationen von Gesprächsdaten basierend auf dem Hintergrund ihrer eigenen Lebenserfahrungen und ihrer eigenen Voreinschätzung durch, die sich von denen der Personen, die den Text erzeugt haben, unterscheiden.

---

[18] „Circular movement of understanding [which] runs backward and forward along the text and ceases when the text is perfectly understood"

Gadamer (1996) betonte die Bedeutung von Vorkonzeptionen („prejudgments") im Interpretationsprozess. Er schlägt vor, dass die Welt zunächst mithilfe der Projektionen von Vorkonzeptionen erfahren und verstehen werden kann. Daher sind Verstehen und Erfahren untrennbar miteinander verbunden. Das Erkennen der Einflüsse, die die Vorkonzeptionen des/der Forschers*in auf die Texte, die gelesen werden, haben, hat wichtige Auswirkungen auf die interpretative Arbeit.

6.3.7.2.5 Daten als Gespräch sehen
Gadamer (1996) schlägt vor, dass die Analyse hermeneutischer Daten durch den Akt des Gesprächs oder Dialogs zwischen der/dem Forscher*in und den gelesenen Texten erfolgen soll. Er behauptet weiter, dass die Form jeder Interpretation immer die sprachliche bzw. verbale Interpretation ist, auch wenn das zu Interpretierende nicht sprachlicher Natur ist. Das Ziel ist es nicht, den einzelnen Menschen zu verstehen, sondern zu verstehen, worüber er oder sie spricht. Die Forschungsaufgabe ist es, eine gemeinsame Sprache zu finden, durch die verschiedene Texte (z. B. Erzählungen von Patient*innen über ihre Krankheitserfahrungen) miteinander sprechen können. Die Rolle des/der Interpretierenden ist ähnlich der eines/einer Übersetzenden, der/die relevante Merkmale der Texte hervorhebt und Intonationen zu den im Gespräch beteiligten Texten abgibt. Gadamer (1996, S. 396) stellt fest: „Um in der Lage zu sein, die Bedeutung eines Textes und Gegenstands zum Ausdruck zu bringen, müssen wir sie in unsere eigene Sprache übersetzen."[19]

6.3.7.2.6 Akzeptanz von Mehrdeutigkeit
Die Mehrdeutigkeit wird von der Hermeneutik nicht nur akzeptiert, sondern begrüßt (Freisen et al. 2016). Die geschriebene Erzählung über eine Erfahrung ist keine genaue Darstellung

der Erfahrung selbst, sondern eine individuelle Wahrnehmung des Ereignisses. Ein hermeneutischer Blick widersteht der Idee, dass es eine einzige authentische Interpretation des Textes gibt, und erkennt die Komplexität des Unterfangens einer Interpretation. Das Ziel der Textanalyse ist es nicht, einen festen Standpunkt zu entdecken, sondern zu verstehen, wie die darin enthaltenen Bedeutungen auf unterschiedliche Weise verstanden werden können. Die Implikation für die hermeneutische Forschung und die hermeneutische Berichterstattung lautet, dass die Daten keiner reduktiven Analyse unterzogen werden können. Der hermeneutische Rigor widersteht geordneten sachlichen Überlegungen und verhindert formelhafte Verfahren. Das Ziel der hermeneutischen Forschung liegt nicht im Generieren unmissverständlicher und eindeutiger Aussagen, die in einer logischen Reihenfolge gelten, sondern es gilt, einen reichen Datenschatz für multiple Interpretationen zu eröffnen. Die Subjektivität wird daher wertgeschätzt.

6.3.7.3 Welche Schritte müssen eingehalten werden?
Obwohl hermeneutische Philosoph*innen Einblick gegeben haben, was ein tiefes Verständnis von Texten beinhaltet, gibt es keine einzelne, wohldefinierte Methode für Forscher und Forscherinnen, um dieses Verständnis zu erreichen. Die einzigen Vorgaben sind die Empfehlungen für ein dynamisches Wechselspiel zwischen 6 Forschungsaktivitäten (Rennie 2012):

- sich zu einem Thema von Belang bekennen
- eine gerichtete Haltung auf die Frage einnehmen
- Erfahrung verstehen, wie sie gelebt wird
- Erfahrung durch Schreiben und Umschreiben beschreiben
- die Teile und das Ganze berücksichtigen

Seit den 1970er Jahren wurden in mehreren Ländern sowohl in der Gesundheitsforschung als auch in den Arten der Patient*inneninteraktion (modes of patient-interaction) zunehmend auf hermeneutische Methoden verwiesen (z. B.: Lindholm und Lindström 2002). Der dialogi-

---

[19] „In order to be able to express a text's meaning and subject matter, we must translate it into our own language."

sche Prozess in der hermeneutischen Gesundheitsforschung hat zu einer Perspektivenerweiterung bezüglich der Erfahrungen von Patient*innen, Angehörig*innen und Gesundheitsdienstleister*innen beigetragen. Smith (2007) beschrieb als Beispiel, wie er beim Lesen einer Niederschrift von einer Person mit einem chronischen Gesundheitszustand versuchte, „den verwendeten Wörtern einen Sinn zu geben" und auch versuchte, „der Person, die diese Worte gesagt hat, einen Sinn zu geben" (S. 5).

Weltweit gibt es eine wachsende Tendenz, die Stimme der Konsument*innen im Gesundheitswesen, sowohl im Forschungsprozess, als auch in den Betreuungs- und Behandlungsrichtlinien zu nutzen und zu hören (Canadian Institutes of Health Research, 2021; Hutchinson, 2017). Carel und Kidd (2014) beschreiben die Rolle des Erfassens und Verstehens der (Krankheits-)erfahrungen die Konsument*innen im Gesundheitswesen machen als zentral für die „Ethik" der modernen Patientenversorgung. Sie identifizieren zwei Arten von epistemischer Ungerechtigkeit[20], die Konsument*innen von Gesundheitsleistungen und deren Familien erfahren: testimonial injustice („Ungerechtigkeit durch Zeugnis ablegen") und hermeneutische Ungerechtigkeit. Testimonial injustice erfahren Menschen, wenn ihre Gesundheitsnarrative von Gesundheitsdienstleister*innen entweder als unwichtig oder unzuverlässig angesehen werden. Hermeneutische Ungerechtigkeit liegt vor, wenn Menschen ihre eigenen Krankheitserfahrungen nicht in einer für den Gesundheitsdienstleister*innen verständlichen Art artikulieren können. Ohne die Bemühungen der Betreuungskräfte, den Dialog über die Krankheit zu verstehen, wird dieser daher entweder nur mangelhaft, oder sogar gar nicht, als wichtige Informationsquelle erkannt (Fricker 2009).

Im Folgenden werden die Schritte, die von grundlegender Bedeutung für die Erstellung strenger qualitativer Forschung sind, dargestellt

und erläutert, wie sie in einem hermeneutischen Ansatz verwendet werden können. Jeder Schritt des Forschungsprozesses wird von einem Beispiel, wie der Schritt im Rahmen eine Studie verwendet wurde, begleitet. Diese Studie verwendete einen hermeneutischen Ansatz, um die Reaktionen von Müttern auf ihre Kinder mit Behinderungen („reactions to mothering children with disabilities") zu explorieren (Ferris 2013).

6.3.7.3.1 Auswahl der Fragestellung und der Methode

Ein wesentliches Kriterium für die Wiedergabetreue im Rahmen des hermeneutischen Ansatzes ist die Angemessenheit des Interessensbereichs und wie dies durch eine Forschungsfrage zum Ausdruck gebracht wird. Forschung in der hermeneutischen Tradition wird vom Ziel getragen, ein tiefes Verständnis für eine bestimmte Erfahrung zu erreichen. Der Aufbau der „richtigen" Frage beeinflusst den gesamten Forschungsprozess.

Die Fragestellung, die dieses Forschungsbeispiel leitete, wurde nicht allein von der Forscherin selber entwickelt, sondern durch einen Dialog konstruiert, der zwischen der Forscherin, die Therapeutin im pädiatrischen Bereich war, und Müttern, die in ländlichen Gebieten lebten und ein Kind mit einer Behinderung hatten, stattfand (siehe Aussagen unten).

Beispiel

Die Forschungsfrage der Studie über die Reaktionen von Müttern auf Kinder mit Behinderungen (Ferris 2013) lautete: Was sind die Reaktionen einer Gruppe von Müttern, die in einer ländlichen und abgelegenen Region Australiens leben, darauf, ein kleines Kind mit einer Behinderung zu haben, das eine spezialisierte Therapie für das frühe Kindesalter („specialist early childhood therapy") erhielt? ◄

„Mothering" (Muttersein) umfasst mehrere Absichten, Reaktionen und interaktive Prozesse, die häufig stillschweigend, unterbewusst und im Kontext auftreten. Der Schwerpunkt der For-

---

[20]Anmerkung des Übersetzers: der Begriff wurde von Miranda Fricker (2009) geprägt, eng. „epistemic injustice", epistemisch: das Wissen betreffend

schung lag auf den subjektiven Beziehungserfahrungen zwischen Müttern und ihren Kindern und den Auswirkungen, die die Behinderung auf sie hat. Der Versuch, Reaktionen darauf, Mutter eines Kindes mit Behinderungen zu sein, in einer abgelegenen geographischen Region mit einem spezifischen akontextuellen quantitativen Verfahren (z. B. Fragebogen) zu beschreiben, ignoriert die Komplexität der Realität und die Konsequenzen der subjektiven Erfahrung der Mutterschaft. Das interpretative hermeneutische Paradigma wurde daher aufgrund des Potenzials, ein individuelles und gemeinsames Verständnis von einer komplexen multidimensionalen menschlichen Reaktion (Mutter eines kleinen Kind mit einer Behinderung zu sein) zu erzeugen, als die am besten geeignete Methode für diese Forschung erachtet.

6.3.7.3.2 Verständnis durch den Dialog mit den Teilnehmer*innen gewinnen

In der hermeneutischen Forschung geht es nicht um die Entdeckung einer verallgemeinerbaren Wahrheit, daher ist ein gezieltes Sampling die Auswahlmethode der Wahl (Gadamer 2004; Guba und Lincoln 2005). Ziel ist es, begründet Textdaten oder ein Sample von Menschen auszuwählen, die eine reiche und dichte textuelle Beschreibung des Themas anbieten können, um die Interpretation und das Verständnis zu erleichtern (Patton 2002). Alle Mütter in unterem Forschungsbeispiel konnten individuelle Erfahrungen und Reaktionen darauf, Mutter eines kleinen Kindes mit einer Behinderung zu sein, aus einer „Insider-Perspektive" anbieten. Sie wurden daher als „keyinformants", d. h. als Schlüsselpersonen, für das Thema erachtet. Health-service-delivery-Forschungen haben gezeigt, dass es mehrere Realitäten der Erfahrung mit Behinderung gibt, deren Komplexität die Überzeugungen und die Perspektiven der Gesundheitsprofessionist*innen übersteigt (Holloway und Freshwater 2007; Newberry 2012).

Beispiel

Die Studienteilnehmerinnen waren 19 Mütter, die ein Kind mit einer Behinderung im Alter von 2–5 Jahren hatten. Alle Mütter lebten in einer ländlichen Region im Süden Australiens, die Kinder erhielten eine spezialisierte Therapie für das frühe Kindesalter („specialist early childhood therapy"), die auf verschiedenste Aspekte der Behinderung fokussiert war. ◄

6.3.7.3.3 Identifikation des Vorverständnisses der/ des Forschers*in und Orientierung zum Thema

Hermeneutik ist nicht nur einfach eine Forschungsmethode, sondern expliziert eine Haltung: eine Weise des Seins in der Welt. Hermeneutische Wissenschaftler*innen bringen ihre Befangenheiten, Vorurteile und Annahmen in die Forschung ein, die Färbungen ihrer Interpretationen bewirken. Gadamer (1996) bezieht sich auf die Elemente solcher Vorbedeutungen als die Mittel, mit denen sich die Forscher*innen zum Thema hin orientieren, und stellt fest: „Das Wichtigste ist, sich seiner eigenen Voreingenommenheit bewusst zu sein."[21] (Gadamer 1996, S. 269)

Als ersten Schritt der hermeneutischen Untersuchung wird von Forscher*innen erwartet, dass sie untersuchen, was sie selbst zu dem Thema bringt und was ihre Haltung beeinflusst. Dies kann beispielsweise durch das Lesen von Texten in Bezug auf das Forschungsthema und durch das Schreiben und Um-Schreiben von Texten, die die eigenen Lebenserfahrungen der/des Forschers*in beschreiben, durchgeführt werden. Gespräche mit Kolleg*innen und das Führen eines Forschungsjournals unterstützen die/den Forscher*in dabei, sich aktiv auf Veränderungen ihres Vorverständnisses zu konzentrieren, wenn der Forschungsprozess voranschreitet. Das folgende Beispiel stammt aus einer Beschreibung,

---

[21] „The important thing is to be aware of one's own bias."

in der die Forscherin darlegt, wie sie zu ihrem Forschungsthema kam. Im zweiten Beispiel wird das Forschungsvorverständnis der Forscherin identifiziert.

Beispiel

Ich sprach eines Tages mit einer Mutter in der Klinik über die Schwierigkeiten, die sie erlebte, während sie sich um ihr Kind kümmerte. Ich erwartete Antworten in Bezug auf die Schwierigkeiten bezüglich der Hilfsmittel oder den täglichen Aktivitäten. Stattdessen begann sie zu schluchzen und erzählte mir, wie betrübt sie war. Ich war von dem, was wie Trauer klang, gerührt. Trauer über das Kind, das sie sich gewünscht hatte. Ich recherchierte in der Literatur nach Informationen über solche Trauerreaktionen und fand Bezüge zum Konzept des „chronischen Kummers"[22] (Olshansky 1962), die von Eltern von Kindern mit einer Behinderung erlebt werden. Ich stellte mir die Frage, ob andere Mütter von Kindern mit einer Behinderung ähnliche Reaktionen erlebten. ◀

Beispiel

Ich habe chronische Gesundheitsprobleme in meiner eigenen Familie erlebt, die tiefe Reaktionen ausgelöst haben. (…) Ich habe mich als Ergotherapeutin im Bereich der frühen Förderung seit über 20 Jahren mit Müttern von Kindern mit Behinderungen beschäftigt. (…) Mir war bewusst, dass die Tatsache, dass ich eigene Kindern habe, dazu beiträgt, eigene Überzeugungen und Werte zum Mutter-Sein zu haben, viele von diesen Erfahrungen waren anders, als die der Teilnehmerinnen. (…) Als ich die Geschichten der Teilnehmerinnen las, musste ich einen Schritt zurück machen, um meine eigenen Reaktionen auf die Wörter wahrzunehmen und zu bemerken und die Auswirkung der

Signifikanz dieser Wörter und ihre Bedeutung auf meine Haltung zu bewerten. ◀

Diese Forscherin hat versucht, dass zu erhalten, was Ajjawi & Higgs (2007) als hermeneutische Wachheit (*„hermeneutic alertness"*) bezeichnen. Hermeneutische Wachheit bezieht sich auf Situationen, in denen Forscher*innen einen Schritt zurück machen, um über die Bedeutung von Texten in Bezug auf ihre eigenen Ansichten zu reflektieren, anstatt die scheinbaren Annahmen ihrer Präkonzeptionen und Interpretationen einfach zu übernehmen. Achtsame Untersuchungen der Beziehung zwischen den Forscher*innen, den teilnehmenden Menschen und der Forschung wurden in den Forschungsprozess eingebaut und sind im schriftlichen Bericht der Forschung expliziert.

6.3.7.3.4 Durch den Dialog mit dem Text Verständnis gewinnen

Diese Phase des hermeneutischen Forschungsprozesses umfasst eine Reihe von Schritten, die nicht notwendigerweise in einer linearen Abfolge zu absolvieren sind, sondern eher zirkulär erfolgen. Dies beinhaltet Methoden, um die Textdaten zu erhalten und das Geschriebene zu interpretieren. Es gibt viele Wege, um Textdaten zu erhalten, und der hermeneutische Ansatz kann mehr als einen dieser Wege in einer Studie nutzen. In der Forschung im Gesundheitsbereich können Daten Krankengeschichten, Therapienotizen, Bilder, E-Mails, Patient*innenversorgungsleitlinien und vieles mehr enthalten. Es übersteigt den Umfang dieses Kapitels, alle Möglichkeiten zu skizzieren. Dieser Abschnitt wird sich daher auf zwei übliche Textquellen konzentrieren: geschriebener Text, der aus Interviews erzielt wurde, und Textdaten, die aus den reflektierenden schriftlichen Aufzeichnungen wie Feldnotizen und Geschichten gewonnen wurden.

6.3.7.3.5 Hermeneutisches Interview

Eine der häufigsten Quellen von Textdaten sind Interviews zwischen Forscher*innen und Teilnehmer*innen des hermeneutischen Gesprächs. In der Hermeneutik dient das Interview ganz bestimmten Zwecken. Zum einen dient es als Mit-

---

[22] „Chronic sorrow"

tel für die Erforschung und Sammlung von Narrativen (oder Geschichten) über Erlebnisse und Erfahrungen. Zum anderen ist das Interview eine Möglichkeit, eine Gesprächsbeziehung mit Menschen über ihre Erfahrungen zu entwickeln, während mit der Person über das vorliegende Thema reflektiert wird (Vandermause und Fleming 2011) und sie ihre Geschichten in eigenen Worten mitzuteilen.

Der **Interviewprozess** arbeitet in einem Umfeld von Sicherheit und Vertrauen, die zu Beginn festgelegt werden und während des gesamten Kontaktes der Forscher*in mit den Teilnehmer*innen eingehalten werden. Dies ist ein komplexer Kontext, in dem Gefühle von „Sicherheit, Verwurzelung, Harmonie, Freude, Privatheit, Zusammengehörigkeit, Erkennung, Ordnung, Kontrolle, Besitz, Versorgung, Initiative, Kraft und Freiheit zusammenlaufen. Der grundlegende Kern ist in jedem Fall ein Gefühl der Beziehung zu anderen bedeutsamen Menschen, an einem bedeutenden Ort, die bedeutende Aktivitäten ausführen[23]" (Russo 2021, S. 446).

Ein hermeneutisches Interview wird nach dem Vorbild eines Dialogs oder einer Konversation durchgeführt. Ein Interviewleitfaden ist nützlich, soll aber nicht starr eingehalten werden. Die erste Frage ist von entscheidender Bedeutung, da sie den Schauplatz vorgibt und in das Thema einführt. Einleitende Fragen, die am besten funktionieren, sind allgemein gehalten Fragen und Sachfragen, die sich auf das Thema beziehen. Direkte Fragen sollten hier vermieden werden, weil diese bedrohlich oder störend wirken können. Ebenso sollten dichotome Fragen (ja/nein) vermieden werden, da sie die Konversation „einfrieren".

Der Sprachfluss sollte sich den alltäglichen Gesprächen in der Lebenswelt der Person angleichen. Zur gleichen Zeit sollte ein bloßes Geplauder vermieden werden, hier gilt es, das Ge-

spräch wieder sanft auf das Thema zurückzubringen. Der/die Forscher*in nimmt die zentrale Rolle in Bezug auf die Person ein, alles, was die befragte Person sagt, beachtet er/sie mit Aufmerksamkeit, Interesse und Geduld. Der/die Forscher*in formuliert keine autoritären Meinungen (und Vorbeurteilungen) und verwendet keine Mahnungen. Anstatt zu versuchen, ein Interview zu verlängern, ist es besser, das Gespräch in zwei oder mehrere Sitzungen zu unterteilen. Eine Zusammenfassung der wichtigsten, zusätzlichen Punkte für die Durchführung eines hermeneutischen Interviews gibt die Übersicht.

Wichtige Punkte für die Gestaltung eines hermeneutischen Interviews

- Wählen Sie ein Setting, das Privatsphäre bietet.
- Wählen Sie einen Ort, an dem es keine Ablenkungen gibt und an dem es leicht ist zu hören, was die Personen berichten.
- Wählen Sie einen angenehmen, komfortablen Ort.
- Wählen Sie eine nicht bedrohliche Umgebung.
- Wählen Sie einen Ort, der leicht zugänglich ist.
- Wählen Sie einen Standort, der mit Audio- oder Videoaufzeichnungsmöglichkeiten ausgestattet ist, falls dies erforderlich ist.
- Stellen Sie sicher, dass es keine Unterbrechungen durch Telefon oder Besucher gibt.
- Stellen Sie Sitzgelegenheiten zur Verfügung, die die Mitwirkung und Interaktion fördern.

6.3.7.3.6 Aufnehmen und Transkribieren von Interviewdaten

Das detaillierte Aufnehmen ist ein notwendiger Bestandteil der Interviews, da die Aufnahmen die Grundlage für die Analyse bilden. Drei Verfahren können zum Aufzeichnen der Daten verwendet werden. Erstens, die/der Forscher*in (oder der/die Transkribierende bzw. Schreib-

---

[23] „safety, rootedness, harmony, joy, privacy, togetherness, recognition, order, control, possession, nourishment, initiative, power and freedom all converge. The fundamental core is, in any case, a feeling of relationship with other significant people, in a significant place, carrying out significant activities"

kraft) hört den Interviewaufnahmen zu und schreibt ein ausführliches wortwörtliches Protokoll von allem, was gesagt und getan wurde. Dieses Protokoll wird durch die Beschreibungen der Charakteristika, der Körpersprache und der allgemeinen Stimmung der Teilnehmenden während des Interviews durch die Forscher ergänzt (Schilling 2006). Dieser Ansatz wird von einigen hermeneutischen Forscher*innen befürwortet, die die Überlegenheit des Zuhörens während des Lesens von Text im Rahmen der Analyse bekräftigen (Fleming et al. 2003). Wenn hierfür die notwendigen finanziellen und personellen Ressourcen zur Verfügung stehen, die Transkriptionen von Interviews in einer angemessenen Zeitspanne hergestellt werden können und die Worte und Formulierungen der Person für das Verständnis notwendig sind, stellt dies die Methode der Wahl dar.

Die wichtigsten Vorteile dieses Transkriptionsverfahrens sind die Vollständigkeit und die Möglichkeit, die es den Forscher*innen bietet, während des Interviews aufmerksam und konzentriert zu bleiben. Die Transkriptionen können der befragten Person zu einem späteren Zeitpunkt vorgelegt werden, um weitere Kommentare und ein erweitertes Verständnis in späteren Stadien des hermeneutischen Zirkels zu erhalten. Die Hauptnachteile liegen im Zeit- und Ressourcenaufwand, um vollständige Transkriptionen zu produzieren, und in der hemmenden Wirkung, die Aufzeichnungen auf manche Menschen haben. Wenn diese Technik gewählt wird, ist es wichtig, dass den Interviewpartner*innen Vertraulichkeit gewährleistet wird und dass ihre Berechtigung für die Aufzeichnung erhalten wird.

Ein zweites mögliches Verfahren für die Aufzeichnung der Interviews zielt weniger auf die Wort-für-Wort-Transkription des Interviews ab, sondern basiert mehr auf den von der/des Forschers*in während der Aufnahmen getätigten Notizen. Nach Beendigung des Interviews hört sich der/die Interviewer*in sobald wie möglich nochmals das aufgezeichnete Interview an, um bestimmte Fragen zu klären und um zu bestätigen, dass alle wichtigen Punkte in die Notizen aufgenommen wurden. Diese Vorgehens-weise empfiehlt sich, wenn die Ressourcen knapp sind und wenn die Ergebnisse in einer kurzen Zeit vorliegen müssen. Ein offensichtlicher Nachteil dieser Vorgehensweise ist, dass die Forscher*innen selektiver oder voreingenommener sein könnten. Dies beeinflusst die Auswahl dessen, was sie berichten bzw. schreiben, und es wird ein Verständnis gefördert, das näher bei den bereits bekannten Vorannahmen und Ideen liegt.

Im dritten Ansatz verwenden die Forscher*innen keine Aufzeichnungen, sondern fertigen detaillierte Notizen während des Interviews an. Die Notizen werden aus dem Gedächtnis direkt nach dem Interview schriftlich erweitert und erklärt. Dieser Ansatz ist zwar sinnvoll, wenn die zeitlichen Ressourcen knapp sind. Allerdings ist es nahezu unmöglich, gleichzeitig ein Gespräch zu dokumentieren und selber Teilnehmer*in eines komplexen menschlichen Dialogs zu sein. Dieses Verfahren wird daher am besten in Folgeinterviews benutzt, bei denen die Vertiefung bestehender Texte im Fokus steht.

6.3.7.3.7 Verwendung schriftlicher Dokumente

Eine Methode, die manchmal in Verbindung mit Interviews verwendet wird, um die Sichtweise der Menschen zu verstehen, ist es, geschriebene Daten in Form von Dokumenten zu verwenden. Die Dokumente sind vorhandene Datensätze und bieten oft die Möglichkeit, mehr über den Kontext oder über die Menschen zu erfahren und zu verstehen, wie dies auf andere Weise nicht beobachtbar oder feststellbar ist. Dokumente können nach Guba und Lincoln (2005) in zwei Hauptkategorien unterteilt werden: öffentlichen Aufzeichnungen und persönliche Dokumente.

6.3.7.3.7.1 Öffentliche Aufzeichnungen („public records")

Diese Materialien werden erstellt, um ein Ereignis zu attestieren oder zu dokumentieren („attesting to an event" (Guba und Lincoln 2005)). Öffentliche Datensätze, die in der gesundheits-wissenschaftlichen Forschung verwendet werden, sind beispielsweise Patient*innendaten und Behandlungsrichtlinien, aber auch Dokumente wie historische Berichte, institutionelle Leitbilder, Jahresberichte, standardisierte Testberichte, Besprechungsprotokolle, interne Vermerke, strategische Handbücher, institutionelle Geschichtsbücher, offizielle Korrespondenzen, demographische Materialien, Medienberichte und Beschreibungen von Therapien und therapeutischen Programmen. Diese Materialien können sowohl für das Verständnis des Kontextes als auch für die Erfahrungen von Menschen, die in der hermeneutischen Forschung involviert sind, hilfreich sein.

6.3.7.3.7.2 Persönliche Dokumente

Darunter werden Schilderungen von Ereignissen und Erfahrungen aus erster Hand durch die Personen selber verstanden. Diese können als „documents of life" verstanden werden und beinhalten Tagebücher, Fotografien, Kunstwerke, Terminplaner, Scrapbooks[24], Gedichte, Briefe und Geschichten. Persönliche Dokumente können der Forscher*in helfen, vertiefend zu verstehen, wie ein Mensch die Welt sieht und was er kommunizieren möchte. Informationen aus persönlichen Dokumenten können auch verwendet werden, um Interviewfragen zu erzeugen, und sie können der Forscher*in eingangs helfen, sich in der Lebenswelt einer Person zu orientieren, bevor ein intensiver Dialog darüber aufgenommen wird.

Im Forschungsbeispiel, dass in diesem Kapitel beschrieben wird, verwendete die Forscherin zwei Narrative, um Text für die Interpretation zu erhalten: sowohl Lebensgeschichten, die eingangs im Privaten von den Müttern geschrieben wurden, als auch Follow-up-Interviews. In der ersten Instanz wurden die teilnehmenden Mütter gebeten, „einfach darüber zu schreiben, wie es ist, Mutter ihres Kindes zu sein". Sie konnten über beliebiger Aspekte des Themas schreiben und beliebige Texterzeugungsverfahren ver-

wenden: Computertext, handschriftlicher Text oder Audioaufzeichnungen, die dann zu Text transkribiert wurden. Alle Mütter wählten die schriftliche Form der Textverfassung (handgeschriebene Berichte und/oder in elektronischer Form), die Länge der Texte lag zwischen einer und 20 Seiten. Sie berichteten, wie sehr sie die Möglichkeit wertschätzten, ihre Gefühle im privaten Setting aufzuschreiben. Viele entdeckten, dass sie zum ersten Mal die Möglichkeit hatten, zusammenhängend über ihre Gefühle und Gedanken reflektieren zu können. Die folgenden Textbeispiele enthalten kurze Ausschnitte aus den Texten zweier Mütter.

Beispiel

Erste Mutter:

Ich kann mich nicht an einen Tag in den letzten 15 Monaten erinnern, an dem die Worte Autismus oder autistisch nicht in meine Gedanken gekommen sind. An manchen Tagen ist es nichts anderes, als eine Erinnerung an einen Termin, an anderen ist es ein Gespräch mit meinem Mann, manchmal eine aufgezwungene Erklärung für einen unwissenden Fremden. An manchen Tagen ist es noch immer ausreichend genug, um mich zum Weinen zu bringen. An diesen Tagen kann es beginnen mit einer Beobachtung, einer unsensiblen Bemerkung über einen heftigen Vorfall, die mich zum Schluchzen bringt, als ob mein Sohn erst gestern diagnostiziert worden wäre. Wenn bei dem eigenen Kind eine Behinderung diagnostiziert wird, ist das buchstäblich verheerend! Selbst jetzt, wie ich zurückdenke, muss ich meine Tränen zurückdrängen, wenn ich mich erinnere, wie ich in einem Zimmer sitze und ein paar einfache Wörter höre, die mein Leben für immer verändert haben.

Zweite Mutter:

Von mir wird erwartet, dass ich die Starke bin. Die Mutter und Anwältin, die die Zügel der Behandlung meines Sohnes in die Hand

---

[24]Anmerkung des Übersetzers: Unter Scrapbooks werden im angloamerikanischen Raum leere Bücher verstanden, die mit Fotos, persönlichen Notizen, Zeitungsartikeln, Eintrittskarten etc. aus der eigenen oder familiären Geschichte angereichert werden.

nimmt, und die ihm alles, was er nur jemals brauchen wird, zur Verfügung stellt, damit er seine Herausforderungen meistern kann. Meine Rolle hat sich verändert, von einer trauernden Mutter zu einem Fels in der Brandung, als ich begann seine Behinderung der erweiterten Familie zu erklären. Plötzlich wurde ich gelobt, wie gut ich das alles „bewältige" und was für einen „tollen Job" ich leiste. Da hatte ich das Gefühl, dass ich mich so verhielt, wie eine Mutter eines behinderten Kindes sich verhalten soll. Ich darf mich nicht bedauern. Bis zum jetzigen Tag verbreite ich das für jeden um mich herum. Die Realität ist freilich eine andere. ◄

6.3.7.3.8 Interpretation des Textes

Sobald die Daten vorliegen, sind mehrere Schritte an der Interpretation der Textdaten beteiligt. In der hermeneutischen Forschung beginnt die Analyse, sobald das erste Interview oder der erste Text vorliegt. Später gewonnene Interviewdaten werden dann zum jeweiligen Zeitpunkt der Erstellung analysiert. Bei der Analyse orientiert man sich an nachfolgenden Verfahren.

6.3.7.3.8.1 Definieren der Analyseeinheit

Die Analyseeinheit bezieht sich auf die Menge des Textes, der zur Auslegung verwendet wird. In der hermeneutischen Analyse wird sowohl der gesamte Text als auch Textteile für die zirkuläre Analyse (hermeneutischer Zirkel) verwendet. Der/die Forscher*in liest den ganzen Text, um eine übergreifende Bedeutung (thematische Interpretation) zu suchen, und sucht dann nach „Unterbedeutungen", die Teile des Ganzen bilden. Die Themen oder Bedeutungen, die im Text gefunden werden, sind die eigentliche Analyseeinheit und nicht vorbestimmte sprachliche Ausgestaltungen oder linguistische Einheiten (z. B. Wort, Satz oder Absatz). Die Bedeutung kann sich in einem einzigen Wort, einer Phrase, einem Satz, einem Absatz oder einem ganzes Dokument darstellen und ist der Ausdruck einer Idee.

6.3.7.3.8.2 Interpretationen fusionieren, um Themen zu erweitern

Die Textinterpretation ist „vielstimmig" („polyvocal"). Die Daten werden gelesen und wieder lesen, mit dem Ziel, Auslegungen anzufertigen, die sich aus einer Reihe von Standpunkten *(Horizontverschmelzung)* zusammensetzen. Um den Überblick über die Interpretationen, die in vielen Quellen des Textes gemacht wurden, zu behalten (z. B. Daten, Dokumente, Literatur), kann ein Codierungsschema erarbeitet werden. Codierungsschemata sind eine Möglichkeit, um die Interpretationen der Teile, aus denen sich das Ganze zusammensetzt, darzustellen. Codierungsschemata können Wörter oder Zahlen sein, die sowohl induktiv (aus dem Erzähltext gesammelt) als auch deduktiv (aus einer vorhandenen Auslegung oder einem Konzept aus der Literatur) entwickelt wurden. Die Essenz der Entwicklung thematischer Interpretationen ist die Fähigkeit der/des Forscher*in, multiple Informationsquellen zu „fusionieren" oder zu integrieren, die sich mit den Themen (Gefühle, Handlungen, Situationen) beschäftigen und die in irgendeiner Weise kategorisiert werden können.

Eine Einheit der Texte (z. B. Wort oder Satz) kann mehr als einem Thema gleichzeitig zugeordnet werden (Tesch 1990). Der/die Forscher*in definiert die Kategorien in den Codierungsschemata in einer Weise, die Interpretationen des/der Forschers*in deutlich macht. Im Rahmen der während des Forschungsprozesses fortschreitenden Interpretationen helfen interpretative Memos und Notizen, die der/die Forscher*in beim Analyseprozess anfertigt, bei der Pflege oder Änderung der Codes und deren Definitionen (Schilling 2006). Während die Daten erhoben werden, entstehen neue Interpretationsthemen. Die Schritte einer manuellen systematischen Interpretation und Codierung von Daten sind in der folgenden Übersicht aufgeführt. Diese Schritte stellen dar, wie die Interpretation der Teile und des Ganzen bei einer Untersuchung erreicht werden kann.

Zuordnung von Codes

Folgende Schritte werden bei der Zuordnung von Codes durchgeführt, um sie als Interpretationen der Teile und der gesamten Daten kenntlic zu machen:

- Machen Sie sich einen Eindruck vom *Gesamten* durch das Lesen aller transkribierten Texte.
- Wählen Sie ein Dokument (oder das erste) und lesen Sie es im Detail. Fragen Sie sich:
  - Um was geht es hier überhaupt?
  - Schreiben Sie Ihre Gedanken an die Seitenränder.
- Erstellen Sie nach der Lektüre mehrerer Transkripte (Texte) eine Liste der wichtigsten Themen, die aus den Worten der Teilnehmer*innen „auftauchen" *(Teile des Ganzen).*
- Clustern Sie ähnliche Themen.
- Finden Sie am besten beschreibende Wordings für Ihre Themen und transformieren Sie diese in thematische Kategorien (Bedeutungen).
- Gehen Sie zurück zu den Daten, die Sie bereits gelesen haben, und kürzen Sie die Themen zu Codes, indem Sie die Codes neben den entsprechenden Segmenten des Textes einfügen.
- Gruppieren Sie Themen, die zueinander in *Beziehung* stehen.
- Verbinden Sie Themen oder Bedeutungen zu einer Handlung („story line").
- Entwickeln Sie eine *„Zitatebank"*, die narrative Ausschnitte enthält, die die Essenz der Themen vermitteln.
- Entwickeln Sie ein reformiertes konzeptionelles Verständnis des Ganzen und seiner Teile.
- Verwenden Sie Grafiken, Abbildungen und Tabellen, um die Erörterung zu unterstützen.

Obwohl es durchaus umstrittenen ist, berichten Forscher*innen, dass die Analyse der hermeneutischen Daten durch Computerprogramme wie NVivo™ (z. B. Roberts et al. 2019; Jones 2007) unterstützt werden kann.

Die Computerprogramme variieren in ihrer Komplexität und ihrem Entwicklungsstand, aber ihr gemeinsames Ziel ist es, Forscher*innen bei der Organisation, Verwaltung und Codierung qualitativer Daten effizient zu unterstützen. Zu den Grundfunktionen, die von diesen Programmen unterstützt werden, gehören die Textverarbeitung, die Notizen und Memoanfertigung, das Codieren und die Textrecherche (Lewins und Silver 2007). Aktuelle qualitative Datenanalysesoftware beinhaltet üblicherweise ein visuelles Präsentationsmodul, dass es den Forscher*innen ermöglicht, die Beziehungen zwischen den Kategorien darstellbar zu machen. Einige Programme erlauben es darüber hinaus, die Codierungshistorie aufzuzeichnen, um den Überblick über die Entwicklung der Interpretationen halten zu können. Sobald mit vielen Interviews zu arbeiten ist oder ein ganzes Forscher*innenteam im Projekt tätig ist, erweist sich Datenanalysesoftware zur Unterstützung des Prozesses als vorteilhaft. Kleinere Studien, wie jene, die in diesem Kapitel veranschaulicht wird, werden am besten „von Hand" gemacht, sodass die Forscher*innen einen engen interpretativen Dialog mit den Daten eingehen können.

Im Forschungsbeispiel, das in diesem Kapitel präsentiert wird, hat die Forscherin die Daten mehrfach auf ihre Vollständigkeit und die Richtigkeit der Transkriptionen mit den aufgezeichneten Interviews überprüft. Die geschriebenen Lebensgeschichten und die anschließenden Interviewtranskripte wurden dann untersucht und in Statements gliedert, ein Prozess, den Creswell (2007, S. 61) als „Horizontalisierung" bezeichnet. Diese Aussagen wurden dann unter Verwendung eines Cut-and-Paste-Verfahrens zu Gruppen mit ähnlichen Bedeutungen oder Gruppen wesentlicher Themen geclustert. Das Beispiel in Abb. 6.4 stammt aus den Codierungsnotizen der Forscherin und ist ein Beispiel dafür, wie ein Abschnitt des Narrativs einer Mutter durch die Forscherin interpretiert wurde. Das Beispiel zeigt 2 Themen, die gefunden wurden und die sich in den Narrativen aller Mütter wiederholt haben.

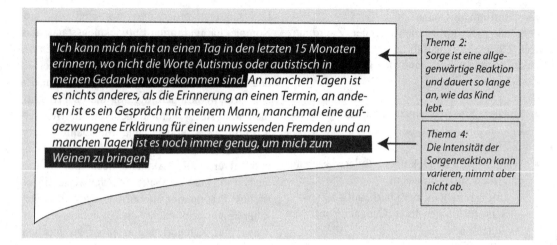

Abb. 6.4 Codierung und Interpretation im Rahmen der Hermeneutik

6.3.7.3.8.3 Finalisieren der Interpretationen

Die Interpretation ist ein fortlaufender, konzeptioneller Prozess. Jedoch erreicht sie irgendwann einen Punkt, an dem sie beendet wird und der/die Forscher*in sich für die bis zu diesem Zeitpunkt aus den Daten abgeleiteten Bedeutungen entscheiden muss. Forschungsaktivitäten in dieser Phase bestehen beispielsweise aus der weiteren Erforschung der Eigenschaften und Dimensionen der Kategorien, dem Identifizieren von Beziehungen zwischen den Kategorien, dem Aufdecken von Mustern und der Überprüfung thematischer Kategorien gegen die vollständige Bandbreite der Daten (Bradley 1993).

Dies ist ein entscheidender Schritt im begrifflichen Interpretationsprozess, und der Erfolg beruht fast ausschließlich auf den Schlussfolgerungsfähigkeiten („reasoning") des/der Forschers*in. Das folgende Beispiel stellt dar, wie die Forscherin Unterthemen innerhalb einer thematischen Kategorie gruppiert hat. Diese thematische Kategorie stellt dar, wie Eltern eine Erschütterung („shock") bei der initialen Entdeckung erfahren, dass ihr Kind eine Entwicklungsstörung hat. Für die Unterthemen dieser Kategorie verwendete die Autorin Ausdrücke, die direkt in den schriftlichen Narrativen der Eltern auftauchten.

> **Beispiel**
>
> Thema 3: Eltern empfinden einen Schock bei der ersten Entdeckung
> Unterthemen:
>
> - Schock
> - Du weißt nicht, wie du es herausfinden wirst
> - Komplikationen
> - Nichts bereitet dich darauf vor
> - Bist du sicher?
> - Das muss ein Irrtum sein
> - Bitte nicht. Nicht ich.
> - Der Traum geht verloren
> - Was dir die Diagnose nicht sagt
> - Verzögerungen bei der Diagnose ◄

6.3.7.3.9 Über die Ergebnisse berichten

Um die Studie replizierbar zu machen und die Verfahren transparent zu halten, ist es notwendig, die Interpretationsverfahren und -prozesse so vollständig und wahrheitsgemäß wie möglich wiederzugeben (Patton 2002). Die hermeneutische Forschung hat den Anspruch, dass die Forscher*innen ihre Entscheidungen und Verhaltensweisen bezüglich der Codierung ebenso wie die Methoden, die verwendet worden sind, ausweisen, um die Vertrauenswürdigkeit der Ergebnisse darzulegen. Die Präsentation von Forschungsergebnissen einer hermeneutischen Analyse stellt eine Herausforderung dar. Obwohl es eine übliche Praxis ist, typische Zitate zu verwenden, um Schlussfolgerungen zu rechtfertigen (Eldh et al. 2020; Schilling 2006), können auch andere Informationen, etwa Matrizen, Grafiken, Diagramme und konzeptionelle Netzwerke, eingearbeitet werden.

Die Form und der Umfang des Abschlussberichts hängen von den spezifischen Forschungszielen der Fragestellung ab, und die Verbindung zu den Forschungsfragen muss klar werden (Patton 2002). Bei der Vorstellung der Ergebnisse der hermeneutischen Forschung sollte immer ein Gleichgewicht zwischen Beschreibung und Interpretation bestehen. Reichhaltige, dichte Beschreibungen schaffen den kontextuellen Hintergrund für die Auslegung. Allerdings ist hermeneutische Forschung in ihrem Grundsatz interpretativ, und die Interpretation stellt immer das persönliche und konzeptionelle Verständnis der/des Forschers*in zum Gegenstand der Untersuchung dar. Ein akzeptabler hermeneutischer Bericht sollte daher den zirkulären Prozess der Forschung selbst reflektieren: Ausreichende Beschreibungen erlauben es anderen, die textliche und inhaltliche Basis der Interpretationen des/der Forschers*in zu verstehen, und ausreichende Interpretationen ermöglichen es anderen wiederum, ein tieferes Verständnis der Beschreibung des Forschungsthemas zu erlangen.

6.3.7.3.9.1 Vertrauenswürdigkeit
Wie bei anderen Methoden der qualitativen Forschung üblich, sind hermeneutische Forscher*innen dafür verantwortlich, die Vertrauenswürdigkeit des Forschungsprozesses und den Wahrheitsgehalt der Analyse zu etablieren. Die hier von Guba und Lincoln (2005) beschriebenen Kriterien eignen sich besser für qualitative Studien als die quantitativen Begriffe der Reliabilität und Validität und können im Rahmen hermeneutischer Forschung zur Anwendung kommen. In Forschungstagebüchern („write-ups") werden sowohl die Schritte der

Forschung als auch die verschiedenen Entscheidungen, die während der laufenden Analysephase (wie bereits oben erwähnt) ablaufen, transparent dokumentiert. Dieser Vorgang wurde als „auditability"[25] (Guba und Lincoln 2005) bezeichnet und ist eine Grundkomponente der Vertrauenswürdigkeit qualitativer Forschung.

Glaubwürdigkeit und Bestätigbarkeit werden ebenfalls als wesentliche Bestandteile der Vertrauenswürdigkeit erachtet (Clayton und Thorne 2000). Glaubwürdigkeit bezieht sich auf eine „angemessene Vertretung der Konstruktionen der sozialen Welt, die beforscht wird"[26] (Bradley 1993, S. 436). Diese Angemessenheit wird dann hergestellt, wenn die Perspektiven der Teilnehmer*innen sowohl so *umfassend* und so *kohärent* wie möglich, als auch im *Kontext* dargestellt werden. Die Verwendung direkter Zitate aus den Texten ermöglicht es den Leser*innen, eigene Urteile über die Konsistenz zwischen der Interpretation und dem zitierten Text zu fällen. Bestätigbarkeit bezieht sich auf „das Ausmaß, in dem die vom/von der Forscher*in postulierten Charakteristika der Daten durch andere, die die Forschungsergebnisse lesen, bestätigt werden können"[27] (Bradley 1993, S. 437). Bestätigbarkeit kann durch mehrere Möglichkeiten erreicht werden, etwa durch Bestimmung des Niveaus der *Textdurchdringung*, *Überprüfung der Interpretationen* gegen die Rohdaten, *„peer debriefing"* und *Überprüfung der Interpretationen mit den Teilnehmer*innen*.

Die Ansichten über die Wahrhaftigkeit der Analyse können in der hermeneutischen Tradition von anderen qualitativen Ansätzen abweichen. Gadamer (2004, 2013) zum Beispiel nimmt an, dass es kein universell „wahres" Statement gibt, weil es weder möglich ist, Erklärungen aus dem Kontext, in dem sie gemacht wurden, noch von der Komplexität der

---

[25] Prüfsicherheit, Revisionssicherheit

[26] „Adequate representation of the constructions of the social world under study"

[27] „The extent to which the characteristics of the data, as posited by the researcher, can be confirmed by others who read the research results"

Tab. 6.6 Elemente der Glaubwürdigkeit und der Aufrichtigkeit bei der Bewertung hermeneutischer Forschung

Kohärenz	Die Interpretation eines Textes stellt ein klares, einheitliches Bild des Ganzen und seiner Teile ohne Widersprüche dar
Umfang	Das Interpretieren des Textes nimmt Kenntnis von den „Gedanken" der Teilnehmer*innen
Durchdringung	Die Interpretation ist durchdringend, sie bringt unsere zugrunde liegenden Gedanken und Absichten in Aussagen zutage, liest zwischen den Zeilen und achtet sowohl darauf, was weggelassen wurde, als auch auf die Stille
Gründlichkeit	Die Interpretation versucht, alle Forschungsfragen zu beantworten, die an die Textdaten gestellt wurden
Kontext	Der Text wird weder aus dem Zusammenhang herausgerissen gelesen, noch wird über ihn aus dem Zusammenhang herausgerissen berichtet
Einigkeit	Eine Auslegung stimmt dem eindeutig zu, was der Text zu sagen hat
Fragen aufwerfen	Eine endgültige Interpretation wirft weitere Fragen auf, die bei den Leser*innen weitere Interpretationen stimulieren

Interpretation, die ihr durch die/den Forscher*in auferlegt wurde, loszulösen. In der hermeneutischen Forschung wird das Verständnis durch die Kohärenz des Ganzen und seiner Textteile erreicht. Vertrauenswürdigkeit wird daher durch den in der Forschung verwendeten Forschungsprozess erzielt und nicht durch die Schlussfolgerungen des/der Forschenden. Es liegt in der Verantwortung der/des Forschers*in, genügend Einzelheiten der verwendeten Prozesse zu schildern und die Ergebnisse, die durch die Interpretationen erzeugt wurden, darzulegen. Tab. 6.6 fasst die methodischen Grundprinzipien zusammen, die verwendet werden, um Zuverlässigkeit und Aufrichtigkeit[28] im Rahmen des hermeneutischen Ansatzes zu etablieren.

6.3.7.3.9.2 Mitteilen der Ergebnisse

Mit dem Schreiben über die Daten kommt das „making sense", d. h. es entsteht das Verständnis der Daten. Der letzte Akt einer Interpretation tritt zu einem beliebigen Zeitpunkt auf, wenn der/die Forscher*in über das schreibt, was im Dialog mit der Gesamtheit der Daten und deren Teile entdeckt worden ist. Das Schreiben über die Erkenntnisse bringt die Entscheidungen mit sich, festzulegen, was in die Beschreibung aufgenommen werden soll und was nicht, welche Interpretationsaspekte betont werden und in welcher Form der Bericht erfolgt. Die Ergeb-

nisbeschreibung in der hermeneutischen Forschung unterscheidet sich von anderen Formen der Forschungsberichterstattung, da die Dokumentation der Bedeutungen, die im Text gefunden wurden, mit einer Diskussion über sie verschmilzt. Das zirkuläre Denken, das Teil der hermeneutischen Methodologie ist, kann zu Schwierigkeiten und Redundanz beim Schreiben führen. Daher ist es empfehlenswert, vor dem Beginn des Verfassens einer endgültigen Interpretation über die Interpretationen nachzudenken und sich eine Liste möglicher Interpretationen anzulegen. Eine Reihe von Strategien kann verwendet werden, um die Punkte in diesem Forschungsabschnitt zu sortieren und zu organisieren.

In der hermeneutische Forschung ist es die Aufgabe des/der Schreibers*in, die Gedanken und Gefühle des Lesers in einer Weise zu stimulieren und zu halten, das weitere Interpretationen fazilitiert werden (Gadamer 1996, S. 393). Die/der Forscher*in gestaltet das Schreiben klar, aber eindrucksvoll. Direkte Zitate von Teilnehmer*innen (oder andere Texte) werden verwendet, um die Interpretationen zu veranschaulichen. Die Quelle und der Kontext der Interpretationen werden ebenfalls beschrieben, um die Interpretationen der/des Forschers*in darzulegen. Im Beispiel in Abb. 6.5 wird dargelegt, dass hermeneutisches Schreiben eine Fusion aus der Beschreibung und der Interpretation des Dialogs des/der Forschers*in und des/der Teilnehmers*in darstellt. Das Bei-

---

[28] „Trustworthiness and truthfulness"

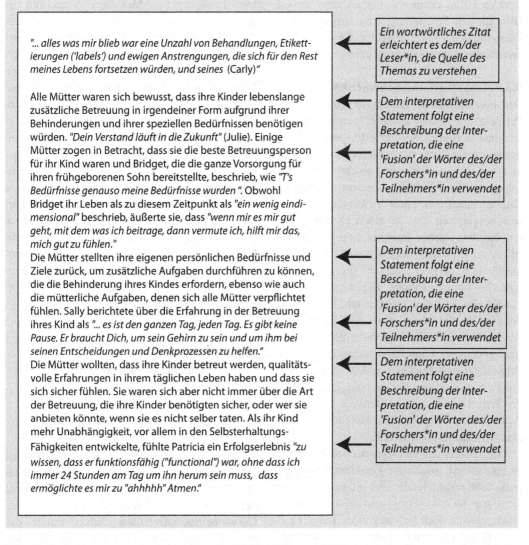

"... alles was mir blieb war eine Unzahl von Behandlungen, Etikettierungen ('labels') und ewigen Anstrengungen, die sich für den Rest meines Lebens fortsetzen würden, und seines (Carly)"

Ein wortwörtliches Zitat erleichtert es dem/der Leser*in, die Quelle des Themas zu verstehen

Alle Mütter waren sich bewusst, dass ihre Kinder lebenslange zusätzliche Betreuung in irgendeiner Form aufgrund ihrer Behinderungen und ihrer speziellen Bedürfnissen benötigen würden. *"Dein Verstand läuft in die Zukunft"* (Julie). Einige Mütter zogen in Betracht, dass sie die beste Betreuungsperson für ihr Kind waren und Bridget, die die ganze Vorsorgung für ihren frühgeborenen Sohn bereitstellte, beschrieb, wie *"T's Bedürfnisse genauso meine Bedürfnisse wurden "*. Obwohl Bridget ihr Leben als zu diesem Zeitpunkt als *"ein wenig eindimensional"* beschrieb, äußerte sie, dass *"wenn mir es mir gut geht, mit dem was ich beitrage, dann vermute ich, hilft mir das, mich gut zu fühlen."*

Dem interpretativen Statement folgt eine Beschreibung der Interpretation, die eine 'Fusion' der Wörter des/der Forschers*in und des/der Teilnehmers*in verwendet

Die Mütter stellten ihre eigenen persönlichen Bedürfnisse und Ziele zurück, um zusätzliche Aufgaben durchführen zu können, die die Behinderung ihres Kindes erfordern, ebenso wie auch die mütterliche Aufgaben, denen sich alle Mütter verpflichtet fühlen. Sally berichtete über die Erfahrung in der Betreuung ihres Kind als *"... es ist den ganzen Tag, jeden Tag. Es gibt keine Pause. Er braucht Dich, um sein Gehirn zu sein und um ihm bei seinen Entscheidungen und Denkprozessen zu helfen."*

Dem interpretativen Statement folgt eine Beschreibung der Interpretation, die eine 'Fusion' der Wörter des/der Forschers*in und des/der Teilnehmers*in verwendet

Die Mütter wollten, dass ihre Kinder betreut werden, qualitätsvolle Erfahrungen in ihrem täglichen Leben haben und dass sie sich sicher fühlen. Sie waren sich aber nicht immer über die Art der Betreuung, die ihre Kinder benötigten sicher, oder wer sie anbieten könnte, wenn sie es nicht selber taten. Als ihr Kind mehr Unabhängigkeit, vor allem in den Selbsterhaltungs-Fähigkeiten entwickelte, fühlte Patricia ein Erfolgserlebnis *"zu wissen, dass er funktionsfähig ("functional") war, ohne dass ich immer 24 Stunden am Tag um ihn herum sein muss, dass ermöglichte es mir zu "ahhhhh" Atmen."*

Dem interpretativen Statement folgt eine Beschreibung der Interpretation, die eine 'Fusion' der Wörter des/der Forschers*in und des/der Teilnehmers*in verwendet

Abb. 6.5 Beispiel eines hermeneutischen Berichts (für die Mütter und die Kinder wurden Pseudonyme verwendet)

spiel stammt aus dem Write-up[29] der Studie, die als Beispiel in diesem Kapitel verwendet wird, und beschreibt das Vorhandensein von chronischem Kummer von Müttern, die Kinder mit Behinderungen haben (Ferris 2013, S. 106–107). Das Unterthema *„Ein Leben lang die Last sich zu kümmern"*[30] enthielt die folgenden drei As-

pekte, die ein Teil jedes Themas sein sollte, von dem berichtet wird:

- Verwendung von Wörtern, die direkt aus dem Text stammen
- Kontextualisieren des Textes
- Interpretation der Textteile innerhalb des Ganzen

Das Primäre des hermeneutischen Berichts ist der Text. Grafiken, falls sie verwendet werden, unterstützen nur den Text. Unkomplizierte Forschungsfunde benötigen in der Regel keine

---

[29] Anmerkung des Übersetzers: Unter Write-up wird im angloamerikanischen Raum üblicherweise eine Niederschrift im Sinne einer schriftlichen Notiz oder eines schriftlichen Berichts verstanden.

[30] „The burden of caring for a lifetime"

visuelle Hilfe, ebenso wenig ist eine visuelle Hilfe für jede Feststellung erforderlich. Visuelle Darstellungen können erstellt werden, um Interpretationen mehr Gewicht zu geben.

6.3.7.4 Stärken und Schwächen

Der hermeneutische Ansatz ist aus mehreren Perspektiven heraus kritisiert worden. In erster Linie deswegen, weil er offen für die Mehrdeutigkeit der Textanalyse bleibt, sein Ziel liegt nicht auf der autoritären und objektiven Schlussfolgerung (Kinsella 2006), sondern vielmehr darauf, es den Leser*innen zu ermöglichen, mit dem vorgelegten Text in einen Dialog zu treten, um ihre eigenen Interpretationen zu bilden. In zweiter Linie gibt es keine „methodische Formeln" oder „Regeln", die auf die hermeneutische Forschungsmethode angewendet werden können. Es ist daher erforderlich, dass der/die Forscher*in die Philosophie der Hermeneutik vor der Aufnahme des Forschungsprozesses versteht und in der Lage ist, diese auch zu artikulieren. Und zu guter Letzt gibt es auch mehrere Sichtweisen auf die Philosophie und Methode der Hermeneutik, und es dem/der Forscher*in daher nicht möglich ist, die Methode innerhalb eines Konsenses zu benutzen.

Der Prozess der hermeneutischen Forschung ist, wie andere qualitative Forschungsmethoden auch, sehr zeitaufwendig und mühsam, dies gilt nicht nur für eine Forscherin oder einen Forscher, sondern auch für ein ganzes Team. Er erfordert vor allem auf Seiten der Forschungsleiter*innen und der Student*innen viel Zeit und Energie. Forschungsstudent*innen, die diesen Ansatz erwägen, wird daher empfohlen, eine kleine, überschaubare Samplegröße zu verwenden. Schließlich konzentriert sich die Hermeneutik auf Erfahrungen, die einzigartig für den Menschen und ihr jeweiliges Setting sind. Daher können die Erkenntnisse weder auf eine größere Population verallgemeinert werden, noch als alleinige Grundlage für (gesundheits-) politische Entscheidungen verwendet werden.

6.3.7.4.1 Zusammenfassung

In diesem Kapitel wurde beschrieben, wie der hermeneutische Forschungsansatz darauf abzielt, ge-

lebte Erfahrung von Menschen zu erklären. Es wurde gezeigt, wie die Bedeutung durch einen Prozess des Generierens, des Verstehens und Interpretierens von Text enthüllt wird. Durch die Verwendung eines hermeneutischen Ansatzes können Erfahrungen von Menschen in einer direkten und eindrucksvollen Art und Weise geteilt werden, um es den Leser*innen zu ermöglichen, in ihrer Vorstellung in die Lebenswelten von anderen einzutauchen. Dabei liefert das Verfahren der Hermeneutik ein Medium, um das Verständnis von Menschen mit gesundheitsbezogenen Störungen zu vertiefen. Das Verfahren erlaubt es der/dem Forscher*in, über die Bedeutung der Erfahrungen zu reflektieren, und es bietet ihm/ihr eine zusätzliche Dimension des Verstehens. Die Schritte des hermeneutischen Forschungsprozesses wurden dargelegt und in einem Beispiel angewandt, um das Vorgehen zu veranschaulichen.

6.3.8 Partizipative Gesundheitsforschung

Verena C. Tatzer, Petra Plunger, Elisabeth Reitinger und Katharina Heimerl

Aktuelle gesellschaftliche Herausforderungen erfordern partizipative und interdisziplinäre Strategien in Praxis und Forschung, insbesondere bei Themen im Gesundheits- und Sozialbereich. Gesundheitsberufler*innen haben durch das praxisnahe Grundstudium oder durch disziplinspezifische Betonung (z. B. personzentrierte Strategien) potenziell gute Voraussetzungen, um partizipative Forschungsansätze zu nutzen. Die Rolle als Expert*innen müssen Gesundheitsprofis kritisch hinterfragen, verlassen und zu einem veränderten Rollenverständnis kommen (Cockburn und Barry 2003; Taylor et al. 2004). Im folgenden Kapitel wird in die partizipative Forschung eingeführt und anhand des Projekts „Demenzfreundliche Apotheke" (Plunger et al. 2019) vorgestellt.

▶ **Definition** Ziel der partizipativen Forschung ist es, soziale Wirklichkeit zu erforschen und zu verändern (von Unger 2012). Wesentlich für diesen Forschungsansatz ist die gleichberechtigte Zusammenarbeit zwischen Wissenschaft und Praxis und die Partizipation (Teilhabe) der Beteiligten an den Prozessen und an der Wissensgenerierung (Minkler und Wallerstein 2008).

6.3.8.1 Wann soll die Methode angewendet werden?

Bei der Durchführung der Forschung sind Schleifen von Aktion, Reflexion und Evaluation wichtig (Hockley et al. 2013). Partizipative Forschung eignet sich für Fragestellungen, die aus der Praxis an die Wissenschaft herangetragen werden. Passend ist das Design dann, wenn es sowohl bei den Wissenschafter*innen als auch bei den Praxispartner*innen ein Interesse daran gibt, mithilfe der Forschung eine Situation zu verändern, ein Problem zu lösen oder eine Organisation (weiter) zu entwickeln. Das gemeinsam erarbeitete Wissen bleibt in solchen Projekten nicht der „scientific community" vorbehalten, sondern es entfaltet erwünschterweise Wirkungen in der Praxis. Eine Voraussetzung dafür ist Zeit, denn das Design ist aufwendig: Die Verständigung zwischen Praxispartner*innen und Wissenschaft braucht den Aufbau von geeigneten Besprechungsstrukturen und Zeit, um miteinander zu diskutieren und sich auf eine Vorgehensweise zu einigen. Als Produkte am Ende des Forschungsprojekts stehen nicht nur Forschungsberichte und Artikel in wissenschaftlichen Zeitschriften, sondern auch Broschüren, Presseaussendungen, Vorträge, Bilder oder Videos.

6.3.8.2 Themenstellungen

Zahlreiche Fragestellungen und Themen können mit partizipativer Gesundheitsforschung gemeinsam erforscht werden. Wenn es in der Forschung um Randgruppen und/oder um verletzliche Personen geht und um die Frage, wie diesen soziale Teilhabe ermöglicht werden kann, hat das Design eine große Stärke. Beispiele, für Gruppen die an partizipativer Gesundheitsforschung beteiligt sein können, sind Migrant*innen mit HIV/AIDS, Jugendliche mit lebensbedrohlichen Erkrankungen, Menschen mit Demenz, Menschen mit Behinderung, pflegende Angehörige, Eltern, die ein Kind rund um die Geburt verloren haben, Mitarbeitende und Leitung im Pflegeheim, Krankenpflegeschüler*innen oder die Bürger*innen einer Kleinstadt (z. B. Wegleitner et al. 2015)

6.3.8.3 Welche Schritte müssen eingehalten werden?

1. Partnerfindung und Aufbau von Kooperationsbeziehungen und Kommunikationsstrukturen – noch vor der Formulierung von Forschungsfragen!
2. Klärung der Ressourcen, um am gemeinsamen Vorhaben zu arbeiten
3. Diskussion über die Ziele des Vorhabens (Was wollen wir wissen, und was wollen wir verändern?)
4. Formulierung der Forschungsfrage(n)
5. Entwicklung des Designs: Dieses ergibt sich aus den Zielsetzungen. Hervorzuheben ist bei partizipativen Forschungsvorhaben die Bedeutung von Flexibilität innerhalb des (Zeit-) Rahmens, was Methoden und Ablaufpläne anbelangt. Es ist wichtig, auf auftauchende Fragestellungen reagieren zu können.
6. Datenerhebung, Intervention und Auswertungsschritte inklusive Reflexionsschleifen sind in Zyklen angelegt, die sich aufeinander beziehen und jeweils Wissen für die nächsten Projektschritte liefern.
7. Evaluation und Dissemination: Bei der Publikation bzw. dem Nutzung von Ergebnissen ist zu bedenken, dass neben der wissenschaftlichen Community (Zwischen-)Ergebnisse des Forschungsvorhabens auch an die Praxispartner in geeigneter Form kommuniziert werden. Aus einer forschungsethischen Perspektive lässt sich argumentieren, dass diejenigen, die an der Forschung und Entwicklung von Maßnahmen beteiligt sind, auch über zentrale Ergebnisse informiert werden sollen, um diese aus ihrer Perspektive zu kommentieren (von Unger 2014).

Beispiel

Das Projekt „Demenzfreundliche Apotheke" illustriert die oben beschriebenen Prozesse. In diesem Projekt kooperierten Wissenschafterinnen mit der Selbsthilfegruppe Alzheimer Austria (AA) und der Österreichischen Apothekerkammer (ÖAK). Eine Projektsteuergruppe, bestehend aus Teilnehmenden aus den 3 genannten Organisationen, traf gemeinsame Entscheidungen. Beratend stand der Steuergruppe ein Beirat zur Seite, der Fachexpert*innen und betreuende Angehörige einschloß. 18 Apotheken aus Wien und Niederösterreich beteiligten sich am Projekt (Abb. 6.6). Als gemeinsame Ziele wurden definiert: Die Beteiligung von Apotheken an der Beratung und Betreuung von Menschen mit Demenz und von betreuenden Angehörigen in der Kommune zu erhöhen und die Lebensqualität bei diesen beiden Zielgruppen zu fördern, aber auch im Apothekensetting umsetzbare Maßnahmen zu entwickeln.

In der ersten Phase des Projekts wurde aufbauend auf einer Bedürfniserhebung mit betreuenden Angehörigen und einer Bedarfserhebung mit Mitarbeiter*innen in den teilnehmenden Apotheken eine Workshop-Reihe konzipiert, um Wissen und Kompetenzen der Mitarbeiter*innen zu fördern und um Räume zur Reflexion über die professionelle Praxis und die Anliegen der betreuenden Angehörigen und Menschen mit Demenz zu eröffnen. Die Teilnehmenden reflektierten bereits in dieser Phase die Umsetzbarkeit möglicher Interventionen in der Apotheke unter den ökonomischen Vorzeichen eines Kleinbetriebs, zum Beispiel: Wie lassen sich längere Beratungsgespräche in einem Apothekenalltag realisieren, der von kürzeren Kontakten und einem produktbezogenen Fokus der Beratung geprägt ist? Anschließend hatten die Apothekenmitarbeitenden die Möglichkeit, begleitet und beraten durch die Wissenschafterinnen und im Austausch mit Kolleg*innen aus den Partnerapotheken,

Maßnahmen in „ihrer" Apotheke bzw. im lokalen/regionalen Umfeld zu entwickeln. Diese Praxisprojekte reichten von einer demenzsensiblen Arzneimittelberatung über die Wissensvermittlung zu Beratungs- und Unterstützungseinrichtungen bis zu in der Kommune angesiedelten Projekten mit lokalen Partnern (z. B. Pflegedienste, Gemeinde, Kino, Buchhandlung).

Im Verlauf des Projekts ist es gelungen, dass sich in einem partizipativen Prozess alle am Projekt beteiligten Akteure auf ein Logo verständigten, das eine doppelte Zielsetzung erfüllt: Das Angebot der Apotheken wurde sichtbar gemacht und gleichzeitig zur Entstigmatisierung beigetragen (Abb. 6.7). Eine im Verlauf des Projekts entwickelte Toolbox sicherte die Projektergebnisse nachhaltig: Sie enthielt erfolgreiche Maßnahmen, Handreichungen und Informationsbroschüren, die im Projekt erprobt wurden. Darüber hinaus wurde am Aufbau eines Netzwerks „Demenzfreundliche Apotheken" gearbeitet.

In diesem Forschungsprojekt wurden auch „klassische" Erhebungsmethoden verwendet, wie zum Beispiel Fragebogenerhebungen durch das Evaluationsteam (Plunger et al. 2019), eine Fokusgruppe und Tiefeninterviews mit betreuenden Angehörigen (Tatzer et al. 2020), narrative Erhebungen (Heimerl et al., 2020) sowie Beobachtungen und Feldnotizen. Der Beteiligungsgrad der Praxispartner*innen am Forschungsprozess (Bergold und Thomas 2012; von Unger 2012) war im Laufe des Projektes unterschiedlich. ◄

6.3.8.4 Stärken und Schwächen

6.3.8.4.1 Stärken

Eine wesentliche Stärke von partizipativer Gesundheitsforschung ist die Orientierung an konkreten lebensweltlichen und gesellschaftlichen Problemstellungen. Über die Zusammenarbeit in oft interdisziplinären Forschungsteams mit Praxispartner*innen kann sichergestellt wer-

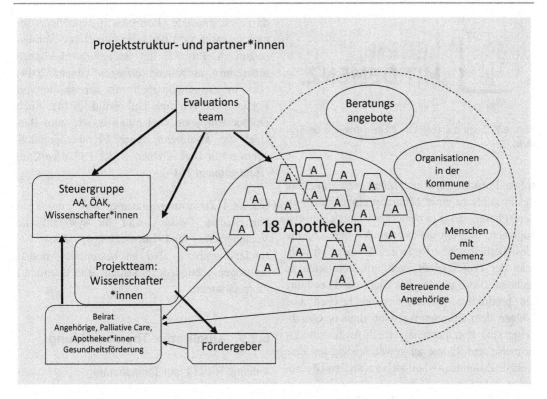

Abb. 6.6 Projektstruktur „Demenzfreundliche Apotheke". *AA* Selbsthilfegruppe Alzheimer Austria, Apothekenmit-arbeitende, *ÖAK* Österreichische Apothekerkammer

den, dass Fragestellungen und die Bearbeitung der Themen für die Beteiligten relevante Erkenntnisse bringen. Damit in Zusammenhang stehen das prozesshafte Vorgehen und die während des Projekts gesammelten Erfahrungen, die ein Lernen während des Tuns ermöglichen.

6.3.8.4.2 Schwächen
Diese Offenheit im Vorgehen birgt umgekehrt das Risiko in sich, dass die Erkenntnisse, die im Kontext des Anwendungsgebiets neu und innovativ sind, in den entsprechenden „scientific communities" möglicherweise schon ähnlich veröffentlicht wurden. Auch die Veränderung von Fragestellungen im Laufe des Forschungsprozesses durch Partizipation kann problematisch werden. Darüber hinaus bewegen sich Projekte der partizipativen Gesundheitsforschung prinzipiell an der Grenze von Wissenschaft und Praxis. Dadurch werden sie innerhalb von wissenschaftlichen Paradigmen, die Objektivität und Kontextunabhängigkeit

fordern, kritisch betrachtet. Es geht auch um die Frage, wodurch sich spezifisch wissenschaftliches Wissen auszeichnet (Felt et al. 1995). Eine Herausforderung für partizipative Forschungsvorhaben ist die Sicherung der Nachhaltigkeit sowohl von Projekterkenntnissen als auch von Partnerschaften, die entstanden sind. Hier lohnt es sich, bereits frühzeitig im Projektverlauf darüber nachzudenken, wie auch nach Projektende Ergebnisse nachhaltig gesichert werden können.

▶   Für die Durchführung eines partizipativen Gesundheitsforschungsprojekts ist es günstig, Fragen und Themen, die Gegenstand des Projekts sein sollen, möglichst frühzeitig abzustimmen.

Wenn Personen bereits bekannt sind und Vertrauensbeziehungen schon bestehen, erleichtert dies die Zusammenarbeit. Langwieriger ist es,

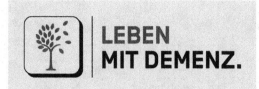

Abb. 6.7 Logo des Projekts „Demenzfreundliche Apotheke"

wenn Forschungspartner*innen erst im Lauf des Projekts zu einer Mitarbeit eingeladen werden. Phasen des Kennenlernens sind dann einzuplanen, und ein entsprechender Umgang mit Unsicherheit wird erforderlich. Zumeist ist während der Projektarbeit auch mit Konflikten zu rechnen. Diese werden aus Sicht der Forschung als produktive Differenzen beschrieben und können dem Erkenntnisgewinn dienen. Gleichzeitig sind angemessene soziale Aushandlungsprozesse und Räume zu gewährleisten, um eine weitere Zusammenarbeit sicherzustellen (Reitinger et al. 2014).

Bei der Zusammenarbeit mit marginalisierten Gruppen oder vulnerablen Personen sind forschungsethische Überlegungen essenziell (Hopf 2002). Freiwillige und informierte Zustimmung ist hier ebenso wichtig wie Überlegungen darüber, ob Forschungspartnern durch das gemeinsame Vorhaben ein Schaden entstehen kann. Aus ethischer Perspektive ist zu berücksichtigen, dass wir immer in Beziehungen leben und damit in unserem Verhalten voneinander abhängig sind. In durch Hierarchien und Machtrelationen charakterisierten Forschungsverhältnissen, wie sie typischerweise in Institutionen und Organisationen vorherrschen, sind daher die Bestrebungen, einander „auf Augenhöhe" zu begegnen, immer kritisch zu reflektieren.

6.3.8.4.3 Anwendungslevel
Partizipative Anteile können auf verschiedenen Niveaus in Forschung oder Praxisprojekten mit Forschungsanteilen integriert werden. Je nach Kompetenzebene verlangt dies mehr oder weniger Forschungserfahrung, Unterstützung

durch betreuende Personen („supervisors/senior researchers") und/oder curriculare Voraussetzungen. Projekte auf Bachelorlevel können mehrjährig aufbauend erfolgen (Bauer 2014) oder in Zusammenarbeit mit bereits etabliert Forschenden (Heitink und Satink 2014). Auch Doktoratsprojekte sind möglich, wie zum Beispiel die Evaluation einer Ergotherapieintervention mit Jugendlichen in der Palliative Care (Heinzelmann 2014).

6.3.8.4.4 Zusammenfassung
Partizipative Designs sind für systematische Veränderungs- und Entwicklungsprozesse besonders sinnvoll, aber an bestimmte Voraussetzungen gebunden, insbesondere in Bezug auf Zeitressourcen.

6.3.9 Qualitative Themenbildung

Valentin Ritschl und Tanja Stamm

▶ **Definition** Die Methode der qualitativen Themenbildung ist ein selektives Verfahren mit sequenziellen Elementen zur Analyse von qualitativen textbasierten Daten. Diese Methode wurde gemeinsam mit Studierenden basierend auf Vorarbeiten entwickelt, wobei in diesen Vorarbeiten die Methode der qualitativen Themenbildung bisher nur in Teilen verwendet wurde. Die Methode der qualitativen Themenbildung soll auch ermöglichen, qualitative und quantitative Daten zu verbinden.

6.3.9.1 Wann soll die Methode angewendet werden?
Die qualitative Themenbildung eignet sich vor allem beim Kategorisieren und Organisieren von qualitativen Daten ohne interpretative Analyse. Diese Methode stellt daher eine beschreibende Analyse dar. Wenn eine Interpretation im Zuge der Datenanalyse erfolgen soll, sollte eine hermeneutische Methode gewählt werden, die Methode der qualitativen Themenbildung ist dann nicht sinnvoll. Bei der qualitativen Themen-

bildung können alle Arten von Texten integriert werden: Texte aus Selbstberichten (Einzelinterviews oder Fokusgruppen), Texte aus Beobachtungen und bereits bestehende Texte, wie zum Beispiel Briefe, Dokumentationen oder Literatur. Zuerst werden die Themen gebildet und jedem Interview, Fall oder Teilnehmer*in bzw. jeder Fokusgruppe zugeordnet. Danach werden sie in ein Schema mit über- und untergeordneten Themen gebracht und schließlich detailliert beschrieben.

6.3.9.2 Themenstellungen

Mithilfe dieser Methode können qualitative Daten, die miteinander in irgendeiner Verbindung stehen, organisiert und kategorisiert werden. Folgende Themenstellungen sind für diese Methode geeignet:

- Identifikation und Beschreibung von Verhalten und Phänomenen, zum Beispiel Identifikation von fördernden und hemmenden Faktoren bezüglich Adhärenz
- Identifikation und Beschreibung von Gemeinsamkeiten und Unterschieden von Mustern, Modellen, Rollen, Verhaltensweisen, zum Beispiel Identifikation von Gemeinsamkeiten und Unterschieden in verschiedenen Sozialsystemen in verschiedenen Kulturen oder Ländern (Stamm et al. 2011)
- Extrahierung von zugrunde liegenden Elementen, die ein Phänomen oder Verhaltensweisen charakterisieren und definieren, zum Beispiel Zusammenführung von Expertenmeinungen (im Sinne einer Delphi-Studie; Bauernfeind et al. 2008) oder Definition von Spiel oder Adhärenz
- Organisation und Kategorisierung von Texten, zum Beispiel Erstellung von narrativen oder Scoping Reviews, um die Inhalte zusammenzufassen

6.3.9.3 Welche Schritte müssen eingehalten werden?

Entsprechend der Quelle, aus der die Daten stammen, wird eine unterschiedliche Anzahl an Schritten durchgeführt. Die vorbereitenden Schritte für die qualitative Themenbildung gleichen denen anderer qualitativer Methoden. Somit wird auf diese hier nicht im Detail eingegangen. Ein wichtiger Unterschied besteht darin, dass bei der Methode der qualitativen Themenbildung sowohl Interviewdaten als auch bereits bestehende Texte für die Analyse herangezogen werden.

6.3.9.3.1 1. Daten lesen und sich mit ihnen vertraut machen

Die Interviewdaten müssen zunächst transkribiert werden. Dies erfolgt wortwörtlich, auch Pausen während des Interviews werden in irgendeiner Weise markiert, wobei die Länge der Pausen nicht dokumentiert werden muss, außer es wird bei dieser speziellen Fragestellung vom Forscher als unbedingt erforderlich erachtet. Wichtig ist, dass die Transkription wortwörtlich und in der exakten Länge erfolgen soll und nicht sinngemäß andere Worte verwendet oder Texte sinngemäß verkürzt werden.

Danach sollten die Forscherin oder der Forscher einen Überblick über die Daten bekommen und sich mit ihnen vertraut machen. Dies wird erreicht, indem die Daten nochmals genau durchgelesen werden. Hierbei wird jeweils ein Interview, eine Person bzw. ein Text als eine Einheit betrachtet (und hintereinander gelesen = sequenzielles Element). Erst wenn die Analyse einer Einheit abgeschlossen ist, wird die Analyse der nächsten Einheit gestartet.

6.3.9.3.2 2. Themen aus den Daten bilden

Der zweite Schritt ist das Bilden von Themen – der Start der Analyse. Die Kategorien sollten vorwiegend aus den Daten entstehen, mit der Ausnahme, dass man auch Kategorien hinzufügen kann, die aus dem eigenen Vorverständnis kommen. Als Vorverständnis werden das Wissen, die Vorstellungen, Einstellungen, Meinungen etc. des Forschers bezeichnet, die bereits vor Beginn des Forschungsprojekts bestehen. Reflexivität der Forscherin erfordert, dass er sich das Vorverständnis am Beginn der Forschungsarbeit bewusst macht und dies zum Beispiel im Forschungstagebuch aufschreibt.

In der qualitativen Themenbildung werden nun aus den vorliegenden Texten Bedeutungseinheiten („meaning units") gebildet. Bedeutungseinheiten sind inhaltliche Einheiten, die nicht mit dem normalen Satzbau oder bestimmten Grammatikregeln zu tun haben müssen, sondern immer dem Sinn nach gebildet werden – d. h. pro inhaltliche Einheit wird eine Bedeutungseinheit gebildet. Danach wird das Thema (= „Hauptthema") einer jeden Bedeutungseinheit festgelegt.

6.3.9.3.3 3. Schema mit über- und untergeordneten Themen bilden

Aus den Themen wird dann ein Schema mit über- und untergeordneten Themen erstellt, wobei übergeordnete Themen die Eigenschaften der jeweils untergeordneten Themen umfassen müssen. Ein Beispiel ist das übergeordnete Thema emotionale Funktionen, das zum Beispiel folgende untergeordnete Themen umfassen kann: emotionale Stabilität, Ängstlichkeit, depressive Verstimmungen, positive Gefühle etc.

> Um eine gute Qualität der Analyse zu gewährleisten, ist es hier sinnvoll, dass mindestens 2 Forscher einen Teil der Daten (z. B. 10 %) getrennt voneinander analysieren und dann die Ergebnisse vergleichen. Bei unterschiedlichen Ergebnissen kann dann eine weitere Expertin zurate gezogen werden, um eine Entscheidung zu treffen. Wenn die Themen sehr strukturiert formuliert werden, zum Beispiel einem bestimmten Schema folgen, können auch Kappa-Koeffizienten zur Übereinstimmung der beiden Forscher berechnet werden (Stamm et al. 2005).

6.3.9.3.4 4. Inhalte strukturieren und den Themen zuordnen

Die Inhalte werden in diesem Schritt nun zusammengefasst und strukturiert. Dies geschieht mithilfe einer Matrix (Spreadsheet): In die erste Zeile kommen Themen, die in den Daten genannt werden, und/oder Themen, die die Forscherin vorher festgelegt hat. In der ersten Spalte werden die Personen, Interviews bzw. Texte aufgezählt. Für Interviewdaten gilt: Die Personen werden dann aufgezählt, wenn eine Person mehrmals interviewt wurde und die Person als Einheit betrachtet werden soll. Kommen die Themen aus den Daten, kann mit einem Thema begonnen werden, wobei dann im Zuge der Analyse weitere Themen ergänzt werden können (Tab. 6.7).

Danach wird in der Tabelle in jedem Kästchen eingetragen, was die Person zum jeweiligen Thema gesagt hat, als wortwörtliches Zitat aus dem Interview oder in den Worten der Forscherin (selektives Element). Es muss nicht das ganze Interview berücksichtigt werden, die Bedeutung der Inhalte darf aber keinesfalls verändert werden.

Diese Matrix gibt der Forscherin die Möglichkeit, die Daten aus unterschiedlichen Sichtweisen zu betrachten. So können die Ergebnisse aus der Themenbildung mit den Ergebnissen des Rasters verglichen und dadurch auch quantifiziert werden. Zum Beispiel besteht dann die Möglichkeit, das Thema durch Zahlen zu ergänzen, zum Beispiel für wie viele Probanden ein Thema eine Bedeutung hat. Des Weiteren können durch dieses Raster auch qualitative Daten mit quantitativen Daten verknüpft werden, zum Beispiel durch eine Berechnung von Häufigkeiten. Dies ergibt allerdings nur dann Sinn, wenn eine große Fallzahl vorliegt.

Wenn eine Interpretation der Daten erfolgen soll, sollte eine hermeneutische oder phänomenologische Methode gewählt werden, die Methode der qualitativen Themenbildung ist dann nicht sinnvoll.

Tab. 6.7 Matrix zur Strukturierung der Inhalte

Person/ Interview	Thema 1	Thema 2	Thema 3	Thema 4
1				
2				
3				
4				
X				

6.3.9.3.5 5. Themen im Detail beschreiben

Die letzte Phase ist die Phase der Dissemination, also das Verfassen einer Bachelor-, Master- oder PhD-Arbeit, einer These und/oder Publikation: Die Daten werden nun anhand ihrer Eigenschaften, Unterschiede und Beziehungen zwischen den Kategorien beschrieben und dargestellt. Wörtliche Zitate aus den Interviews dienen als Belege für die Datenanalyse. Grundsätzlich ist es gut, an einem Beispiel zu verdeutlichen, wie der Forscher von einem Textabschnitt zu übergeordneten und untergeordneten Themen gekommen ist.

6.3.9.4 Stärken und Schwächen

6.3.9.4.1 Stärken

- Die Methode der qualitativen Themenbildung ermöglicht eine breite und gut erlernbare Auswertung von Daten, bei der durch andere Verfahren die Ergebnisse noch vertieft werden können (z. B. durch eine weitere hermeneutische interpretative Analyse).
- Die Datenauswertung kann durch mehr oder weniger Strukturierung und durch eine kleine oder große Fallzahl mehr in eine qualitative oder quantitative Richtung gelenkt werden.
- Die Methode erlaubt, mit „unstrukturiertem" und bereits bestehendem Datenmaterial zu arbeiten.

6.3.9.4.2 Schwächen

- Die Methode der qualitativen Themenbildung liefert keine Interpretationen der Daten im Sinne einer hermeneutischen Analyse.
- Der Anwender muss reflexiv sein, um klar zwischen möglichst „objektiven" Beobachtungen und „subjektiven" Interpretationen unterscheiden zu können. Gerade einem unerfahrenen Forscher kann beim Versuch, die Daten zu kondensieren, eine Interpretation entstehen.
- Um zu tiefgehenden Beschreibungen der Themen zu kommen, muss der Anwender bei einem Interview nachfragen. Menschen neigen beim Sprechen eher zu Interpretationen als zu nachvollziehbaren Beobachtungen.

Beispiel: „Und dann ist er gekommen und hat mich wieder mal geärgert!" Wenn nun auf Nachfrage der Forscher erfährt, dass „ärgern" in dem Fall bedeutet, dass der andere Mensch „zu spät gekommen ist", können Faktoren gesammelt werden. Ist jedoch lediglich bekannt, dass sich der Interviewpartner geärgert hat, kann der Forscher daraus keine klare Information ableiten.

> **Zusammenfassung**
>
> Die Methode der qualitativen Themenbildung bietet eine gute Möglichkeit, in die beschreibende qualitative Forschung einzusteigen. Für interpretative Analyse eignet sich diese Methode nicht.

6.4 Qualitative Datensammlung

Valentin Ritschl, Helmut Ritschl, Barbara Höhsl, Barbara Prinz-Buchberger und Tanja Stamm

6.4.1 Wann werden Daten qualitativ gesammelt?

Ein wichtiger Schritt im Forschungsprozess ist der Weg zu den Daten, also die Datensammlung. Dabei wird prinzipiell zwischen „qualitativen" und „quantitativen" Daten unterschieden. Quantitative Daten beziehen sich (fast) immer auf Messdaten von Tests, Untersuchungen oder Assessments, d. h. beispielsweise nominale, ordinal skalierte oder metrische Daten aus physiologischen, psychologischen oder anatomischen Messungen. Qualitative Forschung will Daten über die Auswirkungen der Umwelt, Verhalten, Emotionen, Entscheidungen und Erfahrungen erfassen. Dazu können meist keine physiologischen oder psychologischen Messverfahren herangezogen werden, sondern es muss der Mensch befragt oder beobachtet werden. Abb. 6.8 zeigt einen Entscheidungsbaum für die Wahl der Datensammlung (erstellt nach Bortz und Döring 2006, DePoy und Gitlin 2005, LoBiondo-Wood und Haber 2001).

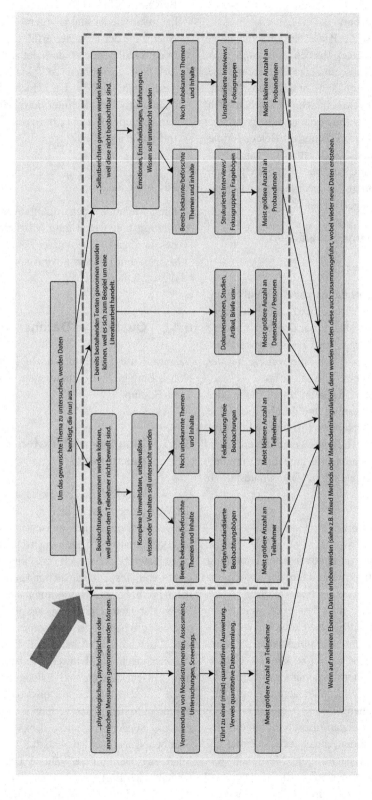

Abb. 6.8 Entscheidungsbaum für die Wahl der Datensammlung

6.4.2   Methoden der qualitativen Datensammlung

Für die Sammlung qualitativer Daten stehen unterschiedliche Methoden zur Verfügung. Diese müssen entsprechend des Ziels der Forschung gut ausgewählt werden. In einem ersten Schritt muss unterschieden werden, ob die Daten neu erhoben werden müssen oder ob es sich um bereits bestehende Texte handelt. Für bestehende Texte muss beachtet werden, dass die Recherche sauber und vollständig (z. B. systematisch nach PRISMA) durchgeführt wird. Für neu zu erhebende Daten muss zwischen Daten aus Beobachtungen und Selbstberichten unterschieden werden. Tab. 6.8 zeigt die Funktion, Stärken und Schwächen der unterschiedlichen Möglichkeiten der qualitativen Datensammlung (Bortz und Döring 2006; DePoy und Gitlin 2005; LoBiondo-Wood und Haber 2001; Petty et al. 2012).

▶   Die Wahl der Datensammlung wird – ausgehend von der Fragestellung – von der gewählten Analysemethode vorgegeben. Eine Ethnographie zum Beispiel benötigt meist eine teilnehmende Beobachtung in Kombination mit Interviews (Abschn. 6.3.4).

Das Vorgehen bei der Datensammlung (Zeitpunkt der Erstellung von Leitfäden, Ethikkommission, Rekrutierung der Probandinnen usw.) entspricht dem des quantitativen Vorgehens (Kap. 7).

6.4.3   Erstellung der Datensammlungsinstrumente

6.4.3.1 Bestehende Texte und Dokumentationen

Es wird in der Literatur kein standardisiertes Prozedere für die Datensammlung empfohlen. Bei Artikeln für Literaturrecherchen sollte bei der Recherche wie in Kap. 14 beschrieben vorgegangen werden. Abhängig von der Art des Re-

views unterscheidet sich das Vorgehen. Handelt es sich um Patientendokumentationen oder Ähnliches, dann müssen diese Daten aus entsprechenden Datenbanken heruntergeladen werden. Unabhängig von der Art der Datensammlung sollte der Prozess transparent dargestellt und genau beschrieben werden.

> Auch wenn „alte" Patientendokumentationen verwendet werden, muss eine Ethikkommission hinzugezogen werden (retrospektive Studie).

6.4.3.2 Erstellung eines Interviewleitfadens für Einzelinterviews oder Fokusgruppen

Werden Interviews zur Datensammlung gewählt, so ist es wichtig, einen guten Interviewleitfaden zusammenzustellen. Das Interview bezieht sich in diesem Zusammenhang sowohl auf Einzelinterviews als auch auf Gruppeninterviews (Fokusgruppe, Tab. 6.9). Die Durchführung des Interviews sollte vor dem ersten Interview mit einer Person, die nicht mit dem Thema vertraut ist, geübt werden, zum Beispiel mit einer Freundin/einem Freund oder einem Familienangehörigen. Dadurch können nicht ideal formulierte Fragen geändert werden. Leitfäden können auch nach dem ersten „tatsächlichen" Interview geändert werden. Dies sollte aber nur eine Notlösung sein und ausreichend dokumentiert werden.

Insgesamt wird in der Literatur eine Spannweite von narrativen/unstrukturierten Interviews bis zu sehr stark strukturierten Interviews beschrieben. Ziel von unstrukturierten Interviews ist es, die Lebenswelt von Probandinnen zu erfahren. Probandinnen werden zum Erzählen aufgefordert – ein Leitfaden gibt Initialfragen/Themen vor, die zum Erzählen anregen sollen. Im weiteren Verlauf folgt der Interviewer der Probandin. Beim halbstrukturierten Interview gibt es einen etwas strukturierten Leitfaden mit Fragen, die auf jeden Fall inhaltlich vorkommen sollen. Der Leitfaden fungiert dann als Richtschnur

Tab. 6.8 Vergleich der unterschiedlichen Datensammlungsmöglichkeiten

	Beobachtungen	Bestehende Texte	Selbstberichte
Wann wird diese Methode eingesetzt?	Beobachtungen werden immer dann eingesetzt, wenn Umwelteinflüsse oder dem Probanden unbewusste Vorgänge beforscht werden sollen (z. B. ein Verhalten). Mimik oder Gestik kann nicht aktiv erfragt werden	Gibt es bestehende Texte, aus denen Inhalte synthetisiert oder interpretiert werden sollen, können diese für eine qualitative Datenanalyse eingesetzt werden. Dafür bieten sich Dokumentationen von Patienten an (retrospektive Datenanalyse), Artikel, Briefe oder Ähnliches	Selbstberichte werden immer eingesetzt, wenn die zu erhebenden Daten nicht beobachtet werden können. Wenn es das Ziel der Arbeit ist, Emotionen, Erleben, Erfahrungen, Entscheidungen oder Ähnliches zu beschreiben, zu interpretieren oder zu verstehen, dann ist die Forscherin auf Berichte der Probanden angewiesen
Stärken der Methode	Wenn verdeckte Beobachtung, dann so gut wie keine Beeinflussung der Datenerhebung	Retrospektive Analyse, dadurch keine Beeinflussung der Datenerhebung	Einblicke in das Erleben der Menschen
Schwächen der Methode	Menschen fühlen sich beobachtet, Einfluss auf Datenerhebung Bei unstrukturierten Beobachtungen können entscheidende Prozesse aufgrund der Menge an Beobachtungen übersehen werden	Retrospektive Datenanalyse, dadurch kein Einfluss auf Störfaktoren Manchmal ist das vorhandene Textmaterial unvollständig, Fragen können nicht geklärt werden	Wenig objektiv, da die Lebenswelt des Probanden mit derjenigen des Forschers verschwimmt. Interpretationen sind oft subjektiv durch die Forscherin gekennzeichnet
Unterstützung zur Durchführung	Videos können hilfreich sein, um mehr Zeit bei der Beobachtung zu haben, allerdings stellen sie immer nur einen Ausschnitt der Situation dar	Es ist günstig, eine zweite Person in die Recherche und Aufarbeitung einzuschließen und deren Resultate mit den eigenen zu vergleichen, um möglichst objektiv in der Analyse zu sein	Tonbandaufnahmen unterstützen die Auswertung des Interviews. Zusätzlich sollten Fragen notiert werden, damit der Redefluss der Probanden nicht gestört wird
Vorgehen bei bereits bekannten Inhalten	(Standardisierte) Beobachtungsbögen, eng definierte Beobachtungsinhalte		Strukturierte Interviews/Fokusgruppen, Fragebögen mit offenen/geschlossenen Fragen
Vorteile/Nachteile	Eventuell gehen „neue" Erkenntnisse verloren, da nur auf Bekanntes fokussiert wird. Der Vorteil liegt in der Möglichkeit, größere Gruppen und damit breitere Daten zu bekommen. Dadurch wird die Auswertung aber auch quantitativer (Dicicco-Bloom und Crabtree 155)		
Vorgehen bei neuen Inhalten	Feldbeobachtungen, freie/unstrukturierte Beobachtungen		Unstrukturierte Interviews/Fokusgruppen
Vorteile/Nachteile	Datenerhebung ist aufwendiger, allerdings können die Daten mehr in der Tiefe beschrieben werden		
Sinnvolle Anzahl an Probanden	Je unstrukturierter ein Vorgehen ist, desto kleiner ist die Probandenanzahl (<30). Je strukturierter vorgegangen wird, desto größer sollte die Probandenanzahl sein (≤100). Bei Fragebögen sind es idealerweise über 100 Probanden, auch wegen der Tiefe/Breite des zu untersuchenden Forschungsgebiets		

für das Gespräch, wobei der Proband freier erzählen soll als beim strukturierten Fragebogen. Strukturierte Fragebögen ähneln vom Aufbau her einem Fragebogen wie in Abschn. 7.3.1 beschrieben. Der Proband antwortet auf die Fragen, er soll inhaltlich nicht oder nur wenig von diesen abweichen (Petty et al. 2012). Für Bachelor- oder Masterarbeiten werden häufig semistrukturierte Leitfadeninterviews geführt, unabhängig von Einzelinterviews oder Fokusgruppen.

Grundsätzlich gilt für die Fragen, den Aufbau bzw. die Kommunikation in einem Interview (Flick 2007; Krueger und Casey 2014; Krueger 1997):

- Aufbau der Fragen: Von der Literatur oder dem eigenen Vorwissen werden Themenfelder abgeleitet. Die Themenfelder werden im Leitfaden zusammengesetzt. Dabei wird empfohlen, den Aufbau so zu gestalten, dass ein einfaches Einsteigen des Interviewpartners möglich ist. Dies bedeutet, dass man:
  - vom einfachen zum komplexen Inhalt/Thema überführt,
  - vom unpersönlichen zum persönlichen Inhalt/Thema überleitet,
  - von Beschreibungen zu persönlichen Stellungnahmen übergeht.
- Der Interviewpartner sollte möglichst viel sprechen, der Interviewer möglichst wenig. Dies bedeutet, aktiv zuzuhören statt zu reden: Benennen der Emotionen/Situationen und Gesagtes umschreibend wiederholen, um zu signalisieren, dass man dem Gesagten folgt, und um zu versichern, dass man es korrekt verstanden hat. (Beispiel: „Habe ich das jetzt richtig verstanden, Sie meinten … ") Vor jeder neuen Frage könnte der Interviewer auch fragen: „Möchten Sie zu der vorherigen Frage noch etwas sagen?"
- Die Fragen sollen zum Erzählen anregen. Dichotome Fragen (Antwortmöglichkeiten nur Ja/Nein) sollten in einem Interview vermieden werden. Achtung: Hier bestehen große Unterschiede zu einem Fragebogen! (Beispiel „Wunderfrage": Wenn Sie die Möglichkeit bekämen, wie würden Sie das Problem lösen?)

- Wertende Fragen, Fragen, die etwas als positiv oder negativ bezeichnen, sowie Suggestivfragen (Fragen, die eine bestimmte Antwort vorschlagen) sollten vermieden werden.
- Grundsätzlich eignen sich Fragen, die mit „Wie" beginnen („Wie haben Sie … erlebt?" oder „Wie war Ihre Erfahrung mit … ?") oder Fragen nach bestimmten Dingen im Rahmen der Forschungsfrage (z. B. „Welche Probleme haben Sie bei Ihren alltäglichen Tätigkeiten?").
- „Nachhaken" des Interviewers im Gesprächsverlauf („probing") sollte immer nach Erlebnissen oder Beispielen erfolgen (Etwa: „Können Sie dazu noch ein Beispiel aus Ihrem Leben nennen?" oder „Wie war Ihre Erfahrung mit … ?").
- „Aktives empathisches Zuhören": Wird eine Frage beantwortet, sollte der Interviewer die Antwort nicht werten, sondern er sollte „aktiv empathisch zuhören". Das bedeutet, dass er am besten wertfrei die Antwort des Interviewpartners zusammenfasst und danach erst eine neue Frage stellt. Kurze Gesprächs- oder Redepausen sollten ausgehalten werden und nicht sofort durch den Interviewer unterbrochen werden („Zeit haben und Stille bewusst aushalten"). Wenn längere Pausen eintreten, sollte der Interviewer dem Interviewpartner „zu Hilfe kommen" und selbst etwas sagen (z. B. eine Zusammenfassung des bereits Gesagten). Solche Pausen können bei der Auswertung der Daten sehr aufschlussreich sein.

Nach dem Interview sollte ein „Debriefing " erfolgen, d. h. der Interviewer reflektiert kurz (am besten schriftlich im Forschungstagebuch) über den Verlauf des Interviews, über die Kommunikation, wie er sich selbst gefühlt hat etc.

Beispiel

Das folgende Beispiel für einen Interviewleitfaden ist nach Flick (2007), Krueger und Casey (2014) und Krueger (1997) aufgebaut (Tab. 6.9).

Tab. 6.9 Unterschiede zwischen Einzelinterview und Fokusgruppe

	Einzelinterview	Fokusgruppe
Inhalte der Themen gehen mehr in …	… die Tiefe	… die Breite
Sie sind in der Durchführung …	… aufwendiger, da jedes Interview einen eigenen Termin benötigt	… weniger aufwendig, da gleich mehrere Personen zusammen interviewt werden
Positiv ist, dass …	… heiklere Themen angesprochen werden können, die in der Gruppe unangenehm wären … die Durchführung des Interviews zeitlich und örtlich individuell an den Probanden angepasst werden kann	… die Gruppenteilnehmer sich gegenseitig triggern und somit die Themen breiter betrachtet werden können
Ungünstig ist, dass …	… die Breite der Themen nur mit großem Aufwand abgedeckt werden kann	… soziale Gruppendynamiken entstehen, die das Ergebnis beeinflussen können … ein gemeinsamer Termin und Ort gefunden werden muss
Anzahl der Teilnehmer:	Eine Person pro Termin	4 bis 8 (max. 10) Personen pro Termin
Tipps zur Durchführung:	Auf Tonband aufnehmen, damit eine Transkription durchgeführt werden kann Fragen im Gespräch aufschreiben und Proband nicht unterbrechen „Für Atmosphäre sorgen": Getränke oder Ähnliches bereitstellen	Zu zweit führen – einer leitet das Gespräch, einer schreibt Fragen und Ideen mit Vorher jeden vorsprechen lassen, damit die Personen auf dem Tonband leichter unterschieden werden können Die Personen bitten, sich nicht zu unterbrechen – das Gesagte ist sonst auf dem Tonband nicht verständlich „Für Atmosphäre sorgen": Getränke oder Ähnliches bereitstellen

Fragestellung: Welche Faktoren fördern und/oder hemmen Adhärenz bei Patientinnen mit rheumatoider Arthritis (Ritschl 2018).

Aus der Fragestellung und der Hypothese wurden folgende Themenfelder abgleitet:

- Auslöser für fehlende Adhärenz können personenbezogene Faktoren darstellen: Geschlecht, Alter, Familienstand, Ausbildungsstand, Beruf, Wohnort, Krankheitsaktivität, Schmerz, persönliche Werte und Einstellungen, Nebenwirkungen und Wechselwirkungen von Medikamenten.
- Auslöser für fehlende Adhärenz können alltagsbezogene Faktoren darstellen: Funktionsniveau der Gelenke bei Alltagsaktivitäten, erfolgreiches Bewältigen von Alltagsaktivitäten.
- Auslöser für fehlende Adhärenz können umweltbezogene Faktoren darstellen: Einstellungen der Gesundheitsprofessionistinnen, Einstellungen von Familie und Freunden bezüglich Krankheit, Medikamenten oder Schulmedizin.

Einstieg: „Herzlichen Dank, dass Sie sich dazu bereit erklärt habt, an dem heutigen Interview teilzunehmen. Das Thema dieses Gesprächs wird die Sichtweise von Patienten zu fehlender Adhärenz bezüglich Behandlungsempfehlungen bei rheumatoider Arthritis sein."

Rahmenbedingungen werden festgelegt:

„Das gesamte Gespräch wird auf Tonband aufgezeichnet. Mit diesen Tonaufzeichnungen kann ich mich später bei der Datenanalyse besser auf das Gespräch beziehen. Alle persönlichen Daten werden anonymisiert. Falls Sie sich mit einer Situation nicht wohlfühlen, sprechen Sie es bitte an, und ich werde versuchen, etwas an der Situation zu ändern. Es steht Ihnen frei, jederzeit die Zusage zur Teilnahme zurückzuziehen und das Interview zu beenden. Bitte sprechen Sie laut und deutlich. Ich werde hier und da Aussagen in meinen Worten wiederholen und nachfragen, um Missverständnisse zu vermeiden. Ich werde ein paar Notizen machen, sodass ich später den Gesprächsverlauf so gut wie möglich nachvollziehen kann. Ich schätze, dass das gesamte Gespräch ungefähr 20 min bis maximal eine Stunde dauern wird. Wenn Sie eine Gesprächspause benötigen, dann sagen Sie es bitte. Bitte versuchen Sie, bei Ihrer Meinungsäußerung so ehrlich wie möglich zu sein."

Opening (Teilnehmer fühlen sich vertraut): „Ich würde Sie bitten, zu Ihrer Person folgende Daten zu nennen: … " (Geschlecht, Alter, Familienstand, Ausbildungsstand, Beruf, Wohnort).

Introductory (Einführungsfrage in das Thema):

- „Wenn Sie an Ihren letzten Besuch bei uns an der Ambulanz denken, welche Gedanken kommen Ihnen da in den Sinn?"
- „Welche Medikamente/welche Behandlungsempfehlungen haben Sie verordnet bekommen? Welche Erfahrungen haben Sie damit gemacht?"

Transition (Übergang zu Hauptfrage): „Wie gut haben Sie die Behandlungsempfehlungen umsetzen können? Was haben Sie umgesetzt? Was nicht?"

Nach Zweidritteln der Zeit:

Key (zentrales Thema der Studie): „Aus welchen Gründen haben Sie die Besuche an unserer Ambulanz abgebrochen? Aus welchen Gründen haben Sie die eben erwähnten Behandlungsempfehlungen nicht umgesetzt?"

- Personenbezogene Faktoren:
    - „Wie aktiv ist Ihre Erkrankung im Moment? Wie stark sind Ihre Schmerzen? Welche Nebenwirkungen/Wechsel-

wirkungen der Medikamente haben Sie erlebt?"
    - „Wie haben Sie andere Behandlungsempfehlungen/Alltagsempfehlungen erlebt?"
    - „Wie stehe Sie im Allgemeinen zu Medikamenten/zur Schulmedizin?"
- Alltagsbezogene Faktoren:

    - „Haben Sie das Gefühl, dass Sie durch Ihre Erkrankung im Alltag eingeschränkt sind? In welcher Weise ist Ihr alltägliches Leben durch die Erkrankungen betroffen? Bitte nenne Sie Beispiele von Einschränkungen im Alltag."
    - „Hatten Sie das Gefühl, dass sich die Behandlungsempfehlungen in Ihren Alltag gut eingefügt haben? Wie müssten Behandlungsempfehlungen gestaltet sein, damit sich diese für Sie gut in den Alltag einfügen lassen?"
    Umweltbezogene Faktoren:
- „Wie wurden Sie über die Medikamente/Behandlungsempfehlungen von unserer Seite aufgeklärt? Wie haben Sie diese Aufklärung erlebt?"
- „Werden Sie zu Hause bei der Einhaltung der Behandlungsempfehlungen unterstützt? Wenn ja, wer unterstützt Sie? Wie sieht diese Unterstützung aus?"
- „Wie ist die Einstellung Ihrer Familie/Freunde bezüglich Ihrer Erkrankung/Medikamente/Schulmedizin? Haben Sie das Gefühl, dass Sie die Einstellung Ihrer Familie/Freunde beeinflusst bezüglich der Einhaltung der Behandlungsempfehlungen?"

Ending (Interview beenden):

- **All-Things-Considered Questions:** „Von alldem, was im Rahmen dieses Gesprächs besprochen wurde: Wie würde ein idealer Besuch bei uns in der Ambulanz aussehen? Wenn Sie etwas verbessern könnten an unserer Rheuma-Ambulanz, was würden Sie verändern? Was bräuchten Sie, um Behandlungsempfehlungen leichter einhalten zu können?"

- **Final Question:**
  - „Wir kommen langsam zum Ende unseres Gesprächs. Gibt es noch ein Thema, über das wir noch nicht gesprochen haben, das aber für Sie noch erwähnenswert wäre?"
  - „Gibt es von Ihrer Seite noch Fragen, Wünsche, Anmerkungen?"

Verabschiedung: „Vielen Dank für Ihre Zeit und Ihr aktives Mitarbeiten. Wenn Sie an den Ergebnissen unserer Studie interessiert sind, können Sie diese gerne nach Abschluss der Studie einsehen." ◀

6.4.3.3 Vorbereitung auf eine Beobachtung

Die teilnehmende Beobachtung wurde besonders in der Völkerkunde (Ethnologie und Kulturanthropologie) als wissenschaftliche Methode etabliert (Lamnek und Krell 2005). Die wissenschaftliche Beobachtung erfolgt systematisch und geplant, mit einer Prüfung auf Zuverlässigkeit und Wiederholbarkeit. Es werden unterschiedliche Arten der Beobachtung unterschieden (Girtler 2001, Lamnek und Krell 2005, LoBiondo-Wood und Haber 2001):

- Strukturierte Beobachtung: Hier werden im Vorhinein die Art der Beobachtung, die Beobachtungskategorien und -ziele festgelegt (im Extremfall ein standardisierter Beobachtungsbogen). Das Gegenteil ist die unstrukturierte Beobachtung.
- Bei der offenen Beobachtung ist die Tatsache der Beobachtung den Proband*innen bekannt, bei der verdeckten Beobachtung nicht.
- Bei der teilnehmenden Beobachtung führt der*die Beobachter*in eine Rolle aus. Das Gegenteil ist die nicht teilnehmende Beobachtung.
- Als Feldbeobachtungen werden Alltagsbeobachtungen bezeichnet. Das Gegenteil ist eine Beobachtung im Labor, d. h. in einem künstlichen Umfeld.
- Beobachtungen können direkt durchgeführt werden (Live-Beobachtung, „face to face") oder indirekt erfolgen, beispielsweise über Videoaufnahmen (Datenmaterial).

Generelle Empfehlungen für eine teilnehmende Beobachtung (Lamnek und Krell 2005):

- Die Beobachtung soll überschaubar sein, beschränkt auf wenige Situationen, beschränkt auf wenige Personen und klar von anderen sozialen Situationen abzugrenzen.
- Eine Beobachtung soll durch Offenheit geprägt sein, damit beispielsweise unvorhergesehenes Verhalten und unvorhergesehene Haltungen beobachtet werden können.
- Wichtig ist die Aufgeschlossenheit gegenüber anderen Werten. Toleranz und Akzeptanz sind sehr wichtig.
- Die Rolle der Beobachter*innen soll im Rahmen der Methodenbeschreibung klar formuliert werden, da die Rolle bewusst und unbewusst Einfluss auf das soziale Umfeld nimmt und somit auf das Forschungsergebnis.
- Vertrauenspersonen sind wichtig, um feststellen zu können, ob die beobachtete Situation wirklich dem Alltag entspricht oder ob die bloße Anwesenheit eines Beobachters/einer Beobachterin die Situation verändert hat.
- Interpretation: Wesentlich bei der teilnehmenden Beobachtung ist die Bildung von Vertrauen, das Hineinversetzenkönnen in jemand anderen (Empathie), was schließlich den Prozess der Interpretation ermöglicht.

Einschränkungen bei der teilnehmenden Beobachtung (Lamnek und Krell 2005):

- Eine teilnehmende Beobachtung ist lokal begrenzt. Der*Die Forscher*in kann nicht überall gleichzeitig sein.
- Die Beobachtung ist zeitlich limitiert. Was passiert vorher und nachher?
- Sie ist durch die Zugangsmöglichkeiten der Forscher*innen limitiert.
- Es kann nur etwas beobachtet werden, was explizit beobachtbar ist und sich nicht der Beobachtung entzieht.
- Es besteht das Problem der selektiven und verzerrten Wahrnehmung, d. h. es erfolgt eine Verzerrung der Beobachtung durch die Ziele, Vorstellungen, Werte, Haltungen oder kulturelle Prägung des Beobachters.

- Es besteht das Problem der Vertrautheit: Je vertrauter eine Situation ist, desto eher besteht die Möglichkeit der schwindenden Aufmerksamkeit und damit die Gefahr, Wesentliches zu übersehen.

6.4.4 Analyse der gesammelten Daten

6.4.4.1 Analyse der Interviews

Die Interviews müssen erst transkribiert werden. Transkription meint eine Wort-für-Wort-Verschriftlichung des Gesagten. Wie exakt transkribiert wird, hängt vom Analyseverfahren ab (Bortz und Döring 2006; DePoy und Gitlin 2005; Kielhofner 2006; Lamnek und Krell 2005). Es wird empfohlen, den Dialekt zu bereinigen, aber die Alltagssprache und die Grammatik zu belassen, Pausen werden markiert. Auffällige Betonungen oder Besonderheiten (wie z. B. Störungen durch andere Personen) werden direkt im Transkript beschrieben. Die Analyse der Daten erfolgt nach der gewählten Analysemethode. Die notwendigen Schritte hierfür werden in den Kapiteln für die jeweiligen Forschungsdesigns beschrieben.

6.4.4.2 Analyse der Beobachtungen

Es existiert wenig Literatur zur Analyse von Beobachtungen. Prinzipiell kann zwischen strukturierten und unstrukturierten sowie qualitativen und quantitativen Analysen unterschieden werden (Bortz und Döring 2006; Merkens 2010).

- Strukturiert/quantitativ: Je strukturierter/ standardisierter oder quantitativer die Beobachtung durchgeführt wurde, umso mehr wurden auch die zu beobachtenden Inhalte objektiviert (operationalisiert). Eine Analyse ergibt sich dadurch an den operationalisierten Kriterien. Wird beispielsweise „Interaktion" eines autistischen Kindes definiert über „Blickkontakt" und „Präsentieren von Gegenständen", dann könnten zum Bei-

spiel nur diese definierten und beobachtbaren Handlungen beobachtet und notiert werden.
- Unstrukturiert/qualitativ: Je unstrukturierter oder qualitativer eine Beobachtung durchgeführt wird, desto weniger klar wird die Analyse. Es können auch hier Kriterien definiert werden, es kann aber auch eine Analysemethode, wie zum Beispiel eine Inhaltsanalyse (Krippendorff 2012), gewählt werden.
- Für eine Interpretative Analyse wird eine objektive Hermeneutik empfohlen (Abschn. 6.3.7).

6.4.4.2.1 Protokollierung von Beobachtungen

Wann wird protokolliert: Der Zeitpunkt des Protokollierens erfolgt möglichst zeitnah nach der Beobachtung. Das Erinnerungsvermögen ist begrenzt, die Wahrnehmung selektiv. Es besteht die Tendenz, dass sich Beobachtungen nur auf Vertrautes konzentrieren. Nicht Vertrautes wird weniger intensiv wahrgenommen. Eine unmittelbare Aufzeichnung kann den sozialen Alltag stören. Es ist auch ratsam, nach der ersten Protokollierung das Protokoll einen Tag lang liegen zu lassen und erst danach erneut zu überarbeitet (Lamnek und Krell 2005).

Wie wird protokolliert: Ein stark strukturiertes Beobachtungsschema ist wesentlich, wenn man Daten quantifizieren will. Ein offenes Beobachtungsschema ist sinnvoll, wenn es darum geht, etwas qualitativ zu entdecken. Aufnahmegeräte genauso wie Videogeräte sind zwar sehr hilfreich, sie stören aber in der Regel den sozialen Alltag. Gedächtnisprotokolle werden als optimal bewertet, da hier keine Störung des sozialen Alltags stattfindet (Girtler 2001). Diese Gedächtnisprotokolle erfolgen in Form von kurzen Notizen oder Stichwortsammlungen. Sie können auch in einem Tagebuch mit den Gedanken des Beobachters verbunden werden. Handschriftliche Protokolle bergen das Problem der Lesbarkeit. Es ist zu beachten, dass die Anonymität der beobachteten Personen gewährleistet ist. Ein Verstoß dagegen ist einem Bruch des Vertrauens gleichzusetzen. Für Protokolle gilt: Je ausführ-

Tab. 6.10 Gütekriterien für qualitative Forschung: Definitionen und Strategien

Gütekriterien[a]	Definition	Strategien
Authentizität („authenticity")	Authentische Beschreibung der Wahrnehmung und Gefühle der Studienteilnehmenden	Genaue Beschreibung des Vorgehens bei der Studie Reflexion
Glaubwürdigkeit („credibility")	Korrektheit der Ergebnisse aus Sicht der Studienteilnehmenden	Besprechung mit Kollegen und Kolleginnen längerfristige Beschäftigung beständige Beobachtung Triangulation referenzielle Angemessenheit Negativfallanalyse Überprüfung durch Studienteilnehmende Sättigung
Nachvollziehbarkeit („confirmability")	Gewissheit, dass die Daten den Antworten der Studienteilnehmenden entsprechen	Forschungstagebuch Triangulation
Übertragbarkeit („transferability")	Möglichkeit, die Ergebnisse in anderen Situationen oder mit anderen Menschen anzuwenden	Genaue Beschreibung des Vorgehens bei der Studie Reflexion
Zuverlässlichkeit („dependability")	Konstanz der Daten bei ähnlichen Bedingungen	Untersuchungsrevision

[a] Die Auflistung der Gütekriterien erfolgt in dieser Tabelle in alphabetischer Reihenfolge, die Strategien sind nach der Verortung im Forschungsprozess gereiht

licher die Beobachtungen beschrieben werden, desto besser sind sie! Die Beobachtungsprotokolle sollen stets in einem sozialen Kontext gebracht werden und nicht für sich alleine stehen bleiben (Lamnek und Krell 2005).

Was wird protokolliert: Protokolliert werden soziale Interaktionen, die im Erkenntnisinteresse sind. Es werden das Alltagswissen und die Alltagsinteraktionen von sozialen Feldern beschrieben. Es werden allgemeine Handlungsfiguren und allgemeine Handlungsmuster herausgearbeitet. Konkret wird Folgendes beschrieben (Lamnek und Krell 2005):

- Teilnehmerinnen
- Interaktion:
  - Ursache/Auslöser der Interaktion
  - Motive der Teilnehmerinnen
  - Art der Interaktion
  - Ablauf der Interaktion
  - Folgen/Auswirkungen der Interaktion
  - Häufigkeit
  - Zeitrahmen
  - Interaktionskontext
  - Unterschiede zu anderen vergleichbaren Interaktionen

▶ Lehrvideo auf Youtube zum Thema teilnehmende Beobachtung: www.youtube.com/watch?v=V8doV-3P0us4 (abgerufen am 25.09.2022).

6.4.4.2.1.1 Zusammenfassung
Zur Sammlung qualitativer Daten stehen dem Forscher oder der Forscherin vor allem Beobachtungen, Interviews und bereits bestehende Texte zur Verfügung. Entscheidend für ein gutes Ergebnis stellt die korrekte Wahl der Datensammlungsmethode in Bezug auf die Fragestellung dar.

6.5 Gütekriterien für qualitative Forschung

Barbara Höhsl

▶ **Definition** Unter Gütekriterien werden Kriterien zusammengefasst, die die Güte, d. h. die wissenschaftliche Exaktheit von Studien beschreiben. Gütekriterien dienen einerseits Forschern*innen als Richtlinien, um wissenschaftliche Exaktheit in ihren Forschungsstudien zu gewährleisten. Andererseits können sie auch zur kritischen Beurteilung von Studien herangezogen werden.

In der quantitativen Forschung werden die Validität und Reliabilität des Erhebungsinstrumentariums und Kriterien der inneren und äußeren Überprüfung (Validität) als Gütekriterien herangezogen. Ziel der quantitativen Forschung ist vor allem die Generalisierbarkeit oder externe Validität der Ergebnisse. Ziel der qualitativen Forschung hingegen ist die verständliche und wahrheitsgemäße Darstellung von Zusammenhängen. Daher werden andere Gütekriterien angewendet (LoBiondo-Wood und Haber 2005, Cope 2014).

6.5.1 Einteilung der Gütekriterien

In der qualitativen Forschung werden mehrere Definitionen und Systeme von Gütekriterien beschrieben. Tab. 6.10 zeigt die Einteilung nach Cope (2014) und Lincoln und Guba (1985) sowie Strategien, um diese Gütekriterien zu erreichen. Je mehr Strategien definiert und je genauer diese umgesetzt werden, desto höher ist die Güte einer Studie (LoBiondo-Wood und Haber 2005, Cope 2014).

6.5.2 Strategien zum Erreichen der Gütekriterien

Im Folgenden werden die in Tab. 6.10 gelisteten Strategien zur Erreichung einer bestmöglichen Güte von qualitativen Studien, nach deren Verortung im Forschungsprozess gereiht, beschrieben.

Forschungstagebuch („audit trail")
Das Führen eines Forschungstagebuchs während des gesamten Forschungsprozesses ermöglicht die Nachvollziehbarkeit der Überlegungen und der gesetzten Handlungsschritte (z. B. bei Entscheidungen im Codierungsprozess). Die Auf-

zeichnungen sollten so ausführlich sein, dass getroffene Entscheidungen im Nachhinein begründet und diskutiert werden können (DePoy und Gitlin 2005).

Besprechung mit Kollegen („peer review/debriefing")
Diese Strategie beinhaltet die fachliche Diskussion der Hypothesen, der Methodik, der Analyse, der Ergebnisse und Schlussfolgerungen mit fachlichen Kolleg*innen (Lincoln und Guba 1985; Creswell 2013).

Längerfristige Beschäftigung („prolonged engagement")
Hierzu zählt der Vertrauensaufbau und Rapport zwischen Forscher*innen und den Studienteilnehmer*innen. um eine detaillierte und ausführliche Informationsweitergabe zu fördern. Ausreichende zeitliche Ressourcen während der Datenerhebung stellen eine wichtige Voraussetzung dafür dar. Die Erfassung des Untersuchungsgegenstands in seiner Bandbreite und ein grundlegendes Verständnis Studienteilnehmer*innen werden dadurch ermöglicht (Cope 2014, Lincoln und Guba 1985).

Beständige Beobachtung („persistent observation")
Diese Strategie beinhaltet die andauernde Aufmerksamkeit der Forscher*innen für die Wahrnehmungen und Gefühle der Studienteilnehmer*innen während des Forschungsprozesses (Cope 2014, Lincoln und Guba 1985).

Triangulation („triangulation, crystallization")
Die Strategie der Triangulation wird bezogen auf die Daten (Datentriangulation), auf die Einbeziehung mehrerer Forscher*innen (Forschertriangulation), den Einsatz unterschiedlicher Methoden (Methodentriangulation) und unterschiedlicher Theorien und Perspektiven (Theorientriangulation) umgesetzt. Bei der **Datentriangulation** werden unterschiedliche Datenerhebungsstrategien und Datenquellen im Erhebungsprozess eingesetzt, um einen möglichst vielfältigen Blick auf den Untersuchungs-

gegenstand zu ermöglichen (es wird also ein Dreieck zwischen Untersuchungsgegenstand und Forscher gebildet). Datentriangulation kann durch unterschiedliche Erhebungszeiten (z. B. Tage, Wochen, Monate), unterschiedliche Erhebungsorte (z. B. in verschiedenen Krankenhäusern) und unterschiedliche Organisationsformen von Studienteilnehmer*innen (z. B. einzelne Personen, eine Gruppe oder Gesellschaft) erreicht werden.

Die **Forschertriangulation** kann durch die parallele Datenanalyse von mehr als einer Forscherin umgesetzt werden. Nach der Analyse erfolgt die Diskussion der Datenanalyse und der Ergebnisse. Die **Methodentriangulation** wird durch den Einsatz unterschiedlicher Methoden (entweder nur qualitativ oder qualitativ und quantitativ) erreicht. Die **Theorientriangulation** wird durch einen Vergleich der erhobenen Daten mit schon vorhandener Literatur (z. B. mit Studien zum Thema) umgesetzt (Lincoln und Guba 1985, Curtin und Fossey 2007, DePoy und Gitlin 2005).

Referenzielle Angemessenheit („referential adequacy")

Nach der Datensammlung wird ein Teil der Daten nicht analysiert und archiviert. Dieser wird nach der Datenanalyse (die mit dem anderen Teil der Daten durchgeführt wurde) ebenfalls analysiert und dient der Überprüfung der Ergebnisse (Lincoln und Guba 1985).

Negativfallanalyse („negative case analysis")

Im Lauf des Forschungsprozesses wird die Arbeitshypothese durch eventuell auftretende Evidenzen, die diese widerlegen, verfeinert. Die Erwähnung und Beschreibung solcher negativer Evidenzen ermöglicht eine realistische Erfassung des Untersuchungsgegenstands (Creswell 2013).

Überprüfung durch Studienteilnehmende („member-checking")

Nach der Datenanalyse werden die Ergebnisse von den Studienteilnehmer*innen und -teilnehmern gelesen, kontrolliert und eventuell korrigiert. Dadurch wird überprüft, ob diese die Erfahrungen der Studienteilnehmer*innen korrekt

wiedergeben (Curtin und Fossey 2007; Creswell 2013).

Sättigung („saturation")

Die Datenerhebung (durch Interviews, Fokusgruppen, Beobachtungen usw.) wird so lange durchgeführt, bis die erhobenen Daten zu keinem besseren oder erweiterten Verständnis des Forschungsthemas beitragen (DePoy und Gitlin 2005).

Genaue Beschreibung („thick description")

Dies beinhaltet die genaue Beschreibung und Begründung der Wahl der Methodik, eine ausführliche Darstellung des Datenerhebungsprozesses (Beschreibung der Studienteilnehmer*innen, des Settings der Datenerhebung, der Störfaktoren im Prozess usw.), die genaue Beschreibung des Rohdatenmaterials und eine nachvollziehbare Darstellung der Analyseschritte.

Reflexion („reflexivity")

Der*Die Forscher*in erläutert eine mögliche Einflussnahme der eigenen Person auf den Forschungsprozess und stellt so seine Position dar. Dies beinhaltet die Darstellung eigener Annahmen und die Reflexion über eine mögliche eigene Befangenheit bezüglich des Forschungsthemas, zum Beispiel durch die Darstellung der eignen Beweggründe bei der Wahl des Forschungsthemas (DePoy und Gitlin 2005, Curtin und Fossey 2007).

Untersuchungsrevision („external/inquiry audit")

Ein*e externe*r Begutachter*in, der*die keinerlei Bezug zu der Studie hat und nicht in den Forschungsprozess involviert ist, beurteilt, ob die Ergebnisse, Interpretationen und Schlussfolgerungen aufgrund der Datenlage wissenschaftlich nachvollziehbar und berechtigt sind (DePoy und Gitlin 2005).

▶ Der von Letts et al. (2007) zusammengestellte Fragebogen und der dazugehörige Leitfaden stellen eine Orientierungshilfe bei der Beurteilung der Güte der eigenen Studie dar (Letts et al. 2007a, b).

6.5.2.1 Zusammenfassung

In der qualitativen Forschung steht dem*der Forscher*in eine Vielzahl von Strategien zur Sicherung der wissenschaftlichen Güte zur Verfügung, wobei sich diese aus dem qualitativen Forschungsparadigma entwickelt haben und sich von der quantitativen Forschung unterscheiden.

Literatur

Literatur zu Abschn. 6.1

Blumer H (1973) Der methodologische Standort des Symbolischen Interaktionismus. In: Arbeitsgruppe Bielefelder Soziologen (Hrsg) Alltagswissen, Interaktionen und gesellschaftliche Wirklichkeit. Rohwolt, Reinbek, S 80–146

Corbin J, Strauss A (2004) Weiterleben lernen. Verlauf und Bewältigung chronischer Krankheit, 2. Aufl. Huber, Bern

Flick U (2011) Qualitative Sozialforschung. Eine Einführung. Rohwolt, Reinbek

Glaser B, Strauss A (1967) The discovery of grounded theory: Strategies for qualitative research, Aldine, Chicago

Lamnek S (2010) Qualitative Sozialforschung, 5. Aufl. Beltz, Weinheim

Mayring P (2016) Einführung in die qualitative Sozialforschung, 6. Aufl. Beltz, Weinheim

Literatur zu Abschn. 6.2

Müller-Mundt G, Schaeffer D (2002) Qualitative Gesundheits- und Pflegeforschung. Huber, Bern

Literatur zu Abschn. 6.3

Bogard K, Wertz FJ (2006) The introduction of a qualitative perspective in advanced psychological research training: narrative of a mixed methods. Doc Diss The Human Psychol 34(4):369–398

Embree L (2010) Interdisciplinarity within phenomenology. Indo-Pac J Phenomenol 10:1–7

Giorgi A (Hrsg) (1985) Phenomenology and psychological research. Duquesne University Press, Pittsburgh

Giorgi A (1970) Psychology as a human science: a phenomenologically based approach. Harper and Row, New York

Giorgi A (2009) The descriptive phenomenological method in psychology: a modified Husserlian approach. Duquesne University Press, Pittsburgh

Husserl E (1913) Ideas: general introduction to pure phenomenology. Collier Books, New York (Published 1962)

Husserl E (1954) The crisis of European sciences and transcendental phenomenology. Northwestern University Press, Evanston

Mezzich J, Snaedal J, van Weel C, Heath I (2010) Toward person-centered medicine: from disease to patient to person. Mount Sinai Journal of Medicine 77:304–306

Spiegelberg H (1965) The phenomenological movement: a historical introduction, 2. Aufl. Springer Netherlands, Dordrecht, s.l

Spiegelberg H (1972) Phenomenology in psychology and psychiatry. Northwestern University Press, Evanston

Wertz FJ (1983a) From everyday to psychological description: analyzing the moments of a qualitative data analysis. J Phenomenol Psychol 14:197–241

Wertz FJ (1983b) Some components of descriptive psychological reflection. Human Studies 6:35–51

Wertz FJ (1985) Methods and findings in an empirical analysis of being criminally victimized. In: Giorgi A (Hrsg) Phenomenology and psychological research. Duquesne University Press, Pittsburgh, S 155–216

Wertz FJ (1987) Common methodological fundaments of the analytic procedures in phenomenological and psychoanalytic research. Psychoanal Contemp Thought 9(4):563–603

Wertz FJ, Charmaz K, McMullen LM, Josselson R, Anderson R, McSpadden E (2011) Five ways of doing qualitative analysis: phenomenological psychology, grounded theory, discourse analysis, narrative research, and intuitive inquiry. Guilford Press, New York

Literatur zu Abschn. 6.3.2

Borg Xuereb C, Shaw RL, Lane AD (2015) Patients' and physicians' experiences of atrial fibrillation consultations and anticoagulation decision-making: a multiperspective IPA design. Psychol Health, Epub ahead of print. https://doi.org/10.1080/08870446.2015.1116534

Cronin-Davis J, Butler A, Mayers CA (2009) Occupational therapy and interpretative phenomenological analysis: comparable research companions? Brit J Occup Therapy 72(8):332–338. https://doi.org/10.1177/030802260907200802

DePoy E, Gitlin LN (2005) Introduction to Research: understanding and applying multiple strategies, 3. Aufl. Elsevier Mosby, St. Louis

Mietz C (2011) Das Erleben von Flow bei einer komplexen psychischen Erkrankung – Eine „Interpretative

Phenomenological Analysis" (IPA)-Fallstudie. Fachhochschule Wien, Campus Wien

Popejoy E (2015) Parents' experiences of care decisions about children with life-limiting illnesses. Nurs Child Young People 27(8):20–24

Pringle J, Drummond J, McLafferty E, Hendry C (2011) Interpretative phenomenological analysis: a discussion and critique. Nurse Researcher 18(3):20–24

Schmidt A, Corcoran K, Grahame R, de C Williams AC (2015) How do people with chronically painful joint hypermobility syndrome make decisions about activity? Brit J Pain 9(3):157–166

Smith JA (1996) Beyond the divide between cognition and discourse: using interpretative phenomenological anaylsis in health psychology. Psychol Health 11:261–271

Smith JA (1999) Towards a relational self: social engagement during pregnancy and psychological preparation for motherhood. Brit J Soc Psychol 38 (4): 409–426

Smith JA (2004) Reflecting on the development of interpretative phenomenological analysis and its contribution to qualitative research in psychology. Qual Res Psychol 1(1):39–54

Smith JA, Dunworth F (2003) Qualitative methods in the study of development. In: Connolly K, Valsiner J (Hrsg) Handbook of developmental psychology. Sage, London

Smith JA, Flowers P, Larkin M (2013) Interpretative phenomenological analysis: theory, method and research. Sage, Los Angeles

Taborelli E, Easter A, Keefe R, Schmidt U, Treasure J, Micali N (2015) Transition to motherhood in women with eating disorders: A qualitative study. Psychology and Psychotherapy, Epub ahead of print. https://doi.org/10.1111/papt.12076

Literatur zu Abschn. 6.3.3

Babbie ER (2010) The practice of social research. Wadsworth Inc Fulfillment, Belmont

Backman C (2010) Occupational balance and well-being. In: Christiansen CH, Townsend EA (Hrsg) Introduction to occupation. The art and science of living, 2. Aufl. Pearson, Upper Saddle River, S 231–249

Chapparo C, Ranka J (1997) Occupational Performance Model (Australia): Monograph 1. Occupational Performance Network, Sydney

Charmaz K (2011) Grounded theory methods in socical justice research. In Denzin NK, Lincoln YS (Hrsg) The Sage handbook of qualitative research, 4. Aufl. Sage, Los Angeles, S 359–380

Charmaz K (2014) Constructing grounded theory, 2. Aufl. Introducing qualitative methods. Sage, Los Angeles

Cho JY, Eun-Hee L (2014) Reducing confusion about grounded theory and qualitative content analysis: similarities and differences. Qual Rep (19):1–20

DePoy E, Gitlin LN (2020) Introduction to research: understanding and applying multiple strategies, 6. Aufl. Elsevier Mosby, St. Louis MI

Emmel N (2013) Sampling and choosing cases in qualitative research: a realist approach. Sage, Los Angeles

Evans GL (2013) A novice researcher's first walk through the maze of grounded theory: rationalization for classical grounded theory. Grounded Theory Review (1). http://groundedtheoryreview.com/2013/06/22/a-novice-researchers-first-walk-through-the-maze-of-grounded-theory-rationalization-for-classical-grounded-theory. Zugegriffen: 18. März 2022

Friese C (2008) Methodological tips on the use of memos. http://downloads.atlasti.com/library/Friese_2008-12_8.pdf. Zugegriffen: 14. Mai 2022

Friese S (2021) ATLAS.ti 9 user manual. ATLAS.ti Scientific Software Development GmbH, Berlin. https://doc.atlasti.com/ManualWin.v9/ATLAS.ti_ManualWin.v9.pdf. Zugegriffen: 14. Mai 2022

Glaser BG (1978) Theoretical sensitivity. Advances in the methodology of grounded theory. The Sociology Press, Mill Valley

Glaser BG (2004) Remodeling grounded theory. Forum Qualitative Social Research (FQS) 2(5). http://www.qualitative-research.net/index.php/fqs/article/view/607/1315. Zugegriffen: 18. März 2022

Glaser BG, Strauss AL (1967) The discovery of grounded theory: strategies for qualitative research. Aldine, Chicago

Glaser BG, Strauss AL (1999) The discovery of grounded theory: strategies for qualitative research. Aldine, New Jersey

Kelle U (2005) „Emergence" vs. „forcing" of empirical data? A crucial problem of „grounded theory" reconsidered. Forum: Qual Soc Res (FQS) 8(2). www.qualitative-research.net/index.php/fqs/article/view/467/1000. Zugegriffen: 18. März 2022

Mayring P (2016) Einführung in die qualitative Sozialforschung, 6. Aufl. Beltz, Weinheim

Strauss AL (1987) Qualitative analysis for social scientists. Cambridge University Press, Cambridge

Strauss AL, Corbin JM (1990) Basics of qualitative research: grounded theory procedures and techniques. Sage, Newbury Park

Townsend EA, Polatajko HJ (2013) Enabling occupation II: advancing an occupational therapy vision for health, well-being & justice through occupation, 2. Aufl. Canadian Association of Occupational Therapists, Ottawa

Weigl R (2005) The work and leisure definition of male freelancers and self-employed males who work from home. Newsletter on Current Occupational Science Research Projects within Europe. http://www.enothe.hva.nl/cer/docs/ecotros_special_newsletter-aug05.pdf

Literatur zu Abschn. 6.3.4

Bose K (2017) Klinisch rein: Zum Verhältnis von Sauberkeit, Macht und Arbeit im Krankenhaus. transcript, Bielefeld.

Breidenstein G, Hirschauer S, Kalthoff H, Nieswand B (2013) Ethnografie. Die Praxis der Feldforschung. UVK, Konstanz

Bruna S (2009) What is Medical Anthropology, anyway? Society for Medical Anthropology. www.medanthro.net/9/comment-page-1/

DVE (2007) Definition der Ergotherapie des Deutschen Verbands der Ergotherapeuten e. V. http://www.dve.info/fachthemen/definition-ergotherapie.html

Emerson RM, Fretz RI, Shaw LL (1995) Writing ethnographic fieldnotes. University of Chicago Press, Chicago

Estroff SE (1981) Making it crazy. An ethnography of psychiatric clients in an american community. University of California Press, Berkeley

Geertz C (1973) The interpretation of cultures: selected essays. Basic Books, New York

Goffman E (1973) Asyle – Über die soziale Situation psychisch Kranker und anderer Insassen. Suhrkamp, Frankfurt Main

Hammersley M, Atkinson P (1995) Ethnography. Principles in practice. Routledge, London

Jones D, Blair SEE, Hertery T, Jones RK (1998) Sociology & occupational therapy. Churchill Livingstone, Edinburgh

Legewie H (1995) Feldforschung und teilnehmende Beobachtung. In: Flick U et al (Hrsg) Handbuch qualitative Sozialforschung. Grundlagen, Konzepte, Methoden und Anwendungen. Beltz, München

Mattingly C (1998) Healing dramas and clinical Plots: The narrative Structure of Experience. Cambridge University Press, Cambridge

Mewes J S (2019) Alltagswerkstatt: Alltagsbefähigungspraktiken in der psychiatrischen Ergotherapie. transcript, Bielefeld

Mol A (2008) The Logic of Care: Health and the Problem of Patient Choice. Routledge, London

Pols J (2012) Care at a Distance: On the Closeness of Technology. Amsterdam University Press, Amsterdam

Schmidt-Lauber B (2007) Feldforschung. Kulturanalyse durch teilnehmende Beobachtung. In: Göttsch SL, Albrecht (Hrsg) Methoden der Volkskunde. Positionen, Quellen, Arbeitsweisen der Europäischen Ethnologie. Reimer, Berlin, S 219–248

Townsend E (1998) Good intentions overruled: a critique of empowerment in the routine organization of mental health services. University of Toronto Press, Toronto

Literatur zu Abschn. 6.3.5

Beushausen U, Grötzbach H (2011) Evidenzbasierte Sprachtherapie: Grundlagen und Praxis. Elsevier, München

Borchard A, Göthlich SE (2009) Definition und Einordnung von Fallstudien als Forschungsansatz. In: Albers S, Klapper D, Konradt U, Walter A, Wolf J (Hrsg) Methodik der empirischen Forschung, 3. Aufl. Gabler, Wiesbaden

Eisenhardt KM (1989) Building theories from case study research. The Academy of Management Review 14(4):532–550

Miles MB, Huberman AM (1994) Qualitative data analysis, 2. Aufl. Sage, Thousand Oaks

Ophey M (2007) Case Study Research: Was wir von unseren Patienten lernen können. Verbinden von Qualitätszyklus, evidenz-basierter Praxis und Clinical Reasoning in Fallstudien. Manuelle Therapie 11:1–6

Scherfer E, Bossmann T (2011) Forschung verstehen 2. Aufl. Pflaum, München

Stickel-Wolf C, Wolf J (2005) Wissenschaftliches Arbeiten und Lerntechniken, 3. Aufl. Gabler, Wiesbaden

Unicomb R, Colyvas K, Harrison E, Hewat S (2015) Assessment of reliable change using 95% credible intervals for the differences in proportions: a statistical analysis for case-study methodology. J Speech Lang Hear Res 58:728–739

Yin RK (2003) Case Study Research, 3. Aufl. Sage, Thousand Oaks

Yin RK (2014) Case study research. Design and methods, 5. Aufl. Sage, Thousand Oaks

Literatur zu Abschn. 6.3.6

Berleson B (1952) Content analysis in communication research. Free Press, New York

Boepple L, Thompson JK (2014) A content analysis of healthy living blogs: evidence of content thematically consistent with dysfunctional eating attitudes and behaviors. Int J Eat Disord 47(4):362–367

Gläser J, Laudel G (2010) Experteninterviews und qualitative Inhaltsanalyse: als Instrumente rekonstruierender Untersuchungen. VS Verlag, Wiesbaden

Iles RA, Taylor NF, Davidson M, O'Halloran P (2014) An effective coaching intervention for people with low recovery expectations and low back pain: a content analysis. J Back Musculoskelet Rehabil 27(1):93–101

Krippendorff KH (2013) Content analysis: an introduction to its methodology. Sage, Thousand Oaks

Kvale S, Brinkmann S (2009) Interviews: learning the craft of qualitative research interviewing, 2. Aufl. Sage, Thousand Oaks

Mayring P (2010) Qualitative Inhaltsanalyse: Grundlagen und Techniken. Beltz, Weinheim

Stamm TA, Mattsson M, Mihai C, Stöcker J, Binder A, Bauernfeind B, Boström C (2011) Concepts of functioning and health important to people with systemic sclerosis: a qualitative study in four European countries. Ann Rheum Dis 70(6):1074–1079

Literatur zu Abschn. 6.3.7

Ajjawi R, Higgs J (2007) Using hermeneutic phenomenology to investigate how experienced practitioners learn to communicate clinical reasoning. Qual Rep 12(4):612–638

Bradley J (1993) Methodological issues and practices in qualitative research. Libr Q 63(4):431–449

Clayton A-M, Thorne T (2000) Diary data enhancing rigour: analysis framework and verification tool. J Adv Nurs 32(6):1514–1521

Creswell J (2007) Qualitative inquiry & research design: choosing among five approaches, 2. Aufl. Sage, Thousand Oaks

Ferris E (2013) Mothers' reactions to having a child with disability: the place of chronic sorrow. Unpublished Doctoral Thesis. Available from C. Chapparo, Discipline of Occupational Therapy, Faculty of Health Sciences, The University of Sydney, Lidcombe

Fleming V, Gaidys U, Robb Y (2003) Hermeneutic research in nursing: developing a Gadamerian-based research method. Nursing Inquiry 10:113–120

Gadamer HG (1996) The enigma of health. Stanford University Press, Redwood City

Grondin J (1997) Introduction to philosophical hermeneutics. Yale University Press, New Haven

Guba EG, Lincoln YS (2005) Paradigmatic controversies, contradictions and emerging confluences. In: Lincoln NLYS (Hrsg) The Sage handbook of qualitative research, 3. Aufl. Sage, Thousand Oaks, S 191–215

Habermas J (1990) A review of truth and method. In: Ormiiston G, Schrift A (Hrsg) The hermeneutic tradition: from Ast to Ricouer. State University of New York Press, New York, S 245–272

Harman G (2007) Heidegger explained: from phenomenon to thing. Open Court, Illinois

Heidegger M (1996) Being and time. A translation of Sein and Zeit. Harper, New York

Holloway I, Freshwater D (2007) Vulnerable story telling: narrative research in nursing. J Res Nurs 12(6):703–711

Jones ML (2007) Using software to analyse qualitative data. Malays J Qual Res 1(1):64–76

Joubish MF, Khurran Ahmed MA, Fatima A, Haider K (2011) Paradigms and characteristics of a good qualitative research. World Appl Sci J 12(11):2082–2087

Kinsella EM (2006) Hermeneutics and critical hermeneutics: exploring possibilities within the art of interpretation. Forum Qual Soc Res 7:3

Koch T (1996) Implementation of a hermeneutic inquiry in nursing: philosophy, rigour and representation. J Adv Nurs 24:174–184

Landridge D (2007) Phenomenological psychology theory, research and method. Pearson, Essex

Lewins A, Silver C (2007) Using software in qualitative research. Sage, Los Angeles

Miles MB, Huberman AM (1994) Qualitative data analysis: an expanded source book, 2. Aufl. Sage, Thousand Oaks

Odman P-J (1988) Hermeneutics. In Keeves JP (Hrsg) Educational research methodology and measurement: an international handbook. Pergamon, New York, S 63–70

Olshansky S (1962) Chronic sorrow: a response to having a mentally defective child. Soc Casework 43:190–193

Paterson M, Higgs J, Wilcox S (2006) Developing expertise in judgement artistry in OT practice. Brit J Occup Therapy 69(3):115–123

Patton MQ (2002) Qualitative research and qualitative research and evaluation methods evaluation methods, 3. Aufl. Sage, Thousand Oaks

Schilling J (2006) On the pragmatics of qualitative assessment. Designing the process for content analysis. Eur J Psychol Assess 22(1):28–37

Schwandt T (2001) Hermeneutic circle. In: Dictionary of qualitative inquiry. Sage, Thousand Oaks, S 112–118

Tesch R (1990) Qualitative Research: analysis types and software tools. Falmer, New York

Welsh E (2002) Dealing with data: using NVivo in the qualitative data analysis process. Forum Qual Soc Res 3(2):1–7

Woodruff Smith D (2007) Husserl. Routledge, Cornwall

Literatur zu Abschn. 6.3.8

Bauer M (2014) Betätigungsfeld psychosoziale Gesundheitsförderung im schulischen Setting – ein Pilotprojekt an der FH WN. Ergotherapie 2:22–26

Bergold J, Thomas S (2012) Partizipative Forschungsmethoden: Ein methodischer Ansatz in Bewegung. Forum Qual Sozialforsch 13(1), Art. 30. www.qualitative-research.net/index.php/fqs/article/view/1801/3332

Cockburn L, Barry T (2003) Participatory action research: integrating community occupational therapy practice and research. Human Res Abs 38(1):5–136

Felt U, Nowotny H, Taschwer K (1995) Wissenschaftsforschung: eine Einführung. Campus, Frankfurt am Main

Heimerl K, Pichler B, Plunger P (2020) Challenges and strategies in communication with people with dementia and their informal caregivers in community pharmacies - a narrative approach. Scand J Caring Sci 34:852–860. https://doi.org/10.1111/scs.12789

Heinzelmann A (2014) Erfahrungsreise Impulsholz. Partizipation mit Methode. Alpen-Adria-Universität Klagenfurt, Fakultät für Interdisziplinäre Forschung und Fortbildung, Wien

Heitink E, Satink T (2014) The challenge to co-operate with students in research for an optimal learning experience and research. Paper presented at the European Network of Occupational Therapy in Higher Education (ENOTHE), York

Hockley JM, Froggatt K, Heimerl K (2013) Participatory research in palliative care: actions and reflections. Oxford University Press

Hopf C (2002) Forschungsethik und qualitative Forschung. In: Flick U, v. Kardoff E, Steinke I (Hrsg) Qualitative Sozialforschung: eine Einführung. Rowohlt, Reinbek, S 589–600

Minkler M, Wallerstein N (2008) Introduction to community based participatory research. In: Minkler M, Wallerstein N (Hrsg) Community-based participatory research for health: from process to outcomes. Jossey-Bass, San Francisco, S 3–26

Plunger P, Heimerl K, Tatzer VC, Zepke G, Finsterwald M, Pichler B, Reitinger E (2019) Developing dementia-friendly pharmacies in Austria: a health promotion approach. Health Promot Int 35(4):702–713. https://doi.org/10.1093/heapro/daz063

Reitinger E, Krainer L, Zepke G, Lehner E (2014). Kommunikation beobachten, ihr einen Rahmen geben und sie reflektieren. In: Dressel G, Berger W, Heimerl K, Winiwarter V (Hrsg) Interdisziplinär und transdisziplinär forschen. Praktiken und Methoden. Transcript, Bielefeld, S 135–150

Tatzer VC, Reitinger E, Plunger P, Heimerl K (2020) „Wenn es nicht schlimmer wird, kann ich damit leben" Bedürfnisse und Erfahrungen pflegender Angehöriger von Menschen mit Demenz in Österreich. Z Gerontol Geriatr 53(3):245–250. https://doi.org/10.1007/s00391-019-01581-9

Taylor RR, Braveman B, Hammel J (2004) Developing and evaluating community-based services through participatory action research: two case examples. Am J Occup Therapy 58(1):73–82

von Unger H (2012) Partizipative Gesundheitsforschung: Wer partizipiert woran? Forum Qual Sozialforsch www.qualitative-research.net/index.php/fqs/article/view/1781

von Unger H (2014) Partizipative Forschung. Einführung in die Forschungspraxis. Springer VS, Wiesbaden

Wegleitner K, Heimerl K, Kellehear A (2015) Compassionate communities: case studies from Britain and Europe. Routledge, Abingdon

Literatur zu Abschn. 6.3.9

Bauernfeind B, Aringer M, Prodinger B, Kirchberger I, Machold K, Smolen J, Stamm T (2008) Identification of relevant concepts of functioning in daily life in people with systemic lupus erythematosus: a patient Delphi exercise. Arthritis Rheum 61(1):21–28

Stamm TA, Cieza A, Coenen M, Machold KP, Nell VK, Smolen JS, Stucki G (2005) Validating the International Classification of Functioning, Disability and Health Comprehensive Core Set for Rheumatoid Arthritis from the patient perspective: a qualitative study. Arthritis Rheum 53(3):431–439

Stamm TA, Mattsson M, Mihai C, Stocker J, Binder A, Bauernfeind B, Bostrom C (2011) Concepts of functioning and health important to people with systemic sclerosis: a qualitative study in four European countries. Ann Rheum Dis 70(6):1074–1079

Literatur zu Abschn. 6.4

Bortz J, Döring N (2006) Forschungsmethoden und Evaluation, 4. Aufl. Springer, Heidelberg

DePoy E, Gitlin LN (2005) Introduction to research: understanding and applying multiple strategies, 3. Aufl. Elsevier Mosby, St. Louis

Dicicco-Bloom B, Crabtree BF (2006) The qualitative research interview. Med Educ 40(4):314–321

Flick U (2007) Qualitative Sozialforschung: eine Einführung, 6. Aufl. Rowohlt, Reinbek

Girtler R (2001) Methoden der Feldforschung, 4. Aufl. UTB, Stuttgart

Kielhofner G (2006) Research in occupational therapy methods of inquiry for enhancing practice. Davis, Philadelphia

Krippendorff K (2012) Content analysis: an introduction to its methodology. Sage, Thousand Oaks

Krueger RA (1997) Developing questions for focus groups. Sage, Thousand Oaks

Krueger RA, Casey MA (2014) Focus groups: a practical guide for applied research, 5. Aufl. Sage, Thousand Oaks

Lamnek S, Krell C (2005) Qualitative Sozialforschung: Lehrbuch, Aufl. Beltz, Weinheim

Lang CE, MacDonald JR, Gnip C (2007) Counting repetitions: an observational study of outpatient therapy for people with hemiparesis post-stroke. J Neurol Phys Therapy 31(1):3–10

LoBiondo-Wood G, Haber J (2001) Pflegeforschung: Methoden – Bewertung – Anwendung, 2. Aufl. Elsevier, München

Merkens H (2010) Teilnehmende Beobachtung: Analyse von Protokollen teilnehmender Beobachter. In: Hoffmeyer-Zlotnik JHP (Hrsg) Analyse verbaler Daten. Westdeutscher Verlag, Opladen

Petty NJ, Thomson OP, Stew G (2012) Ready for a paradigm shift? Part 2: introducing qualitative research methodologies and methods. Manual Therapy 17(5):378–384

Literatur zu Abschn. 6.5

Bose Kv (2017) Klinisch rein: Zum Verhältnis von Sauberkeit, Macht und Arbeit im Krankenhaus. transcript, Bielefeld

Cleland J, MacLeod A, Ellaway RH (2021) The curious case of case study research. Med Educ 55(10):1131–1141. https://doi.org/10.1111/medu.14544

Charmaz K (2000) Grounded theory: objectivist and constructivist methods. In: Denzin NK, Lincoln YS (Hrsg) Handbook of qualitative research, 2. Aufl. Sage, Thousand Oaks, S 509–534

Charmaz K (2006) Constructing grounded theory. A practical guide through qualitative analysis. Sage, London

Clarke AE (2009) Situational analysis. Grounded theory after the postmodern turn. Sage, Thousand Oaks

Clarke AE, Friese CE, Washburn RS (2017) Situational analysis. Grounded theory after the interpretive turn, 2. Aufl. Sage, Thousand Oaks Publications

Cope DG (2014) Methods and meanings: credibility and trustworthiness of qualitative research. Oncol Nurs J 41(1):89–91

Creswell JW (2013) Qualitative inquiry and research design: choosing among five approaches. Sage, Los Angeles

Crowe S, Cresswell K, Robertson A, Huby G, Avery A, Sheikh A (2011) The case study approach. BMC Med Res Method 11(1) https://doi.org/10.1186/1471-2288-11-100

Curtin M, Fossey E (2007) Appraising the trustworthiness of qualitative studies: Guidelines for occupational therapists. Aust Occup Therapy J 54:88–94

DePoy E, Gitlin LN (2005) Introduction to research. Understanding and applying multiple strategies. Elsevier Mosby, St. Louis

Fàbregues S, Fetters MD (2019) Fundamentals of case study research in family medicine and community health. Family Med Commun Health 7(2):e000074-10.1136/fmch-2018-000074

Flick U (1995) Qualitative Forschung. Theorie, Methoden, Anwendung in Psychologe und Sozialwissenschaften. Rohwolt, Reinbek bei Hamburg

Flick U, Kardorff Ev, Steinke I (2008) Was ist qualitative Forschung? In: Flick U, Kardorff Ev, Steinke I (Hrsg) Qualitative Forschung. Ein Handbuch. Rowohlt Taschenbuch-Verl., Reinbek bei Hamburg, S 13–29

Grant A, Bugge C, Wells M (2020) Designing process evaluations using case study to explore the context of complex interventions evaluated in trials. Trials 21(1). https://doi.org/10.1186/s13063-020-04880-4

Heimerl K, Pichler B, Plunger P (2020) Challenges and strategies in communication with people with dementia and their informal caregivers in community pharmacies – a narrative approach. Scand J Caring Sci 34(4):852–860. https://doi.org/10.1111/scs.12789

Letts L, Wilkins S, Law M, Stewart D, Bosch J, Westmorland M (2007a) Critical review form – qualitative studies (version 2.0). McMaster University, Hamilton

Letts L, Wilkins S, Law M, Stewart D, Bosch J, Westmorland M (2007b) Guidelines for critical review form: qualitative studies (version 2.0). McMaster University, Hamilton

Lincoln YS, Guba EG (1985) Naturalistic inqiry. Sage, Thousand Oaks

LoBiondo-Wood G, Haber J (2005) Pflegeforschung. Methoden, Bewertung, Anwendung. Elsevier, München

Tight M (2017) Understanding case study research: small-scale research with meaning. Sage, Thousand Oaks

Wertz FJ (2018) Qualitative methods as fundamental tools: Autonomy and integration in mixed-methods research. In Schiff B (Hrsg) Situating qualitative methods in psychological science. Taylor & Francis, New York

Wertz FJ (in press) Phenomenological methodology, methods, and procedures for research in psychology. In Cooper H (Hrsg-in-Chief), Coutanche M, McMullen LM, Panter AT, Rindskopf D, Sher K (Assoc. Hrsg) APA handbook of research methods in psychology, 2. Aufl, Bd 2. Research designs: Quantitative, qualitative, neuropsychological, and biological. American Psychological Association

Pols J (2012) Care at a distance: on the closeness of technology. Amsterdam University Press, Amsterdam

Mewes JS (2019) Alltagswerkstatt: Alltagsbefähigungspraktiken in der psychiatrischen Ergotherapie. transcript, Bielefeld

Glaser BG, Strauss AL (1967) The discovery of grounded theory. Strategies for qualitative research. Aldine, Chicago

Spradley JP (1980) Participant Observation. Holt, Rinehart & Winston, New York

Glaser BG, Strauss AL (1967) The discovery of grounded theory. Strategies for qualitative research. Aldine, Chicago

Lamnek S, Krell C (2016) Qualitative Sozialforschung. Mit Online-Material. 6., überarbeitete Aufl. Beltz, Weinheim

Mayer H (2011) Die Problematik praxisorientierter Forschung und forschungsorientierter Praxis. In: Käppeli S (Hrsg) Pflegewissenschaft in der Praxis. Eine kritische Reflexion. Verlag Hans Huber, Hogrefe, Bern, S 149–163

Mayer H (2019) Pflegeforschung anwenden. Elemente und Basiswissen für Studium und Weiterbildung. Facultas, Wien

Mayring P (2016) Einführung in die qualitative Sozialforschung. 6., neu ausgestattete, überarbeitete Aufl. Beltz, Weinheim

Wertz FJ (2018) Qualitative methods as fundamental tools: Autonomy and integration in mixed-methods research. In B. Schiff (Hrsg) Situating qualitative methods in psychological science. Routledge, Taylor & Francis, New York

Davidson L, Nellamy C, Flanagan E, Guy K, O'Connell M (2017) A participatory approach to person centered research: Maximizing opportunities for recovery. In

McCormack B, van Dulmen S, Eide H, Skovdahl K, Eide T (Hrsg) Person-centered healthcare research. Wiley, S 69–83

Wertz FJ (in press) Phenomenological methodology, methods, and procedures for research in psychology. In Cooper H (Hrsg.-in-Chief), Coutanche M, McMullen LM, Panter DR, Sher K (Assoc. Hrsg), APA handbook of research methods in psychology, Bd 2. Research designs: Quantitative, qualitative, neuropsychological, and biological. American Psychological Association

Bright A (2015) A critical hermeneutic analysis of presence in nursing practice. Humanities 4(4):958–976. https://doi.org/10.3390/h4040958

Canadian Institutes of Health Research (2021) Strategy for patient-oriented research. In Strategy for Patient-Oriented Research. cihr-irsv.gc.ca: CIHR

Carel H, Kidd IJ (2014) Epistemic injustice in healthcare: a philosophical analysis. Med Health Care Philos 17:529–540. https://doi.org/10.1007/s11019-014-9560-2

Charon R (2008) Narrative medicine: honoring the stories of illness. Oxford University Press, Oxford

Davey N (2006) Unquiet understanding: Gadamer's philosophical hermeneutics. SUNY

Eldh AC, Årestedt L, Berterö C (2020) Quotations in qualitative studies: reflections on constituents, custom, and purpose. Int J Qual Methods. https://doi.org/10.1177/1609406920969268

Freisen N, Hendriksson C, Saevi T (2016) Hermeneutic phenomenology in education: method and practice. Sense, Boston

Fricker M (2009) Epistemic injustice: power and the ethics of knowing. Oxford University Press, USA

Gadamer HG (2013) Truth and method. Bloomsbury. (Original work published 1960)

Friese C (2008) Methodological tips on the use of memos. http://downloads.atlasti.com/library/Friese_2008-12_8.pdf. Zugegriffen: 14. Mai 2022

Gadamer HG (2004) Truth and method, 3. Aufl., J. Weinsheimer and D. Marshall, (Trans). Continuum, New York

Gadamer HG (1996) The enigma of health. Stanford University Press

Grondin J (2014) Do Gadamer and Ricoeur have the same understanding of hermeneutics? In Xie M (Hrsg) The agon of interpretations: towards a critical intercultural hermeneutics. University of Toronto Press, Gron, S 43–64. https://doi.org/10.3138/9781442696303-004

Hutchinson TA (2017) Whole person care: transforming healthcare. Springer, New York

Haghiri-Vijeh R, McDonald C (2022) Gadamerian hermeneutics with intersectionality as an analytical lens. J Appl Hermeneutics, 4. https://doi.org/10.11575/jah.v2022i2022.74902

Hettema TL (2014) Autonomy and its vulnerability: Ricoeur's view on justice as a contribution to care ethics. Med Health Care Philos 17(4):493–498. https://doi.org/10.1007/s11019-013-9532-y

Ho KHM, Chiang VCL, Leung D (2017) Hermeneutic phenomenological analysis: the "possibility" beyond "actuality" in thematic analysis. J Adv Nurs 73(7):1757–1766. https://doi.org/10.1111/jan.13255

Meidl CN (2009) Wissenschaftstheorien für SozialforscherInnen. Böhlau, Wien

Morse JM, Bowers BJ, Charmaz K, Clarke AE, Corbin J, Porr CJ, Stern PN (2021) Developing grounded theory. The second generation revisited, 2. Aufl. Routledge, New York

McCaffrey G, Wilson E, Jonatansdottir S et al (2022) But is It Hermeneutic enough?: reading for methodological salience in a scoping review of hermeneutics and implementation science. Int J Qual Methods https://doi.org/10.1177/16094069211070408

Newberry MA (2012) Social work and hermeneutic phenomenology. J Appl Hermeneutics 14. http://jah.journalhosting.ucalgary.ca/jah/index.php/jah/article/view/40

Norberg Boysen G, Nyström M, Christensson L, Herlitz J, Wireklint Sundström B (2017) Trust in the early chain of healthcare: lifeworld hermeneutics from the patient's perspective. Int J Qual Stud Health Wellbeing 12(1):1356674

Padgett SM (2017) Practical discourse revisited: hermeneutics at the intersection of philosophy and nursing. Adv Nurs Sci 40(1):37–50. https://doi.org/10.1097/ANS.0000000000000166

Pols J (2012) Care at a distance: on the closeness of technology. Amsterdam University Press, Amsterdam

Rennie DL (2012) Qualitative research as methodical hermeneutics. Psychol Methods 17(3):385–398. https://doi.org/10.1037/a0029250

Ricoeur P (2007) From text to action (K. Blarney & J. Thompson, trans.). Northwestern University Press

Ritschl V, Lackner A, Boström C, Mosor E, Lehner M, Omara M, Ramos, R, Studenic P, Smolen JS, Stamm TA (2018) I do not want to suppress the natural process of inflammation: new insights on factors associated with non-adherence in rheumatoid arthritis. Arthritis Res Ther 20(1):234. https://doi.org/10.1186/s13075-018-1732-7

Roberts K, Dowell A, Nie JB (2019) Attempting rigour and replicability in thematic analysis of qualitative research data; A case study of codebook development. BMC Med Res Methodol 19:66. https://doi.org/10.1186/s12874-019-0707-y

Russo MT (2021) Ricoeur's hermeneutic arc and the „narrative turn" in the ethics of care. Med Health care Philos 24(3):443–452. https://doi.org/10.1007/s11019-021-10020-9

Statista (2022) Anteil der im Homeoffice arbeitenden Beschäftigten in Deutschland vor und während der Corona-Pandemie 2020 und 2021. https://de.statista.com/statistik/daten/studie/1204173/umfrage/befragung-zur-homeoffice-nutzung-in-der-corona-pandemie/. Zugegriffen: 04. Apr. 2022

Statistik Austria (2022) Arbeitsmarkt im Jahr 2021: schrittweise Erholung im Jahresverlauf. https://www.

statistik.at/web_de/presse/127822.html. Zugegriffen: 17. März 2022, 14. Mai 2022

Smith JA (2007) Hermeneutics, human sciences and health: linking theory and practice. Int J Qual Stud Health Well-being 2:1:3–11. https://doi.org/10.1080/17482620601016120

Thiselton AC (2009) Hermeneutics: an introduction. Erdemans

Thorne S (2016) Interpretive description: qualitative research for applied practice, 2. Aufl. Routledge

Vandermause RK, Fleming SE (2011) Philosophical hermeneutic interviewing. Int J Qual Methods 367–377. https://doi.org/10.1177/160940691101000405

Wiklund L, Lindholm L, Lindström UÅ (2002) Hermeneutics and narration: a way to deal with qualitative data. Nurs Inq 9(2):114–125. https://doi.org/10.1046/j.1440-1800.2002.00132.x

Ylikoski P, Zahle J (2019) Case study research in the social sciences. Stud Hist Philos Sci Part A 781-4 https://doi.org/10.1016/j.shpsa.2019.10.003

Quantitative Forschung 7

Susanne Perkhofer, Tanja Stamm, Valentin Ritschl,
Claudia Hundsdorfer, Andreas Huber,
Heidi Oberhauser, Roman Weigl, Andreas Jocham,
Bernhard Guggenberger und Sabrina Neururer

Inhaltsverzeichnis

Ergänzende Information Die elektronische Version dieses Kapitels enthält Zusatzmaterial, auf das über folgenden Link zugegriffen werden kann https://doi.org/10.1007/978-3-662-66501-5_7.

S. Perkhofer (✉) · H. Oberhauser
fhg – Zentrum für Gesundheitsberufe Tirol GmbH, Innsbruck, Österreich
E-Mail: susanne.perkhofer@fhg-tirol.ac.at

A. Jocham · B. Guggenberger
Institut Physiotherapie, FH JOANNEUM GmbH, Graz, Österreich

7.1 Was ist quantitative Forschung?

Susanne Perkhofer

7.1.1 Einleitung

Die quantitative empirische Forschung hat ihren Ursprung im naturwissenschaftlichen Bereich und ist deduktiv, d. h. sie prüft Theorien bzw. Hypothesen. Ihr Anspruch ist es, (am besten) über standardisierte Methoden eine Fragestellung mittels „harter Daten" (Zahlen) zu klären. Die daraus resultierende wissenschaftliche

Aussage zielt darauf ab, eine allgemeingültige Aussage zu tätigen, die auch nomothetisch genannt wird (Windelband 1904). In der quantitativen Forschung geht es folglich darum, was „objektiv wahr" ist und damit eine allgemeine Aussagekraft hat. Damit weist die quantitative Forschung eine hohe Differenz zur qualitativen Forschung auf (Kap. 6).

Maßgeblich für die empirischen Untersuchungen sind die Haupt- und Nebengütekriterien. Hauptgütekriterien sind die Objektivität, die Reliabilität und die Validität; Nebengütekriterien sind die Ökonomie (Wirtschaftlichkeit), Nützlichkeit, Normierung und Vergleichbarkeit von empirischen Untersuchungen. Weist eine Untersuchung diese Gütekriterien nicht auf, fehlen die wissenschaftlich überprüften Grundlagen und notwendigen Kontrolluntersuchungen (Bartholomeyczik und Müller 1997; Lienert 1989; Mayer 2002, 2007; Wilke 1998).

Objektivität
Sie zeigt an, wie unabhängig die Testergebnisse von dem/der Interviewer*in oder dem/der Auswerter*in sind. Diese Objektivität

T. Stamm · V. Ritschl
Institut für Outcomes Research, Zentrum für Medical Data Science, Medizinische Universität Wien, Wien, Österreich

C. Hundsdorfer · A. Huber
 Studiengang Orthoptik, FH Campus Wien, Wien, Österreich

R. Weigl (✉)
Klinische Abteilung für Kinder- und Jugendheilkunde, Universitätsklinikum St. Pölten, Karl Landsteiner Privatuniversität für Gesundheitswissenschaften, St. Pölten, Österreich
E-Mail: roman.weigl@stpoelten.lknoe.at

S. Neururer
Department für Medizinische Statistik, Informatik und Gesundheitsökonomie, Medizinische Universität Innsbruck, Innsbruck, Österreich

B. Guggenberger
Medizinische Universität Graz, Graz, Österreich

einer Untersuchung ist sehr stark vom Standardisierungsgrad der Mess- oder Erhebungsmethoden abhängig. Ein Beispiel hierfür ist eine standardisierte Labormessmethode. Ein solches standardisiertes Instrument garantiert ein höheres Ausmaß an Objektivität bei der Datenerhebung. Diese Objektivität ist auch bei den Auswertungsverfahren wichtig und notwendig. Um ein hohes Maß an Objektivität bei der Datenauswertung zu erreichen, sind standardisierte Auswertungsverfahren (z. B. mathematische Operationen) anzuwenden.

Reliabilität
Die Reliabilität ist ein Synonym für die Zuverlässigkeit bzw. Beständigkeit eines Messinstrumentes. Sie zeigt an, ob wiederholte Messungen eines Gegenstandes, einer Substanz oder eines Vorganges mit einem Messinstrument immer dieselben Werte liefern. Setzt man dasselbe Instrument mehr als einmal zur Messung eines bestimmten, normalerweise gleich bleibenden Verhaltens ein, dann muss man hierbei ähnliche Ergebnisse erhalten – sofern das Instrument reliabel ist.

Validität
Dieses Kriterium, auch Gültigkeit genannt, gibt an, ob das verwendete Messinstrument tatsächlich das misst, was es messen soll (wenn beispielsweise ein Instrument, das Angst messen soll, in Wahrheit Stress misst, dann ist es nicht valide) (Mayer 2018).

7.1.2 Quantitativ Forschen in den Gesundheitsberufen

Gerade in den Gesundheitsberufen bieten sich quantitative Methoden sehr gut an, um Forschungsfragen zu klären. Darüber hinaus können auch quantitative Verfahren in Kombination mit qualitativen Methoden („mixed methods", Abschn. 9.2) nützlich sein, um komplexe Fragen der Gesundheit bzw. der Gesundheitsversorgung ganzheitlich zu beantworten und zu klären. Im Bereich Gesundheit/Gesundheitsversorgung nehmen das

Wissen und der Anspruch, neues Wissen zu generieren, sehr stark zu. Der Beitrag der Forscher*innen liegt in der Identifizierung der relevanten Probleme durch strukturiertes Systemdenken, in einer experimentellen Haltung, der Fähigkeit und Bereitschaft zur kooperativen Zusammenarbeit sowie der Fähigkeit, Fachwissen und Forschungsgeist kreativ und effektiv in Forschungsvorhaben anzuwenden.

7.2 Quantitative Forschungsdesigns und Methoden

7.2.1 Randomisierte kontrollierte klinische Studien

Tanja Stamm

Die randomisierte kontrollierte Studie („randomized controlled trial", RCT) ist eine methodisch angelegte Untersuchung zur empirischen Gewinnung von Information und damit ein spezieller Typ von Experiment, bei dem eine Personengruppe, die Versuchsgruppe, eine Behandlung oder ein Medikament erhält, während eine andere vergleichbare Personengruppe, die Kontrollgruppe, diese/s nicht bekommt oder ein Placebo erhält. Ein weiterer wichtiger Begriff in diesem Zusammenhang ist die klinische Studie. Eine klinische Studie wird mit Patient*innen oder gesunden Proband*innen, den Versuchspersonen, durchgeführt, um Medikamente, Medizinprodukte oder medizinische Behandlungen auf ihre Wirksamkeit zu überprüfen, sobald ausreichend Daten zur Sicherheit vorhanden sind. In den Gesundheitsberufen fassen wir den Begriff der klinischen Studie aber weiter:

▶ **Definition** Als klinische Studie wird jede Art von Studie bezeichnet, die am Menschen durchgeführt wird. Qualitative Studien, Fragebogenerhebungen, Beobachtungsstudien, Auswertungen von klinischen Daten oder auch Studien zur

Entwicklung von Assessments zur Funktionsfähigkeit sind daher ebenfalls Beispiele für klinische Studien in den Gesundheitsberufen. Jede Studie an Menschen oder an menschlichen Materialien erfordert nach der Deklaration von Helsinki, der sich die meisten Länder angeschlossen haben, ein positives Votum der zuständigen Ethikkommission (Abschn. 3.2). Auch bei RCT-Studien ist die Freiwilligkeit der Teilnahme obligat, und die Teilnehmer*innen müssen über den Ablauf der Studie vollständig aufgeklärt werden.

7.2.1.1 Hintergrund

Klinische Studien werden nach bestimmten Kriterien eingeteilt, zum Beispiel nach dem Design. Je nach Güte und Design werden die Studien einer höheren oder niedrigeren Ebene der wissenschaftlichen Evidenz zugeordnet. Die höchste Ebene stellen Metaanalysen und systematische Reviews dar. Metaanalysen und systematische Reviews sind Zusammenfassungen und weiterführende Analysen von Studien mit hochwertigem Design und hoher Aussagekraft. Die nächste darunterliegende Ebene sind einzelne klinische Studien. Diese werden wiederum je nach Design eingeteilt. Studien mit höherer Qualität werden eher als Beweis für die Wirksamkeit einer Therapiemethode betrachtet (und „zählen" daher mehr) als solche mit einem qualitativ niedrigeren Design. Diese kommen dann zur Anwendung, wenn keine anderen Studien höherer Güte existieren. Das Studiendesign der randomisierten kontrollierten Studien wird üblicherweise als das Design der höchsten Qualität bezeichnet. RCT-Studien sind daher ein wesentlicher Teil der evidenzbasierten Praxis (Kap. 14).

Als erste historische RCT-Studie gilt die Studie über Streptomycin zur Behandlung von Lungentuberkulose aus dem Jahr 1948 (Medical Research Council 1948). Eine historische Suche in Pubmed mit dem Suchwort „randomised controlled trial" im Titel liefert die erste Studie aus dem Jahr 1969: „Selective or truncal vagotomy? A double-blind randomised controlled trial" (Kennedy und Connell 1969). Verwendet man

„randomised controlled trial" als generelles Suchwort und beschränkt dies nicht auf den Studien-
titel, stammt der erste Treffer aus dem Jahr 1960:
„Interactions between pharmacodynamic and placebo effects in drug evaluations in man" (Modell und Garrett 1960). Interessanterweise veröffentlichte auch das American Journal of Occupation Therapy 1968 bereits eine Studie mit dem
Keyword „randomised controlled trial" mit dem
Titel „Industrial therapy and changes in self-esteem" (Pile und Swanson 1968). In dieser Studie
wurden Patient*innen eines Krankenhauses zufällig 3 verschiedenen arbeitstherapeutischen Vorgehensweisen zugeordnet. Das Selbstwertgefühl
der Patient*innen wurde vor dieser Zuordnung
und nach 4 Wochen gemessen, wobei kein Unterschied zwischen den 3 verschiedenen Vorgehensweisen festgestellt wurde.

7.2.1.2 Wann soll die Methode angewendet werden?

Grundsätzlich dienen RCT-Studien dazu, Daten
über die Wirksamkeit einer Behandlungsmethode, eines Medikaments oder eines
Medizinprodukts zu sammeln. Für RCT-Studien existieren internationale Standards, wie der
CONSORT-Standard (www.consort.statement.
org), die eingehalten werden sollten. Das heißt,
man sollte bei der Planung einer RCT-Studie
keine Abstriche beim Design machen und nicht
auf Qualitätskriterien verzichten. Sonst wird die
Publikationsmöglichkeit stark eingeschränkt,
und auch bei einem Review oder einer Bewertung würde die Studie einen „unnötig" niedrigen Wert erhalten. Eine RCT-Studie erfordert
eine sinnvolle Planung, sie wird sich über einen
längeren Zeitraum erstrecken und erfordert
meist finanzielle Ressourcen, damit die Qualitätskriterien eingehalten werden können und
die investierte Arbeit entsprechende Ergebnisse
bringen kann. Daher eigenen sich RCT-Studien
meistens nicht als Bachelorarbeit oder Masterthese in den Gesundheitsberufen.

7.2.1.3 Themenstellungen

RCT-Studien dienen vor allem dazu, die Wirkungen von Therapiemethoden zu untersuchen.

7.2.1.4 Welche Schritte müssen eingehalten werden?

Die beiden wichtigsten Merkmale einer RCT-
Studie, nämlich eine **Randomisierung** und das
Vorhandensein einer Kontrollgruppe, geben
auch die ersten Schritte der Durchführung vor.
Weitere Qualitätsmerkmale, wie zum Beispiel
geblindete Untersucher*innen oder eine ausreichende Fallzahl, sollten allerdings ebenfalls
gegeben sein.

▶ **Definition** Randomisierung ist die Zuteilung
der Studienteilnehmenden zu der Versuchs- und
Kontrollgruppe durch den Zufall, zum Beispiel
durch Zuweisen einer Zufallszahl oder das Ziehen eines vorbereiteten verschlossenen Kuverts
mit Zuordnung.

Listen mit Zufallszahlen können zum Beispiel
in Excel erstellt werden. Verschlossene Kuverts mit entsprechender Zuordnung müssen
vor Beginn der Studie vorbereitet werden. Die
Randomisierung dient dazu, dass die Studien-
leiter*innen nicht absichtlich Personen, bei
denen eine deutlichere Verbesserung zu erwarten
ist, in die Versuchsgruppe einteilen.

Aufgrund der meist eher geringen Effektgrößen in den Gesundheitsberufen empfiehlt
es sich auch, auf Basis des ersten Assessments
der primären Zielgröße in Blöcken zu rando-
misieren. Effektgrößen beschreiben die Größe
des Unterschieds zwischen den Messungen vor
und nach der Intervention. Die primäre Zielgröße ist ein von Planer*innen einer Studie ausgewählte Messgröße, die als vorrangiges Ergebnis der Studie betrachtet wird. In einer unserer
RCT-Studien, in der Patient*innen mit Fingerpolyarthrose, einer degenerativen rheumatischen
Erkrankung der kleinen Fingergelenke, eine
Übungsbehandlung und eine Gelenkschutzunter-
weisung erhielten, unterschieden sich die beiden
Gruppen durch Zufall bereits zu Beginn der Studie in der Handkraft und damit in der primären
Zielgröße (Stamm et al. 2002).

Besteht bereits zu Beginn einer Studie ein
signifikanter Unterschied in der primären Zielgröße, können die Daten fast nicht sinnvoll

ausgewertet und interpretiert werden. Daher raten wir üblicherweise, zuerst die primäre Zielgröße bei allen Teilnehmer*innen zu messen und danach Gruppen von Teilnehmer*innen mit ähnlichen Werten zu bilden, was oft als Stratifizierung nach einem bestimmten Merkmal bezeichnet wird. Diese werden dann mittels Zufallszahlenliste möglichst gleichmäßig auf beide Gruppen verteilt. Immer abwechselnd eine/n Teilnehmer*in der einen und den/die nächste/n Teilnehmer*in der anderen Gruppe zuzuordnen ist keine Randomisierung, da immer eine Zufallskomponente enthalten sein muss. Zusätzlich sind Merkmale, die einen Einfluss auf das Ergebnis haben können, zu bedenken. Auch danach kann bei der Randomisierung eine Stratifizierung erfolgen, damit zu Beginn der Studie zwischen beiden Gruppen keine signifikanten Unterschiede bestehen. Die Randomisierung sollte außerdem durch eine unabhängige Person erfolgen, die sonst keinen Einfluss auf die Behandlung der Teilnehmenden, die Dateneingabe oder die Datenauswertung hat.

Das zweite besonders wichtige Merkmal einer RCT-Studie ist das Vorhandensein einer **Kontrollgruppe**. Dies ist eine Gruppe von Teilnehmenden, die keine Behandlung oder ein Placebo, also eine unwirksame Scheinbehandlung oder ein Scheinmedikament, erhält. Der Sinn einer Kontrollgruppe besteht darin, den Placeboeffekt einzubeziehen: Ein/e Patient*in verbessert sich aufgrund der Einnahme eines unwirksamen Medikaments, das er/sie für ein wirksames Medikament hält, oder ein/e Patient*in verbessert sich allein aufgrund der erhaltenen Aufmerksamkeit durch Angehörige von Gesundheitsberufen im Rahmen einer Studienteilnahme. Die Behandlung oder das Studienmedikament muss in der Studie besser als der Placeboeffekt sein, damit eine Wirksamkeit zugeschrieben werden kann. Ein statistisch signifikanter Unterschied zwischen den beiden Gruppen am Studienende ist der Beweis für das Vorliegen einer Wirksamkeit über den Placeboeffekt hinaus. Grundsätzlich gilt, dass ein Placebo besser ist als keine Behandlung, da allein die erhaltene Aufmerksamkeit durch Angehörige von Gesundheitsberufen im Rahmen einer Studienteilnahme

bereits zu einer Verbesserung führt. Placebos für gesundheitsberufliche Interventionen zu entwickeln kann allerdings eine Herausforderung darstellen und ist natürlich in einer Medikamentenstudie deutlich einfacher zu bewältigen.

▶ Wichtig ist, dass sich die Kontrollgruppe zu Beginn der Studie in der primären Zielgröße nicht signifikant von der Versuchsgruppe unterscheidet. Die Kontrollgruppe wird zufällig ausgewählt (Randomisierung).

Grundsätzlich müssen auch immer ethische Aspekte überlegt werden, wenn eine Studie mit einer Kontrollgruppe erfolgt. Gibt es eine nachgewiesen wirksame Behandlung für eine bestimmte Erkrankung, dann müssen Patient*innen diese Behandlung erhalten (die Behandlung darf nicht vorenthalten werden); eine neue Behandlung könnte nur als zusätzliche Behandlung („add-on") in einer RCT-Studie gemacht werden. Dasselbe gilt auch für Erkrankungen, die fortschreiten oder bei denen in einem bestimmten Zeitraum Verbesserungen aufgrund einer Behandlung zu erwarten sind. Bei Kindern, vor allem in Bezug auf Fähigkeiten, die sich im Rahmen einer normalen kindlichen Entwicklung ergeben, ist besondere Vorsicht geboten. Wenn keine Daten über die Wirksamkeit einer bestimmten Behandlung existieren, können auch keine Aussagen über die Wirksamkeit oder Nichtwirksamkeit dieser Behandlung getroffen werden (außer Expert*innenmeinungen), eine RCT-Studie mit einer Kontrollgruppe könnte damit sogar wünschenswert sein. Besteht eine Erkrankung, die im Behandlungszeitraum kaum fortschreiten wird, kann die Behandlung auch nach Abschluss der RCT-Studie der Kontrollgruppe angeboten werden, oder die Kontrollgruppe wird danach als Versuchsgruppe geführt und umgekehrt – damit kommt es allerdings zu einem Cross-over-Design, das nicht mehr unbedingt einem reinen RCT-Design entspricht. Der/die Planer*in einer RCT-Studie muss immer diese ethischen Überlegungen anstellen und im Studienprotokoll (Prüfplan, genauer Umsetzungsplan der Studie) schriftlich festhalten.

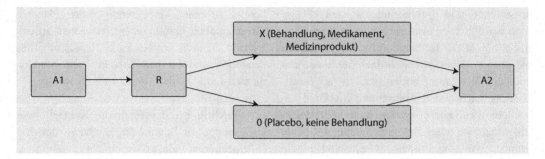

Abb. 7.1 Ablauf einer Studie. *A1/A2* erstes/zweites Assessment, *R* Randomisierung, *X* Behandlung, *0* keine Behandlung oder Placebo

Das **Assessment** beinhaltet die primäre Zielgröße, welche vor Studienbeginn festgelegt werden muss, weitere Messungen und soziodemographische Daten, damit die Stichprobe beschrieben werden kann. Die Randomisierung erfolgt im Idealfall auf Basis der ersten Assessments der primären Zielgröße, damit nicht bereits zu Beginn der RCT-Studie signifikante Unterschiede zwischen den beiden Gruppen bestehen. Die primäre Zielgröße wird von der Person, die die Studie plant, ausgewählt und als solche im Studienprotokoll angegeben. Zusätzlich können weitere Messungen gemacht werden, aber die Wirksamkeit der Behandlung wird in erster Linie an der primären Zielgröße gemessen. Um die primäre Zielgröße zu messen, muss ein Untersuchungsverfahren oder Instrument (Assessment) ausgewählt werden. Dieses sollte die üblichen Gütekriterien erfüllen (Kap. 11) und den zu erwartenden Effekt messen können (Achtung: oft sind kleine Effektgrößen bei Behandlungen der Gesundheitsberufe zu erwarten!). Zusätzlich können dann weitere Messungen erfolgen.

Idealerweise werden alle Messungen durch eine/n **geblindete/n Untersucher*in** durchgeführt, das heißt, diese Person weiß nicht, in welche Gruppe der/die jeweilige Studienteilnehmer*in eingeteilt wurde. Doppelblinde RCT-Studien mit vollständiger Blindung von Teilnehmenden/Patient*innen und Behandler*innen sind in den Gesundheitsberufen oft schlecht möglich, da oft ersichtlich ist, was die Behandlung und was das Placebo darstellt.

Dennoch stellt das Vorhandensein eines/einer geblindeten Untersucher*in eine sehr sinnvolle Methode dar, um den Einfluss von Personen auf die Messung zu reduzieren. Messungen sind in der üblichen Form nach Standardassessment vorzunehmen. Abb. 7.1 zeigt den Ablauf einer RCT-Studie. Das folgende Fallbeispiel einer interdisziplinären RCT-Studie soll die beschriebenen theoretischen Inhalte verdeutlichen.

Beispiel

Das Fallbeispiel entstammt der randomisierten kontrollierten interdisziplinären Studie „Ergotherapeutische und physiotherapeutische Maßnahmen bei Patientinnen mit Fingerpolyarthrose" an der Medizinischen Universität Wien.

Fingerpolyarthrose ist eine der häufigsten rheumatischen Erkrankungen. Der nicht medikamentösen Behandlung kommt bei der Fingerpolyarthrose ein besonderer Stellenwert zu. Da mithilfe der medikamentösen Behandlung oft nur Symptome, wie zum Beispiel Schmerzen, gelindert werden können, werden Patientinnen mit Fingerpolyarthrose oft an Ergotherapeut*innen und Physiotherapeut*innen überwiesen. Auch die europäischen Behandlungsstandards für Arthrose und rheumatoide Arthritis (Stoffer et al. 2014), die in einem EU-Projekt mit internationaler Beteiligung bei uns entwickelt wurden, sehen vor, dass

Patientinnen mit Arthrose von einem interdisziplinären Team betreut werden und dabei medikamentöse sowie nicht-medikamentöse Therapien erhalten sollen. Größtmögliche Schmerzkontrolle und größtmögliche Funktion sollen angestrebt werden. Zusätzlich spielen Lebensstil und Selbstmanagement eine wichtige Rolle.

An der Klinik für Innere Medizin III, Abteilung für Rheumatologie, der Medizinischen Universität Wien und dem Allgemeinen Krankenhaus Wien wurde eine klinische RCT-Studie zur interdisziplinären Behandlung bei Fingerpolyarthrose durchgeführt. Die Studie wurde von der Ethikkommission der Medizinischen Universität Wien positiv bewertet, sie wurde auf www.controlled-trials.com öffentlich registriert (ISRCTN # 62513257) und startete im Herbst 2011. Die Teilnehmerinnenzahl wurde mit 70 Patient*innen pro Gruppe berechnet (primäre Zielgröße Handkraftmessung, geschätzter Unterschied am Ende 0,09, Standardabweichung 0,19, statistische Power 80 % und Signifikanzniveau 0,05). Patientinnen mit gesicherter Diagnose einer Fingerpolyarthrose konnten an der Studie teilnehmen. Die Patientinnen wurden über die Studie aufgeklärt und unterschrieben eine schriftliche Einverständniserklärung.

Zu Beginn der Studie erfolgten ein Anamnesegespräch sowie die Durchsicht der Befunde. Danach wurden die Handkraft (primäre Zielgröße) und die Handfunktion gemessen. Aufgrund dieser Messungen erfolgte die zufällige Zuteilung in eine der beiden Behandlungsgruppen auf Basis einer Blockrandomisierung (Patientinnen mit ähnlichen Werten werden zufällig, aber gleichmäßig auf beide Gruppen verteilt).

Die Interventionsgruppe erhielt ein evidenzbasiertes Behandlungsprogramm, das interdisziplinär entwickelt wurde und die europäischen Behandlungsstandards für Arthrose umsetzt. Für die einzelnen Maßnahmen wurden in einer Literatursuche wissenschaftliche Studien als Beweise für die Wirkung gesucht und analysiert. Die Behandlung erfolgte an einem Termin und wurde von einer Ergotherapeutin und einer Physiotherapeutin gemeinsam durchgeführt, zum Teil in Zusammenarbeit mit einer Rheumatologin und/oder einer Fachärztin für Physikalische Medizin sowie einer Diätologin und einer Gesundheits- und Krankenpflegeperson. Abb. 7.2 zeigt schematisch den Ablauf der RCT-Studie.

Patient*innen der Kontrollgruppe erhielten die zwischen ihnen und der Rheumatologin vereinbarte Routinebehandlung und einen Massage-Igelball als „Placebointervention". Die Patient*innen wurden instruiert, mit dem Massage-Igelball den Handrücken zu massieren. Beim Follow-up-Termin nach 2 Monaten wurde das Angebot unterbreitet, zusätzlich die multidisziplinäre Intervention zu erhalten. Alle Patientinnen dieser Gruppe machten vom Angebot Gebrauch. Es wurde allerdings erwartet, dass diese Intervention vor allem für Patient*innen, die gerne aktiv an der Behandlung mitwirken möchten, besonders effektiv sein wird. Die Behandlung wird möglicherweise nicht alle Patientinnen gleichermaßen ansprechen, da eine aktive Teilnahme erforderlich ist.

Diese Studie wurde von der Österreichischen Gesellschaft für Rheumatologie und Rehabilitation (ÖGR Projektförderpreis 2012), den Berufsverbänden Ergotherapie Austria und Physio Austria, der Fachhochschule Campus Wien, der Medizinischen Universität Wien und der Fachhochschule Gesundheitsberufe Oberösterreich finanziell unterstützt. Populärwissenschaftliche Artikel über die Studie wurden in den Zeitschriften Fakten der Rheumatologie sowie Jatros Orthopädie im Jahr 2014 veröffentlicht. Abb. 7.3 zeigt ein Beispiel für eine Übung mit Therapieknetmasse. ◄

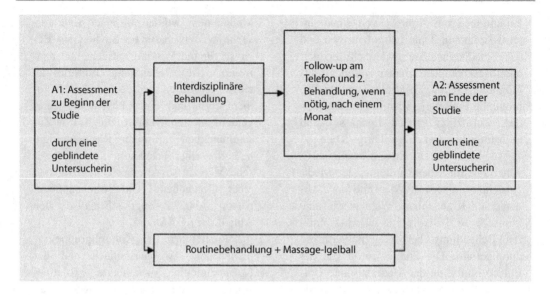

Abb. 7.2 Ablauf eines Beispiel-RCT

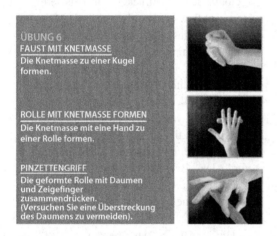

Abb. 7.3 Beispiel für eine Übung mit Therapieknetmasse. **a** Die Knetmasse wird zu einer Kugel geformt. **b** Mit einer Hand wird eine Rolle geformt. **c** Pinzettengriff: Mit Daumen und Zeigefinger wird die geformte Rolle zusammengedrückt

Generell sollte die Behandlung oder Intervention in einer RCT-Studie möglichst weitgehend standardisiert werden. In manchen Bereichen der Gesundheitsberufe ist das eher möglich (z. B. funktionelle Fingerübungen in der Rheumatologie) als in anderen Bereichen (individuelle Therapie zu Hause). Trotzdem können zum Beispiel Prinzipien, die in der individuell abgestimmten Behandlung immer enthalten sein müssen, standarisiert werden. In einem unserer Projekte zu einer gesundheitsförderlichen Intervention bei älteren Menschen haben wir das Prinzip der Wiederholung, der Herausforderung beim Training von Alltagstätigkeiten, sowie das Vorhandensein von „dual tasks" definiert, ohne dabei aber jede einzelne Therapieeinheit standardisiert durchzuplanen.

Die **Fallzahl** einer RCT-Studie richtet sich nach der zu erwartenden Effektgröße. **Effektgrößen** in den Gesundheitsberufen sind oft eher mittelgroß oder klein. Effektgrößen können aus Pilotstudien oder ähnlichen Studien (Literatursuche und -analyse) abgeleitet werden. Kleinere oder mittelgroße Effektgrößen benötigen größere Fallzahlen, um die Effekte überhaupt messbar machen zu können. Um die Effektgröße zu ermitteln, schätzt man zum Beispiel den Mittelwert und die Standardabweichung der primären Zielgröße der beiden Gruppen zu Beginn und am Ende der Studie. Nachdem das Signifikanzniveau und die statistische Power festgelegt wurden, kann die Fallzahl mittels Fallzahlrechner im Internet oder mit einem Statistikprogramm berechnet werden. Ein Beispiel für einen Fallzahlrechner findet sich auf www.clinical-trials.de/de/Werkzeuge/Online_Hilfsmittel/online_hilfsmittel.html.

Zu große Fallzahlen sind unethisch (Aufwand für zu viele Teilnehmer*innen), zu kleine Fallzahlen führen dazu, dass ein möglicher Unterschied nicht gemessen wird.

Grundsätzlich sollen RCT-Studien nach internationalen Standards durchgeführt und berichtet werden. Dazu gibt es derzeit das CONSORT-Statement (www.consort-statement.org). Auf der Webseite kann die jeweils letztgültige Version abgerufen werden. Das CONSORT-Statement ist ein Minimumstandard für das Berichten von RCT-Studien. Zu den internationalen Standards zählt auch die öffentliche Registrierung der Studie im Internet. Dies kann zum Beispiel auf www.controlled-trials.com erfolgen und ist kostenpflichtig. Es gibt auch Fachjournale, die Studienprotokolle publizieren.

Die Auswertung muss bereits zu Beginn der Studie im Studienprotokoll festgelegt werden. Dazu werden statistische Tests herangezogen, die je nach Assessment, Teilnehmerzahl und Effektgröße ausgewählt werden. Vielfach werden die Werte derzeit nicht nur hinsichtlich signifikanter Unterschiede verglichen (Vergleich zu Beginn und am Ende der Studie oder Vergleich der Differenzen der Messwerte von Beginn und Ende), sondern in einem statistischen Modell für die Messwerte zu Beginn der Studie kontrolliert. Die derzeit übliche Art der Datenauswertung sowie die Berichterstattung darüber ist ebenfalls dem CONSORT-Statement zu entnehmen.

7.2.1.5 Stärken und Schwächen

Es ist schwierig, etwas über die Schwächen einer RCT-Studie zu erläutern, da eine RCT-Studie nach derzeitigem Wissensstand den qualitativ höchsten Standard einer Studie zur Wirksamkeit darstellt. Aber nicht alles, was in einer Medikamentenstudie mit Placebo machbar ist, lässt sich auch in den Gesundheitsberufen umsetzen. So ist zum Beispiel eine Verblindung der Teilnehmenden hinsichtlich gesundheitsberuflicher Placebobehandlungen oft schwierig oder nur teilweise umsetzbar. Im Sinne der zahlreichen Reviews, die derzeit durchgeführt werden, um zu ermitteln, welche Interventionen evidenzbasiert sind und welche nicht, ist es allerdings unverzichtbar, sich in

den Gesundheitsberufen nach dem RCT-Design zu richten. In den Reviews von Steultjens et al. (2002, 2004) über Ergotherapie bei rheumatoider Arthritis wurden zum Beispiel alle anderen Designs außer RCT-Studien und sogenannte „controlled clincial trials" bereits als „other design" mit geringerer Qualität eingestuft. Bei vielen Reviews werden solche Designs gar nicht berücksichtigt. Alternative Designs sind allerdings nötig, wenn eine Kontrollgruppe unethisch ist oder nur geringe Fallzahlen möglich sind (Achtung: Hier aber eventuell vorher eine Multicenter-RCT-Studie als Alternative zur Erhöhung der Fallzahl überlegen! Eine Multicenter-Studie ist eine Studie, die an mehreren Zentren durchgeführt wird. Dadurch kann eine geographische Streuung entstehen, aber es können auch höhere Teilnehmer*innenzahlen erreicht werden).

▶ RCT-Studien liefern Daten über die Wirksamkeit von Behandlungen unter Studienbedingungen. Danach sind Studien im realen klinischen Alltag nötig, um zu zeigen, ob sich die Wirksamkeit auch in diesem Setting bestätigen lässt.

7.2.1.6 Weiterentwicklungen des Designs

Für das Berichten einer RCT-Studie gibt es das CONSORT-Statement (www.consort-statement. org). Auf der Webseite kann die jeweils letztgültige Version abgerufen werden. Solche Standards werden kontinuierlich weiterentwickelt, daher ist es wichtig, sich immer über den neuesten Stand zu informieren. Viele Fachjournale verlangen bei der Einreichung eines Manuskripts, dass dieses nach den gängigen Standards erstellt wurde, so muss man bei einer RCT-Studie angeben, ob nach CONSORT berichtet wird. Es empfiehlt sich daher, bereits bei der Planung der Studie diese Standards zu beachten.

Zusammenfassung

RCT-Studien sind essenziell in den Gesundheitsberufen, sie ermöglichen es, Daten über Wirksamkeit von Behandlungs- und Diagnosemethoden zu sammeln. Daher sollten möglichst keine (oder zumindest wenige) Abstriche beim Design gemacht werden, um qualitativ hochwertige Studien zu produzieren. Für eine RCT-Studie sind Wissen, aber auch Zeit und finanzielle Mittel, die über den normalen Routinealltag hinausgehen, erforderlich.

7.2.2 Klinisch kontrollierte Studien und andere quantitative Designs

Valentin Ritschl, Claudia Hundsdorfer, Andreas Huber und Tanja Stamm

Neben den klassischen randomisierten kontrollierten Studien (RCT) existiert eine große Zahl an unterschiedlichen quantitativen Designs. Kontrollierte klinische Studien und andere quantitative Designs unterscheiden sich von RCT vor allem durch das Fehlen der Randomisierung und meist auch der Kontrollgruppe. Kontrollierte klinische Studien zeichnen sich durch das Vorhandensein von Kontrollgruppen aus, während viele andere quantitative Designs auch nicht kontrolliert sind (Bortz und Döring 2006; DePoy und Gitlin 2005; LoBiondo-Wood und Haber 2001; Nelson 2006).

7.2.2.1 Wann soll die Methode angewendet werden?

Grundsätzlich dienen diese Studiendesigns der Wirksamkeitsüberprüfung von pharmakologischen und nicht pharmakologischen Interventionen – ähnlich den RCT. Im Unterschied zur RCT fehlen bei diesen Designs die Randomisierung und meist auch die Kontrollgruppe. Wie in Abschn. 7.2.1 erwähnt, stellt dies einen Verlust der Qualität dar, daher wird eine entsprechende Studie auch meist bei einem systematischen Review nicht oder nur als Studie von geringer Qualität berücksichtigt. Somit muss die Durchführung von diesen quantitativen Designs gut begründet sein (DePoy und Gitlin 2005; Lo-Biondo-Wood und Haber 2001).

Gründe, um auf ein RCT zu verzichten:

- Bestehende Gruppen werden verglichen, zum Beispiel könnten 2 Patient*innengruppen von unterschiedlichen Abteilungen/Spitälern verglichen werden.
- Effekte sollen erst abgeschätzt werden (Pilotstudie), um mithilfe der Ergebnisse ein RCT sinnvoll zu planen.
- Die zu untersuchende Patient*innengruppe (Population) ist so klein, dass keine Gruppen gebildet werden können (z. B. Babys mit einem akuten Schlaganfall).
- Aus zeitlichen und oder finanziellen Gründen ist das Durchführen eines RCT nicht möglich (bei Bachelor- oder Masterarbeiten). Hier ist allerdings anzuraten, Vorarbeiten (z. B. Pilotstudien) für ein RCT vorzunehmen, anstatt Abstriche bei der Qualität der Studie zu machen.

Ethische Gründe, um auf eine Kontrollgruppe zu verzichten:

- Es ist zu erwarten, dass eine Nichtbehandlung oder eine Scheinbehandlung (Placebogruppe) zu irreversiblen gesundheitlichen Nachteilen des/r Patienten*in führt. In so einem Fall kann zum Beispiel eine neue Intervention mit der Standardbehandlung verglichen werden (Abschn. 3.2).

Zusätzlich können diese Studiendesigns für Pilotstudien von RCT oder als Möglichkeit zur Beschreibung von Populationen dienen.

7.2.2.2 Themenstellungen

Folgende Themenstellungen für klinisch kontrollierte Studien oder andere quantitative Designs bieten sich an:

- Wirksamkeitsüberprüfung von pharmakologischen und nicht pharmakologischen Interventionen – ähnlich den RCT, zum Beispiel um die Effekte von Widerstandtraining auf multiple Sklerose zu messen (Pérez et al. 2007)
- Pilotstudien, um in weiterer Folge RCT entwickeln zu können (Pfeiffer et al. 2011)

- Erfassen von Merkmalen von Populationen und Abschätzung erster Korrelationen zwischen diesen, zum Beispiel um fördernde und hinderliche Faktoren für die Implementierung von EBP (evidenzbasierte Praxis) zu erheben (Ritschl et al. 2015)

7.2.2.3 Welche Schritte müssen eingehalten werden?

Kontrollierte klinische Studien und andere quantitative Designs sind meist abgewandelte Formen der RCT. Um zu vergleichen wird an dieser Stelle das Design RCT kurz wiederholt (Bortz und Döring 2006; DePoy und Gitlin 2005; Lo-Biondo-Wood und Haber 2001; Nelson 2006). Da eine große Anzahl an Varietäten existiert, können nicht alle Designs vorgestellt werden.

7.2.2.3.1 Klinisch experimentelle Studien

7.2.2.3.1.1 RCT

Ein RCT zeichnet sich durch eine randomisierte Verteilung der Personen in eine Versuchs- und eine Kontrollgruppe aus (Abb. 7.4). Es folgt ein Anfangstest (abhängige Variable), eine Interventionsphase, wobei die Versuchsgruppe die zu untersuchende Intervention (unabhängige Variable) erhält und die Kontrollgruppe entweder nichts, ein Placebo oder eine konventionelle Therapie, gefolgt von einem Endtest. Im Idealfall sind die Patient*innen, der/die

Assessor*in und der/die Behandler*in geblindet (Abschn. 7.2.1).

7.2.2.3.2 Quasiexperimentelle Studie

7.2.2.3.2.1 Kontrollierte klinische Studie ohne Randomisierung

Eine kontrollierte klinische Studie ist grundsätzlich gleich aufgebaut wie ein RCT, mit dem Unterschied, dass auf eine Randomisierung aus ethischen oder praktischen Gründen und somit auf eine Verblindung verzichtet wird (Abb. 7.5). Dadurch sinkt auch die Aussagekraft der Studie bezogen auf die Population.

7.2.2.3.2.2 Langzeitdesign mit Testserien oder ABA-Einzelfallstudien

Langzeitdesignstudien mit Testserien oder AB-, ABA-, ABAB-Design sind eine weitere Möglichkeit, eine experimentelle Studie durchzuführen. Dieses Design wird hauptsächlich dann angewendet, wenn eine Population und somit eine Stichprobe für Gruppenvergleiche zu klein ist. Außerdem eignet sich dieses Design, um relativ kostengünstig experimentelle Einzelfallstudien durchzuführen. Das ABA-Design (Abb. 7.6) besteht aus einer Baseline zu Beginn der Studie mit multiplen Testungen des/der Patient*in (A-Phase), dann einer Interventionsphase (B-Phase) und wieder einer Testphase (A-Phase). Diese Variante kann durch Hinzufügen oder Entfernen von weiteren Phasen

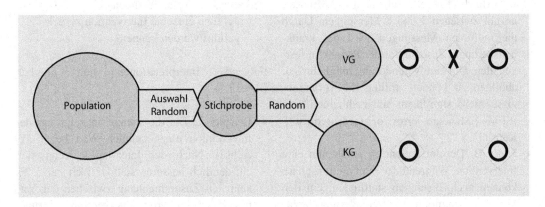

Abb. 7.4 Ablauf einer randomisierten kontrollierten Studie. *KG* Kontrollgruppe, *Random* Randomisierung, *VG* Versuchsgruppe

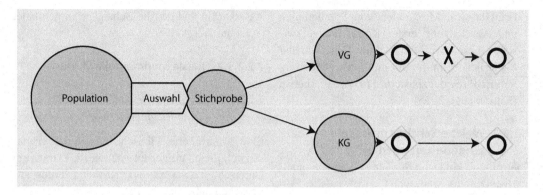

Abb. 7.5 Ablauf einer kontrollierten klinischen Studie ohne Randomisierung

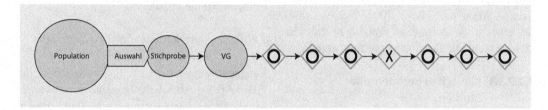

Abb. 7.6 Langzeitdesign mit Testserien oder ABA-Einzelfallstudien

verändert werden (AB- und ABAB-Design). Der große Vorteil dieses Vorgehens gegenüber einer Einzelfallstudie ohne Testserien ist, dass so der/die Patient*in zu seiner eigenen Kontrollgruppe wird:

- Phase A: Der/die Patient*in wird in einem sinnvollen Zeitabstand (abhängig vom Messinstrument) öfters hintereinander gemessen, ohne dass eine Intervention durchgeführt wird. In der Literatur schwankt die Mindestanzahl zwischen 3 und 8 Messungen. Durch die multiplen Messungen wird der krankheitsbedingte Zustand der/der Patient*in festgehalten. Um eine Veränderung möglichst gut abbilden zu können, sollten die Testergebnisse nicht signifikant unterschiedlich sein (SEM [„standard error of measurement"], Kap. 11).
- Phase B: Der/die Patient*in erhält nun eine Intervention. Während der Interventionsphase können auch Testungen stattfinden, um den Verlauf einer möglichen Veränderung darzustellen.

- Phase A: Der/die Patient*in wird wieder getestet (entsprechend der ersten A-Phase). Diese zweiten Messungen sollten sich nun signifikant von der ersten A-Phase unterscheiden.

▶ Patient*innen sollten andere Interventionen wie Therapien oder Medikamente während der Studie möglichst nicht verändern, da sonst etwaige Veränderungen nicht mehr auf eine einzelne Intervention zurückgeführt werden können.

Folgende Interpretationen sind möglich (Abb. 7.7).

- Beispiel 1: Der/die Patient*in zeigt vor der Intervention einen stabilen Wert bei 1 (Y-Achse). Nach der Intervention zeigt sich ein deutlich besserer, stabiler Wert bei 5. Es kann ein Zusammenhang zwischen der Verbesserung und der Intervention vermutet werden.

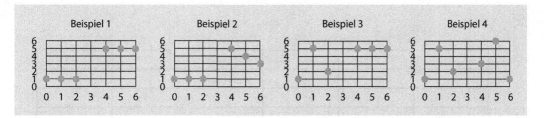

Abb. 7.7 Interpretation der Ergebnisse: Die ersten 3 Punkte stellen die Testungen vor der Interventionsphase dar, die Interventionsphase findet immer bei Zeitpunkt „3" statt (X-Achse) und die letzten 3 Punkte stellen die Testungen nach der Interventionsphase dar. Weitere Erläuterungen siehe Fließtext

- Beispiel 2: Der/die Patient*in zeigt vor der Intervention einen stabilen Wert bei 1. Nach der Intervention ist eine kurzfristige Verbesserung ersichtlich, die aber keinen nachhaltigen Effekt hat.
- Beispiel 3: Der/die Patient*in zeigt vor der Intervention einen wechselnden, instabilen Wert. Nach der Intervention zeigt sich ein stabiler Wert.
- Beispiel 4: Der/die Patient*in zeigt vor der Intervention einen wechselnden, instabilen Wert. Nach der Intervention zeigt sich keine Veränderung in den Werten – es muss davon ausgegangen werden, dass die Intervention keinerlei Effekte auf den Gesundheitszustand des/der Patient*in zeigt.

Entscheidend für eine gute Studie sind hier Assessments und Instrumente, die Veränderungen verlässlich abbilden können und eine ausreichende Veränderungssensitivität aufweisen.

7.2.2.3.3 Pilotstudien

7.2.2.3.3.1 Pretest-Posttest-Design oder Vorher-Nachher-Design

Bei diesem Design gibt es weder eine Randomisierung noch eine Kotrollgruppe (Abb. 7.8). Es wird vor und nach der Intervention jeweils eine Testung durchgeführt. Dieses Design ist sehr anfällig für intervenierende oder störende Variablen, da weder multiple Testungen noch eine Kontrollgruppe eingesetzt werden, um eventuelle Störfaktoren zu erkennen oder zu kompensieren. Somit kann das Ergebnis einer solchen Studie nicht mehr nur auf die Intervention zurückgeführt werden. Beispiel: Wird eine Studie zum Thema Depression durchgeführt, dann hat unter anderem das Wetter einen Einfluss auf die Stimmung der Proband*innen (Sommer versus Winter).

Ein Beispiel zeigt Abb. 7.9. Wie schon beim ABA-Design erwähnt (Beispiel 4), würde es

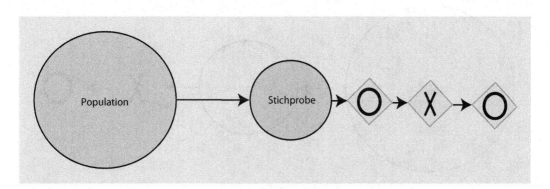

Abb. 7.8 Pretest-Posttest-Design

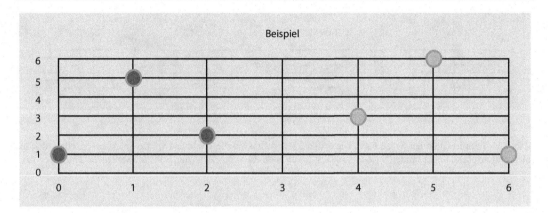

Abb. 7.9 Beispiel für die Problematik eines Pretest-Posttest-Designs ohne multiple Messungen und Kontrollgruppe. Die ersten 3 Punkte (X-Achse) stellen mögliche Zeitpunkte für einen Pretest und die hinteren 3 Punkte unterschiedliche Zeitpunkte für einen möglichen Posttest dar

bei diesem/dieser Patienten*in durch die Intervention zu keiner Verbesserung im Krankheitsbild kommen. Das ist im ABA-Design sofort ersichtlich. Beim Verzicht der multiplen Messungen aber nicht mehr – hier bestimmt dann der Zeitpunkt der Messung das Messergebnis. Beispiel: Findet der Pretest zum Zeitpunkt 0 statt und der Posttest zum Zeitpunkt 6, wäre keine Veränderung das Ergebnis der Messung. Wäre aber der Posttest zum Zeitpunkt 5, würde ein signifikanter Unterschied gemessen werden. Fände der Pretest zum Zeitpunkt 1 statt und der Posttest zum Zeitpunkt 6, würde eine signifikante Verschlechterung als Ergebnis der Messung entstehen.

Das Vorher-Nachher-Design eignet sich, um erste Effekte abzuschätzen, es dient dadurch als Pilotstudie, auf deren Ergebnisse zum Beispiel ein RCT aufgebaut werden kann.

7.2.2.3.3.2 „One-shot case study" oder Schrotschussdesign

Diese Studien eignen sich vor allem für Hypothesenfindungen im Sinne von Pilotstudien. Da weder eine Vortestung, eine Randomisierung noch eine Kontrollgruppe zum Einsatz kommt, kann dieses Design nicht zur Hypothesentestung eingesetzt werden (Abb. 7.10). Es kann nur die Frage „Wie geht es der/dem Patienten*in nach der Intervention?" beantwortet werden, also zum

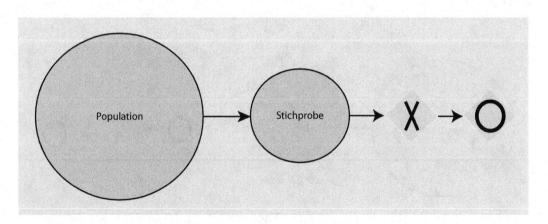

Abb. 7.10 „One-shot case study"

Beispiel im Sinne einer Entlassungsbefragung zur Evaluation des medizinisch-therapeutischen Angebots in einem Spital.

7.2.2.3.3.3 „Case-control study", „static group comparison" oder statistischer Gruppenvergleich

Das Design des statischen Gruppenvergleichs entspricht dem Vorgehen der „one-shot case study". Der Unterschied besteht in bereits bestehenden Gruppen, die als Vergleich herangezogen werden (Abb. 7.11). Die Ergebnisse dieses Designs sind als stärker anzusehen als die anderer Pilotstudien, doch sollte auch hier kein kausaler Zusammenhang hergestellt werden, da zu wenig Kontrolle über Störfaktoren besteht.

7.2.2.3.4 Nicht experimentelle Designs

7.2.2.3.4.1 Umfragen, Surveys

Diese werden genutzt, um Charakteristika einer Population zu erheben. Die erhobenen Parameter können so beschrieben und erste Korrelationen (Beziehungen) zwischen ihnen abgeschätzt werden. Umfragen werden meist mithilfe von Fragebögen durchgeführt (Abschn. 7.3.1).

7.2.2.3.4.2 Passive Beobachtungen

Passive Beobachtungsdesigns werden genutzt, um Phänomene möglichst passiv (also ohne auf sie zu wirken und sie damit zu beeinflussen) zu beobachten und zu beschreiben. Ein Beispiel sind nicht interventionelle Studien (NIS). Variablen werden hier nicht manipuliert, aber gemessen, und es wird wie auch bei Umfragen versucht, erste Beziehungen zwischen den Variablen abzuschätzen.

7.2.2.3.4.3 Retrospektive Designs

Diese Designs dienen der nachträglichen Datenauswertung. Es können zum Beispiel Dokumentationen von Patienten herangezogen werden, um Interventionen und ihren Einfluss auf den Verlauf von Erkrankungen zu beschreiben. Das Problem bei retrospektiven Designs ist, dass Störvariablen nur bedingt oder nicht kontrolliert werden können.

7.2.2.3.4.4 Ex-post-facto-Design

Dies ist ein Forschungsdesign, das immer nach dem zu messenden Ereignis durchgeführt wird. Sollen zum Beispiel die Auswirkungen von Autounfällen oder Naturkatastrophen gemessen werden, dann muss gewartet werden, bis das Ereignis stattgefunden hat, und erst dann können die

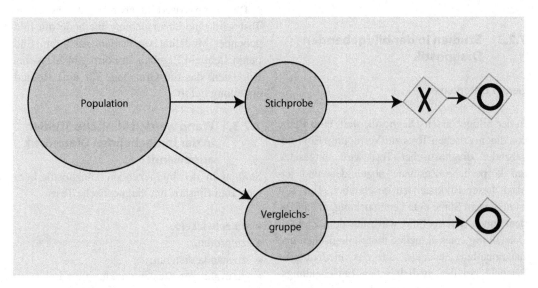

Abb. 7.11 „Case-control study"

Teilnehmer*innen in die Studie eingeschlossen werden. Das Problem ist hier, ebenso wie bei allen retrospektiven Designs, dass Störvariablen nur noch bedingt kontrolliert werden können.

7.2.2.4 Stärken und Schwächen

7.2.2.4.1 Stärken

- Kontrollierte klinische Studien und andere quantitative Designs eignen sich als Pilotstudien, um RCT effizienter zu planen.
- Sie eignen sich, um Tendenzen abzubilden.

7.2.2.4.2 Schwächen

- Das größte Problem an diesen Designs ist, dass im Vergleich zu RCT immer Abstriche in der Aussagekraft gemacht werden müssen. Soweit dies die Ressourcen zulassen, sollten RCT diesen Designs vorgezogen werden.

> **Zusammenfassung**
>
> Klinische kontrollierte Studien und andere quantitative Designs können gut als Pilotstudien eingesetzt werden. Nach Möglichkeit sollte aber ein RCT angestrebt werden, außer es liegen besondere Gründe oder spezielle Fragestellungen vor.

7.2.3 Studien in der bildgebenden Diagnostik

Gerold Unterhumer

In der bildgebenden Diagnostik steht eine Reihe von diagnostischen Tests zur Verfügung. Ein bildgebender diagnostischer Test wird eingesetzt, um körperliche Zustände abzubilden und anhand dieser Bilddaten zu beschreiben. Ein Test ist in diesem Sinne eine Untersuchung, die an Patient*innen durchgeführt wird, mit dem Ziel der Darstellung eines aktuellen morphologischen und funktionellen Zustands, um das medizinische Personal bei der medizinischen Entscheidungsfindung zu unterstützen. Ein bildgebender klinischer Test erhöht die Sicherheit der Diagnose

und dient der prognostischen Abschätzung von Krankheitsverläufen (Felder-Puig et al. 2009).

Häufig durchgeführte Untersuchungen in der bildgebenden Diagnostik sind Röntgenuntersuchungen, Computertomografien (CT), Magnetresonanztomografien (MR), Sonografien (Ultraschall), Angiografien, Szintigrafien, Positronenemissionstomografien (PET) und Hybrid-(Kombinations)verfahren, wie zum Beispiel PET/CT und PET/MR. Bei der Entwicklung und Einführung neuer Verfahren sowie zur Evaluation, Rechtfertigung und Optimierung von Untersuchungsmethoden müssen im Rahmen von Studien die Nachweise erhoben und dargestellt werden, die deren Einsatz begründen oder ablehnen. Diese Studien können mit Phantomen, Simulationen (am Computer) und an Tieren und Menschen durchgeführt werden. Ergebnisse dieser Studien in der bildgebenden Diagnostik sind typischerweise Kennzahlen, die eine objektivierte, intersubjektiv überprüfbare Einschätzung der klinischen Wertigkeit und Aussagekraft einer diagnostischen Methode ermöglichen sollen.

Neben den bildgebenden diagnostischen Tests in den Gesundheitswissenschaften und der Medizin kommen Tests auch in der Psychologie, anderen Gesundheitsberufen und der Pädagogik zum Einsatz.

▶ **Definition** Als bildgebender diagnostischer Test wird eine Untersuchungsmethode mit bildgebender Modalität verstanden. An ihrem Endpunkt steht ein Ergebnis in Form von Mess- und Bilddaten, das die Grundlage für eine Befunderstellung liefert.

7.2.3.1 Wann werden klinische Studien in der bildgebenden Diagnostik angewandt?

Studien in der bildgebenden Diagnostik kommen zum Einsatz, um diagnostische Tests

- zu entwickeln,
- zu prüfen,
- zu standardisieren,
- zu evaluieren (Testentwicklung) und
- um ihren Einsatz am Menschen zu rechtfertigen (Nutzen-Risiko-Abschätzung).

Klinische Studien, also die Anwendung von diagnostischen Tests (Untersuchungen) an Menschen, werden durchführt

- zum Nachweis einer bestimmten, vermuteten Erkrankung bei Symptomen (Suche),
- zum Screening von gesunden, asymptomatischen Patient*innen (nach bestimmten Erkrankungen),
- zum Ausschluss einer vermuteten Erkrankung,
- zur Differenzierung von verschiedenen Erkrankungen und ihren Schweregraden (Differenzialdiagnose),
- zum Staging (Beurteilung von Schwere, Ausdehnung, Streuung) einer bekannten tumorösen Erkrankung und
- zum Monitoring des Behandlungsverlaufs.

7.2.3.2 Themenstellungen

Die angeführten Themenstellungen sind nicht taxativ (umfassend und vollständig), sondern als Beispiele und Impulse für Fragestellungen zu verstehen, die im Rahmen von Studien bearbeitet werden können. Themenstellungen bei der Testentwicklung und Überprüfung von diagnostischen Tests können sein:

- technische Entwicklung und Prüfung von neuen Verfahren
- präklinische Studien, d. h. Tests, die an Versuchstieren durchgeführt werden
- Phantomstudien mit künstlichen Prüfkörpern; diese können menschenähnlich (anthropomorph) oder artifiziell (künstlich, technisch) sein
- Vergleichsstudien von bildgebenden Verfahren: neues Verfahren wird mit einem Referenzverfahren ("Goldstandard") verglichen
- Entwicklung und Prüfung von technischen Eigenschaften der Modalitäten, wie zum Beispiel Bildgütekriterien, Bildqualität, Auflösungsvermögen, Detailerkennbarkeit
- technisch experimentelle Überprüfung von Gerätschaften zur bildgebenden Diagnostik: Stabilität, Sicherheit, Konstanz

- Evaluierung und Optimierung von Untersuchungsmethoden, Untersuchungsabläufen und Prozessen

Mögliche Themenstellungen bei der Testanwendung am Menschen (klinischer Einsatz) können sein:

- Prüfung neuer Kontrastmittel und Radiopharmaka (nach Arzneimittelgesetz)
- Prüfung neuer Materialien (z. B. Prothesen, Stents, Katheter)
- Prüfung anderer Patient*innenvorbereitungen
- Prüfung von Untersuchungsabläufen (Workflow und Prozesse)
- Prüfung neuer Aufnahmemethoden und Patient*innenlagerungen (Akquisition): andere Parameter, Sequenzen, Schnittebenen, Strahlenqualitäten und Strahlendosis
- Prüfung der Auswirkung von Strahlung und Energie auf den Menschen und dessen Schutz (Strahlenschutz und Strahlenhygiene)
- Prüfung von Sicherheitsaspekten für Patient*innen und Personal bei der Anwendung von Strahlungen und Energien
- Prüfung alternativer Bilddatenauswertemethoden und Protokolle ("postprocessing")
- Möglichkeit des Einsatzes etablierter Verfahren bei anderen Patient*innengruppen und neuen Indikationen ("feasibility")
- Entwicklung und Implementierung von Untersuchungsabläufen (Protokollen)
- Parameterwahl bei neuen Kombinations- oder Hybridverfahren
- Überprüfung der diagnostischen Genauigkeit ("accuracy") eines Verfahrens bei einer bestimmten Erkrankung (Sensitivität, Spezifität, Voraussagewerte, Wahrscheinlichkeiten, Bias)

Insbesondere in der Radiologietechnologie generieren sich zusätzlich zu den disziplininhärenten Themen weitere forschungsrelevante Fragestellungen aus den Bezugswissenschaften Medizin, Physik, Medizintechnik, Informationstechnologie und den Humanwissenschaften (Abb. 7.12).

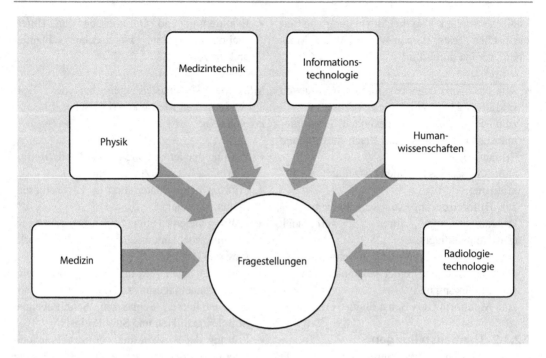

Abb. 7.12 Fragestellungen in der bildgebenden Diagnostik

7.2.3.3 Welche Schritte müssen eingehalten werden?

Zur Durchführung von bildgebenden diagnostischen Studien empfiehlt es sich, die in Tab. 7.1 dargestellten Schritte zu planen, in denen jeweils phasenspezifische Fragen zu beantworten sind. Diese Phasen laufen nicht linear, sondern im Forschungsalltag zumeist zirkulär und zum Teil parallel ab. Die Entscheidung, welche Art von Studie (Studiendesign) konzipiert wird, hängt im Wesentlichen von der Fragestellung und den vorhandenen Ressourcen ab.

7.2.3.4 Stärken und Schwächen

7.2.3.4.1 Stärken

Stärken von Studien in der bildgebenden Diagnostik sind ihre Gütekriterien und Maßzahlen, die ein Ausdruck der Leistungsfähigkeit eines Tests sind. Diese Quantifizierung ermöglicht die Vergleichbarkeit von Tests mit einem Referenzverfahren (Goldstandard). Tab. 7.2 zeigt die möglichen Testergebnisse einer untersuchten Patient*innengruppe (Stichprobe einer

Population) mit einem bildgebenden Verfahren. In der Stichprobe finden sich Patient*innen, die an einer gesuchten Erkrankung leiden, und weitere Patient*innen, die nicht daran erkrankt sind. Der durchgeführte Test (Untersuchung) kann 4 mögliche Ergebnisse zeigen: Wenn eine Erkrankung vorliegt, und der Test zeigt diese an, spricht man von einem „richtig-positiven" Ergebnis. Wenn der Test jedoch kein Ergebnis liefert, obwohl die/der Patient*in krank ist, wird von einem „falsch-negativen" Ergebnis gesprochen. Bei Patient*innen ohne Erkrankung sollte der Test dies ebenso eindeutig anzeigen. Wenn er das tatsächlich tut, liegt ein „richtig-negatives" Ergebnis vor. Sollte das Testergebnis jedoch Hinweise auf eine Erkrankung zeigen, obwohl die/der Patient*in diese nicht hat, ist das ein „falsch-positives" Ergebnis. Jeder diagnostische Test (Untersuchung) kann diese 4 Ergebnisausprägungen annehmen (Felder-Puig et al. 2009; Thomas et al. 2015; Zidan et al. 2015).

Zu den Stärken von diagnostischen Tests zählen (Benesch und Steiner 2018; Felder-Puig et al. 2009; Thomas et al. 2015):

Tab. 7.1 Übersicht über den Ablauf und die jeweils zu klärenden Fragen

Schritt		Frage
1	Formulierung einer Forschungsfrage	Ist die Fragestellung im PICOT-Format (Abschn. 14.2.1) formuliert?
2	Recherche	Wie ist der aktuelle Stand der Wissenschaft zu dieser Fragestellung, Methode oder zu dem Verfahren?
3	Festlegung des Ziels der Studie	Was ist das konkrete Ziel der Studie? Erkenntnisinteresse?
4	Festlegung des Referenzverfahrens	Gibt es einen Goldstandard/ein standardisiertes Verfahren?
5	Fallzahlen bestimmen	Wie groß sind die erwarteten Unterschiede? Ab welcher Stichprobengröße bzw. ab welcher Anzahl von Messwerten wird das Ergebnis aussagekräftig?
6	Bei klinischen Studien: Einschluss- und Ausschlusskriterien definieren	Welche Patient*innen sollen in die Studie eingeschlossen werden? Wie werden diese rekrutiert?
7	Materialien bestimmen und ggf. Ethikkommissionsantrag stellen	Gibt es Zugang zu Modalität, Gerätschaft, Medizinprodukt? (Röntgen, PC, Software, Dosimeter, Medizinprodukt, Phantom etc.) Welche Kosten werden anfallen?
8	Art der Daten festlegen	Welche (Mess-)Daten sollen erhoben werden? Wie sollen die Daten akquiriert und dokumentiert werden?
9	Auswahl einer Forschungsmethode und Definition des Studiendesigns	Welches Studiendesign entspricht der Forschungsfrage? Empirisch-qualitativ – empirisch-quantitativ? Präklinisch (am Tier) – klinisch (am Menschen)? Simulation – Phantom? Retrospektiv – prospektiv? Randomisierung? Verblindung?
10	Festlegung des Untersuchungs-protokolls an der Modalität	Welches Protokoll (am CT, MR, Sono, PET etc.) mit welchen Aufnahmeparametern, Sequenzen, Kontrastmitteln, Radiopharmaka, Medizinprodukten etc. wird durchgeführt?
11	Prüfung der Datenqualität	Sind die Daten vollständig? Wie sind sie verteilt? Sind die Ergebnisse plausibel?
12	Auswertung	Wie werden die erhobenen Daten ausgewertet?
13	Analyse, Interpretation und Diskussion der Ergebnisse	Welche Bedeutung haben die Erkenntnisse für die berufliche Praxis, die Untersuchungsdurchführung bzw. die diagnostische Genauigkeit?
14	Ergebnisdarstellung	In welcher Form? Schriftlicher Abschlussarbeit, Fachartikel, Poster, Kongressbeitrag etc.

Tab. 7.2 Mögliche Testergebnisse einer untersuchten Patientengruppe

Testergebnis	Patienten mit Erkrankung	Patienten ohne Erkrankung	Summen
Positiv	Richtig-positiv [RP] (a)	Falsch positiv [FP] (b)	a + b
Negativ	Falsch-negativ [FN](c)	Richtig negativ [RN] (d)	c + d
Summen	a + c	b + d	n = a + b + c + d
	RP + FN	FP + RN	RP + FN + FP + RN

- Beiträge zur Verbesserung der Diagnostik durch die Unterstützung bei der Entscheidungsfindung
- schnelle Durchführbarkeit (in Abhängigkeit von der Modalität)
- Reproduzierbarkeit und intersubjektive Überprüfbarkeit
- Objektivität, ausgedrückt in quantifizierten Kennzahlen und Wahrscheinlichkeiten
- Dokumentation der Daten (Bilddaten und Messwerte)

Als entscheidende Kennzahl (Tab. 7.3) für den klinischen Einsatz eines diagnostischen

Tab. 7.3 Kennzahlen und Maßzahlen, die aus diagnostischen Tests errechnet werden

Maßzahl	Definition	Berechnung
Sensitivität	Anzahl der Erkrankten, die von einem Test als krank erkannt werden	$\frac{a}{(a+c)}$
Spezifität	Anzahl der Gesunden, die von einem Test als gesund erkannt werden	$\frac{d}{(b+d)}$
Positiver Voraussagewert (PPV)	Wahrscheinlichkeit, dass ein/e Erkrankte*r mit einem positiven Testergebnis tatsächlich krank ist	$\frac{a}{(a+b)}$
Negativer Voraussagewert (NPV)	Wahrscheinlichkeit, dass ein/e Gesunde*r mit einem negativen Testergebnis tatsächlich gesund ist	$\frac{d}{(c+d)}$
Positive Likelihood-Ratio (LR+)	Wahrscheinlichkeitsverhältnis; verbindet die Sensitivität und Spezifität zum Verhältnis der Häufigkeit mit der ein/e Erkrankte*r und ein/e Gesunde*r jeweils ein positives Testergebnis zeigt	$\frac{Sensitivität}{1-Spezifität}$
Negative Likelihood-Ratio (LR−)	Gibt die Wahrscheinlichkeit an, mit der ein negatives Testergebnis bei Gesunden im Verhältnis zu Erkrankten eintritt	$\frac{(1-Sensitivität)}{Spezifität}$
Vortestwahrscheinlichkeit (Prävalenz)	Wahrscheinlichkeit, dass eine Erkrankung in einer Patient*innengruppe vorliegt	$\frac{(a+c)}{n}$
Vortest-Odds	Beschreibt die Wahrscheinlichkeit für das Vorliegen der Erkrankung vor Durchführung des Tests	$\frac{Prävalenz}{(1-Prävalenz)}$
Nachtest-Odds (+)	Gibt die Wahrscheinlichkeit an, mit der Patient*innen mit positivem Testergebnis auch tatsächlich krank sind	$Vortest - Odds \times LR+$
Nachtestwahrscheinlichkeit	Drückt die Wahrscheinlichkeit für das Vorliegen der Krankheit nach Durchführung des Tests aus	$\frac{Nachtest-Odds}{Nachtest-Odds+1}$

Verfahrens wird die Likelihood-Ratio (LR) berechnet. Sie gilt als Indikator für die Nützlichkeit eines diagnostischen Tests und hat ähnliche Bedeutung wie die „number needed to treat" bei therapeutischen Verfahren. Sie drückt aus, wie viel häufiger ein/e Erkrankte*r gegenüber einem/einer Gesunden ein positives Testergebnis zeigt. Wenn das Verhältnis LR+ (positive Likelihood-Ratio) bei 1 liegt, dann ist das Verfahren zur Diagnostik nicht geeignet, weil es wenig an der Vortestwahrscheinlichkeit ändert. Nach der Untersuchung ist keine zusätzliche Sicherheit in der Diagnose einer Erkrankung erreicht worden, welche vor der Untersuchung bereits vermutet wurde. Ab einem Wert >10 ist die Nützlichkeit des Verfahrens sehr hoch und damit eindeutig. Werte zwischen 5 und 10 deuten auf eine hohe Nützlichkeit hin (Felder-Puig et al. 2009).

Beispiel

An einem fiktiven Beispiel sollen diese Kennzahlen veranschaulicht werden: Die Themenstellung lautet: Ist die Sonografie (Ultraschall) der Rippen geeignet, bei Patient*innen mit Schmerzen im Thorax nach einem Sturztrauma eine Fraktur der Rippen zu diagnostizieren? Referenzverfahren für diese Indikation ist das Rippenröntgen (Rö). Es wurden 432 Patient*innen in die Studie eingeschlossen, alle Patient*innen erhielten beide Untersuchungen. Die Untersuchungsergebnisse (Befunde) wurden in die Tab. 7.4 eingetragen. 72 Patient*innen waren richtigpositiv, 23 falsch-positiv, 12 falsch-negativ, 325 richtig-negativ. Aus diesem Testergebnis lassen sich die wesentlichen Kennzahlen mit den Formeln aus Tab. 7.3 berechnen.

Für die Berechnung der Sensitivität a/(a+c) werden die Ergebnisse aus Tab. 7.4 in die Formel eingetragen: 72/

Tab. 7.4 Vierfeldertafel zu einem fiktiven Beispiel

Ergebnis der Ultraschalluntersuchung	Patient mit Verletzung	Patient ohne Verletzung	Summen
Positiv	72 (a)	23 (b)	95
Negativ	12 (c)	325 (d)	337
Summen	84	348	432

(72 + 12) = 0,86. Ein Test mit einer maximalen Sensitivität von 1 (= 100 %) bedeutet, dass alle Erkrankten mit dieser Untersuchung diagnostiziert werden. Im angeführten Beispiel beträgt die berechnete Sensitivität 86 %, d. h. von allen Rippenfrakturen werden 86 % mit der Sonografie gefunden. Die Spezifität d/(b + d) drückt den Anteil der Nicht-Verletzten (Gesunden) aus, die vom Test als nicht verletzt (gesund) erkannt werden. Dieser Anteil beträgt im Beispiel 93,3 % [325/(23 + 325) = 0,93]. Ein hoch spezifischer Test wie dieser eignet sich sehr gut, um die Gesunden in dieser Patient*innengruppe zu identifizieren. Der positive Voraussagewert [PPV = a/(a + b)] beträgt 76 % und der negative Voraussagewert [NPV = d/(d + c)] 96 %.

Die positive Likelihood-Ratio [LR+ = Sensitivität/(1 − Spezifität)] ist 12,96 und besagt, dass ein positives Ergebnis in der Sonografie nahezu 13-mal öfter bei Patient*innen mit einer Rippenfraktur vorkommt als bei Nicht-Verletzten (Gesunden). Likelihood-Werte über 10 deuten auf eine sehr hohe Nützlichkeit eines Verfahrens hin. Die negative Likelihood-Ratio [(1 − Sensitivität)/Spezifität] beträgt 0,15. Ein Wert <0,1 schließt das Vorhandensein einer Verletzung (Erkrankung) nahezu aus. Die Vortestwahrscheinlichkeit (Prävalenz) in dieser Patient*innengruppe beträgt 19 %, die Nachtestwahrscheinlichkeit 75 %. Die Wahrscheinlichkeit für das Vorliegen einer Rippenfraktur *nach* Durchführung einer Sonografie der Rippen ist in diesem Beispiel bei tatsächlich Verletzten 3-mal höher (Wert = 3,13) als bei Gesunden. Eine Übersicht über alle berechneten Werte zeigt Tab. 7.5. In einem Fachartikel könnten diese Ergebnisse folgendermaßen beschrieben sein:

„Patient*innen (n = 432) nach einem Sturztrauma mit Schmerzen im Thoraxbereich und Verdacht auf Rippenfraktur wurden mittels Sonografie (Ultraschall) untersucht und mit den Ergebnissen einer anschließend durchgeführten Röntgenaufnahme (Rö) der Rippen verglichen. Die Prävalenz in dieser Patient*innengruppe betrug 19 %. Die Sensitivität und Spezifität der Ultraschalluntersuchung verglichen mit dem Röntgen erreichten 86 % und 93 %. Die positive Likelihood-Ratio beträgt 12,9. Ein positives Untersuchungsergebnis in der Sonografie bei einer Fraktur der Rippen nach einem Sturztrauma ist somit 13-mal häufiger als bei Nicht-Verletzten. Der negative Voraussagewert (NPV) wurde mit 96 % berechnet. Die Sonografie der Rippen hat in dieser Patient*innengruppe eine sehr hohe diagnostische Aussagekraft gezeigt." (Fiktives Beispiel) ◄

7.2.3.4.2 Schwächen

Zu den Schwächen von bildgebenden klinischen Studien zählen die Anfälligkeit für Zufallsergebnisse („random error"), Störfaktoren („confounding") und Verzerrungen („bias") (Sardanelli und Di Leo 2009). Diese Faktoren können niemals zur Gänze ausgeschlossen werden, müssen jedoch bei der Beurteilung von diagnostischen Studien mitberücksichtigt werden. Um die Studienergebnisse möglichst nahe an der Realität zu generieren, bestehen Möglichkeiten, insbesondere die Verzerrungen zu limitieren. Dazu zählen ein geplantes, systematisches und korrekt durchgeführtes Studiendesign und die sorgfältige Analyse und Interpretation der erhobenen Daten. Für statistische Methoden zur Berücksichtigung dieser Verzerrungen sei auf die

Tab. 7.5 Ergebnisse aus einem fiktiven Beispiel

	Sensitivität	Spezifität	PPV	NPV	LR+	LR-	Prävalenz	Vortest-Odds	Nachtest-Odds (+)	Nachtest-wahrsch. (+)
Wert	0,86	0,93	0,76	0,96	12,96	0,15	0,19	0,24	3,13	0,75
[%]	86	93	76	96			19			75

einschlägige Fachliteratur verwiesen (Sardanelli und Di Leo 2009).

Bildgebende Modalitäten (Untersuchungsmethoden mit Schnittbildverfahren wie z. B. MRT) zeichnen sich durch hohe Sensitivitäten aus, wodurch das Risiko der Überdiagnose steigt. Auch die Zahl der Zufalls- und Nebenbefunde kann ansteigen. Methoden mit geringer Spezifität können bei fehlenden Vorinformationen über die untersuchten Patient*innen (mangelhafte oder fehlende Anamnese) zu gering aussagekräftigen Ergebnissen führen, da verschiedene Erkrankungen ähnliche Muster zeigen können. Untersuchungsverfahren mit ionisierender Strahlung (Röntgenstrahlung) gehen immer mit einer Strahlenbelastung für die Patient*innen einher. Der Einsatz dieser Verfahren muss daher immer durch eine korrekte Indikation und eine strahlenhygienische Durchführung gerechtfertigt sein (Nutzen-Risiko-Abschätzung). Insbesondere Computertomografien (z. B. des Abdomens) sind oft mit einer erhöhten Strahlenbelastung der Patient*innen verbunden. Die rasche technologische Entwicklung in der bildgebenden Diagnostik kann dazu führen, dass die Evidenz in der Fachliteratur bereits von aktuellen Entwicklungen überholt wurde (Puig und Felder-Puig 2006).

Zusammenfassung

Die Methoden in der bildgebenden Diagnostik zielen auf die Erhöhung der diagnostischen Sicherheit und Prognose von Erkrankungen. Der Einsatz dieser Untersuchungsmethoden muss durch Studien gerechtfertigt werden. Erst wenn die diagnostische Genauigkeit und Nützlichkeit nachgewiesen wurde, dürfen Untersuchungen an Menschen in die Routinediagnostik übernommen werden.

Studien in der bildgebenden Diagnostik kommen zum Einsatz, um diagnostische Tests zu entwickeln, zu prüfen, zu standardisieren und zu evaluieren (Testentwicklung) sowie deren Einsatz am Menschen zu rechtfertigen (Nutzen-Risiko-Abschätzungen). Ergebnisse aus klinischen Studien sind

Kennzahlen. Dazu zählen die Sensitivität, die Spezifität, der positive und negative Voraussagewert, die Likelihood-Ratio (Wahrscheinlichkeitsverhältnis), Vortest- und die Nachtest-Odds und die Nachtestwahrscheinlichkeit. Die klinisch aussagekräftigste Kennzahl für die Nützlichkeit einer diagnostisch bildgebenden Untersuchungsmethode ist die Likelihood-Ratio.

7.2.4   Studien in der biomedizinischen Forschung

Susanne Perkhofer und Heidi Oberhauser

Der in der Literatur nicht einheitlich definierte Begriff „biomedizinisch" kann als gemeinsame Sprache verstanden werden, „die sowohl auf der Verwissenschaftlichung der Medizin als auch der Medikalisierung der Wissenschaften […] beruht und darauf abzielt, die Bedingungen der Möglichkeit eines fruchtbaren Dialogs zwischen Grundlagenforschern und klinischen Forschern zu verbessern" (Benninghof et al. 2014).

Je nach Fragestellung handelt es sich bei biomedizinischer Forschung um Grundlagenforschung oder um angewandte Forschung - die Schnittmenge ist ein medizinischer Aspekt, der eine medizinische Anwendung oder Intervention untersucht und die Voraussetzung für eine evidenzbasierte Medizin bildet. Die biomedizinische Forschung wird von einem interdisziplinären und multiprofessionellen Team vorangetrieben, an dem vor allem Mediziner*innen, Biolog*innen, aber auch andere Naturwissenschaftler*innen wie Physiker*innen, (Bio-)Chemiker*innen und Biotechnolog*innen sowie biomedizinische Analytiker*innen beteiligt sind. Auch weitere Personen wie Statistiker*innen oder Epidemiolog*innen tragen ihren Teil zur Kooperation und zum Dialog bei.

In der biomedizinischen Forschung werden sowohl qualitative als auch quantitative Forschungsmethoden angewendet, im Sinne einer Triangulation finden idealerweise verschiedene Forschungsmethoden („mixed methods" oder

Methodenmix) ihren Einsatz (Mertens und Hesse-Biber 2012).

7.2.4.1 Quantitative Methoden

Allgemein betrachtet geht es in der quantitativen Forschung um die systematische und standardisierte Messung und Darstellung der zahlenmäßigen Ausprägung eines Phänomens (Hug und Poscheschnik 2010). Im Gegensatz zur qualitativen Forschung bestehen bereits zu Beginn des Forschungsprozesses Theorien und Modelle über den Forschungsgegenstand, aus denen deduktiv Hypothesen abgeleitet werden, die mithilfe geeigneter Methoden aufgrund von messbaren Indikatoren überprüft werden sollen. Das Verfahren zur Datenerhebung, die zu messenden Größen (Indikatoren), geeignete Untersuchungsobjekte (Proband*innen, Zelllinien, Proben etc.) sowie passende Kontrollen werden im Studienprotokoll definiert. Die Datenauswertung erfolgt über statistische Verfahren, die Ergebnisse werden über Signifikanzprüfungen abgesichert und die gewonnenen Erkenntnisse wieder vor dem Hintergrund des theoretischen Modells interpretiert (Hug und Poscheschnik 2010).

Wie alle Forschungsmethoden unterliegen auch quantitative Methoden den Hauptgütekriterien Objektivität/Intersubjektivität, Reliabilität und Validität. Im Rahmen einer quantitativen Studie muss man sich somit folgende Fragen stellen:

- Ist die Messung objektiv, d. h. führt sie unabhängig von äußeren Rahmenbedingungen wie Zeit, Ort oder Untersucher*in zu denselben Ergebnissen?
- Ist die Messung reliabel/zuverlässig, d. h. sind die gewonnenen Messergebnisse stabil, sind die verwendeten Messinstrumente zuverlässig?
- Ist die Methode valide/gültig, d. h. misst die Methode tatsächlich das, was gemessen werden soll, ist die Stichprobe groß genug und repräsentativ?

7.2.4.2 Welches Studiendesign soll gewählt werden?

Ausgehend von der Fragestellung werden die bisherigen Erkenntnisse zum Gegenstand in der vorhandenen Literatur systematisch gesichtet, die Forschungsfrage geschärft und das Studiendesign festgelegt. Quantitative Studiendesigns können grob in experimentelle, quasi-experimentelle und nicht experimentelle Studien eingeteilt werden.

Zu den experimentellen Studien gehört die **randomisierte kontrollierte Studie** („randomized controlled trial", RCT), die als Goldstandard für den Nachweis des Effekts einer medizinischen Intervention angesehen wird. Die Proband*innen (oder Proben) werden nach einem Zufallsprinzip in mehrere Gruppen aufgeteilt (randomisiert), wobei mindestens eine Gruppe die Kontrollgruppe darstellt, bei der keine Intervention gesetzt wird. Die Gruppen können auch verblindet werden, d. h. die Proband*innen wissen nicht, welcher Gruppe sie zugeteilt sind. Wissen auch die Forscher*innen nicht, welche Proband*innen welcher Gruppe zugeteilt sind, dann nennt man die Studie doppelverblindet. Die Effekte, die in der/den Versuchsgruppe/n beobachtet werden, werden mit der Kontrollgruppe verglichen, die somit einen Referenzwert darstellt (Abschn. 7.2.1).

Klinische Arzneimittelstudien werden oft als RCT durchgeführt. Randomisierte Proband*innengruppen erhalten das Medikament, dessen Effekt man messen möchte. Je nach Studienprotokoll erhalten andere Gruppen alternative Medikamente, Placebo, andere Behandlungen oder keine Interventionen. Die Effekte der verschiedenen Gruppen werden miteinander verglichen und bewertet, ebenso ist eine Vorher-Nachher-Bewertung möglich (Herkner und Müllner 2011).

Ist die randomisierte Zuteilung zu den Untersuchungsgruppen nicht möglich, spricht man von einer **kontrollierten klinischen Studie** (Abschn. 7.2.2), die zu den quasi-experimentellen Studien zählt. Die randomisierte Zuteilung kann entweder aus ethischen Gründen nicht erfolgen oder auch aufgrund vorhandener/nicht vorhandener Eigenschaften bei den Versuchsobjekten, d. h. die Gruppenzugehörigkeit erfolgt aufgrund des bestehenden Merkmals, das untersucht werden soll (Behrens und Langer 2010). Wenn beispielsweise untersucht werden soll, ob sich die Genexpression von antimykotikum-resistenten Pilzstämmen von antimykotikum-sensiblen Stämmen unterscheidet, dann kann die Zuteilung zu den Stämmen nicht randomisiert erfolgen, sie ist gegeben. Ein Nachteil des Nichtrandomisierens ist, dass unbekannte Störgrößen zu einer systematischen Verzerrung führen können, d. h. dass die Effekte nicht ausschließlich auf das zu untersuchende Merkmal zurückzuführen sind.

Zu den nicht experimentellen Studien zählen die Kohortenstudien (Längsschnittstudien), die Fall-Kontroll-Studien und die Querschnittstudien (Surveys). **Kohortenstudien oder Längsschnittstudien** sind Beobachtungsstudien, bei denen über einen längeren Zeitraum an einer Stichprobe von exponierten und nicht exponierten Proband*innen (sog. Kohorten) zu unterschiedlichen Zeitpunkten Daten erhoben werden. Diese Daten sollen den Zusammenhang zwischen verschiedenen Expositionen und der Entstehung einer Krankheit feststellen. Kohortenstudien können sowohl prospektiv als auch retrospektiv angelegt sein. Eine bekannte prospektive Kohortenstudie ist die Framingham-Studie, die in den USA seit 1948 systematisch in einem 2-Jahres-Rhythmus an ausgewählten Personen (mittlerweile in der 2. Generation) den Einfluss kardiovaskulärer Risikofaktoren untersucht; Expositionsfaktoren sind u. a. Nikotin- und Alkoholgenuss (Herkner und Müllner 2011). Bei einer retrospektiven Kohortenstudie könnte zum Beispiel rückblickend überprüft werden, ob sich eine Kaliumjodidgabe nach dem Tschernobyl-Unfall positiv bezüglich Karzinomneubildungen ausgewirkt hat.

Bei einer **Fall-Kontroll-Studie** müssen zunächst Proband*innen gefunden werden, die das zu untersuchende Merkmal (z. B. eine Erkrankung) bereits aufweisen. Dann sucht man sich eine Kontrollgruppe, die der Fallgruppe möglichst ähnelt (z. B. in Alter, Geschlecht, sozioökonomischem Status), aber genau das Merkmal nicht aufweist. Retrospektiv werden Expositionsfaktoren untersucht, die einerseits eine pathogene und andererseits eine protektive Wirkung auf die Erkrankung haben. Dieses Studiendesign eignet sich vor allem für seltenere

Erkrankungen oder auch, wenn es länger dauert, bis ein Effekt ausgeprägt ist (Behrens und Langer 2010).

Da Längsschnittuntersuchungen langwierig und teuer sind, kann eine Gruppe von Proband*innen ausgewählt werden, an der zu einem einzigen Zeitpunkt verschiedene Merkmale gemessen werden – in diesem Fall spricht man von einer **Querschnittstudie** bzw. einem **Survey** oder auch von einer **Prävalenzstudie**, da mit diesem Design die Prävalenz (Häufigkeit) von Krankheiten untersucht werden kann. Die Vorteile dieses Studiendesigns liegen in der raschen Realisierung und den relativ niedrigen Kosten, jedoch ist das Design nicht geeignet, um Ursachen und Wirkungen von Interventionen/Expositionen zu begründen (Behrens und Langer 2010).

Ein weiteres Anwendungsgebiet von Querschnittstudien stellt die Überprüfung von diagnostischen Tests dar (Behrens und Langer 2010) – in diesem Fall spricht man von Diagnosestudien bzw. diagnostischen Studien. Medizinische diagnostische Verfahren – von der Anamnese über die körperliche Untersuchung bis hin zu labordiagnostischen und bildgebenden Verfahren – können untersucht, evaluiert und bewertet werden. Diagnostische Studien untersuchen, ob ein Verfahren dazu geeignet ist, eine Krankheit zu bestätigen bzw. auszuschließen. Es kann aber auch untersucht werden, ob ein Verfahren besser geeignet ist als ein anderes oder ob ein neues billigeres/weniger aufwendiges Verfahren zum selben Ergebnis kommt wie das derzeit eingesetzte.

Gemessen werden Indikatoren (Parameter), die entweder kontinuierliche (theoretisch sind unendlich viele Werte möglich) oder kategorische (vorhanden/nicht vorhanden) Werte ergeben. Für die Messung des Parameters ist die genaueste Methode (Goldstandard) vorzuziehen. In der Praxis ist die Methode der Wahl oft aber eine andere, da Risiken, Nebenwirkungen, Kosten oder andere Rahmenbedingungen in die Entscheidung miteinbezogen werden müssen. So ist beispielsweise für die Messung des Blutdrucks der Goldstandard die intraarterielle Messung – da diese aber mit einem gewissen Risiko und auch mit Schmerzen verbunden ist, ist die Methode der Wahl die Messung mittels der Druckmanschette am Oberarm nach Riva Rocci (Herkner und Müller 2011).

Bei der Auswahl einer in der biomedizinischen Forschung anzuwendenden Methode fließen also Genauigkeit und Limitationen, aber auch die Anwendbarkeit und die Kosten in die Entscheidung mit ein. Die Validität der Methode ist nicht immer nachgewiesen, vor allem nicht in der Grundlagenforschung, da nicht für alle Untersuchungen standardisierte Methoden vorhanden sind. Deshalb ist es von enormer Wichtigkeit, das Testverfahren mit geeigneten Kontrollen abzusichern, die Reproduzierbarkeit der Ergebnisse festzustellen, indem Untersuchungen (evtl. von verschiedenen Forscher*innen) wiederholt werden, und nichtstandardisierte Methoden durch andere Methoden zu bestätigen.

Es genügt nicht, ein Experiment einmal durchzuführen. Die Anzahl an Wiederholungen, aber auch die Anzahl an Proband*innen (egal ob Patient*innen, Proben oder Versuchstiere) ist statistisch mit einer Fallzahlschätzung zu berechnen (Herkner und Müllner 2011). Es ist also von großem Vorteil, (Bio-)Statistiker*innen schon in die Planung der Studien miteinzubeziehen, für die Formulierung der Hypothese (Null- und Alternativhypothese), die Festlegung der Ein- und Ausschlusskriterien, die Fallzahlberechnung (diese gibt Auskunft darüber, wie viele Proband*innen/Proben zu untersuchen sind, damit der gewünschte Effekt nachgewiesen werden kann) und schlussendlich für die statistische Auswertung der Daten.

Für die Beurteilung der Aussagekraft eines Verfahrens bei diagnostischen Studien müssen verschiedene diagnostische Gütekriterien beachtet werden. Die Gültigkeit des Verfahrens wird durch die Sensitivität (Wahrscheinlichkeit eines richtig-positiven Ergebnisses bei Krankheit) und die Spezifität (Wahrscheinlichkeit eines richtig-negativen Ergebnisses bei Fehlen der Krankheit) beschrieben. Oft handelt es sich um kategorische Werte (vorhanden/ nicht vorhanden), und der Grenzwert zwischen positivem und negativem Ergebnis muss gesetzt werden. Aufgrund dieser Tatsache, gibt es auch falsch-positive (positives Ergebnis bei Fehlen der Krankheit) und falsch-negative (negatives Ergebnis bei Krankheit) Werte. Wird der Grenzwert herabgesetzt, so resultiert daraus eine höhere Sensitivität auf Kosten einer niedrigeren Spezifität – man erhält mehr falschpositive Ergebnisse. Diese Strategie wird bei Screeninguntersuchungen eingesetzt, wenn man Kranke nicht übersehen möchte, zum Beispiel beim HIV-Screening von Blutspendern. Umgekehrt wird man den Grenzwert erhöhen, wenn es darum geht, wenig falsch-positive Ergebnisse zu erhalten – um zum Beispiel gesunde Proband*innen einer Reihenuntersuchung nicht durch ein falsch-positives Ergebnis zu verunsichern bzw. einer Reihe von (invasiven und damit risikoreicheren) Folgeuntersuchungen auszusetzen, wie zum Beispiel beim Mammografiescreening.

Für die behandelnden Mediziner*innen sind vor allem der positive prädiktive Wert (Wahrscheinlichkeit für das Vorliegen der Krankheit bei positivem Ergebnis) und der negative prädiktive Wert (Wahrscheinlichkeit für den Ausschluss der Krankheit bei negativem Ergebnis) von besonderem Interesse, die beide vor dem Hintergrund der Prävalenz (die Wahrscheinlichkeit für das Vorliegen der Krankheit in der repräsentativen Stichprobe) interpretiert werden. Tritt eine Krankheit selten auf, nimmt der positive prädiktive Wert drastisch ab und der negative prädiktive Wert steigt (Hofmann et al. 2014)

7.2.4.3 Stärken und Schwächen

Quantitative biomedizinische Methoden erlauben eine Ermittlung von quantifizierbaren Ergebnissen und statistischen Zusammenhängen in großen Stichproben, die auf die Grundgesamtheit schließen lassen. Die Ergebnisse sind so objektiv als möglich und vergleichbar, vorausgesetzt die Studie ist gut geplant. Dazu gehören, wie oben erwähnt, eine begründete Auswahl der Stichprobe sowie die richtig gewählten Verfahren zur Erhebung, Auswertung und Interpretation der Daten.

Die neu gewonnenen Daten werden anhand der vorhandenen bewertet, entweder bestätigt oder widerlegt, wobei eventuelle Unterschiede wieder diskutiert werden müssen. Bei der Interpretation der Ergebnisse ist die statistische Signifikanz nicht in jedem Fall der klinischen Relevanz gleichzusetzen. Weiters muss beachtet werden, dass durch die Verwendung einer Stichprobe beim Einsatz quantitativer Verfahren mit zufälligen Messfehlern (Abweichungen von wiederholten Messergebnissen von der realen Gegebenheit) gerechnet werden muss, systematische (Bias) und grobe Fehler sind durch entsprechende Qualitätssicherung zu vermeiden.

Es ist unerlässlich, Forschungsergebnisse zu publizieren. Leider werden oft nicht-signifikante oder negative Daten nicht publiziert bzw. von den Journalen nicht angenommen und deshalb von der „scientific community" nicht gelesen. Dies führt teilweise zu unnötigen weiteren Studien, die einerseits Geld kosten, aber auch schwerwiegende Folgen für Patient*innen nach sich ziehen können (Chan et al. 2014). Denn Ziel biomedizinischer Forschung ist es, Testverfahren zu entwickeln, die der Bestätigung und/oder dem Ausschluss von Krankheiten dienen, die das Screening von symptomlosen Patient*innen ermöglichen, die eine Aussage über den prognostischen Verlauf von Krankheiten erlauben und die zu Therapieentscheidung und -monitoring beitragen (Thompson und van den Bruel 2012).

7.3 Quantitative Messverfahren

7.3.1 Fragebogen

Roman Weigl

▶ **Definition** Unter einem wissenschaftlichen Fragebogen wird eine Zusammenstellung von Fragen verstanden, die auf Hypothesen über Zusammenhänge zwischen Variablen basieren und Personen zur Beantwortung vorgelegt werden (Porst 2014). Das Kernelement eines Fragebogens ist die den Fragen zugrunde liegende Theorie (und deren Konstrukte). Durch die Verknüpfung der Fragen mit den theoretischen Konstrukten können aufgrund des Beantwortungsverhaltens und der dadurch gewonnenen Daten Rückschlüsse auf die zugrunde liegenden Annahmen gezogen werden.

In der Arbeit mit wissenschaftlichen Fragebögen muss zwischen zwei grundlegenden Ansätzen unterschieden werden: der Verwendung des Fragebogens im Rahmen einer Befragung oder Umfrage („survey research") und dem Erstellen eines Fragebogens mit dem Ziel der Entwicklung eines Tests bzw. eines Assessments. Dieses Kapitel beschäftigt sich schwerpunktmäßig mit der Fragebogenanwendung im Rahmen von Umfragen. Im Gegensatz dazu liegt die grundlegende Intention eines Assessments immer im Versuch, Eigenschaften oder Fähigkeiten einer Person abbildbar bzw. messbar zu machen. Meistens geht mit dem Assessment auch der Versuch einher, diese Eigenschaften oder Fähigkeiten mit der typischen Leistung oder der üblichen Eigenschaftsausprägung vergleichbar zu machen, die sogenannte Normierung oder Eichung (Kap. 11).

Um einen Fragebogen für ein Assessment zu entwerfen, um zum Beispiel die grafomotorischen Fähigkeiten oder die depressive Stimmungslage einer Person erheben zu können, muss eine Vielzahl testtheoretischer Überlegungen bei der Entwicklung berücksichtigt werden, etwa die Normierungsstichprobe, Trennschärfeanalyse, Cut-off-Punkte und einiges mehr. Diese Aspekte werden im Kap. 11 beschrieben. In diesem Kapitel wird speziell auf die Entwicklung von Fragebogenassessments im Rahmen des Rasch-Modells eingegangen. Weiterführende allgemeine Literatur zur Entwicklung von Fragebögen findet sich am Ende des Kapitels.

7.3.1.1 Wann soll die Methode angewendet werden?

Fragebögen stellen innerhalb der quantitativen Forschung eine nützliche Möglichkeit dar, mit vergleichsweise geringem Aufwand viele Menschen zu einem Thema zu befragen und an eine

Tab. 7.6 Geeignete Fragestellungen für ein Fragebogendesign

Kategorie	Mögliche Fragestellungen
Prognose	Wie entwickelt sich ein Zustand, Phänomen oder eine Erkrankung?
Diagnose	Was passiert mit der Person, dem/r Klienten*in, wenn … ?
Frequenzen (z. B. Prävalenz oder Inzidenz)	Wie üblich ist dieses Phänomen oder Outcome (Risikofaktor, Krankheit etc.)?
Ätiologie	Welche Risikofaktoren sind mit diesem Phänomen oder Outcome assoziiert?
Faktoren und Risikofaktoren	Welche Faktoren stehen mit einem Phänomen in Zusammenhang? Welche Risikofaktoren stehen mit dem Ausbruch einer Erkrankung in Zusammenhang?

große Menge von Datensätzen zu gelangen. Das heißt, bei gleichem Einsatz der Mittel kann durch ein Fragebogendesign eine größere Stichprobe realisiert werden, als dies mit anderen Erhebungsmethoden möglich ist. Zusätzlich ermöglichen es Fragebögen den Proband*innen, sich Zeit zu nehmen und Antworten in Ruhe (oft sogar im eigenen Lebensumfeld) zu überdenken. Heikle Fragestellungen, für deren ehrliche Beantwortung die Zusicherung von Anonymität einen wichtigen Aspekt darstellt, sprechen für die Durchführung einer schriftlichen Befragung. Jedoch gilt es zu bedenken, dass sogar im anonymen Setting soziale Wirkmechanismen zum Tragen kommen (s. unten, Abschn. „Antworttendenzen").

Wie von Hoffmann et al. (2017) bemerkt, eignen sich Umfragen oder Surveys nicht, um Fragen nach der Wirksamkeit einer Intervention zu überprüfen. Hier ist der RCT das geeignetste Verfahren (Abschn. 7.2.1). Hingegen eignet sich das Umfragedesign, um Beobachtungen („observational design") im Rahmen von Kohorten oder Fallstudien zu überprüfen, im Speziellen nennen Hoffmann et. al (2017) Fragen nach der Prognose, der Diagnose, den Frequenzen und der Ätiologie (Tab. 7.6). Im Folgenden werden die Unterschiede zwischen Paper-Pencil-Fragebögen und Online-Fragebögen beschrieben und diskutiert.

7.3.1.1.1 Online- oder Paper-Pencil-Befragung?

Hat sich im Rahmen des Forschungsprozesses ein Fragebogen als bestes Mittel zur Beantwortung der Fragestellung herausgestellt, muss nun die Art des Befragungsmodus festgelegt werden. Online-Befragungen nehmen im Vergleich zu den traditionellen schriftlichen Befragungen („paper-pencil survey") immer mehr zu. Die Vorteile der Online-Durchführung liegen in der zeitlichen und räumlichen Unabhängigkeit der Befragung, der wesentlich höheren Interaktivität[1] mit den Beantwortenden gegenüber traditionellen Befragungen und der Möglichkeit der Anreicherung mit multimedialen Inhalten (Wagner und Hering 2014). Döring und Bortz (2016) weisen darauf hin, dass entgegen vieler Mutmaßungen aufgrund der unverbindlicheren Settings in Vergleichsstudien keine erhöhten Falschangaben in Online-Befragungen nachgewiesen werden konnten (geringe modusspezifische Messfehler). Sie geben allerdings auch zu bedenken, dass sozialpsychologische Phänomene wie Enthemmung oder De-Individuation (Döring 2003), die allgemein in der computervermittelten Kommunikation beobachtet werden, sich auch in der Online-Befragung niederschlagen können. D. h. die Online-Version des selben Fragebogens könnte beispielsweise weniger sozial erwünscht oder provokanter ausgefüllt werden, als dies bei der Paper-Pencil Version der Fall ist (vgl. Döring und Bortz, 2016, S. 416). Falls solche Phänomene auftreten empfiehlt es sich, sich mit Mixed-Mode-Umfragedesigns, wie von Couper (2011) beschrieben, auseinanderzusetzen.

---

[1]Zum Beispiel adaptive Fragenpräsentation, abhängig vom Beantwortungsmuster (TELS, s. unten).

Die Nutzung von elektronischen Geräten bei Befragungen, das Durchführen von web-basierenden Erhebungen (vgl. Bassi et al. 2021) und die Befragung über Social Media (z. B. Eibensteiner et al. 2021) erleichtern vielfach die Möglichkeit mit Menschen in (Online-)Kontakt zu kommen und zeichnen sich durch eine höhere Effizienz (Bortz und Döring 2016) im Gegensatz zu traditionellen Verfahren aus. Zusätzlich können mittels Apps Forschungsdesigns wesentlich einfacher realisiert werden als das früher möglich war. Als Beispiel ist hier die moderne Umsetzung der Experience-Sampling-Method (ESM) nach Larson und Csikszentmihalyi (1987) über Tagebuch-Apps wie ESMira, entwickelt an der Karl Landsteiner Privatuniversität (n. d.) genannt.

Döring und Bortz (2016, S. 415) geben allerdings zu bedenken, dass es bei einer passiven Rekrutierung, wie dies z. B. über einen bereitgestellten Link auf einer Website passiert, zu einer Selektionsstichprobe mit unklarer Zusammensetzung kommt. Nur eine aktive Rekrutierung mit Zufallsstichproben erlaubt es, auch online alle möglichen Stichprobenarten zu realisieren, sogar probabilistische Stichproben (siehe auch Abschn. 5.1).

Die oben genannten Vorteile können sich aber je nach Zielgruppe der Befragung auch als Nachteile herausstellen. So kann beispielsweise die mediale Präsentation schnell zur Überforderung von Menschen führen, die mit neuen Medien weniger Erfahrung haben. Tendenziell werden mit Online-Umfragen bevorzugt Viel-Netz-User erreicht. Menschen, die Social-Media-Kanälen skeptisch gegenüber stehen, sind schwerer zu erreichen. Ebenso stellt sich als wichtige Frage, ob die Zielpopulation im entsprechenden (Social)Medium vorhanden ist oder ob ein Sampling-Bias erzeugt wird. Faktoren können hier beispielsweise die schnell wechselnde Beliebtheit von Applikationen (vor allem bei jüngeren Menschen) sein (Buchberger 2022)[2]. Der Anteil der Personen, die das Internet in den deutschsprachigen Ländern nutzen, hat sich in den letzten Jahren kontinuierlich erhöht (siehe Eurostat 2022). Der Prozentsatz der Haushalte[3] liegt 2022 in Österreich bei 95 %, Deutschland bei 96 % (Daten 2021), die Schweiz liegt mit 99 % über diesen Werten (Eurostat 2022). Es ist allerdings zu bedenken, dass nach wie vor ca. 4–5 % der Personen in den deutschsprachigen Ländern das Internet nicht benutzen. Vor allem ältere Menschen nutzen das Internet seltener als jüngere Vergleichsgruppen. Döring und Bortz (2016) geben zu bedenken, dass es derzeit bei Online-Befragungen oft zu einer Unterabdeckung von älteren Menschen kommt (Coverage-Problem). So zeigt eine Erhebung von Statistik Austria ab dem 65. Lebensjahr eine Abnahme der Internet-Nutzung um mehr als 20 % gegenüber den jüngeren Altersgruppen (Statistik Austria 2022). Zusätzlich zeichnet sich dieser Effekt stärker bei älteren Frauen als bei älteren Männern ab. Als oberste Prämisse gilt immer, dass die Zielpopulation möglichst gut abgedeckt werden soll. Daher eignen sich Online-Befragungen zum derzeitigen Zeitpunkt weniger, um ältere Menschen zu befragen. Ebenso ist dieser Zusammenhang zu beachten, wenn der Anspruch besteht, ein repräsentatives Sample älterer Menschen als Teil der *Gesamtstichprobe* zu erzielen.

▶ Wenn es sich bei der Befragungszielgruppe um ältere Menschen handelt kann zum derzeitigen Zeitpunkt keine Online-Befragung empfohlen werden. Falls trotzdem ein Online-Design gewählt wird, sollte in jedem Fall zusätzlich eine Papierversion des Online-Fragebogens an ältere Studienteilnehmer*innen ausgegeben oder eine Ausfüllhilfe zur Verfügung gestellt werden. Dies kann zum Beispiel die Möglichkeit sein, den Fragebogen mit entsprechender Hilfe im Rahmen eines Ambulanzbesuchs am Studienzentrum auszufüllen.

---

[2] Bei jungen Menschen zeigt sich zusätzlich eine teilweise sehr genderspezifische Nutzung von Social Media Kanälen (Buchberger, safer-internet.at 2022).

[3] Prozentsatz der Privathaushalte mit Internet-Zugang. Einschließlich sämtlicher Formen der Internetnutzung. Bevölkerung im Alter zwischen 16 und 74.

7.3.1.2 Themenstellungen

Grundsätzlich ist das Fragebogendesign inhaltlich für Themenstellungen, die Beobachtungen überprüfen, am besten geeignet. Im Gegensatz zu anderen Methoden ist der Fragebogen aber immer den subjektiven Bewertungen der Person, die den Fragebogen ausfüllt, unterworfen. Es kann davon ausgegangen werden, dass je heikler ein Themenbereich ist, umso mehr Effekte wie soziale Erwünschtheit oder bewusstes Täuschen bei der Beantwortung zutage treten. Dies muss in Relation zur Themenstellung immer beachtet werden. Je größer diese Effekte im Vorfeld von den Forschern*innen eingeschätzt werden, desto eher sollte ein Interviewdesign bzw. ein qualitatives Setting in Betracht gezogen werden.

7.3.1.3 Welche Schritte müssen eingehalten werden?

Die folgenden Schritte sind in der quantitativen Forschung mit Fragebögen einzuhalten:

- theoriebasierende Konstruktion des Fragebogens
- Aufbau einer Dramaturgie
- Pilottestung/Vortestung („pretesting") und Überarbeitung des Fragebogenentwurfs
- Durchführung der Befragung
- Sichtung der Daten
- Analyse der Daten

7.3.1.4 Theoriebasierende Konstruktion des Fragebogens

Unabhängig davon, ob es sich um einen Papier- oder Online-Fragebogen handelt, gilt es immer als ersten Schritt bei der Konstruktion von Fragebögen, die dem Fragebogen zugrunde liegende Theorie des Phänomens (Kap. 2) zu beachten. Erst nach der Darlegung, welche Theorie und welche Konstrukte für die Fragestellung von

Bedeutung sind, kann begonnen werden, diese entsprechend durch Fragen abzubilden.

▶ Nur wenn eine ausreichende Verbindung zwischen den Fragen und der zugrunde liegenden Theorie besteht, können bei einem quantitativen Forschungsprojekt anhand des Antwortverhaltens Rückschlüsse auf die Fragestellung gezogen werden.

Der Fragebogen bildet gewissermaßen die Theorie über das zu erforschende Phänomen in schriftlichen Fragen ab. Tab. 7.7 zeigt am Beispiel der The Experience of Leisure Scale (TELS, Meakins et al. 2005; deutschsprachige TELS: Weigl und Bundy 2013) die theoretische Fundierung des zu erfassenden Phänomens der „Playfulness" in ihren 4 Konstrukten nach Bundy (1991) und Bundy und Hacker (2020) und deren Repräsentanz in den Fragen des TELS-Fragebogens.

Nachdem ein Grundkonzept über die zu enthaltenden Fragen im Fragebogen erstellt ist, gilt es, diese Fragen zu formulieren und zu konstruieren. Hier ist nicht nur jede einzelne Frage von Bedeutung, sondern auch der Aufbau und die Wirkung des Fragebogens in seiner Gesamtheit.

▶ Es empfiehlt sich, eine gute Recherche (Kap. 14) durchzuführen, um festzustellen, ob es bereits Fragebögen zum gewählten Thema gibt. Selbst wenn die entsprechenden Fragebögen sich als nicht geeignet herausstellen, können sie doch wichtige Anregungen bezüglich Aufbau etc. für die Konstruktion des eigenen Fragebogens bieten.

Tab. 7.7 Konstrukte der Playfulness-Theorie und ihre Beziehung zu den Fragebogen-Items

Konstrukte/Elemente der Playfulness-Theorie	Anzahl der Items	Itemnummern
Quelle der Motivation („source of motivation")	5	1, 4, 5, 9, 16
Wahrnehmung von Kontrolle („perception of control")	10	2, 3, 6, 14, 15, 17, 18, 19, 20, 23
Freiheit von Einschränkungen der Realität („freedom from some constraints of reality")	8	7, 8, 10, 11, 12, 13, 21, 22
Sozialer Rahmen („framing")	2	24, 25

7.3.1.4.1 Offene und geschlosse Fragestruktur

Fragen können im Rahmen von Fragebögen auf zweierlei Arten präsentiert werden, nämlich geschlossen oder offen. Geschlossene Antwortkategorien geben die Antwortmöglichkeiten vor und stellen die am häufigsten verwendete und empfohlene Fragestruktur dar. Voraussetzung für die Erstellung einer geschlossenen Fragebogenstruktur ist immer ein bereits umfassendes Wissen über die Theorie hinter den erfragten Konstrukten. Erscheinen offene Fragen für die Beantwortung der Fragestellung sinnvoll, dann sollte zuerst überlegt werden, ob nicht eine qualitative Studie (Kap. 6) besser geeignet ist, um die Fragestellung zu beantworten.

Beispiel für eine geschlossene Fragestruktur

Können Sie im Freien auf ebenem Gelände gehen?

- *Ohne* jede Schwierigkeit
- mit *einigen* Schwierigkeiten
- mit *großen* Schwierigkeiten
- *nicht* dazu in der Lage

Aus dem Health Assessment Questionaire (HAQ) nach Kuipers et al. (2006). ◄

Im Gegensatz zu geschlossenen Fragen ermöglicht es die offene Frage den Teilnehmer*innen, frei formulierte Antworten in den dafür vorgesehenen Feldern zu notieren. Die offene Frage stellt im Rahmen des quantitativen Fragebogens eher die Ausnahme dar, da es eines komplexen Verfahrens bedarf, um die offen vorliegenden Antworten quantifizierbar zu machen. Dafür bedarf es einer genauen Kategorienbildung, die eine eindeutige Zuordnung zur jeweiligen Antwortkategorie ermöglicht und alle Bedeutungsdimensionen abdeckt. Zusätzlich erleichtern Codierungsbeispiele die Codierung der Antworten (vgl. Mayer 2013).

▶   Erweisen sich mehrere offene Fragen als notwendig, gilt es zu überdenken, ob nicht gleich ein qualitatives

Forschungsdesign ausgewählt werden soll.

Eine weitere Anwendungsmöglichkeit ist das *zusätzliche* Anbieten eines offenen Antwortfeldes, um weitere Informationen erhalten zu können, die durch die geschlossenen Antwortkategorien nicht abgebildet werden. Dies kann vor allem in der Entwicklungsphase oder der Pretest-Phase von Fragebögen wichtige Hinweise der Teilnehmenden liefern.

Beispiel

In der deutschsprachigen Version der The Experience of Leisure Scale (TELS) verwendeten Weigl und Bundy (2013) ein zusätzliches offenes Kommentarfeld, um es den Teilnehmer*innen zu ermöglichen, Erklärungen und Begründungen zu den einzelnen Items abzugeben (Abb. 7.13). Die Auswertung der geschlossenen Fragestruktur erfolgte im Rahmen der Rasch-Analyse rein statistisch. Die Bemerkungen aus den offenen Kommentarfeldern konnten allerdings im Rahmen der Auswertung genutzt werden, um mögliche Ursachen für Abweichungen innerhalb des wahrscheinlichkeitstheoretischen Rasch-Modells zu explorieren. ◄

In jedem Fall muss bei offenen Antworten mit einer händischen Auswertung der Antworten gerechnet werden, da automatisierte Codierungsprozesse durch Textanalyse-Software zum gegenwärtigen Stand der Technik zu fehleranfällig sind (Mayer 2013). Am Beispiel der Syntaxsprache von SPSS zeigt Riepl (2014) wie eine basale Codierung von offenen Antworten auf einfachem Niveau durchgeführt werden kann. Im Rahmen von komplexeren Analysen zeigen Text Analytics und Machine Learning Verfahren deutliche Fortschritte (vgl. z. B. Pietsch 2018). Beispielsweise bietet die neue Version 22 der Qualitative Data Analysis Software ATLAS.ti (siehe Abschn. 6.3.3.6) die Funktion der „Sentiment Analysis", wo Textdaten aus offenen Antworten automatisiert mit einer natural language

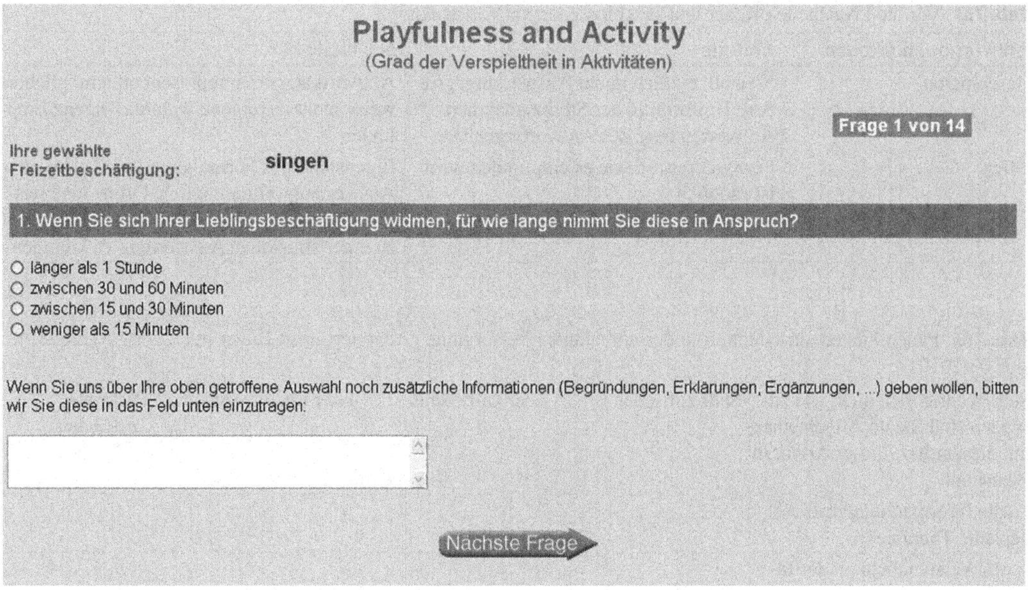

Abb. 7.13 Verwendung eines offenen Kommentarfelds am Beispiel der TELS

processing engine[5] nach vorher definierten bzw. vorgeschlagenen Kriterien analysiert werden können. Es wird allerdings betont, dass die Ergebnisse in jedem Fall von den Forschenden auf ihre Richtigkeit überprüft werden müssen. Hier werden mit aller Voraussicht die nächsten Jahren noch große Erleichterungen in der technologie-unterstützen Auswertung bringen[4]. Tab. 7.8 fasst nochmals die Vor- und Nachteile der offenen und geschlossenen Fragestruktur zusammen.

▶ Achtung bei offenen Fragen: sinnvoll einsetzen lassen sich offene Fragen oft nur bei geringeren Fallzahlen bzw. als Zusatzinformation zu einer quantitativen Fragebogenstruktur. Je höher die Fallzahl ist, desto aufwendiger gestaltet sich die Analyse der offenen Antworten. Es wird daher geraten, offene

Fragen, wenn unbedingt notwendig, auf das Minimum zu reduzieren.

7.3.1.5 Skalierungsverfahren

Bei der Verwendung geschlossener Antwortmöglichkeiten bieten sich verschiedene Skalierungsverfahren für die Gestaltung der Antwortkategorien an. Basierend auf den im Abschn. 2.4.1 erwähnten Skalenniveaus von Variablen können auch Antwortkategorien nach diesem System eingeteilt werden.

7.3.1.5.1 Nominale Skalen

Hier stellen Antwortkategorien reine Bezeichnungen dar, sogenannte Labels, deren Eigenschaften keinerlei Rangordnung ergeben. Dies kann demographische Daten betreffen, wie die Frage nach dem biologischen Geschlecht (männlich oder weiblich). Es kann aber ebenso eine Frage nach dem Krankenhaus sein, in dem der Fragebogen ausgefüllt wurde. Somit ist zwar keine Rangordnung gegeben, aber es ist der/dem Forscher*in möglich, Kategorien zu bilden. Zum Beispiel könnten die Umfrageergebnisse bezüglich der Patient*innenzufriedenheit innerhalb mehrerer Krankenhäuser miteinander verglichen werden. Ebenso könnte erhoben

---

[4] Gleichzeitig werden daraus zukünftig große Herausforderungen an den Datenschutz erwachsen.

[5] Die dahinterliegende Engine spaCy wird genauer unter https://doc.atlasti.com/ManualMac.v22/SearchAndCode/SearchAndCodeSentimentAnalysis.html beschrieben.

Tab. 7.8 Vor- und Nachteile offener und geschlossener Antwortstrukturen

Antwortmöglichkeiten	Vorteile	Nachteile
Geschlossen	Schnell, einfach in der Auswertung, größere Uniformität der Stellungnahmen/Antworten bzw. des Antwortverhaltens	Antwortkategorien repräsentieren möglicherweise nicht die eigene Wahl/das eigene Empfinden
Offen	Formulieren, so wie es empfunden wird, ist möglich	Eigenständiges Formulieren ist schwieriger; Auswertung oft unmöglich. Oft ist eine weitere qualitative Methode nötig, um überhaupt zu einer sinnvollen Auswertung zu kommen

Tab. 7.9 Patient*innenzufriedenheit in der ambulanten Versorgung. (Adaptiert nach Bitzer et al. 2002 Aktuelle Version 03/2019)

Sehr geehrte Patienten, wie zufrieden sind Sie im Allgemeinen mit diesem Arzt/dieser Ärztin in Bezug auf	Sehr zufrieden	Eher zufrieden	Eher unzufrieden	Sehr unzufrieden
… die Informationen über die geplante Therapie?				
… die Verständlichkeit der Informationen?				

werden, ob bestimmte Ausprägungsmerkmale in bestimmten Krankenhäusern gehäuft auftreten (korrelieren, nicht mehr nur durch Zufall erklärbar sind).

7.3.1.5.2 Ordinale Skalen

7.3.1.5.2.1 Likert-Skala oder nummerische Rating-Skala

Benannt nach seinem Entwickler, dem amerikanischen Psychologen Rensis Likert, stellt die Likert-Skala den am meisten verwendeten Skalentyp dar, der in Fragebögen verwendet wird[6] (Likert 1932). Die im Rahmen der Skala verwendeten Antwortmöglichkeiten sollten so konstruiert sein, dass der Abstand zwischen den Antwortmöglichkeiten möglichst gleich empfunden wird (auch wenn er mathematisch gesehen nicht wirklich gleich ist). Es wird hier von der Äquidistanz gesprochen. Tab. 7.9 zeigt ein Beispiel für die Anwendung dieses Skalentyps,

es ist ein Ausschnitt aus der Patient*innenzufriedenheitsbefragung der Medizinischen Hochschule Hannover (Bitzer et al. 2002).

Im mathematischen Sinne handelt es sich aber bei den Abständen zwischen den Antwortkategorien nur um eine Pseudoäquidistanz, da die Wahrnehmung der Abstände durch die ausfüllenden Personen unterschiedlich sein kann. Es herrschen in der Fachwelt daher unterschiedliche Auffassungen, ob Likert-Skalen nun mathematisch korrekt als Ordinalskalen verwendet werden sollen oder empirisch-praktisch als Intervallskalen verwendet werden können (bezüglich zulässiger mathematischer Verfahren siehe Abschn. 2.4 und 7.4). Die Antwortmöglichkeiten können auch non-verbal erfolgen, zum Beispiel mit zustimmenden und ablehnenden Smileys. Abb. 7.14 zeigt einen Ausschnitt aus der Patient*innenbefragung im therapeutischen Bereich, die in den Kliniken der Landesgesundheitsagentur Niederösterreich stattgefunden hat.

7.3.1.5.2.2 Visuelle Analogskala

Als weitere Möglichkeit bieten sich die visuellen Analogskalen oder grafischen Skalen an. Eine Linie zwischen 2 Polen symbolisiert ein Kontinuum zwischen 2 extremen

---

[6] Streng genommen bezieht sich die Verwendung nur auf das von Rensis Likert verwendete Antwortformat und nicht auf den gesamten von Likert entwickelten wesentlich komplexeren Frage-Antwort-Skalentyp, der ähnlich wie die Guttman-Skala ein Composite-Format hat (Carifio und Perla 2007).

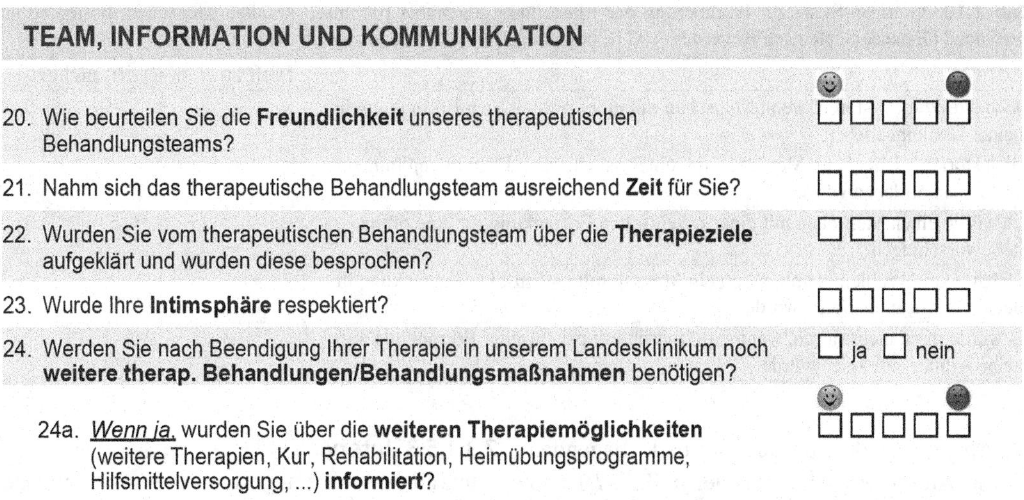

TEAM, INFORMATION UND KOMMUNIKATION

20. Wie beurteilen Sie die **Freundlichkeit** unseres therapeutischen
    Behandlungsteams?

21. Nahm sich das therapeutische Behandlungsteam ausreichend **Zeit** für Sie?

22. Wurden Sie vom therapeutischen Behandlungsteam über die **Therapieziele**
    aufgeklärt und wurden diese besprochen?

23. Wurde Ihre **Intimsphäre** respektiert?

24. Werden Sie nach Beendigung Ihrer Therapie in unserem Landesklinikum noch
    weitere therap. Behandlungen/Behandlungsmaßnahmen benötigen?   ☐ ja ☐ nein

    24a. _Wenn ja,_ wurden Sie über die **weiteren Therapiemöglichkeiten**
         (weitere Therapien, Kur, Rehabilitation, Heimübungsprogramme,
         Hilfsmittelversorgung, ...) **informiert?**

Abb. 7.14 Patient*innenbefragung im therapeutischen Bereich der Niederösterreichischen Landesgesundheits-agentur

Merkmalsausprägungen. An den Endpunkten werden die extremen Merkmalsausprägungen verbal beschrieben. Entlang dieser Linie nehmen Befragte eine Einschätzung ihres Empfindens vor, die Gesamtlänge der Achse beträgt üblicherweise genau 100 mm. Abb. 7.15 demonstriert die praktische Anwendung im Rahmen einer visuell-analogen Schmerzskala. Die Proband*innen werden aufgefordert, an der Position eine Markierung zu setzen, die ihrem subjektiven Schmerzempfinden am ehesten entspricht. Weitere Vorlagen und Links zur Erhebung des Schmerzempfindens befinden sich in den Webressourcen am Ende des Kapitels.

Eine Transformierung in Zahlenwerte wird üblicherweise durch das Ausmessen der Distanz vom niedrigsten Ankerpunkt (Nullpunkt, auf der Schmerzskala: keine Schmerzen) zur Markierung vorgenommen (Ohnesorge 2012). Die Distanz wird in Millimetern angegeben. Hier zeigt sich vor allem bei Online-Befragungen der

große Vorteil, dass die Position der Markierung durch die jeweilige Software oder Skriptsprache sofort in nummerische Werte umgerechnet werden kann.

▶ Im Sinne der nummerischen Werte handelt es sich hier um 101 Wertpunkte, da 0 auch einen möglichen Wert darstellt!

7.3.1.5.2.3 Sonderfall: Guttman-Skala

Dieser Skalentyp, benannt nach dem Erfinder Louis Guttman, einem amerikanischen Soziologen, geht von der Prämisse aus, dass manche Aussagen stärkere Indikatoren für die zugrunde liegende Variable sind als andere. Die Grundidee der Guttman-Skala liegt in der Annahme, dass Personen, die eine starke Ausprägung einer zugrunde liegenden Variablen wählen, automatisch auch die schwächeren bejahen. Man spricht hier von einer Composite-Skala (Tab. 7.10).

Die Guttman-Skala sollte so konstruiert sein, dass sie möglichst unidimensional ist. Im Gegensatz zur Rasch-Analyse wird die Unidimensionalität einer Guttman-Skala allerdings nicht mathematisch überprüft, sondern theoretisch gebildet. Des Weiteren sollen die einzelnen Aussagen aufeinander aufbauen. Im Sinne

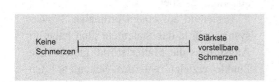

Keine
Schmerzen

Stärkste
vorstellbare
Schmerzen

Abb. 7.15 Visuelle Analogskala Schmerz (im Original üblicherweise 100 mm lang)

Tab. 7.10 Guttman-Skala zur Evaluierung der Einstellung gegenüber psychisch kranken Menschen, basierend auf der Social Distance Scale nach Bogardus (1933), beginnend mit dem am wenigsten extremen Item

	Trifft zu	Trifft nicht zu
Mich würde nicht stören, wenn Menschen mit einer psychischen Erkrankung in meiner Gemeinde leben		
Mich stört es nicht, wenn Menschen mit einer psychischen Erkrankung in meiner Nachbarschaft leben würden		
Ich würde einen Menschen mit einer psychischen Erkrankung für eine offene Stelle vorschlagen		
Ich hätte kein Problem damit, wenn ein Mensch mit psychischer Erkrankung in meine Familie einheiraten würde		
Es würde mich nicht stören, wenn ein Mensch mit psychischer Erkrankung auf meine Kinder aufpassen würde		

der Unidimensionalität des zugrunde liegenden Konstruktes wäre beim Beispiel in Tab. 7.10 zu überprüfen, ob alle 4 Fragen dieselbe Dimension erfassen. Es könnte eventuell von Vorteil sein, Aspekte noch mehr zu differenzieren, zum Beispiel Untergruppen zu bilden: allgemeine Einstellung zu psychischen Erkrankungen und die Einstellung zu bestimmten psychischen Krankheiten. Des Weiteren kann es sinnvoll sein, den Begriff psychische Erkrankung für die Befragten noch zu erläutern, in dem Fallvignetten geschildert werden oder ähnliches (vgl. Angermeyer et al. 2013).

Das Aufbauen der Aussagen wird im obigen Beispiel ersichtlich: Personen, die es nicht stört, einen Menschen mit psychischer Erkrankung für eine offene Stelle vorzuschlagen (Frage 3), werden mit hoher Wahrscheinlichkeit auch den ersten beiden „schwächeren" Aussagen 1 und 2 zustimmen. Den Aussagen 4 und 5 würden nur Menschen zustimmen, die eine deutlich positivere Einstellung gegenüber Menschen mit psychischen Erkrankungen haben. In der Praxis erfüllt sich diese klare Trennlinie der aufbauenden Skala allerdings oft nicht so wie gewünscht, daher spricht die Rasch-Analyse hier kritisch von einer „Guttman-like reponse", wenn die Ergebnisse „zu schön sind, um wahr zu sein"[7] (Bond und Fox 2015, S. 272).

7.3.1.5.3 Intervallskala

Intervall-Antwortkategorien stellen entweder eine natürliche Intervallkategorie dar (Frage nach dem Gewicht, der Körpertemperatur, Anzahl der Kinder etc.), oder die Werte müssen in Relation zu den Werten einer Normierungsstichprobe stehen. Eine weitere Methode der Erzeugung von mathematischen bedeutsamen Abständen zwischen Antwortkategorien stellt die Rasch-Analyse dar. Am Beispiel der Erhebung des Konstruktes *Phobie* soll dieser Prozess dargelegt werden.

Intervallstruktur durch Rasch-Analyse

Primär muss eingangs davon ausgegangen werden, dass die Items des Fragebogens wirklich adäquat die latente Variable *Phobie* in ihrer gesamten Bandbreite von leichter bis schwerer ängstlicher Befindlichkeit abbilden. Für die Antwort stehen den Proband*innen die Skalenkategorien „gar nicht" (0 Punkte), „manchmal" (1 Punkt) und „oft" (2 Punkte) zur Verfügung. Die Rasch-Analyse prüft nun, inwieweit unterschiedliche Fragen, welche jeweils mit 2 Punkten („oft") bewertet wurden, miteinander vergleichbar sind und die gleiche „Wertigkeit" im Sinne der Merkmalsausprägung haben.

Basierend auf einem ordinalen Skalensystem würde das Statement „Ich habe *oft* Angst, dass die Mutter stirbt" gleich viele Punkte erzielen wie das Statement „Ich habe *oft* Angst, dass nach der Schule zuhause niemand auf mich wartet", nämlich

---

[7] „too good to be true".

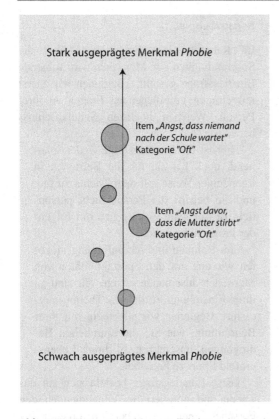

Abb. 7.16 Fiktive Item-Map zur Erhebung des Merkmals kindliche Angst *(Phobie)*. Die Größe der Kreise nimmt Bezug auf die Messgenauigkeit des Items, die Position an der X-Achse den Gehalt der Merkmalsausprägung (viel/wenig), die Entfernung zur Y-Achse liefert Informationen darüber, inwieweit das Item den Erwartungen des Rasch-Modells entspricht[8]

2 Punkte[9]. Eine Wahrscheinlichkeitsanalyse würde ergeben, dass die kindliche Angst, die Mutter zu verlieren, eine sehr weit verbreitete und übliche Angst im Kindesalter ist, und zwar auch bei Kindern, die insgesamt wenig ängstlich sind. Über 60 %

der 8- bis 13-jährigen Kinder haben diese Trennungsangst (Döpfner et al. 2006). Im Gegensatz zeigt sich die Angst, von niemanden zu Hause erwartet zu werden, bei Kindern als sehr unüblich (unter 3 % bei den 8- bis 13-Jährigen). Die Rasch-Analyse würde nun, basierend auf den beiden eingangs erwähnten Grundannahmen, das Item „dass die Mutter stirbt" mathematisch geringer gewichten, zum Beispiel wäre die Kategorie „oft" nur mehr mit 1,4 Punkten belegt. Hier bildet die Rasch-Analyse mathematisch ab, dass es sehr wahrscheinlich ist, dass diese Angst jedes Kind hat, egal ob es ein gering oder stark ausgeprägtes latentes Merkmal *Phobie* hat. In der probabilistischen Theorie würde dies als leichtes Item (eines, dass wenig Phobiegehalt aufzeigt) bezeichnet werden. Es würde daher im Rahmen eines Itemcharts weiter unten auf der X-Achse angesiedelt werden (Abb. 7.16).

Das Item „dass nach der Schule zuhause niemand auf mich wartet" würde hingegen beispielsweise mit 1,9 Punkten für die Antwortkategorie „oft" belegt werden, da es ungewöhnlicher ist, diese Angst zu haben. Die Kategorie „oft" bei diesem Item würde daher eher von Kindern gewählt werden, die eine hohe phobische Merkmalsausprägung zeigen. Es würde im Itemchart auf der X-Achse weiter oben angesiedelt werden. ◄

7.3.1.6 Fragebogen als eine Einheit

▶▶▶ Neben dem Schaffen einer guten theoretischen Fundierung und der darauf beruhenden Gestaltung der Fragen und Antwortskalen stellt der Fragebogen als Ganzes eine Einheit dar. Die Art und Weise, wie der Fragebogen in seiner Gesamtheit wirkt, ist entscheidend dafür, ob Teilnehmende sich die Zeit nehmen, ihn auszufüllen, oder die Befragung vorzeitig verlassen.

---

[8] Eine deutliche Abweichung von der Y-Achse spricht für das Vorliegen einer Mehrdimensionalität, d.h. dass nicht nur die latente Variable gemessen wird, sondern auch andere Merkmale/Variablen (vgl. Bond und Fox 2015).

[9] Beispiel-Items sind dem Phobiefragebogen für Kinder und Jugendliche (PHOKI) von Döpfner et al. (2006) entnommen und entstammen aus der Subskala Trennungsängste.

Porst (2014) spricht im Zusammenhang mit der Gestaltung des Fragebogens von der Wichtigkeit einer gelungenen Dramaturgie. Ziel der Dramaturgie eines Fragebogens ist es, vergleichbar mit jedem anderen gelungenen Text oder jeder erfolgreichen Rede, einen Spannungsaufbau herzustellen und den Fragenablauf einer nachvollziehbaren Struktur folgen zu lassen. Um diese Form einer zielgerichteten und damit erfolgreichen Kommunikation zu realisieren, gilt es, bestimmte Grundregeln bei der Gestaltung zu beachten. Folgende Punkte sind nach Porst (2014) für einen guten dramaturgischen Aufbau bei der Erstellung eines Fragebogens besonders zu beachten:

- die Einstiegsfragen
- das Beachten der Fragensukzession

7.3.1.6.1 Einstiegsfrage

Eine gute Fragebogendramaturgie lässt sich, ähnlich wie bei einem erfolgreichen Interview, mit einer gelungenen Einstiegsfrage aufbauen. Meistens entscheidet die erste Gruppe von Fragen, ob der Fragebogen zu Ende ausgefüllt wird oder der/die Teilnehmer*in die Befragung abbricht. Es ist daher wichtig, in den ersten Fragen den sogenannten Rapport (aus dem Französischen für Beziehung) zu etablieren. Unter dem Herstellen des Rapports wird eine unausgesprochene und für die Dauer der Befragung tragfähige Beziehung zwischen dem/der Befragten und dem/der Interviewer*in (real präsent oder in Form des Fragebogens) verstanden. Der hergestellte Rapport führt dazu, dass der/die Studienteilnehmer*in im Einklang mit dem/der Forscher*in das Interesse hat, den Fragebogen bis zum Ende auszufüllen, d. h. die gemeinsame Sache zu einem guten Abschluss zu bringen. Porst (2014) nennt für gelungene Einstiegsfragen 5 Kriterien, wobei die Fragen vorzugsweise so viele Kriterien wie möglich kombinieren sollten:

- spannend
- inhaltlich und themenbezogen
- die Person persönlich betreffend
- technisch einfach
- von allen Befragten zu beantworten

Negativbeispiel

Im Rahmen eines Fragebogens über die Sportaktivitäten von Menschen wird folgende Einstiegsfrage gestellt: „Beginnen wir zuerst mit einigen grundlegenden Fragen zu ihrer Person. Welchen höchsten Schulabschluss haben Sie?"

Hier ist die Einstiegsfrage weder spannend, noch hat sie für die Befragten in irgendeiner Weise mit dem Thema zu tun, und sie betrifft die Person nicht persönlich. Besser wäre es hingegen mit folgender Frage zu beginnen:

„Im Rahmen unserer Befragung möchten wir uns mit den Sportaktivitäten von Menschen auseinandersetzen. Wir sind an ihrer Einstellung zu diesem Thema interessiert. Beginnen wir allgemein mit ihrer Beurteilung, wie Sie die räumlichen Bedingungen einschätzen, in ihrem Lebensumfeld Sport zu betreiben."

Diese Einstiegsfrage bezieht sich auf das Thema und motiviert die Teilnehmenden, den Forscher*innen mehr über ihre eigenen Erfahrungen zu berichten. Die Frage ist aber allgemein gehalten, sodass jeder etwas zu dem Thema zu sagen hat. ◄

7.3.1.6.2 Fragensukzession

Unter Fragensukzession wird die Fragenreihenfolge in Fragebögen verstanden. Diese hat großen Einfluss auf das Antwortverhalten. Je logischer der Aufbau der Befragung für die Teilnehmenden nachzuvollziehen ist, desto konzentrierter und engagierter erfolgt die Beantwortung der Fragen. Fragenblöcke, die ähnliche Fragen zusammenfassen und durch eine Überschrift erkennbar machen, erleichtern den Studienteilnehmenden die Orientierung. Abb. 7.14 zeigt exemplarisch einen Ausschnitt aus der Patient*innenbefragung der Niederösterreichischen Landesgesundheitsorganisation für den therapeutischen Bereich. In diesem Beispiel wurden unter der Überschrift „Team, Information und Kommunikation" alle Fragen, die die Kommunikation der therapeutischen Berufe mit den Patient*innen betrafen, zusammengefasst.

Tab. 7.11 Fragensukzession durch Verzweigungsfragen

Wie lange liegt das erstmalige Auftreten der Erkrankung an Diabetes mellitus Typ 1 zurück?		
☐ Vor Kurzem (1–2 Monate)	☐ 3–6 Monate[a]	☐ Schon länger (länger als ½ Jahr)[a]

[a]Nur die Beantwortung der Kategorien 2 und 3 ($\geq$3 Monate) würde nun im Fragebogenablauf zur Frage nach den Problemen mit der Erkrankung im beruflichen oder schulischen Kontext führen, da hier schon erste Erfahrungen zu erwarten sind.

7.3.1.6.2.1 Verbesserung der Fragensukzession durch Verzweigungsfragen

Ein Mittel des Umgehens von nicht-relevanten Fragen stellt die Verzweigung dar. Diese Möglichkeit ist vor allem im Bereich der Online/Elektronischen-Befragung sehr gut umsetzbar. Am Beispiel eines Diabetesfragebogens könnte folgende Eingangsfrage gestellt werden (Tab. 7.11): Wie lange liegt das erstmalige Auftreten der Erkrankung an Diabetes mellitus Typ 1 zurück?

Der Vorteil von Online-Fragebögen liegt in der Möglichkeit von sehr komplexen Fragebogenstrukturen, die interaktiv den Teilnehmenden präsentiert werden können. Die komplexe Struktur verwirrt die Teilnehmer*innen nicht, da immer nur die jeweils relevanten Fragen durch die Software bzw. Skriptsprache angezeigt werden. So konnte in der Befragung von Erwachsenen zur ihrer Playfulness/Verspieltheit in Freizeitaktivitäten durch die serverseitige PHP-Skript-Programmierung nur die jeweils relevante TELS-Version für Freizeittätigkeiten mit anderen oder die TELS-Variante für Freizeittätigkeiten, die alleine durchgeführt werden, den Teilnehmer*innen präsentiert werden (The Experience of Leisure Scales von Weigl und Bundy (2013), ausgehend vom sozialen Kontext der Tätigkeit, d. h. alleine oder mit anderen; Abb. 7.17).

Die Fragensukzession hat nicht nur Folgen für die Orientierung der Teilnehmenden einer Befragung, sondern sie nimmt auch direkten Einfluss auf die inhaltliche Beantwortung der Fragen, es wird hier vom Reihenfolgeeffekt gesprochen. So ist es wahrscheinlicher, dass Menschen die Frage nach ihrem Gesundheitszustand kritischer beantworten, wenn sie vorher mehrere Fragen über bestimmte Krankheiten zu beantworten hatten (Sullivan 2003). Umgekehrt würde die Antwort auf die Frage nach dem Gesundheitszustand an einer Position vor den Krankheitsfragen positiver ausfallen.

7.3.1.7 Formulierung von Fragebogen-Items

Unabhängig von der gewählten Skalen- und Antwortstruktur gibt es einige Punkte, die im Rahmen der Erstellung von Fragebogen-Items zu beachten sind.

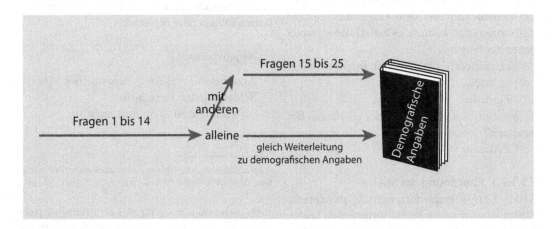

Abb. 7.17 Ablaufdiagramm der The Experience of Leisure Scale (TELS)

7.3.1.7.1 Klarheit von Items

Die Klarheit von Items hängt oftmals mit der Nähe des Forschungsteams zum jeweiligen Themenbereich zusammen. So ist eine Frage aus der Sicht der Forscher*innen oftmals klar und deutlich formuliert, wogegen diese für Personen, die sich mit der Materie nicht so intensiv auseinandergesetzt haben, als sehr unklar erscheint. Ebenso kann es auch umgekehrt sein, dass ein Fragebogen-Item als sehr oberflächlich von den Teilnehmenden empfunden wird, die sich dadurch in ihrer Kompetenz nicht ernst genommen fühlen. Um die Klarheit von Items zu gewährleisten, hat sich eine Pretest und eine Pilotphase (s. unten) als sehr sinnvoll erwiesen.

7.3.1.7.2 „Double-barreled questions"

Unter diesem Begriff wird eine Frage verstanden, die mehrere Themen umfasst, aber deren Beantwortung nur eine Antwort zulässt (Babbie 2021).

> **Negativbeispiel**
>
> Wie zufrieden sind Sie mit Ihrem Gesundheitszustand und der erhaltenen Behandlung?
> ▢ Zufrieden   ▢ Unzufrieden ◄

Aufgrund der Fragenkonstellation ist keine zufriedenstellende Beantwortung möglich, da nur beide Themen gemeinsam beantwortet werden können. In diesem Beispiel fehlt in der Beantwortung der Frage die Möglichkeit, zwischen der Zufriedenheit mit der Behandlung und der Zufriedenheit mit dem Gesundheitszustand differenzieren zu können, es bedarf daher zweier getrennter Fragen:

Wie zufrieden sind Sie mit Ihrem Gesundheitszustand?
▢ Zufrieden   ▢ Unzufrieden
Wie zufrieden sind Sie mit der erhaltenen Behandlung?
▢ Zufrieden   ▢ Unzufrieden

7.3.1.7.3 Anordnung der Skalen

Keller (2013) empfiehlt, optisch präsentierte Skalen von links nach rechts verlaufen zu lassen. Das heißt die Skala geht vom niedrigsten Wert (für keine Zustimmung) aus und verläuft nach rechts zum höchsten Wert im Sinne der vollen Zustimmung. Diese Vorgehensweise kommt dem/der Befragten entgegen, der/die intuitiv diese Ordnung analog zur lateinischen Schrift erwartet (Porst 2014). Sollte der Fragebogen in anderen Sprachen vorgelegt werden, deren Schriftrichtung von rechts nach links verläuft, tritt dieser Effekt allerdings umgekehrt auf.

7.3.1.7.4 Optische Verstärkungen

Ebenso sollten keine optischen Verstärkungen der Skala erfolgen. Laut Keller (2013) hat sich in Experimenten gezeigt, dass die Verwendung beispielsweise von Keilen oder größer werdenden Kästchen die Ergebnisse verändert. Es wird hier von der sogenannten „graphical language" im Sinne einer nonverbalen und der Parasprache[10] verwandten Kommunikation gesprochen. Porst (2014) weist darauf hin, dass auch durch die Verwendung von Minuszeichen, zum Beispiel bei einer Codierung von -2 bis $+2$ (im Gegensatz zu 1 bis 5), die Ergebnisse beeinflusst werden können[11]. Menschen neigen dazu, sich positiv darzustellen und bevorzugen den positiven Teil der Skala.

7.3.1.7.5 Negativ formulierte Fragen und Statements

Proband*innen stimmen mehrheitlich lieber positiv formulierten Statements als negativ formulierten zu (Moosbrugger und Kelava 67). Zusätzlich kommt es durch Negationen zu einer deutlich höheren Anzahl von Missinterpretationen der durch den Fragebogen präsentierten Fragen oder Statements.

> **Negativbeispiel**
>
> Ärzt*innen sollten Jugendlichen keine Schlaftabletten verordnen.
> ▢ Stimme zu   ▢ Stimme nicht zu

---

[10] sprachbegleitende, für die Kommunikation aber wichtige nichtsprachliche Mittel (wie z. B. Mimik, Gestik, …).

[11] Als empirischen Beleg für diesen Effekt nennt Porst (2014, S. 93) die IfD-Studie des Institut für Demoskopie Allensbach aus dem Jahr 1988.

Meine Eltern interessierten sich nicht für meine Probleme.

 ☐ Ja ☐ Nein ◄

Obwohl voraussichtlich die Mehrzahl der Bevölkerung die Gabe von Schlafmedikamente an Jugendliche ablehnen würde, kann es durch die komplizierte negative Fragestellung im obigen Beispiel passieren, dass Teilnehmer*innen fälschlich „Stimme nicht zu" ankreuzen. Besser ist es hier, einfach formulierte Statements zu verwenden:

Beispiel

Sollen Ärzt*innen Jugendlichen Schlaftabletten verordnen?

 ☐ Stimme zu ☐ Stimme nicht zu

Meine Eltern haben ein offenes Ohr für meine Probleme.

 ☐ Ja ☐ Nein ◄

7.3.1.7.6 Kompetenz und Motivation der Befragten

Babbie (2021) führt zwei Grundanforderungen an die Teilnehmenden von Befragungen an: Die Befragten sollten einerseits kompetent sein, um die Fragen auch wirklich beantworten zu können. Und die Befragten sollten anderseits auch motiviert sein, die Fragen zu beantworten. Hier gilt es im Rahmen des Fragebogenentwurfs, immer die Situation der Befragten, ihren Wissens- und Entwicklungsstand zu berücksichtigen. So macht es zum Beispiel wenig Sinn, jugendliche oder erwachsene Patient*innen mit frisch manifestiertem Diabetes mellitus Typ 1 über ihre Probleme mit der Erkrankung im schulischen oder beruflichen Alltag zu befragen, da sie meistens erst den Umgang mit ihrer Erkrankungen im Rahmen eines stationären Aufenthalts in der Klinik erlernen müssen. Hingegen macht es sehr wohl Sinn, diese Frage zu stellen, wenn die Erkrankung bereits länger besteht. Die Frage könnte zum Beispiel ein Bestandteil eines Fragebogens sein, der im Rahmen einer stationären (Nach-)Schulungswoche in derselben Klinik ausgegeben wird.

Die Bereitschaft, Fragen möglichst wahrheitsgetreu zu beantworten, hängt mit vielen Faktoren zusammen. Eine der wichtigsten Maßnahmen, um negative Konsequenzen für Teilnehmende zu vermeiden, ist das Ermöglichen der Anonymität im Rahmen der Befragung (s. unten, Abschn. „Antworttendenzen"). Dies erleichtert es den Teilnehmenden, Antworten zu geben, von denen sie denken, dass sie nicht Mehrheitskonform sind. Eine weitere Möglichkeit, die Motivation der Teilnehmenden an einer Befragung zu erhalten, ist, alle relevanten Fragen in kurzer und kompakter Form zu präsentieren. Dies ist durch das Verwenden von Verzweigungsfragen gut erreichbar.

7.3.1.7.7 Vermeidung von beeinflussenden Fragen (Itembias)

„Stimmen sie dem Bundespräsidenten mit seiner Aussage zu, dass … " Mit dieser wenig subtilen Formulierung wird klar, dass die Autorität des Bundespräsidenten benutzt wird, um es Personen zu erschweren, eine abweichende Antwort zu geben. Wer widerspricht schon leichtfertig dem Bundespräsidenten… Obwohl diese Form der Beeinflussung eher in politischen Umfragen zu beobachten ist, muss auch in wissenschaftlichem Kontext ein mögliches Itembias kritisch reflektiert werden. Nicht immer erfolgt eine Beeinflussung leicht erkennbar.

Die US-Amerikanische General Social Survey (GSS) erhebt alle zwei Jahre neben allgemeinen demographischen Angaben wie Geschlecht, Alter etc. die Einstellung und Einstellungsveränderung der amerikanischen Bürger*innen zu verschiedensten Themen. Im Rahmen der GSS konnte Rasinski (1989) Auswirkungen der Formulierungen der Frage-Items auf die Befragungsergebnisse nachweisen. Als Beispiel bewegte die Formulierung „die Armen unterstützen"[12] deutlich mehr Menschen zur Zustimmung als die Formulierung „Sozialhilfe". Ebenso reagierten die Befragten eher positiv auf

---

[12] „Assistance to the poor" versus „welfare", „dealing with drug addiction" versus „drug rehabilitation".

die Formulierung „mit Drogenabhängigkeit umzugehen" als auf „Drogenrehabilitation". Es ist daher immer notwendig, die Sichtweise der Befragten im Rahmen des Fragebogendesigns zu berücksichtigen, um etwaige Beeinflussungen möglichst zu vermeiden. Dies führt direkt zur Auseinandersetzung mit dem Thema der Antworttendenzen im Abschn. 7.3.1.8.

7.3.1.7.8 Überspringen von Fragen

Im Gegensatz zu Paper-Pencil-Designs lässt sich bei Online-Designs zumindest vordergründig festlegen, ob das Überspringen von Antworten von den Forscher*innen erlaubt wird oder nicht. Die Formulierung „vordergründig" nimmt darauf Bezug, dass die Teilnehmenden dadurch indirekt gezwungen werden, entweder Antworten zu geben, auf die sie keine Antwort wissen, oder im schlimmsten Fall einfach die Umfrage abbrechen. Es stellt sich dabei die Frage, ob eher fehlende oder lieber „fälschlich" valide Daten in Kauf genommen werden sollten. Aus forschungstheoretischer Sicht im Sinne der mangelnden Datenqualität ist eindeutig der ersten Variante, den fehlenden Daten, der Vorzug zu geben.

▶ Fehlende Daten sind gegenüber „fälschlich" validen Daten durch erzwungene Antworten zu bevorzugen. Aus diesem Grund empfiehlt Couper (2008), das Überspringen von Fragen zu ermöglichen.

Franzen (2014, S. 670) weist darauf hin, dass die „Weiß nicht" Kategorie von Proband*innen oftmals benutzt wird „um den kognitiven Aufwand zu reduzieren, eine Frage zu verstehen und zu beantworten". Als innovatives Design erprobten De Leeuw et al. (2013) hier eine Fragebogenvariante, die sehr wohl die Kategorie „Weiß nicht" anbot. Nach dem Wählen dieser Kategorie erhielten die Teilnehmenden einen Hinweis, dass die Antwort gespeichert wurde. Sie wurden allerdings nochmals gefragt, ob sie nicht doch noch eine Präferenz zu einem „Ja" oder „Nein" hätten oder beim „Weiß nicht" bleiben wollten. Dieser neuerliche Hinweis reduzierte die Antworten mit „Weiß nicht" um 16 %.

7.3.1.8 Antworttendenzen

7.3.1.8.1 Soziale Erwünschtheit („socially desirable responding")

Menschen haben ein intuitives Verlangen, sich möglichst positiv zu präsentieren. Dies führt oftmals dazu, dass Antworten in Relation zum sozialen Umfeld gewählt werden. Moosbrugger und Kelava (2012) unterscheiden zwischen zwei Formen der sozialen Erwünschtheit: Selbsttäuschung und Fremdtäuschung. Unter Fremdtäuschung wird die Tendenz verstanden, über sich selber überwiegend positive Beschreibungen[13] (Paulhus 1991, S. 17) oder Antworten zu geben, die eher als gesellschaftlich anerkannt empfunden werden (z. B. Vermeiden von Radikalpositionen). Bei der Selbsttäuschung erfolgt die verzerrte vorteilhafte Selbsteinschätzung hingegen auf einer für die Person nicht bewussten Ebene, die Proband*innen empfinden sich selber als ehrlich (Moosbrugger und Kelava 2012, S. 59).

Um dem Problem der sozialen Erwünschtheit zu begegnen, zeigt sich als wichtigste Maßnahme, den Teilnehmer*innen die Anonymität zuzusichern und auch entsprechend zu erklären. So ist es beispielsweise von größter Wichtigkeit für den/die Arbeitgeber*in, die Befragung über die Arbeitszufriedenheit der Mitarbeiter*innen anonym durchzuführen. Die Sorge vor negativen Konsequenzen am Arbeitsplatz würde ansonsten das Antwortverhalten deutlich beeinflussen und dadurch das Zustandekommen von verwertbaren Ergebnisse verhindern.

Eine weitere Möglichkeit stellt das Einführen sogenannter Kontrollfragen dar. Dazu werden Fragen verwendet, die negative Eigenschaften mit sehr weiter Verbreitung in der Bevölkerung umfassen. Ein Verneinen dieser „üblichen" negativen Eigenschaften würde auf erhöhte soziale Erwünschtheit im Antwortverhalten hindeuten,

---

[13] „The tendency to give answers that make the respondent look good."

als Konsequenz müssen die Ergebnisse vorsichtiger interpretiert werden. Beispielhaft kann hier die Kurzskala Soziale Erwünschtheit-Gamma (KSE-G) von Kemper et al. (2014) genannt werden (siehe auch Webressourcen).

Als Beispiel für eine voraussichtlich erhöhte soziale Erwünschtheit im KSE-G kann die Auswahl der Antwortoption „trifft voll und ganz zu" oder „trifft ziemlich zu" auf das Statement „Im Streit bleibe ich stets sachlich und objektiv" genannt werden.

7.3.1.8.2 Tendenz zur Mitte

Unter Tendenz zur Mitte wird die unbewusste (oder bewusste) Bevorzugung von mittleren Antwortkategorien verstanden (Moosbrugger und Kevala 2012). So wird empirisch davon ausgegangen, dass eine gerade Anzahl von Fragekategorien Befragte dazu zwingt, sich eher für eine Richtung zu entscheiden. In diesem Zusammenhang muss auch darauf hingewiesen werden, Extrempositionen innerhalb einer Skala zu vermeiden, außer es gibt diese wirklich. „Nie" sollte daher nur als Endpunkt einer Antwortskala verwenden werden, wenn es wirklich eine „Nie-Ausprägung" des Verhaltens gibt. Ansonsten ist eine weichere Formulierung wie „so gut wie nie" empfohlen. Am anderen Pol der Antwortskala gilt es, beispielsweise „immer" durch „fast immer" zu ersetzen.

7.3.1.8.3 Akquieszenz

Unter Akquieszenz wird die Tendenz verstanden, einer Aussage unabhängig von ihrem Inhalt zuzustimmen (Moosbrugger und Kevala 2012). Vereinfacht kann das Phänomen der Akquieszenz so erklärt werden, dass Befragte Statements lieber zustimmen als diese ablehnen. Dieses Phänomen ist auch zu beobachten, wenn Fragen inhaltlich gegensätzlich formuliert sind. So würde die Frage „Sollen Menschen mit psychiatrischen Erkrankungen offener mit ihrer Erkrankung umgehen?" von einer Mehrheit der Befragten mit Ja beantwortet werden, aber ebenso die gegenteilig formulierte Frage „Sollen Menschen mit psychischen Problemen lieber nicht zu öffentlich ihrer Erkrankung ansprechen, um Nachteile im Berufsleben zu verhindern?".

Um den Akquieszenzgehalt in Datensätzen abschätzen zu können, werden auch absichtliche Invertierungen derselben Frage eingefügt (Moosbrugger und Kevala 2012). Gleichzeitige Zustimmung und Ablehnung desselben Themas deutet auf Akquieszenz in den Antworten hin (Raab-Steiner und Benesch 2010).

7.3.1.8.4 Verwendung einer Mittelkategorie in den Antwortstufen

Die Forschungsgemeinschaft teilt sich bezüglich der Verwendungen einer Mittelkategorie (ungerade versus gerade Stufenanzahl) in den Antwortstufen in zwei Lager. Eine Gruppe von Wissenschaftler*innen geht davon aus, dass eine Mittelkategorie im Sinne der Messgenauigkeit notwendig sei. Die andere Gruppe geht davon aus, dass dadurch zu viele Antworten der Mitte gewählt werden. Um die Frage, ob die Verwendung einer Mittelkategorie wünschenswert ist, beantworten zu können, müssen die vorher erwähnten Antworttendenzphänomene, Tendenz zur Mitte und Akquieszenz kritisch beleuchtet werden.

Der Nachteil der ungeraden Stufenanzahl ist die missbräuchliche Verwendung der Mittelkategorie als „Fluchtkategorie", d. h. im Zweifel die Mittelkategorie als Fluchtkategorie zu wählen. Dadurch können Fehlmessungen verursachen werden. Im Gegensatz dazu tritt bei geraden Stufenkategorien das Phänomen der Akquieszenz stärker zutage. Bedingt durch die Akquieszenz treten daher häufiger Zustimmungen als Ablehnungen auf („Im Zweifel lieber Ja").

Im Sinne einer empirischen Überprüfung der Frage nach der Verwendung einer Mittelkategorie konte Moors (2008) in einer Untersuchung keine wesentlichen Unterschiede zwischen 5-stufigen und 6-stufigen Antwortkategorien entdecken. Von einer verbesserten Reliabilität bei Skalen mit Mittelkategorie berichten hingegen O'Muircheartaigh et al. (2000). Moors (2008) gibt in seiner Analyse abschließend zu bedenken, dass es noch zu wenige Empfehlungen gibt, welches Antwortformat abhängig vom Forschungsgegenstand verwendet werden soll. Als Lösung empfiehlt Moors die Weiterentwicklung sogenannter Split-Ballot-MTMM-Designs (Saris et al. 2004), die als geeignet erachtet werden, die Empfehlungen bezüglich des am besten geeigneten Antwortformats zu liefern. Hier sei weiterführend auf Revilla und Saris (2013) bzw. auf die Webressourcen am Ende des Kapitels verwiesen.

7.3.1.9 Pilottestung, Vortestung, Pretesting

Selbst bei einer noch so sorgfältigen Erstellung eines Fragebogens kann die Wirkung der Fragen und des Bogens auf die Proband*innen oftmals nicht vorhergesehen werden. Jedes Fragebogendesign sollte daher idealerweise eine Pretesting-Phase beinhalten. Bradburn et al. (2004, S. 317) bringen es pointiert auf den Punkt: „If you do not have the resources to pilottest your questionnaire, don't do the study."

▶ Ein Pretesting des Fragebogens ist in jedem Fall dringend empfohlen.

Unter Pretest wird die Präsentation des Fragebogens an Personen, die nicht in den Planungsprozess des Fragebogens involviert waren, verstanden. Dies ermöglicht es, Feedback über die wichtigsten Punkte des Fragebogenablaufs und -designs zu erhalten, zum Beispiel: Sind die Fragen verständlich? Ist der Ablauf des Fragebogens für die Teilnehmenden nachvollziehbar? Sind die wichtigsten Begriffe erklärt?

Neben den inhaltlichen Rückmeldungen können gerade Online-Befragungen so auch wichtiges technisches Feedback erhalten, zum Beispiel ob bestimmte Betriebssysteme Probleme bereiten, wie sich das Befragung verhält, wenn es zu Internet-Verbindungsproblemen kommt, ob die gebräuchlichsten Browser mit üblichen Einstellungen Schwierigkeiten bei interaktiven Elementen oder Skripten haben, ob Smartphones und andere Mobilgeräte der wichtigsten Hersteller Zugriff auf alle für die Befragung notwendigen Elemente haben oder ob eigens entwickelte Apps mit bestimmten Geräteherstellern, älteren OS-Versionen Probleme haben, und vieles mehr.

Ein Pretest des Fragebogens mit einer Gruppe von Kommiliton*innen bzw. Studienkolleg*innen ist gar keinem Pretest vorzuziehen. Wenn es möglich ist, ist allerdings der Fragebogen-Pretest mit Repräsentant*innen der zukünftigen Zielgruppe immer zu bevorzugen.

▶ Als Personenanzahl für den Pretest nennt Babbie (2021) 10 Personen, Forsyth und Kviz (2006) empfehlen 15–30 Personen.

Nur im Rahmen eines Pretests können Verständnisprobleme etc. bereits vor Beginn der Befragung aufgedeckt werden und die Fragen überarbeitet werden. Die Revidierung des Fragebogens ist nach erfolgter postalischer Aussendung bzw. Online-Freischaltung oft weder aus finanziellen noch aus forschungsmethodischen Gründen mehr durchführbar. Sind umfangreiche Änderungen am Fragebogen notwendig, empfiehlt Mayer (2013) eine neuerliche Wiederholung des Pretest.

▶ Wenn irgendwie möglich, sollten typische Vertreter*innen aller geplanten Zielgruppen am Pretest teilnehmen, um Probleme vor Beginn der Fragebogenausgabe zu erkennen. Ob diese Personen dann später an der eigentlichen Befragung teilnehmen können, ist davon abhängig zu machen, ob der Pretest zu einer Verhaltensänderung, zum Beispiel durch vermehrte Reflexion über das Thema, führen könnte. Wenn ja, ist es wissenschaftlich korrekter, dass die Personen, die am Pretest beteiligt waren, nicht mehr an der eigentlichen Befragung teilnehmen.

7.3.1.10 Durchführung der Befragung

Im Falle einer postalischen Befragung ist die Rücksendung möglichst einfach zu gestalten. In der Regel wird ein vorfrankiertes und beschriftetes Rückkuvert beigelegt, was auch üblicherweise von den Ethikkommissionen verlangt wird. Meistens enthält das Anschreiben eine Rücksendefrist. Um die Rücklaufquote zu erhöhen, werden nach einer definierten Zeitspanne auch sogenannte Erinnerungsschreiben an die Studienteilnehmer*innen versandt (s. unten). Werden die Fragebögen durch andere Personen an die Studienteilnehmer*innen ausgeteilt, empfiehlt es sich, Handanweisungen zu formulieren, die die wichtigsten Punkte zusammenfassen, die von der austeilenden Person angesprochen werden sollen.

Handelt es sich um eine Online-Befragung, muss die Befragung auf das Medium abgestimmt sein, mit dem die Befragung voraussichtlich durchgeführt wird (Döring und Bortz 2016). Ein wichtiges Thema ist hier die Usability (die Benutzer*innenfreundlichkeit), bei der die Charakteristika der Zielgruppe berücksichtigt werden müssen. Als Beispiele wäre hier die Möglichkeit eines starken Darstellungskontrastes für Personen mit Sehbehinderung oder die Option einer Textvergrößerung für ältere Teilnehmer*innen zu nennen. Von einem wie früher durchaus verbreiteten Mitsenden von Fragebögen im E-Mail-Anhang wird aus Gründen der Anonymität mittlerweile meistens abgesehen. Üblicherweise wird per E-Mail eine Einladung mit einem Link zu einem Webserver versendet, auf dem die Befragung durchgeführt werden kann, oder die Einladung erfolgt direkt im Internet, z. B. wird ein Link in einem Forum angezeigt. Entsprechende Instruktionen zur Durchführung und die Zeitvorgaben (wie lange ist die Teilnahme möglich, wie lange dauert die Befragung etc.) müssen hier so konkret wie möglich vermerkt sein. Vergleichbar mit der postalischen Befragung ist es elektronisch ebenfalls möglich, Erinnerungsschreiben zur Erhöhung der Rücklaufquote zu verschicken.

7.3.1.10.1 Rücklaufquote und Rücklaufbias

Die Rücklaufquote ist der Anteil der wieder eingegangenen ausgefüllten Fragebögen im Vergleich zu den verschickten oder ausgeteilten Fragebögen. Dieser Anteil kann nur bestimmt werden, wenn es sich um geschlossene Befragungen handelt, d. h. wenn die Anzahl der ausgegebenen Fragebögen bekannt ist. Um bei Online-Befragungen die Zahl zu ermitteln, bedarf es einer geschlossenen Gruppe, die per Einladesystem, zum Beispiel mittels Tokens, E-Mail, IP-Range etc., identifiziert wurde. Viele Befragungen beschäftigen sich hauptsächlich mit dem Vermeiden einer niedrigen Rücklaufquote (Orientierungswerte s. unten). Statistisch wesentlich wichtiger bzw. zumindest genauso wichtig wie eine niedrige Rücklaufquote ist das oft damit verbundene Thema des Rücklaufbias.

▶ Nicht der geringe Rücklauf stellt ein Problem dar, sondern das damit oft verbundene Rücklaufbias („nonreponse bias").

Rücklaufbias nimmt auf die Tatsache Bezug, dass Personen mit bestimmten Charakteristika gehäuft an einer Befragung teilnehmen und dadurch die Umfrageergebnisse entsprechend in eine Richtung beeinflussen. Dies kann selbst dann passieren, wenn mit aller Sorgfalt eine Zufallsstichprobe unter guten Bedingungen (definierte Grundgesamtheit, qualitativ hochwertige Teilnehmer*innenlisten etc.) für die Befragung herangezogen wurde (Gusy und Marcus 2012).

Binder et al. (1979, zitiert in Bortz und Döring 2006) beschreiben, dass Antwortende tendenziell andere Grundcharakteristika als Nichtantwortende haben: Der Bildungsstand und die Ausbildung der Antwortenden ist allgemein höher, das Interesse am Befragungsthema stärker und die Verbindung zum/zur Befrager*in ist deutlicher ausgeprägt. Daher empfehlen Döring und Bortz (2016) immer eine sorgfältige quantitative und qualitative Analyse der Rückläufe. Hier ist es sehr hilfreich, mehr über die Parameter der Grundpopulation zu wissen. Dadurch ist es möglich, die demografische Zusammensetzung des Teilnehmer*innensamples statistisch mit denen der Grundpopulation zu vergleichen. Gröbere Abweichungen bezüglich Bildungsstand, Geschlecht, Altersverteilung oder Ähnlichem fallen sofort ins Auge. Folgende Maßnahmen sind bei Verzerrungen von Binder et. al. (1979, zitiert in Bortz und Döring 2006) empfohlen:

7.3.1.10.1.1 Gewichtungsprozeduren

Die demografischen Merkmale des Teilnehmer*innensamples können bei genauer Kenntnis der Grundpopulation mit dieser verglichen werden. Sollten hier signifikante Abweichungen bestehen – man spricht von einer mangelnden Stichprobenrepräsentativität – ist es möglich, diese mittels Gewichtungsprozeduren auszugleichen. Ein Quotient, der aus der demografischen Soll-Ist-Situation gebildet wird, gewichtet eine Gruppe höher und die andere Gruppe niedriger. Döring und Bortz (2016) weisen darauf hin, dass diese Verfahren nur sinnvoll sind, wenn genug Teilnehmer*innen der Subgruppe geantwortet haben. Ansonsten sei auf die von Kauermann und Küchenhof (2011) beschriebenen statistischen Korrekturverfahren und auf den Umgang mit fehlenden Werten und nicht erreichbaren Individuen verwiesen, die in der entsprechenden Fachliteratur zu finden sind. Berechnungsverfahren zur Gewichtung können ebenfalls dem Buch von Kauermann und Küchenhof (2011) entnommen werden.

▶ Gewichtungsquotienten dürfen nur *reale* Differenzen in der Stichprobenrepresentativität mathematisch abbilden, da sie ansonsten künstlich verzerrend wirken und einen manipulativen Charakter annehmen.

7.3.1.10.1.2 Gezielte Befragung von Nichtbeantwortenden

Eine weitere, wenn auch sehr aufwendige Methode stellt die gezielte Nachbefragung fehlender Subpopulationen bzw. Teilpopulationen dar. So kann sichergestellt werden, dass die Ergebnisse nicht durch das Fehlen dieser Teilnehmer*innen verzerrt wird.

7.3.1.10.1.3 Vergleich von Sofort- und Spätbeantwortenden

Der Vergleich der Sofort- und Spätbeantwortenden folgt der Hypothese, dass bei relativ geringem Unterschied zwischen diesen beiden Gruppen anzunehmen ist, dass das Ergebnis durch die Nichtbeantworter*innen kaum

verändert werden würde. Umgekehrt bedeutet ein Auffinden von signifikanten Unterschieden, dass eine weitere Befragung der Nichtbeantworter*innen notwendig ist (Bortz und Döring 2006; Döring und Bortz 2016).

▶ Allgemein nennt Babbie (2021) Rücklaufquoten von 50 % als vertretbar, wohin gehend 60 % bereits als gut bzw. 70 % als sehr gut gelten. Tendenziell zeigen Online-Umfragen allerdings eine geringere Rücklaufquote als Papierbefragungen (Anseel et al. 2010).

7.3.1.10.2 Steigerung der Rücklaufquote

Welche Maßnahmen wirken sich positiv auf die Rücklaufquote aus? Meistens handelt es sich um ein Gesamtpaket verschiedener Maßnahmen. In erster Linie wirken sich allerdings drei Maßnahmen als besonders effektiv aus, die bereits bei der Erstellung des Fragebogens beachtet werden können.

- Die Niederschwelligkeit der Itemformulierung wirkt sich deutlich positiv auf den Rücklauf aus, d. h. die Fragen und die Antwortkategorien sind so einfach wie möglich zu formulieren.
- Ebenso erhöht eine gute Fragebogendramaturgie die Wahrscheinlichkeit, den Fragebogen ausgefüllt zu bekommen.
- Des Weiteren ist die Länge des Fragebogens zu beachten: nicht zu kurz (Studie könnte als unbedeutend erachtet werden), aber auch nicht zu lang (da sonst die Abbruchquote ansteigt),

Die meisten Autor*innen nennen keine konkreten Zeitangaben, meistens wird empfohlen, den Fragebogen „kurz" zu halten (vgl. Welker et al. 2005). Wie von Chudoba (n. d.) exploriert, verbringen Studienteilnehmer*innen bei längeren Befragungen nicht mehr Zeit mit jeder Einzelfrage, sondern teilen die gesamte Beantwortungszeit auf die Fragen auf. Das heißt, es kommt zum oberflächlicheren Beantworten und zum „Speeding" durch den Fragebogen (Chudoba n. d.). Wann dieser Effekt auftritt, ist immer abhängig von der Art der Erhebung, dem Sample und der Beziehung des/der Befragenden zu den Teilnehmer*innen.

▶ Als Faustregel können 15–25 Fragen und max. 10 min Zeitaufwand genannt werden.

In der Literatur finden sich verschiedenste Methoden, um die Rücklaufquote zu verbessern, es sei hier zum Beispiel auf Babbie (2021), Döring und Bortz (2016) oder Anseel et al. (2010) verwiesen.

7.3.1.11 Sichtung der Daten, Datenbereinigung und Umcodierung

Sollte die Befragung online durchgeführt worden sein, muss entweder aus der eigenen Webapplikation (z. B. LimeSurvey www.limesurvey.org) oder des jeweiligen Umfrageanbietenden (z. B. SoSci, www.soscisurvey.de oder Survey-Monkey, surveymonkey.de) ein Datenfile exportiert werden. Zu empfehlen sind gebräuchliche Formate wie Excel (*.xls bzw. *.xlsx),

Libreoffice Calc (*.ods), ein tabellenkalkulations-unabhängiges Format wie Comma Separated Values (*.csv) oder das SPSS-Format (*.sps). Bei Paper-Pencil-Surveys werden die Daten üblicherweise per Hand in ein Datenfile eingegeben.

▶ Bei SPSS ist es für den Import des Datenfiles notwendig, im Syntax-Editor entweder mittels *Ausführen → Alle* die Daten zu importieren oder die gesamte Syntax per *Strg-T + A* zu markieren und dann auf den grünen Pfeil (Auswahl ausführen) zu klicken (Abb. 7.18).

Danach kann zur Fehlerkontrolle der Daten übergegangen werden.

Folgende typische Fehler gilt es zu beachten:

• Liegen Werte außerhalb der vorgesehenen Codierung?
• Sind Werte nicht plausibel (z. B. ein 123-Jähriger)?
• Bestehen Widersprüche zwischen Datenfeldern (Beruf „Wissenschaftler*in", höchster Ausbildungsabschluss „Volksschule")?
• Gibt es leere Felder (online: vorausgesetzt, es wurde das Überspringen von Fragen erlaubt)?

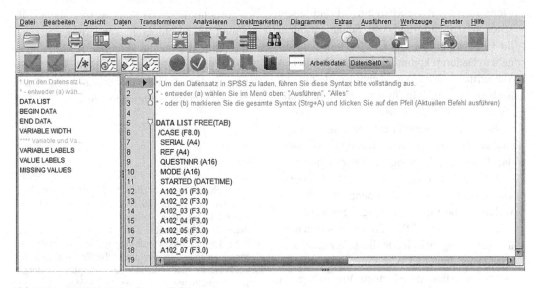

Abb. 7.18 SPSS Statistics Syntax Editor

Die sauberste Methode, mit kompromitierten Datensätzen umzugehen, ist der vollständige Ausschluss aus der Befragung. Dadurch kann es aber zu einem erheblichen Verlust von Datensätzen kommen. Für den Umgang mit fehlenden Werten gibt es erweiterte Methoden, die im Folgenden beschrieben werden.

7.3.1.11.1 Umgang mit fehlenden Werten

Als ersten Schritt gilt es zu klären, ob das Nichtbeantworten dem Zufallsprinzip folgt oder ob ein systematisches Bias damit verbunden ist. Fehlende Werte bei Fragebögen gehen häufiger darauf zurück, dass die betreffende Person die Frage entweder als zu persönlich empfunden hat oder sich nicht in der Lage gefühlt hat, sie adäquat zu beantworten.

▶ Fehlende Werte stellen dann eine Bedrohung für die Integrität der Daten dar, wenn das Auslassen von Fragen nicht zufällig erfolgt, sondern mit dem untersuchten Thema oder einem anderen zugrunde liegenden Faktor in Zusammenhang steht und dadurch ein systematischer Bias entsteht.

Beispiel

Menschen mit niedrigem Einkommen scheuen sich aufgrund von Schamgefühlen, ihr Einkommen bei einer Befragung preiszugeben. Dadurch kommt es zu einer deutlichen Verzerrung des Durchschnittseinkommens nach oben (vgl. http://marktforschung.wikia. com/wiki/Fehlende_Werte).

Eine Sonderform der fehlenden Werte stellen die sogenannten „meaningless data" dar. Hier handelt es sich um bedeutungslose Daten, die entweder zufällig, nicht aufmerksam oder absichtlich täuschend im Antwortverhalten von Internet-Befragungen auftreten. Wie von Leiner (2016, 2019) experimentell überprüft zeigen sich für die Erkennung solcher Daten fehlende Werte als schwacher Indikator, um diese zu erkennen. Vielmehr zeigt sich die Identifikation von „Straightliners",

d.h. Personen die immer die selbe Position innerhalb einer Skala verwenden, hingegen als aussagekräftiger Indikator für bedeutungslose Daten in den Antworten. Ebenso zeigt sich eine deutlich schnellere Beantwortung der Fragen, als dies realistisch möglich ist („speeding"), als aussagekräftiger Indikator. Die Beantwortungsdauer (questionaire completition time) zeigt sich als reliabelster Faktor um meaningless data herauszufinden[14]. Als Ausnahmen nennt Leiner einerseits, wenn Teilnehmer*innen bewusst falsche Angaben vortäuschen (Leiner 2016) oder anderseits, dass von den Teilnehmer*innen Informationen zur Beantwortung erst gesucht werden müssen oder Expert*innen im Sample die Fragen wirklich schneller beantworten können (Leiner 2019). ◀

Es gibt 3 mögliche Umgangsformen mit fehlenden Daten:

7.3.1.11.1.1 Fallausschluss

- Unvollständige Datensätze werden komplett aus der Analyse ausgeschlossen (listenweiser Ausschluss). Nachteil: Bei kleineren Fallzahlen ist die Reduktion der Stichprobengröße bis zur Unbrauchbarkeit möglich.
- Fall- bzw. paarweiser Ausschluss („pairwise deletion"): die Fälle werden nicht prinzipiell ausgeschlossen, sondern jeweils nur die Fälle, die für die aktuellen Berechnungen keine Werte aufweisen. Nachteil: Die Statistiken können auf unterschiedlichen Stichproben von Beobachtungen basieren.

---

[14] Bezüglich des zu verwendenden Schwellwertes (threshold) berechnet Leiner (2016, 2019) einen Cut-Off, der sich beim der 2-fachen relative completion speed des Medians der Completion Time des Samples befindet. Manche Online-Surveytools legen hier beispielsweise eigens einen Index an, der direkt die Relation zwischen Einzeldatensatz und Median des Samples wiedergibt (z.B: https://www.soscisurvey.de/help/doku.php/en:results:variables).

7.3.1.11.1.2 Ersatzwertverfahren

Beim Ersatzwertverfahren werden die fehlenden Werte beispielsweise durch die Mittelwerte der jeweiligen Variablen ersetzt. Dieses Verfahren ist einfach durchzuführen, hat aber den Nachteil, dass es zu Verzerrung der wahren Verteilung kommen kann bzw. dass es durch die Mittelwerte zur Unterschätzung von Zusammenhängen und Varianz kommen kann.

7.3.1.11.1.3 Algorithmische Modelle

Statistisch korrekter ist die Anwendung von algorithmischen Modellen, um eine Schätzung der fehlenden Werte anhand der vorhandenen Werte vorzunehmen (vgl. Schafer und Graham 2002). Diese Modelle sind allerdings deutlich komplexer in der Anwendung. Eine weitere Möglichkeit des Umgangs mit fehlenden Werten ist die Verwendung des Rasch-Modells, das fehlende Werte in seinen Modellaufbau miteinbezieht.

▶ Software-Tipp: NORM („software for multiple imputation"): simulationsbasierender Ansatz um fehlende Werte zu berechnen (https://scholarsphere.psu.edu/resources/3c1aca93-fd86-4572-b60e-2c4752444177), ein User Guide kann ebenfalls über den Link bezogen werden.

7.3.1.11.2 Erkennen von Item- oder Antwortbias

Bühner (2006, S. 71) stellt fest, dass selbst eine sorgfältige Itemkonstruktion nicht vor dem Auftreten eines Antwort- oder Itembias schützt. Unter Bias wird laut Osterlind (1983, S. 10) der „systematische Fehler im Prozess des Messens"[15] verstanden. Im vorhergehenden Abschnitt wurde bereits eine Ursache des Bias beschrieben, das Antwortbias, das aus dem Bedürfnis der Teilnehmenden nach sozialer Erwünschtheit (Paulhus 1991) oder Akquieszenz entsteht. Die am weitesten entwickelte Technik,

um mit Antwort- oder Itembias statistisch umzugehen, stellt die Rasch-Analyse dar.

7.3.1.11.3 Arbeiten mit dem Datensatz

Wenn schließlich der Datensatz bereinigt ist, ist es oftmals notwendig, entweder neue Variablen zu bilden, Variablenwerte umzucodieren oder Variablen zusammenzufassen.

7.3.1.11.3.1 Löschen von Variablen

Es ist wichtig, das Datenfile nach dem Import in SPSS Statistics oder Microsoft Excel/LibreOffice Calc zu überprüfen. Gerade wenn die Umfragesoftware nicht selbst programmiert wurde, kommt es oft vor, dass die Umfrageanbieter Variablen in das Datenfile exportieren, die nicht von den Forschenden/Studierenden angelegt wurden. Als Beispiel ist in Abb. 7.19 zu sehen, dass ein Export aus dem Programm SoSciSurvey nicht nur die essenziellen Variablen wie „case number" oder die Fragebogenantworten exportiert hat, sondern auch Variablen wie MODE belegt mit dem Wert „interview", oder SERIAL und REF ohne Belegung etc. hinzugefügt hat. Sofern diese Daten nicht gebraucht werden, können sie problemlos gelöscht werden (Abb. 7.19).

▶ Tipp: Immer das Datenfile unter einem neuen Namen speichern, wenn Variablen gelöscht oder ersetzt werden. So kann im Notfall bei Fehleingaben immer noch auf das Ursprungsfile zurückgegriffen werden!

7.3.1.11.3.2 Umcodierung in eine neue Variable mit SPSS

SPSS bietet die Funktion *Umcodieren in andere Variable*.

Beispiel

Die bestehende Variable *Alter*, die in Jahren im Datensatz vorliegt, soll in Altersklassen überführt werden:

- Transformieren → *Umcodieren in andere Variable* (nicht die Option Umcodieren in dieselbe Variable nehmen!)

---

[15] „Bias is defined as a systematic error in the measurement process."

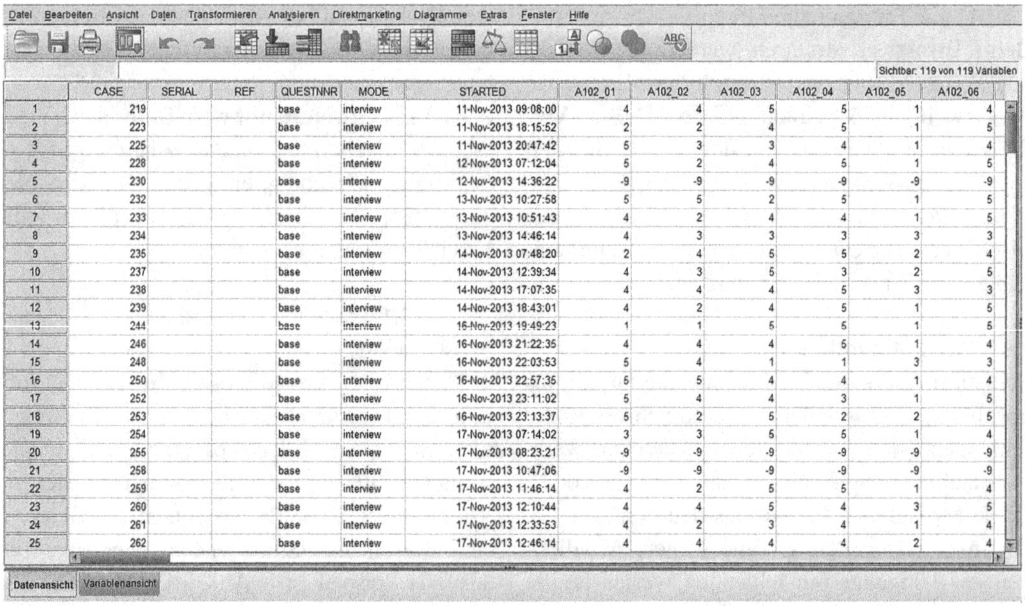

Datei Bearbeiten Ansicht Daten Transformieren Analysieren Direktmarketing Diagramme Extras Fenster Hilfe

Sichtbar: 119 von 119 Variablen

	CASE	SERIAL	REF	QUESTNNR	MODE	STARTED	A102_01	A102_02	A102_03	A102_04	A102_05	A102_06
1	219			base	interview	11-Nov-2013 09:08:00	4	4	5	5	1	4
2	223			base	interview	11-Nov-2013 18:15:52	2	2	4	5	1	5
3	225			base	interview	11-Nov-2013 20:47:42	5	3	3	4	1	4
4	228			base	interview	12-Nov-2013 07:12:04	5	2	4	5	1	5
5	230			base	interview	12-Nov-2013 14:36:22	-9	-9	-9	-9	-9	-9
6	232			base	interview	13-Nov-2013 10:27:58	5	5	2	5	1	5
7	233			base	interview	13-Nov-2013 10:51:43	4	2	4	4	1	5
8	234			base	interview	13-Nov-2013 14:46:14	4	3	3	3	3	3
9	235			base	interview	14-Nov-2013 07:48:20	2	4	5	5	2	4
10	237			base	interview	14-Nov-2013 12:39:34	4	3	5	3	2	5
11	238			base	interview	14-Nov-2013 17:07:35	4	4	4	5	3	3
12	239			base	interview	14-Nov-2013 18:43:01	4	2	4	5	1	5
13	244			base	interview	15-Nov-2013 19:49:23	1	1	5	5	1	5
14	246			base	interview	16-Nov-2013 21:22:35	4	4	4	5	1	4
15	248			base	interview	16-Nov-2013 22:03:53	5	4	1	1	3	3
16	250			base	interview	16-Nov-2013 22:57:35	5	5	4	4	1	4
17	252			base	interview	16-Nov-2013 23:11:02	5	4	4	3	1	5
18	253			base	interview	16-Nov-2013 23:13:37	5	2	5	2	2	5
19	254			base	interview	17-Nov-2013 07:14:02	3	3	5	5	1	4
20	255			base	interview	17-Nov-2013 08:23:21	-9	-9	-9	-9	-9	-9
21	258			base	interview	17-Nov-2013 10:47:06	-9	-9	-9	-9	-9	-9
22	259			base	interview	17-Nov-2013 11:46:14	4	2	5	5	1	4
23	260			base	interview	17-Nov-2013 12:10:44	4	4	5	4	3	5
24	261			base	interview	17-Nov-2013 12:33:53	4	2	3	4	1	4
25	262			base	interview	17-Nov-2013 12:46:14	4	4	4	4	2	4

Datenansicht   Variablenansicht

Abb. 7.19 Bereinigung eines Datenfiles vor dem Import in SPSS Statistics oder Microsoft Excel/LibreOffice Calc

- Auswahl der Variable *Alter* mit blauen Pfeil auswählen
- neuen Variablennamen vergeben (die alte Variable wird dann nicht überschrieben!)
- Ausgabevariable *Altersklasse*
- Alter → Altersklasse
- Klick auf Button *Ändern*

Wie umcodiert wird, bestimmt der Button *Alte und neue Werte*

- Rubrik *Alte Werte, Bereich, kleinster bis Wert:* in der Box den *Wert* 19 eintragen
- Rubrik *Neuer Wert:* in der Box *Wert 1* eintragen
- Dadurch werden alle Werte, die kleiner als 19 sind, in die Kategorie 1 überführt
- Rubrik *Alte Werte, Bereich* 20 bis 65
- Rubrik *Neuer Wert:* in der Box *Wert 2* eintragen
- Alle Werte, die zwischen 20 und 65 liegen, werden in die Kategorie 2 zusammengefasst
- Rubrik *Alte Werte, Bereich, Wert bis größter:* hier in der Box den Wert 66 eintragen
- Rubrik *Neuer Wert:* in der Box den *Wert 3* eintragen

- So werden alle Werte, die größer als 65 sind, der Kategorie 3 zugeordnet
- Abschließend mit Button *Weiter* bestätigen
- Danach Button *Einfügen* anklicken, um die neue Variable zu erstellen

Es empfiehlt sich, gleichzeitig den neuen nummerischen Kategorien auch Wertelabels[17] zu vergeben.

Beispiel: 1 = unter 19, 2 = zwischen 20 und 65, 3 = älter als 65 ◄

Immer wenn in die Datenmasken von SPSS Werte eingegeben werden, erstellt SPSS automatisch die passende SPSS-Syntax. In SPSS-Syntax schaut das obige Beispiel so aus:

- lowest thru 19 → 1
- 20 thru 65 → 2
- 66 thru highest → 3

7.3.1.11.3.3 Umcodierung von Zahlenwerten mit Excel

Auch Excel ermöglicht es, Werte umzuwandeln, hierfür bietet sich die Wenn-Funktion an. Die

---

[17] SPSS-Syntax: value labels.

selben Formeln können auch mit LibreOffice Calc[18] verwendet werden.

Beispiel

Umwandlung des Wertes 2 in 4 und 5 in 1
=WENN(A2=2;4;WENN(A2=5;1)) ◄

Beispiel

Und um Excel anzuweisen, andere Werte außer 2 und 5 nicht zu verändern, ergänzt man um eine passende Bedingungsanweisung, was bei Nicht-Zutreffen der vorherigen Abfragen passieren soll. In diesem Fall den Wert ohne Umwandlung einzutragen:
= W E N N (A 2 = 2 ; 4 ; WENN(A2=5;1;A2))
Wichtig: Einzelne Werte in Formeln sind bei Excel immer durch das Semikolon ; getrennt! ◄

Die einfachste Möglichkeit, in Excel Variablen in Kategorien umzucodieren, stellt die Transformierung mittels der WENN-Funktion dar. So ist es ebenfalls möglich, eine Wertereihe in Kategorien zu unterteilen.[16]

Beispiel

Das Alter (in Jahren) in der Spalte A wird in Gruppen mit einer 10-Jahres-Range transformiert:
=WENN(A3>=50; „50   und   darüber";WENN(A3>40;   „40–49";WENN (A3>30; „30–39";WENN(A3>20; „20–29"; WENN(A3>10; „10–19"; „keine Zuordnung"))))) ◄

Sollten Zahlenwerte auftauchen, die nicht definiert wurden, sollte eine Kategorie, wie zum

Beispiel „keine Zuordnung" vergeben werden. Diese Kategorie wird dann vergeben, wenn keine der vorherigen Kategorien zutrifft. Im Beispiel oben sollte beispielsweise kein Alter unter 10 Jahren liegen, hier würde automatisch der Wert „keine Zuordnung" eingefügt werden.

7.3.1.11.3.4 SPSS-Auswertungen von Teilgruppen

Zusätzlich bietet SPSS auch die Möglichkeit, Auswertungen auf Teilgruppen zu beschränken. Beispielsweise ist oft das Antwortverhalten abhängig vom biologischen Geschlecht von Interesse. SPSS bietet folgende Möglichkeit:

- Daten → Datei aufteilen → Ausgabe nach Gruppen aufteilen
- Gruppen basierend auf: in die Box die Variable *Geschlecht* einfügen
- Syntax mit Klick auf grünen Pfeil ausführen

Ab diesem Zeitpunkt werden alle Berechnungen in SPSS nach den vorher definierten Kriterien getrennt durchgeführt. Um zum Beispiel den Mittelwerte zu berechnen: Diese werden ab nun automatisch jeweils für Frauen und für Männer des Datenfiles berechnet.

Zusätzlich bietet der Pfad *Daten → Fälle* auswählen → *Falls Bedingung zutrifft* die Möglichkeit, die Auswertung auf bestimmte Bedingungen einzuschränken, d. h. zu filtern:

- *Falls Bedingung zutrifft* → Button *Falls …* anklicken
- Als Variable *Bundesland* angeben und das gewünschte Wertelabel wählen

SPSS bezieht nun nur Datensätze aus dem ausgewählten Bundesland in die Auswertung ein, wieder getrennt nach Frauen und Männern.

7.3.1.11.3.5 Excel-Auswertungen von Teilgruppen

In Excel bietet sich abermals an, die Funktion „Wenn" zu verwenden. Es empfiehlt sich, pro Kategorie eine neue Spalte zur Berechnungen zu wählen und mittels Wenn-Funktion die Werte in diese zu überführen. Am Beispiel des Excel-Files

---

[16] Komplexere Umcodierungen lassen sich mittels der Excel-Funktion SVERWEIS gestalten, für die aber das Anlegen einer eigenen Datenmatrix an einer anderen Stelle des Datenblattes erforderlich ist.

[18] Excel-Macros sind allerdings nicht kompatibel.

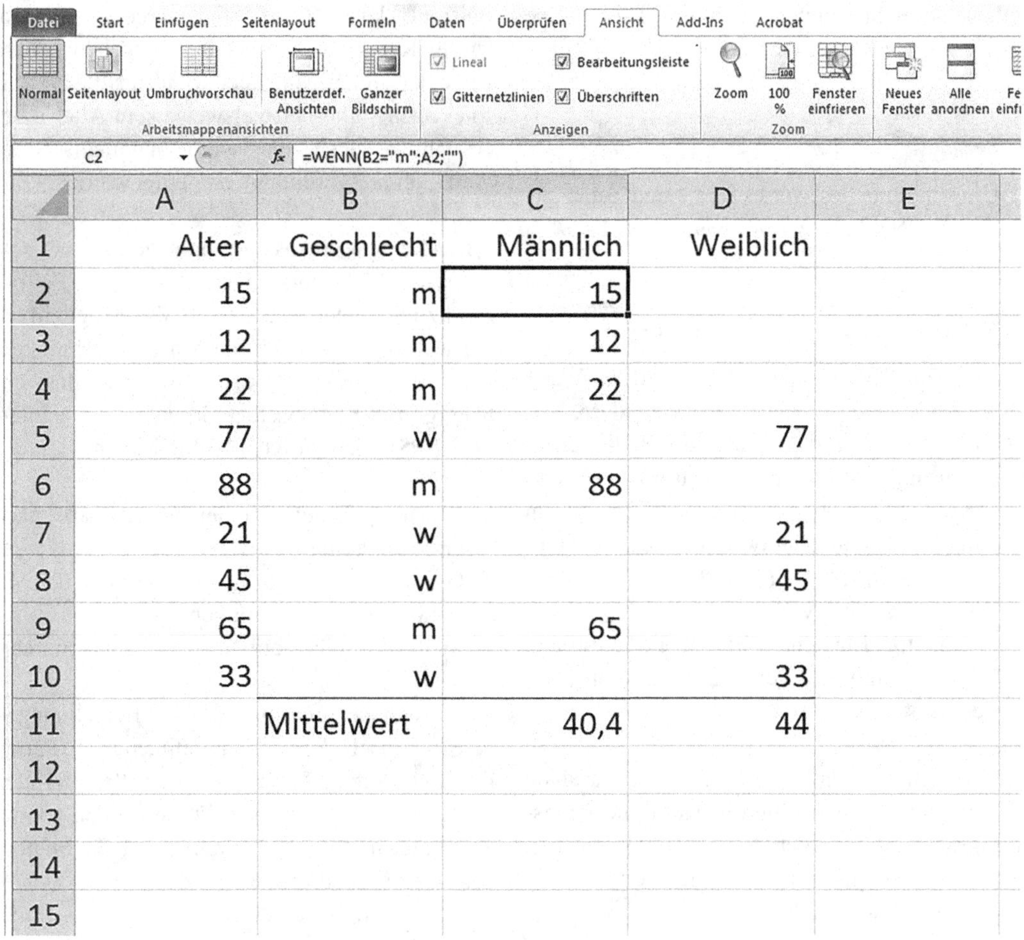

Datei	Start	Einfügen	Seitenlayout	Formeln	Daten	Überprüfen	Ansicht	Add-Ins	Acrobat

Normal | Seitenlayout | Umbruchvorschau | Benutzerdef. Ansichten | Ganzer Bildschirm | ☑ Lineal ☑ Gitternetzlinien | ☑ Bearbeitungsleiste ☑ Überschriften | Zoom | 100 % | Fenster einfrieren | Neues Fenster | Alle anordnen | Fe einfi

Arbeitsmappenansichten | Anzeigen | Zoom

C2   ▾ f_x =WENN(B2="m";A2;"")

▲	A	B	C	D	E
1	Alter	Geschlecht	Männlich	Weiblich	
2	15	m	15		
3	12	m	12		
4	22	m	22		
5	77	w		77	
6	88	m	88		
7	21	w		21	
8	45	w		45	
9	65	m	65		
10	33	w		33	
11		Mittelwert	40,4	44	
12					
13					
14					
15					

Abb. 7.20 Datentransformation mithilfe von Microsoft Excel

in Abb. 7.20 sind in Spalte A das Alter und in Spalte B das biologische Geschlecht der Studienteilnehmer*innen vermerkt (als Werte m und w). Eine Transformierung schreibt mittels Wenn-Funktion das Alter der männlichen Teilnehmer in Spalte C [=WENN(B2=„m“;A2;““)] und das der weiblichen in Spalte D [=WENN(B2=„w“;A2;““)].

▶ Excel verlangt, dass Text in Feldern im Gegensatz zu Zahlen für Vergleiche immer zwischen Anführungsstriche gesetzt wird. B2=w ohne Anführungszeichen würde eine Fehlermeldung (# NAME) bewirken. Daher: B2=„w“.

Nach erfolgter Transformation steht nun in Spalte C nur mehr das Alter der männlichen Probanden und in Spalte D das Alter der weiblichen. Wie am Beispiel des Mittelwerts zu sehen ist, können basierend auf diesen Werten nun weitere teilgruppenspezifische Berechnungen erfolgen (Abschn. 7.4).

7.3.1.12 Auswertung der Daten
Wie bereits im vorherigen Absatz erkennbar, folgt die Auswertung der Daten von Fragebogenstudien den gebräuchlichen Auswertungsverfahren der Statistik (Abschn. 7.4). Die Auswertungen umfassen üblicherweise deskriptive Statistiken der Gesamtstichprobe

und der Teilgruppen. Doch auch alle anderen Methoden der induktiven Statistik können abhängig vom Skalenniveau durchgeführt werden. Einen Sonderfall stellt die Fragebogenauswertung mit dem Rasch-Modell dar.

7.3.1.13 Stärken und Schwächen

Fragebögen ermöglichen es, mit vergleichsweise geringem finanziellem und zeitlichem Aufwand viele Menschen zu einem Thema zu befragen. Wie bereits erwähnt, ist bei gleichem Einsatz der Mittel durch ein Fragebogendesign eine größere Stichprobe zu realisieren, als dies mit anderen Erhebungsmethoden möglich ist. Umfragedesigns eigenen sich, um Beobachtungen zu überprüfen, im Speziellen im Zusammenhang mit der Prognose, der Diagnose, den Frequenzen und der Ätiologie von Phänomenen und Outcomes.

Der Fragebogen hat den Vorteil, dass er die Teilnehmenden zeitlich nicht unter Druck setzt und diese ihre Antworten in Ruhe überlegen können. Sowohl Online- als auch Paper-Pencil-Befragungen können meistens in der gewohnten Umgebung durchgeführt werden und stellen dadurch weniger Stress für die Proband*innen dar. Zusätzlich ist bei Fragebögen die im Rahmen des Forschungsprojekts zugesicherte Anonymität den Teilnehmenden leichter verständlich zu machen als beispielsweise bei einem Experiment, das physische Anwesenheit erfordert.

Die Nachteile der Methode des Fragebogens liegen in der Reduktion auf die rein schriftliche Fragenpräsentation. Hier hat die Lesekompetenz der Proband*innen einen starken Einfluss auf das Verständnis der gestellten Fragen. Das Antwortverhalten wird ebenso rein auf den schriftlichen Ausdruck reduziert. Menschen mit niedrigerem Bildungsstand neigen hier eher zum Drop-out, dadurch kommt es oftmals zu einer systematischen Verschiebung, die durch die stärkere Präsenz von Menschen mit hohem Bildungsstand bedingt ist (Rücklaufbias).

Ein weiterer Nachteil des Fragebogens liegt in der hohen Beeinflussbarkeit der Ergebnisse durch die Proband*innen begründet, egal ob diese bewusst oder unbewusst erfolgt (Antworttendenzen). Es wird daher allgemein empfohlen,

anspruchsvolle Entscheidungen nicht alleine von Fragebogenergebnissen abhängig zu machen, sondern durch andere Methoden abzusichern.

Zusammenfassung

Der Fragebogen stellt eine kostengünstige und effektive Möglichkeit dar, hohe Fallzahlen im Rahmen eines Forschungsprojekts zu erlangen. Die Entscheidung, ob die Methode die geeignetste zur Beantwortung der jeweiligen Fragestellung ist, muss aber genau reflektiert werden und darf in keinem Fall nur unter dem Gesichtspunkt der Kosten getroffen werden. Bei der Erstellung eines Fragebogens müssen unterschiedlichste Gesichtspunkte beachtet werden, um nicht aufgrund von Item- und Antwortbias die Ergebnisgüte zu gefährden. Zusammenfassend gilt es, für eine gelungene Dramaturgie eines Fragebogens:

- gute Einstiegsfragen zu formulieren und
- die Fragensukzession zu beachten.

Und im Speziellen:

- Fragen in Themengruppen zusammenzufassen,
- Überschriften zu verwenden,
- Verzweigungsfragen zu nutzen und
- die Position der demografischen Fragen zu reflektieren.

Ausgehend von der Reihenfolge der Fragen sind immer auch mögliche beeinflussende Reihenfolgeeffekte auf die Antworten der Befragten zu reflektieren.

7.3.1.14 Zusätzliches Material

Auf https://link.springer.com findet sich eine allgemeine Checkliste, die eine grundsätzliche Überprüfung der wichtigsten Punkte im Rahmen des Fragebogendesigns abdeckt. Ergänzend zu diesem Dokument kann die Online-Checkliste mit relevanten Fragen für Online-Befragungen verwendet werden.

7.3.1.14.1 Webressourcen

- Tips for designing surveys – Cochrane Training: https://training.cochrane.org/sites/training.cochrane.org/files/public/uploads/4e.%20Survey%20design%20tips.pdf
- Appendix A – Pain/Discomfort Evaluation Tools der AMDA – the Society of Post-Acute and Long-Term Care Medicine: https://paltc.org/sites/default/files/hospiceinltc.pdf?msclkid=a976007fd07c11eca-0570e485573b1fe
- *Weitere Schmerzskalen (Zugriff über Thieme eRef):*
- Wetsch, Hinkelbein und Spöhr (2018) – Kapitel „Quantifizierung von Schmerzen" im Kurzlehrbuch „Anästhesie, Intensivmedizin, Notfallmedizin und Schmerztherapie": https://eref.thieme.de/ebooks/2313964?fromSearch=true&context=search#/ebook/_2313964/_SL86795843
- Striebel (2019) – Kapitel „Schmerzskalen" im Buch „Die Anästhesie": https://eref.thieme.de/ebooks/cs/_10016545?fromSearch=true&context=search#/ebook/_cs/_10016545/_/_11A344C0/_CD25/_42EC/_9254/_871C1DAD0AD1
- *Beispiele für standardisierte non-verbale Einschätzung von Schmerzen:*
- Berner Schmerzskala für Neugeborene in Baumann (2015): https://eref.thieme.de/ebooks/1549765?fromSearch=true&context=search#/ebook/_1549765/_SL64224792
- MOBID-2 Schmerzskala für Patient*innen mit Demenz nach Husebo et al.: https://www.katicares.com/wp-content/uploads/2017/06/MOBID/_Schmerzerfassung/_Erklaerung.pdf
- Split-Ballot-MTMM-Designs: https://www.sociometricresearchfoundation.com/split-ballot-mtmm-approach.html#:~:text=The%20Split%20Ballot%20MTMM%20Approach%20Although%20the%20classical,with%20less%20care%20the%20questions%20that%20are%20repeated.

- Kurzskala Soziale Erwünschtheit-Gamma von Kemper et al. (KSE-G) (2014): https://www.gesis.org/fileadmin/_migrated/content_uploads/KSE_G_Workingpaper_01.pdf?msclkid=9d0570cbcf9711ec8909fbc9d8200323 und https://doi.org/10.6102/zis186.

7.3.1.14.2 Praxisorientierte Literaturempfehlungen

- Rolf Porst: Fragebogen – ein Arbeitsbuch, 4. Auflage. VS Verlag für Sozialwissenschaften, Wiesbaden 2014
- Horst Otto Mayer: Interview und schriftliche Befragung, 4. Auflage. Oldenburg Verlag, München 2013

7.3.2 Bewegungsanalyse

Andreas Jocham und
Bernhard Guggenberger

Einleitung

Unter Bewegungsanalyse versteht man die strukturierte Untersuchung von Bewegungsabläufen, bei der eine Vielzahl an Untersuchungs- und Messmethoden zum Einsatz kommen kann. Bewegungsanalysen finden in unterschiedlichen Disziplinen und Berufsgruppen Anwendung, wie Sport- und Bewegungswissenschaft, Physio- und Ergotherapie, Humanmedizin sowie Orthopädietechnik. Bewegungsanalytische Untersuchungen werden sowohl im praktischen Arbeitsalltag als auch zur Beantwortung wissenschaftlicher Fragestellungen eingesetzt. Abhängig von der Fragestellung und den vorhandenen Ressourcen werden dabei unterschiedlichste Verfahren genutzt. Diese reichen von der Beobachtung mit dem freien Auge bis hin zur komplexen sensorischen Erfassung in hochspezialisierten Bewegungsanalyselaboren (Baker 2013; Götz-Neumann 2016; Ludwig 2015).

Innerhalb der Bewegungsanalyse nimmt die Analyse des menschlichen Ganges eine bedeutende Rolle ein. Dies liegt sowohl an der hohen Relevanz der Gehfähigkeit im Alltag als auch an der guten Vergleichbarkeit des Bewegungsmusters beim Gehen, da es sich zum einen um eine zyklische Bewegung handelt und zum anderen der physiologische Gang bei verschiedenen Individuen hohe Übereinstimmungen aufweist (Baker 2013). Aus diesem Grund werden im vorliegenden Kapitel einige Beispiele zum Einsatz der Techniken und Methoden in der Ganganalyse beschrieben.

7.3.2.1 Analoge Bewegungsanalyse

Im klinischen Alltag werden Bewegungsanalysen sowie im speziellen Ganganalysen üblicherweise mittels freiem Auge durch medizinisches Fachpersonal durchgeführt (Barker et al. 2006). Die Ergebnisse solch einer subjektiven Beurteilung zeigen nur eine moderate Reliabilität (Krebs et al. 1985), wobei die Erfahrung der Beobachter*innen diese erhöht (Viehweger et al. 2010). Für die Beantwortung wissenschaftlicher Fragestellungen erscheint eine derartige Herangehensweise jedoch zu ungenau. Zur Erfassung objektivierbarer Parameter kann die Beobachtung über einfache analoge Messmethoden, wie Weg-Zeit-Messungen (z. B. 10 m Walking Test), ergänzt werden (Götz-Neumann 2016).

7.3.2.2 Computerunterstützte Bewegungsanalyse

Um Bewegungsparameter objektiv erfassen zu können, kommen diverse Systeme zum Einsatz, die auf unterschiedlichen Technologien basieren (Abu-Faraj et al. 2015). Eine Differenzierung kann zwischen am Körper tragbaren und nicht am Körper tragbaren Systemen erfolgen. Die nicht am Körper tragbaren Systeme sind in der Umgebung der Proband*innen installiert und erfassen deren Bewegungen, wenn sie sich im Aufnahmebereich des Messinstruments bewegen. Diese Messsysteme können weiter in Bildverarbeitungssysteme (z. B. Kamerasysteme) sowie Systeme mit Bodensensoren (z. B. Kraft- oder Druckmessplatten) unterteilt werden. Auch wenn diese Messinstrumente teilweise an unterschiedlichen Orten eingesetzt werden können, liegt während der Messung eine Ortsgebundenheit vor, da sie sich

nicht mit den Proband*innen mitbewegen. Dies führt zu einer Beschränkung auf ein definiertes Messareal und somit zu einer Limitation des erfassbaren Bereiches. Im Gegensatz dazu sind am Körper tragbare Systeme während der Messung nur bedingt ortsgebunden, was Messungen in anderen Situationen und Umgebungen (z. B. im Freien oder bei Alltagsaktivitäten) bzw. über längere, durchgehende Gehstrecken ermöglicht. Dazu zählen unter anderem Elektrogoniometer, inertiale Messeinheiten, in den Schuhen platzierte Drucksensoren sowie Elektromyografie-Systeme (Muro-de-la-Herran et al. 2014). Eine weitere Form der Einteilung lässt sich anhand der von den Messgeräten erfassten Parameter vornehmen. Diese lassen sich in kinematische, kinetische sowie elektromyographische Messmethoden unterteilen (Götz-Neumann 2016).

7.3.2.2.1 Kinematische Messverfahren

Die Kinematik beschreibt, wie sich der Körper im räumlichen und zeitlichen Ablauf bewegt. Um diese Bewegungen darzustellen, werden folgende Messgrößen verwendet (Gollhofer und Müller 2009):

- Ortskoordinaten, Längen, Wege (in Meter)
- Zeit, Zeitdauer (in Sekunden)
- Frequenz (in Hertz)
- Winkel (in Grad)
- Geschwindigkeiten (in Meter pro Sekunde)
- Beschleunigungen (in Meter pro Sekunde zum Quadrat)

Die Bewegungsanalyse mittels 2D-Videoanalyse stellt eine technisch wenig aufwendige Möglichkeit dar, um die Stellungen von Segmenten und Winkelverläufe zu beurteilen (Harvey und Gorter 2011; Schurr et al. 2017). Bei der Durchführung der Videoaufnahmen sind einige Aspekte bezüglich Ausstattung und Handhabung zu beachten. Der Bereich, in dem die Videoaufnahmen gemacht werden, sollte möglichst gut ausgeleuchtet sein. Um relevante Details erfassen zu können, sollte die Kamera über eine hohe örtliche Auflösung (Anzahl der Bildpunkte bezogen auf die Fläche) verfügen. Um schnellere Bewegungskomponenten adäquat erfassen zu können, sollte außerdem auf eine ausreichende zeitliche Auflösung (Anzahl der Bilder pro Sekunde) bzw. eine kurze Belichtungsdauer geachtet werden. Die verwendeten Kameras sollten fix auf Stativen montiert und im rechten Winkel zur erfassten Bewegungsebene ausgerichtet werden, um Parallaxenfehler gering zu halten. Bei Parallaxenfehlern handelt es sich um Beobachtungsfehler, die durch den Blickwinkel entstehen. Im Idealfall werden die untersuchten Personen von zumindest zwei Kameras synchron gefilmt, wobei eine Kamera die Sagittalebene und die andere die Frontalebene erfasst (Baker 2013). Häufig werden Videoaufnahmen als Unterstützung der beobachtenden Ganganalyse eingesetzt, da Standbilder und Zeitlupenfunktion die Beurteilung erleichtern können (Götz-Neumann 2016). Mittels Computer-Vision-Ansätzen können bei entsprechender Rechenleistung Gangparameter aus 2D-Videoaufnahmen automatisiert erfasst (siehe Abb. 7.21) und abhängig von der Anzahl der erfassten Kameraperspektiven mit solchen Verfahren aus 2D-Videoaufnahmen auch 3D-Daten berechnet werden. Eine weitere Möglichkeit, die Gelenkswinkelverläufe automatisiert zu erfassen, ist ein über dem jeweiligen Gelenk angebrachtes Elektrogoniometer (Abu-Faraj et al. 2015; Muro-de-la-Herran et al. 2014).

Marker-basierte, optoelektronische 3D-Bewegungsanalysesysteme stellen aufgrund ihrer hohen Messgenauigkeit aktuell den Goldstandard bei der Erhebung kinematischer Daten dar (van der Kruk und Reijne 2018). Hierfür kommen reflektierende, kugelförmige Marker zum Einsatz, die an definierten Stellen des Körpers angebracht werden (siehe Abb. 7.22).

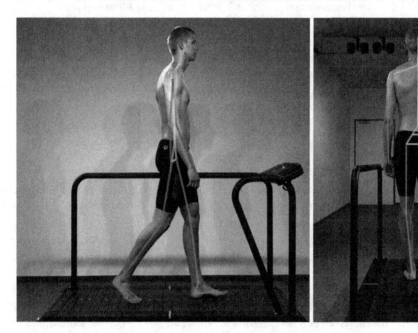

Abb. 7.21 2D-Videoanalyse beim Gehen am Laufband mit automatisierter Marker-loser Erfassung von Körpersegmenten. (Mit freundlicher Genehmigung der CONTEMPLAS GmbH)

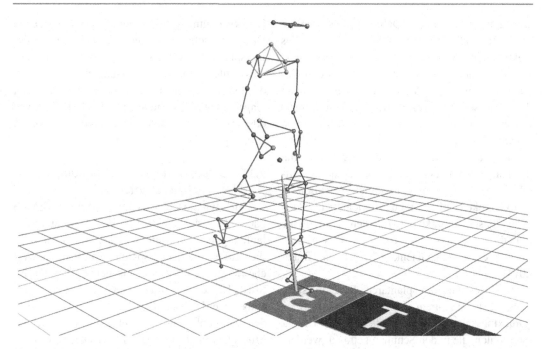

Abb. 7.22 Mittels optoelektronischen 3D-Bewegungsanalysesystem beim Gehen erfasstes Marker-Modell. In der Abbildung sind des Weiteren Kraftmessplatten sowie der damit erfasste Vektor der Bodenreaktionskraft dargestellt. (Mit freundlicher Genehmigung der Vicon Motion Systems Ltd)

Abhängig von der Fragestellung kommen dabei verschiedene Modelle zum Einsatz, die sich in Anzahl und Lokalisation der Marker unterscheiden. Mehrere spezielle Kameras, die auf das Koordinatensystem des Raumes kalibriert werden, strahlen Infrarotlicht aus und erfassen das von den Markern reflektierte Licht. Um die dreidimensionale Position eines Markers im Raum zu bestimmen, muss dieser von mindestens zwei Kameras erfasst werden. Abhängig von der Anzahl der Kameras variiert die Größe des erfassbaren Raumvolumens (Abu-Faraj et al. 2015; Baker 2013; Götz-Neumann 2016). Neben reflektierenden Marken können auch sogenannte aktive Marker, die mittels Leuchtdioden infrarotes Licht aussenden, eingesetzt werden (Abu-Faraj et al. 2015). Durch fortschreitende Miniaturisierung von Sensoren und der dazugehörigen Elektronik in den letzten Jahren gewinnen auf inertialen Messeinheiten basierende Systeme zur Erfassung kinematischer Bewegungsdaten immer mehr an Bedeutung (Kobsar et al. 2020). Unter inertialen Messeinheiten versteht man Sensoren, die durch eine Kombination von Ac-

celerometer und Gyroskop (häufig um Magnetfeldsensoren ergänzt) lineare Beschleunigungen und Drehraten erfassen können.

7.3.2.2.2 Kinetische Messverfahren

Die Kinetik beschreibt in der Bewegungsanalyse Kräfte, Momente und Leistungen, die auf den Körper wirken. Um die bei Bewegung entstehenden Kräfte zu erheben, kommen Kraft- und Druckmesssensoren zum Einsatz, die je nach Fragestellung unterschiedlich eingesetzt werden können (Gollhofer und Müller 2009).

Vor allem die Bodenreaktionskraft hat in der Bewegungsanalyse eine hohe Relevanz. Dabei handelt es sich um die Kraft, die zwischen dem Untergrund und der Extremität, die Bodenkontakt hat, wirkt. Zur Messung der dreidimensionalen Bodenreaktionskraft sowie deren Kraftangriffspunkt werden für Ganganalysen in der Gehstrecke (siehe Abb. 7.22) oder in Laufbändern verbaute Kraftmessplatten eingesetzt. Die Erfassung der Kräfte erfolgt dabei abhängig von der Bauart über piezoelektrische Sensoren, die bei Belastung ein elektrisches Signal erzeugen, oder über Dehnungsmessstreifen, die auftretende Kräfte über Veränderungen des elektrischen Widerstandes des Sensors messen (Perry und Burnfield 2010). Die in den Gelenken auftretenden Momente werden anhand der gemessenen Bodenreaktionskraft in Kombination mit kinematischen Daten (die z. B. von einem 3D-Bewegungsanalysesystem erhoben werden), unter Berücksichtigung der Masse und der Trägheitsmomente der Körpersegmente, mittels inverser Dynamik berechnet. Aus den in den Gelenken auftretenden Momenten und den Winkelgeschwindigkeiten, mit denen Segmente um ihre Gelenksachse rotieren, lassen sich Leistungen in den Gelenken berechnen (Baker 2013).

Zur Messung des plantaren Drucks (siehe Abb. 7.23) kommen Druckmessplattformen (Druckmessplatten bzw. -matten) oder Druckmesssohlen, die in den Schuhen getragen werden, zum Einsatz. Druckmessplatten werden ebenerdig in der Gehstrecke oder in Laufbändern integriert. Druckmessmatten werden im Gegensatz dazu auf den Boden gelegt. Die Messungen werden üblicherweise barfuß durchgeführt (Muro-de-la-Herran et al. 2014). Zur Beurteilung der Druckverhältnisse in Schuhen werden flexible Druckmesssohlen verwendet. Sowohl bei Druckmessplatten bzw. -matten als auch bei Druckmesssohlen können unterschiedliche Sensordichten sowie verschiedene Arten von Sensoren eingesetzt werden, die auf resistiven, kapazitiven oder piezoelektrischen Messprinzipien basieren (Ludwig 2015).

7.3.2.2.3 Messverfahren zu Erhebung der Muskelaktivität

Mittels dynamischer Elektromyografie (EMG) kann die Muskelaktivität bei Bewegungsabläufen gemessen werden. Dies geschieht über die Aufzeichnung der Spannungspotentiale, welche durch die elektrochemischen Aktivitäten im Muskel erzeugt werden (Götz-Neumann 2016). Dabei werden detaillierte Informationen über den Zeitpunkt und die relative Intensität der Muskelaktivität erfasst. EMG-Daten ermöglichen jedoch keine Aussage über die Muskelkraft, ob der Muskel willkürlich kontrahiert wird sowie ob es sich um isometrische, konzentrische bzw. exzentrische Muskelkontraktionen handelt. Für die Erfassung von EMG-Signalen kommen Oberflächen- oder Dünndrahtelektroden zum Einsatz. Oberflächenelektroden werden auf der Haut über der Zielmuskulatur platziert. Vorteile von Oberflächenelektroden sind, dass sie nicht invasiv und relativ einfach zu applizieren sind und damit die Aktivität von Muskelgruppen gemessen werden kann. Nachteile dieser Elektroden sind, dass es damit nur bedingt möglich ist, die Aktivitäten spezifischer Muskeln zu erfassen, und dass es zu Überlagerungen von Signalen von benachbarten Muskeln (Cross-talk) kommen kann. In Situationen, in denen die Messung der Aktivität spezifischer oder tiefliegender Muskeln erforderlich ist, finden Dünndraht-Elektroden Anwendung. Dafür wird eine dünne Injektionsnadel mit einem Paar feiner Drahtelektroden in den zu untersuchenden Muskel eingeführt. Nachdem die Nadel herausgezogen wird, verbleiben die Drahtelektroden für die Dauer der Messung im Muskel. Das EMG-Rohsignal kann entweder direkt analysiert oder für die Analyse weiterverarbeitet werden (Abu-Faraj et al. 2015; Baker 2013).

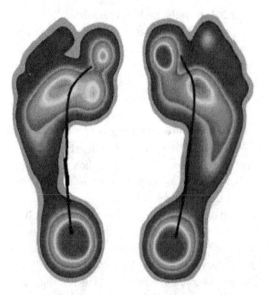

Abb. 7.23 Darstellung der Druckbelastung unter der Fußsohle beim Gehen über eine Druckmessplatte. (Mit freundlicher Genehmigung der Zebris Medical GmbH)

Eine synchrone Datenerfassung mittels verschiedener Messmethoden sowie eine gemeinsame Auswertung der Daten kann den Informationsgewinn bei Bewegungsanalysen deutlich erhöhen. In modernen Ganganalyselaboren hat sich daher eine Kombination aus Marker-basierten, optoelektronischen 3D-Bewegungsanalysesystemen zur Erfassung kinematischer Daten, Kraftmessplatten zur Erfassung kinetischer Daten sowie EMG-Systemen zur Erfassung elektromyographischer Daten etabliert (Perry und Burnfield 2010). Die Kombination dieser Messmethoden stößt aber an ihre Grenzen, wenn beispielsweise bestimmt werden soll, welche Kräfte in Gelenken wirken oder welche Kräfte von einzelnen Muskeln erzeugt werden. Vor allem Gelenkskräfte sind derzeit nur mit invasiven Methoden, wie zum Beispiel Sensorprothesen messbar (Bergmann et al. 2014).

7.3.2.2.4 Muskuloskelettale Modelle

Muskuloskelettale Modelle ermöglichen es, unter Zuhilfenahme von bewegungsanalytischen Daten, nicht messbare biomechanische Parameter zu berechnen (Seth et al. 2018). So ist es mit diesen Modellen beispielsweise möglich, Gelenkskräfte, Drücke an Knorpeloberflächen (siehe Abb. 7.24), translatorische Bewegungen von Knochen sowie Muskelkräfte und -längen zu berechnen (Seth et al. 2018;

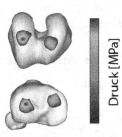

Abb. 7.24 Druck an der Knorpeloberfläche des tibiofemoralen Gelenks während der Standphase beim Gehen. Die obere Abbildung zeigt die Femurkondylen von unten und die untere das Tibiaplateau von oben. Die verfärbten Regionen repräsentieren den Druck und dessen Größe an der Knorpeloberfläche

Smith et al. 2016). Fundamental ist dabei die Bestimmung der Muskelkräfte, die als Basis für die Berechnung aller weiteren Parameter dienen. Dabei kommen Modelle mit definierten Knochenformen und Muskelverläufen in unterschiedlicher Komplexität zum Einsatz. Die einfachste Form stellen generische Modelle, mit vordefinierten Knochenformen und Muskelverläufen, dar. Für spezifische Fragestellungen können aber auch personenspezifische Modelle erstellt werden. Dabei werden beispielsweise aus CT- oder MRT- Bildern die Knochenformen rekonstruiert sowie die Muskelverläufe erhoben und in das Modell übernommen (Kainz et al. 2021). Bei muskuloskelettaler Modellierung handelt es sich um eine Methode, die aufgrund ihrer Komplexität und des zeitlichen Aufwandes derzeit hauptsächlich in der Forschung Anwendung findet.

7.3.2.3 Limitationen der Bewegungsanalyse

Ziel von Bewegungsanalysen ist es, natürliches Bewegungsverhalten zu messen und zu beurteilen. Bei vielen Analysen sind die Proband*innen bis auf die Unterwäsche unbekleidet, tragen Messinstrumente am Körper und wissen, dass sie bei der Durchführung des Bewegungsauftrages genau beobachtet werden. Es ist somit davon auszugehen, dass das Messumfeld bzw. die Laborsituation einen nicht zu vernachlässigenden Einfluss auf das Bewegungsverhalten der Proband*innen hat. Demnach sollte immer kritisch hinterfragt werden, ob der gemessene Bewegungsablauf dem natürlichen Bewegungsverhalten entspricht. Des Weiteren können Ungenauigkeiten verursacht durch die Anwender*innen (z. B. Positionierungsfehler von Markern oder Elektroden), die Proband*innen (z. B. Haut- und Weichteilverschiebung), das Messsystem (z. B. zu geringe Aufnahmefrequenz oder Auflösung) sowie die Nachbearbeitung der Daten (z. B. Filterung, mathematische Rekonstruktion fehlender Informationen) entstehen.

7.3.3   Andere Verfahren zur Datensammlung

Roman Weigl

Es stellt sich die Frage, was neben Fragebögen, Untersuchungen im Bewegungslabor und der Verwendung von Assessments noch zur Datensammlung für und in den Gesundheitswissenschaften Relevanz hat. Kurz gesagt: vieles, im Speziellen kann nahezu jede Form von Quelle auf ihre Relevanz im Sinne der Health Science Professions analysiert werden. Um auf die eingangs gestellte Fragen mit den Worten von Babbie (2021, S. 125) zu antworten: „measuring anything that exists." Neben den traditionellen Methoden der Datenerhebung im Gesundheitsbereich und den klinischen Fragestellungen zeigt sich mit Erweiterung des Fokus auf die Grundlagen der Gesundheit und ihrer Erhaltung ein weites Feld möglicher Datenquellen. Die folgende Übersicht soll als erster Schritt eine Aufzählung möglicher Datenquellen sein, die bei Weitem keinen Vollständigkeitsanspruch hat. In weiterer Folge werden dann exemplarische Beispiele aus den ausgewählten Bereichen präsentiert.

Mögliche Datenquellen für gesundheitswissenschaftliche Projekte

- Biochemische Daten
- Neurowissenschaftliche Daten
- Natürlich entstandene Daten: Dokumente
- Literarische Quellen und persönliche Dokumente
- Medien (Zeitungsartikel, Fernsehbeiträge, Podcasts, …)
- User Generated Content (Blogs, Videoblogs, Video-Channels, Social Media, Wikis etc.)
- Beobachtung und Videoanalyse
- Filme und Serien
- Verwaltungsdaten und Daten der amtlichen Statistik
- Organisationsdaten
- Räumliche Daten bzw. Geodaten

7.3.3.1 Biochemische Daten

7.3.3.1.1 Hintergrund

Biochemische Messungen haben eine lange Tradition in der Humanmedizin. Die Biochemie verbindet übergreifend die Disziplinen der Medizin, Chemie und Biologie. Als klassische naturwissenschaftliche Disziplin verfolgt die Biochemie das Ziel, die molekularen Strukturen und die chemischen Vorgänge auf allen Organisationsstufen der Lebewesen zu erforschen und zu beschreiben (Rassow 2022).

7.3.3.1.2 Forschungsansätze in den Gesundheitswissenschaften

Biochemische Messungen, sogenannte Biomarker, haben das Potenzial, sowohl die Auswirkungen von Interventionen durch Gesundheitsprofessionen überprüfbar zu machen, als auch gesundheitswissenschaftliche Theorien der Gesundheitsprofessionen zu verifizieren. So können zum Beispiel die Messungen von Kortisol, eines menschlichen Stresshormons, das von der Nebennierenrinde ausgeschüttet wird, wenn die Hypothalamus-Hypophysen-Nebennierenrinden-Achse aktiviert wird (Kandel et al. 2000), überprüfen, wie Menschen auf Veränderungen in ihren Betätigungen reagieren. So untersuchten zum Beispiel Prudhomme, White und Mulligan (2005) anhand von Kortisolmessungen die Stressreaktionen von Kindern mit und ohne Aufmerksamkeitsstörung während und nach der Ausführung einer bekannten Handlungsaufgabe.

7.3.3.2 Neurowissenschaftliche Daten

7.3.3.2.1 Hintergrund

Obwohl die Neurowissenschaft eine vergleichsweise junge Disziplin ist, liefern neurowissenschaftliche Studien nahezu täglich neue Erkenntnisse, die einen immer genaueren Blick auf menschliches Handeln und menschliche Beweggründe werfen. Oftmals brechen diese Ergebnisse mit bisher geltenden Annahmen über menschliches Denken und Verhalten. Im Gegensatz zu früheren Annahmen, die noch vor wenigen Jahren wissenschaftlicher Konsens waren

(Max-Planck-Gesellschaft n. d.), belegt die Neurowissenschaft mittlerweile die Fähigkeit des Gehirns, bis ins hohe Alter plastisch zu bleiben, oder liefert die Erkenntnis, dass das Erlernen neuer Fähigkeiten (und die damit verbundenen Verhaltensanpassungen) auch im Alter sichtbare anatomische Veränderungen im Gehirn hinterlässt (Jäncke 2021).

7.3.3.2.2 Forschungsansätze in den Gesundheitswissenschaften

Neue Erkenntnisse, die zum Beispiel aus den Daten der MEG (Magnetenzephalografie) oder der funktionellen MRT (Magnetresonanztomografie) gewonnen werden, stellen alle Gesundheitsprofessionen vor die Herausforderung, die Veränderung des Wissensstands in ihre etablierten Therapiemethoden zu integrieren, diese ggf. zu adaptieren oder sogar gar nicht so selten, manche bisher geltenden Annahmen zu verwerfen. Im Umkehrschluss bietet sich aber auch die Gelegenheit, dass sich die Gesundheitsprofessionen mit ihren Expertisen aus den jeweiligen Fachbereichen in den Diskurs mit den Neurowissenschaften einbringen – sei es beispielsweise das Wissen um das komplexe Zusammenwirken menschlicher Bewegungen, das Zusammenspiel zwischen Sprache, Sprechen und Kommunikation oder das Wissen um die menschliche Betätigung und das Verständnis von Handlungen und Funktionen. Oftmals bestätigen neurowissenschaftliche Untersuchungen Erkenntnisse, die Kolleg*innen vor Ort mit ihren Klient*innen bereits beobachten konnten. Hier könnten die Gesundheitsberufe nicht nur bloße Rezipient*innen von Forschungsergebnissen sein, sondern aktiv an der Weiterentwicklung dieses faszinierenden Forschungsgebiets durch interdisziplinäre Forschungsprojekte teilhaben.

7.3.3.3 Natürlich entstandene Daten/ Dokumente

7.3.3.3.1 Hintergrund

Unter natürlichen Daten werden nach Salheiser (2014) Dokumente verstanden, die nicht für Forschungszwecke bzw. nicht durch die Beteiligung von Forschenden entstanden sind. Darunter können sowohl offizielle Dokumente fallen (z. B. Handbücher, Jahrbücher) als auch interne Dokumente von Institutionen, Behörden oder Unternehmen. Eine traditionelle Wissenschaftsdisziplin für die Analyse solcher Dokumente stellt die Geschichtswissenschaft (Geschichtsforschung) dar. So kann anhand von Quellen neues Wissen über die Vergangenheit generiert werden.

7.3.3.3.2 Forschungsansätze in den Gesundheitswissenschaften

Als bereits bestehende Forschung im Bereich der Gesundheitswissenschaften können Arbeiten aus dem Bereich der Betätigungswissenschaft („Occupational Science") genannt werden. So liegt es in der Natur der „Occupational Science", nicht nur über Betätigungen und Handlungen an sich, sondern auch mehr über die Geschichte menschlicher Betätigungen zu erfahren. Beispielhaft sei hier die Forschungsarbeit von McHugh Pendleton (1996) über die Geschichte des Handarbeitens (im Speziellen des Nähens und Stickens) erwähnt. Ebenso steht die Sichtweise auf menschliche Betätigungen aus historisch-politischer Perspektive im Fokus des Interesses der „Occupational Science" (z. B. Kantartzis und Molineux 2012). In der Pflegewissenschaft sei exemplarisch der Bereich der historischen Pflegeforschung genannt, der sich mit der Geschichte der Pflege als einem im Sinne der Gesundheitsfürsorge mit der Medizin(geschichte) zwar verbundenen, aber unabhängigen Forschungsgebiet beschäftigt (Hackmann 2009; Galiana Sanchez 2022).

7.3.3.4 Literarische Quellen und persönliche Dokumente

7.3.3.4.1 Hintergrund

Die (vergleichenden) Sprach- und Literaturwissenschaften spielen aus naheliegenden Gründen seit jeher die Hauptrolle bei der Analyse literarischer Quellen. Neben der Analyse von geschichtlichen Hintergründen liegt das Hauptaugenmerk auf der Interpretation literarischer und nicht literarischer Werke und der Entwicklung von Untersuchungsmethoden und theoretischen Grundlagen.

Im Gegensatz zum literarischen Werk stellt das Tagebuch ein zutiefst persönliches Dokument dar. Tagebücher wurden vor allem durch die Literatur- und Geschichtswissenschaften eingehend erforscht, in letzter Zeit auch zunehmend durch die Sprachwissenschaften (Linguistik). Tagebücher werden von Dusini (2005) folgendermaßen beschrieben: „Tagebücher sind wie Autobiographien und Briefe, materialisierte Zeit. Wer ein Tagebuch liest, hält Zeit in Händen, […]." (S. 9–10). Im Sinne der „Occupational Science" und Ergotherapie sieht Dusini Tagebücher im Schnittpunkt zwischen Handlung und Text.

7.3.3.4.2 Forschungsansätze in den Gesundheitswissenschaften

Auch literarische Daten können von Relevanz für Gesundheitsprofessionist*innen sein. Ein Beispiel ist die eigene Untersuchung des Romans „The world according to Garp" von John Irving (Weigl 2002) mit der Methode der qualitativen Inhaltsanalyse (Mayring 2010, 2014) anhand des „Occupational Performance Model" (Australien) nach Chapparo und Ranka (1997). Eine der Erkenntnisse der Arbeit war die Schwierigkeit, den in Irvings Roman geschilderten Einfluss von einmaligen Lebensereignissen auf die Handlungsperformanz/Betätigungsperformanz innerhalb des theoretischen Frameworks des Modells zu beschreiben. Hier erschien es sinnvoll, ein entsprechendes Konstrukt im Occupational Performance Model (Chapparo und Ranka 1997) zu ergänzen, um den Einfluss von Life Events auch im Leben der Klient*innen der Ergotherapie entsprechend abbilden zu können (Weigl 2002).

Als Beispiel für die Analyse anhand persönlicher Dokumente sei die Forschungsarbeit von White (1996) genannt, in der der Autor anhand der Autobiographie des Jazzmusikers Miles Davis eine Analyse der Betätigungen des Musikers (z. B. über die „Occupational Balance"/Betätigungsbalance) und ein Betätigungsnarrativ des Lebens von Davis anfertigte.

7.3.3.5 Medien

7.3.3.5.1 Hintergrund

(Online-)Zeitungsartikel, Fernsehbeiträge, Nachrichtensendungen und professionelle Nachrichtenchannels oder Podcasts im Internet etc. präsentieren das Bild der Medien zu bestimmten Themenbereichen, ein Bereich in dem die Soziologie und die Publizistik und Kommunikationswissenschaft seit Langem tätig sind. So kann zum Beispiel die Rolle der Medien bei der Integration von Migrant*innen untersucht werden, indem die Darstellung von Migrant*innen und deren Wirkung in den Medien analysiert wird (Weber-Menges 2008; Hestermann 2020).

7.3.3.5.2 Forschungsansätze in den Gesundheitswissenschaften

Auch die wissenschaftlich tätigen Gesundheitsprofessionist*innen können an der Abbildung ihrer Tätigkeitsbereiche in den Medien interessiert sein. So könnte zum Beispiel in der Diätologie das Bild des Diabetes mellitus in den Medien von Interesse sein. Eine genaue Analyse kann helfen, ein besseres Verständnis des zu erwartenden Informationsstands von Klient*innen einer Diabetesschulung zu erhalten und dieses Verständnis in die Entwicklung von Schulungskonzepten einfließen zu lassen.

In der Logopädie könnte beispielsweise die Häufigkeit der Besetzung von sprach- und sprechauffälligen Kindern in Werbespots („das süße lispelnde Kind") Aufschluss geben, inwieweit in Bezug auf das Problembewusstsein der Eltern und im Kinderbereich tätigen Berufsgruppen außerhalb des Gesundheitsbereichs Informationsarbeit notwendig ist. Mit diesem Wissen ausgestattet könnten beispielsweise auch eigene Podcasts zu berufsrelevanten Gesundheitsthemen entstehen bzw. von den Professionist*innen Kontakte mit bereits etablierten Podcasts-Channels von Medienanbietern oder Betroffenen hergestellt werden[19].

---

[19] Als Beispiel kann hier der Podcast „Ppppodcast – Der Podcast von Stotternden für Stotternde" von Sebastian Koch genannt werden, in Episode 18 mit Logopäde Armin Bings: https://der-ppppodcast-von-stotternden-fuer-stotternde.blogs.julephosting.de/20-episode-19-der-fachkraeftemangel-in-der-logopaedie oder Episode 2 mit Logopädin Graciela Lozano: https://der-ppppodcast-von-stotternden-fuer-stotternde.blogs.julephosting.de/2-episode-02-warum-es-nicht-gut-ist-wenn-stotternde-ploetzlich-fluessig-sprechen.

7.3.3.6 „User generated content"

7.3.3.6.1 Hintergrund

Die Forschung in Bezug auf „user generated content" (Blogs, Vlogs[20], Social Media Posts, YouTube Channels, Wikis etc.) ist aus naheliegenden Gründen stark auf das Marketing, die wirtschaftlichen und die soziologischen und sozialpsychologischen Aspekte fokussiert. Im Gegensatz zur Erforschung traditioneller Medien wie Zeitungen oder Fernsehen mit ihrem hierarchischem „Sender-Empfänger-Modell" steht im Sinne eines Paradigmenwechsels bei „user generated content" zwischen Mediengestalter*innen und Leser*innen der interaktionelle Aspekt im Sinne einer systemtheoretisch geprägten Netzwerktheorie viel stärker im Vordergrund (Ludwigs und Nöcker 2020). Durch Kommentare, Posts, Verlinkungen etc. besteht die Möglichkeit der direkten Kontaktaufnahme mit den Content-Gestalter*innen, die ihrerseits wiederum auf die Postings durch Antworten oder neuen Content reagieren können. Die Grenze zwischen Gestalter*in und Leser*in ist fließend. Eine/ein Leser*in oder Kommentator*in eines fremden Blogs/Accounts/Channels betreibt möglicherweise einen eigenen Blog/Account/Channel, wo er/sie wieder Inhalte einfließen lassen kann, den er/sie verlinkt.

7.3.3.6.2 Forschungsansätze in den Gesundheitswissenschaften

Auch hier können Gesundheitsprofessionist*innen wichtige Aspekte ihrer Profession und ihre Sichtweise(n) in den wissenschaftlichen Diskurs einbringen. So wäre es durchaus interessant, Blogs, Social Media Accounts oder Vlogs für und von Menschen mit psychischen Erkrankungen (z. B. Depression) aus der Sicht der „health professions" zu untersuchen. Als neuen neurowissenschaftlichen Aspekt betonen beispielsweise Meshi et al. (2015), dass Menschen in Online-Situation durch die Ungebundenheit bezüglich sozialer Normen deutlich mehr ich-bezogene Gesprächsinhalte teilen als dies in Offline-Gesprächen passiert.

Ebenso wäre beispielsweise eine Analyse der am häufigsten genutzten Blogs, YouTube Channels oder Social Media Accounts über Fitness und der dort angebotenen und angeleiteten Übungen für Physiotherapeut*innen interessant. Es ließe sich analysieren, wie viele Übungen davon nicht der aktuellen Lehrmeinung entsprechen, die zum Beispiel Besserung bei Rückenproblemen versprechen, wo falsche Theorien über die Muskelphysiologie oder Trainingsmethoden verbreitet werden etc. Diese Erkenntnisse könnten wiederum in die Beratungspraxis der Physiotherapie einfließen, zu neuen eigenen Internetangeboten führen oder zu Kollaboration mit Content Anbieter*innen im Sinne der Gesundheitsförderung und Erweiterung der Gesundheitskompetenz („Health Literacy", Nutbeam 2008) führen.

7.3.3.7 Beobachtung und Videoanalyse

7.3.3.7.1 Hintergrund

Die Beobachtung kann keiner einzelnen Wissenschaftsdisziplin zugeordnet werden, sie stellt für viele Wissenschaftsdisziplinen eine der fundamentalen Möglichkeiten dar, Informationen über das Verhalten von Menschen zu erhalten. Döring und Bortz (2016, S. 328–329) unterscheiden zwischen verschiedenen Beobachtungsmethoden anhand von 6 Klassifikationskriterien (Tab. 7.12).

7.3.3.7.2 Forschungsansätze in den Gesundheitswissenschaften

Neben der normiert-standardisierten Beobachtung im Rahmen etablierter Assessments stellt die Beobachtung an sich eine wichtige Quelle der gesundheitswissenschaftlichen Forschung dar. So zeigt ein Fragebogen, den Kolleg*innen für ein physiotherapeutisches Projekt über das Bewegungsverhalten im Alltag von Menschen erstellt haben, nur einen kleinen (und durch soziale Erwünschtheit gefärbten, Abschn. 7.3.1) Ausschnitt menschlicher Verhaltensweisen auf. Hingegen kann eine Beobachtungsreihe in einer U-Bahn-Station, wo viele Menschen die Wahl zwischen den Rolltreppen, den Aufzügen oder den Stufen haben,

---

[20] Blog in Form von Videos = Videotagebuch.

Tab. 7.12 Klassifikationskriterien für wissenschaftliche Beobachtungsmethoden nach Döring und Bortz (2016)

Klassifikationskriterium	Typ	Beschreibung
Strukturierungsgrad der Beobachtung	Unstrukturierte/teilstrukturierte/ (voll-)strukturierte Beobachtung	Ein ausformuliertes Kategoriensystem zur Beobachtung liegt vor oder nicht (Beobachtungsschema)
Gegenstand der Beobachtung	Fremdbeobachtung/Selbstbeobachtung	Beobachtung bestimmter Verhaltensaspekte von außen vs. Introspektion der Teilnehmenden
Direktheit der Beobachtung	Indirekte/direkte Beobachtung	Keinerlei Kontakt zwischen Beobachteten und Beobachtenden (z. B. Analyse der Müll- oder chem. Abwasserzusammensetzung[21]) vs. direktem Kontakt
Ort der Beobachtung	Natürliche/künstliche Beobachtung	Die beobachtenden Personen befinden sich in ihrem natürlichen Umfeld oder in einem gestalteten Umfeld („Labor")
Involviertheitsgrad der Beobachtendenrolle	Teilnehmende/nicht teilnehmende Beobachtung	Der/die Beobachter*in nimmt am beobachteten Geschehen aktiv teil oder nicht
Transparenz der Beobachtung	Offene/verdeckte Beobachtung	Die beobachteten Personen wissen, dass sie beobachtet werden, oder sie wissen es nicht

oftmals wichtige zusätzliche Daten liefern. Dies könnte beispielsweise einen Vergleich zwischen Fremd- und Selbstbild des Bewegungsverhaltens ermöglichen.

Im Vergleich zur Beobachtung bietet die Videoanalyse den großen Vorteil der Wiederholung. Videoaufzeichnungen können beliebig oft abgespielt und einzelne Sequenzen isoliert betrachtet werden, sogar die Betrachtungsgeschwindigkeit kann variiert werden („slow motion" bzw. „fast forward"). Dadurch treten immer wieder unterschiedliche Aspekte des Aufgezeichneten in den Vordergrund. Diese Möglichkeit nutzen seit jeher die Gesundheitsprofessionen im Rahmen ihrer Befundung, sei es durch standardisierte Beobachtungen (z. B. „Test of Playfulness (ToP)", Bundy 1991;Skard und Bundy 2008), strukturierte Videoanalysen oder durch die Analyse freier Spiel-, Interaktions-, Handlungs-, Kommunikations- und anderer Sequenzen.

Darüber hinaus bietet die Videoanalyse auch die Möglichkeit, audiovisuelles Datenmaterial zu analysieren, das nicht durch die Beteiligung von Forschenden entstanden ist, ähnlich den natürlichen schriftlichen Datenquellen. Dadurch kommt es zu einer Verringerung der „Künstlichkeit" des Datenmaterials, und die Auswirkungen verschiedenster verzerrender Effekte durch die Beobachtung der Forschenden können

verringert werden (Hawthorne-Effekt, Rosenthal-Effekt etc.). Einen Spezialfall der Videoanalyse stellt die Videographie (Tuma et al. 2013) dar, in der es zu einer Kombination der Videoanalyse mit der Ethnographie (Abschn. 6.3.4) kommt.

Durch das Verwenden von „Smart Devices" im Alltag der Menschen kommt es aktuell zu einer deutlichen Zunahme von selbst-erstellten Videodokumenten vor allem durch jüngere Menschen, zum Beispiel in Video-Communities (Weber 2015) oder TikTok-, Instagramm- oder YouTube-Channels, teilweise mit beträchtlichem Gehalt an Selbstinszenierung (Stichwort „Influencer*innen", vgl. Götz 2019). Hier wird sich zeigen, inwieweit diese Dokumente innerhalb der (datenschutz-)rechtlich erlaubten und ethisch vertretbaren Grenzen auch in der Forschung der Gesundheitsprofessionist*innen verwendet werden bzw. verwendet werden können.

---

[21] Die europaweite chemische Analyse der Abwässer von Städten und Regionen bieten bereits seit längerem detaillierte Informationen über den tatsächlichen pro-Kopf Gebrauch von Suchtmitteln (verschiedene Suchtgifte, Alkohol und Nikotin). Vgl. Oberacher (2022).

7.3.3.8 Filme und Serien

7.3.3.8.1 Hintergrund

In der Filmanalyse zeigt sich aufgrund der unterschiedlichen Fragestellungen, die die forschenden Wissenschaftsbereiche wie Soziologie, Filmwissenschaften, Publizistik oder Genderforschung an das Datenmaterial haben, dass sehr unterschiedliche Werkzeuge und Methoden zur Analyse entwickelt wurden. Im Gegensatz zum eigenen Erleben eines Films handelt es sich bei der Filmanalyse um eine systematische wissenschaftliche Analyse, die daher auch klar von einer Filmkritik abzugrenzen ist (Korte und Drexler 2010).

7.3.3.8.2 Forschungsansätze in den Gesundheitswissenschaften

Ähnlich wie bereits in den literarischen Quellen erwähnt (s. oben), können auch Filme aus der Sicht der Gesundheitswissenschaften analysiert werden. Dabei ergeben sich unterschiedlichste gesundheitsrelevante Fragestellungen, wie zum Beispiel die Analyse der Darstellung des alkoholkranken Menschen (Abhängigkeitssyndrom) oder die Darstellung des Menschen mit Autismus-Spektrum Störung im Film oder in Serien. Ebenso ist es möglich, Filme auf berufsgruppenrelevante Themen zu untersuchen, zum Beispiel könnte ein Forschungsprojekt aus der Logopädie sich mit stotternden Menschen im Filmen und Serien beschäftigen und untersuchen, welche Pathogenese für das Stottern als verantwortlich gezeigt wird und welche Heilungsprozesse in den Drehbüchern als wirksam oder unwirksam präsentiert werden. Dieses möglicherweise durch Medienkonsum vorhandene Hintergrundwissen kann im Rahmen von Beratungsgesprächen von Betroffenen exploriert werden, und sowohl auf deren positiven als auch negativen Einflüsse auf den Therapieprozess eingegangen werden.

Daneben wäre es durchaus auch interessant, Filme oder Serien, die im medizinischen Kontext angesiedelt sind, daraufhin zu analysieren, ob und wie oft hier nicht-ärztliche Gesundheitsberufe vorkommen und welche

Charakterisierung die Filmfiguren erfahren haben und welche (oft stereotypischen) Rollenbeschreibungen zur Anwendung kommen[22].

7.3.3.9 Verwaltungsdaten und Daten der amtlichen Statistik

7.3.3.9.1 Hintergrund

In der wissenschaftlichen Arbeit mit Verwaltungsdaten und Daten der amtlichen Statistik zeigt sich einer der größten Ansatzpunkte im Sinne der „public health" und Gesundheitsförderung. Durch die Informationssysteme der Staaten werden regelmäßig wichtige gesundheitswissenschaftliche statistischen Daten veröffentlicht, wie zum Beispiel die Sterblichkeit, der Gesundheitszustand und die Beschwerden der Bevölkerung, Daten zu Behinderungen, Krankheitsfolgen und Behandlungsfolgen, Kosten etc. Meistens werden diese Daten aus unterschiedlichen Quellen gebündelt aufbereitet.

7.3.3.9.2 Forschungsansätze in den Gesundheitswissenschaften

Nach Wallner (2006) umfassen die Methoden der Gesundheitsförderung und Prävention beispielsweise Aufklärung und Beratung, Erziehung und Bildung und vieles mehr. Hier zeigt sich ein weites Feld für Gesundheitsprofessionist*innen, um die einzigartigen Sichtweisen ihrer Profession in den gesellschaftlichen Diskurs über die Ausrichtung des Gesundheitssystems und die Ansätze zukünftiger Gesundheits- und Partizipations-fördernder Projekte basierend auf diesen Analysen einzubringen.

7.3.3.9.3 Quellen

7.3.3.9.3.1 Deutschland

Sterblichkeit, Gesundheitszustand und Beschwerden (Gesamtpopulation und Subgruppen), Behinderung, Krankheitsfolgen und

---

[22]Zum Beispiel die drogenabhängige Sozialarbeiterin Alex in der Medizin Comedy-Drama-Serie Scrubs (Season 1, 2002 NBC).

Behandlungsfolgen: Informationssystem der Gesundheitsberichterstattung des Bundes mit gesundheitsstatistisch relevanten Daten aus über 100 verschiedenen Quellen

- https://www.gbe-bund.de

7.3.3.9.3.2 Österreich

Gesundheitsstatistik des Bundesministeriums für Gesundheit (erstellt von Statistik Austria): Gesundheit und Gesundheitsverhalten, Gesundheitsversorgung, Gesundheitsausgaben

- https://www.sozialministerium.at/Themen/ Gesundheit/Gesundheitssystem/Statistiken-und-Fallzahlen/Allgemeine-Gesundheitsstatistik.html
- www.statistik.at/web_de/statistiken/menschen_und_gesellschaft/gesundheit/index. html

7.3.3.9.3.3 Schweiz

Schweizer Bundesamt für Statistik: Gesundheitszustand der Bevölkerung, Gesundheitsdienste und Personal, Leistung und Inanspruchnahme, Kosten, Finanzierung

- https://www.bfs.admin.ch/bfs/de/home/statistiken/gesundheit.html

7.3.3.9.3.4 Internationale Daten

WHO: jährliche statistische „health reports" in englischer Sprache („world health statistics") mit globalen Gesundheitsindikatoren wie Lebenserwartung, Morbidität, Mortalitätsrate etc.

- www.who.int/gho/publications/world_ health_statistics/en/

7.3.3.10 Organisationsdaten

7.3.3.10.1 Hintergrund

Hier zeigt sich ein noch wenig genutzter Bereich in den Gesundheitsprofessionen, der aber in den Wirtschaftswissenschaften sehr oft verwendet wird. Bei der Erhebung von Organisationsdaten

handelt es sich üblicherweise um Erhebungsverfahren mittels Expert*innenbefragung, Fokusgruppeninterviews, schriftlicher oder mündlicher Befragungen und Dokumentenanalyse innerhalb der untersuchten Organisation (Meyermann et al. 2014). Im klinischen Bereich kommt zum Beispiel oftmals die Dokumentenanalyse der Leistungsdaten, der Dokumentation oder des Stellenplanes zur Anwendung. Durch die voranschreitende Digitalisierung im Gesundheitswesen (Gieselmann 2021) wird aus rein technischer Sicht die Auswertung dieser Daten zunehmend einfacher möglich, im Gegensatz dazu stehen damit verbunden notwendige datenschutzrechtliche Fragestellungen und Absicherungen.

7.3.3.10.2 Forschungsansätze in den Gesundheitswissenschaften

Hier können Daten zum Beispiel aus den elektronischen Dokumentationssystemen von Kliniken in Absprache mit den jeweiligen Trägern entnommen werden, um diese auf bestimmte Fragestellungen hin zu untersuchen. Zum Beispiel könnte eine Behandlungsfrequenzanalyse zu einem bestimmten Krankheitsbild in Kombination mit Expert*inneninterviews vor Ort Aufschlüsse über Betreuungsstandards geben. Das zunehmende Engagement und die Mitarbeit von Gesundheitsprofessionist*innen in solchen oftmals multidisziplinären Projekten erscheint extrem wichtig, da diese Projekte häufig als Basis für zukünftige Behandlungsstandards dienen oder zum Beispiel für die Erstellung von Modellen zur (wirtschaftlichen) Bedarfsplanungen herangezogen werden (Wabro et al. 2010).

7.3.3.11 Räumliche Daten oder Geodaten

7.3.3.11.1 Hintergrund

Räumliche Daten stellen eine wichtige Quelle für die Forschung in vielen Wissenschaftsgebieten dar. Anhand der Verknüpfung mit Metadaten (wie dem Zeitbezug) können zum Beispiel Veränderungen in der Umweltsituation in Lebensbereichen dargestellt werden. Basierend auf diesen Analysen können zum Beispiel Stadtplaner*innen frühzeitig auf Entwicklungen reagieren.

7.3.3.11.2 Forschungsansätze in den Gesundheitswissenschaften

Durch die Verknüpfung von Geodaten mit demografischen Daten wie dem Alter ist es beispielsweise möglich, geografische Gebiete zu erkennen, die vor besonderen Herausforderungen stehen. So wirkt sich zum Beispiel die Überalterung der Bevölkerung im ländlichen Raum deutlich dramatischer aus, weil oftmals wenige öffentliche Transportmittel vorhanden sind und daher Versorgungseinrichtungen kaum oder schwerer zu erreichen sind (Schipfer 2005). Die deutsche Kommission für Geoinformationswirtschaft und der Verein zur Förderung der Geoinformatik in Norddeutschland (2015) sehen daher in den Geodaten eine Hilfe, sich den gesellschaftlichen Herausforderungen von morgen zu stellen.

Als erfolgreiche Illustration der auf Geodaten basierenden Forschungsarbeit im Gesundheitsbereich sei beispielsweise die Occupational Science-Arbeit von Loree Primeau (1996) genannt, die in verschiedenen Studien die Auswirkungen der Zunahme der täglichen räumlichen Distanz zum Arbeitsplatz und das damit verbundene Pendeln auf die Betätigungen untersuchte.

Zusammenfassung

In diesem Kapitel wurden alternative Methoden und Datenquellen vorgestellt, die abseits von bekannten Verfahren wie Assessments, Fragebögen und Interviews oder der Untersuchung im Bewegungslabor für die Datensammlung in den Gesundheitswissenschaften und für die Gesundheitsprofessionist*innen infrage kommen. Eine Vielzahl von Datensammlungsquellen wie natürliche Daten, literarische Quellen und persönliche Dokumente, „user generated content", Beobachtungen und Videoanalysen, Filme, Serien, Verwaltungsdaten und Daten der amtlichen Statistik, Organisationsdaten, räumliche Daten und Geodaten und nicht zuletzt auch neurowissenschaftliche und biochemische Daten wurden vorgestellt und deren Verwendung für gesundheitswissenschaftliche Fragestellungen anhand von Beispielen präsentiert.

7.4 Auswertung quantitativer Daten

Valentin Ritschl, Sabrina Neururer, Roman Weigl und Tanja Stamm

Die quantitative Datenauswertung orientiert sich grundsätzlich an der Fragestellung. Dieses Kapitel vermittelt ausschließlich Grundlagen in praktischer Form. Zu allen beschriebenen Verfahren existieren weiterführende Literatur, Lehrangebote, zum Beispiel im Rahmen von weiterführenden Studien und Fortbildungen, sowie ausgewiesene Expert*innen, die an Hochschulen oftmals Beratung, Unterstützung und Kooperationen anbieten. Für hochqualitative Forschungsprojekte ist die Zusammenarbeit der einzelnen Disziplinen essenziell. Meist erfolgt zu Beginn einer quantitativen Datenanalyse eine deskriptive (beschreibende) Analyse. Dies wird manchmal auch in qualitativen Studien angewandt, um die Teilnehmenden zu beschreiben. Aufgebaut ist das Kapitel nach Döring und Bortz (2016), Bortz und Schuster (2010) sowie LoBiondo-Wood und Haber (2001). Da in diesem Kapitel lediglich eine Auswahl an Auswertungsverfahren beschrieben wird, besteht kein Anspruch auf Vollständigkeit.

7.4.1 Deskriptive Datenauswertung

Bei der deskriptiven Statistik handelt es sich um unterschiedliche Methoden zur Beschreibung des Datensatzes. Zur Analyse können sowohl Tabellenkalkulationsprogramme, wie zum Beispiel Microsoft Excel oder LibreOffice Calc, als auch Statistikprogramme, wie zum Beispiel R (www.r-project.org), SPSS oder JASP[23], genutzt werden. Die Berechnungen werden im Folgenden beispielhaft an SPSS und/oder

---

[23] JASP ist ein Open-Source Statistik-Programm dessen Entwicklung von der University of Amsterdam unterstützt wird. Download unter: jasp-stats.org.

Excel[24] erläutert. Falls die SPSS-Berechnung fehlt, findet sich die Beschreibung gemeinsam mit ergänzenden Hinweisen am Ende dieses Abschnittes.

▶   Die deskriptive Statistik steht häufig am Beginn jeder quantitativen Daten-analyse, um die Stichprobe zu be-schreiben und/oder einen Überblick über die Daten zu bekommen.

7.4.1.1 Häufigkeiten von Merkmalsausprägungen

Die Häufigkeit gibt an, wie oft eine gewisse Merkmalsaufprägung in den Daten vorkommt, also beispielsweise wie viele der Personen einer Stichprobe Frauen sind. Es wird unterschieden in:

- Absolute Häufigkeit: Dies ist die tatsächliche Anzahl der Fälle einer Merkmalsausprägung. Sie entspricht dem Zählen der einzelnen Fälle. Absolute Häufigkeiten eigenen sich nicht für Vergleiche.
- Relative Häufigkeit: Dies ist der prozentuale Anteil der Fälle einer Merkmalsausprägung.
- Kumulierte Häufigkeit: Dies ist der pro-zentuale Anteil von der niedrigsten bis zu einer gewissen Schranke der Fälle einer Merkmalsausprägung (Summenhäufigkeit).

Eingabe in Excel

Rohdaten eintragen → die Intervall-grenzen eintragen, also die Werte, die man in einem Intervall messen möchte

Beispiel: 0, 8, 6, 14, 0, −4, 0, 12, −7, 0, −10. Wenn nun als Intervallgrenzen fol-gendes eingegeben wird: −10, −9, −8, −7, ..., 12, 13, 14 usw., dann werden die Häufigkeiten für jeden Wert gezählt. Wer-den als Intervallgrenzen −10, 0, 10, 20 eingegeben, dann werden die Werte bis zu dieser Schranke gezählt. Das Ergebnis wäre dann: 1, 6, 2, 2

---

[24] Die für Excel geschilderen Formeln funktionieren auch mit LibreOffice Calc.

Nun mehrere Felder markieren (An-zahl der gewählten Intervalle); Funktion „Häufigkeit"; bei „Daten" den Bereich der Rohdaten markieren, bei „Klassen", den Bereich der Intervallgrenzen markieren, dann vor dem „normalen" Beenden den Cursor in die Befehlszeile ganz ans Ende setzen und Strg+Umschalt+Enter drücken (für Matrixfunktion).

Eingabe in SPSS

Die Eingabe in SPSS wird am Ende dieses Abschnitts erläutert, da in SPSS fast alle Berechnungen in einem Schritt durch-geführt werden können.

7.4.1.2 Lagemaße

Die Lagemaße geben an, wo das Zentrum des Datensatzes liegt. Eine gute Aussagekraft die-ses Lagemaßes ergibt sich nur, wenn die Ver-teilung einen eindeutigen Schwerpunkt besitzt. Die wichtigsten Lagemaße sind der Mittelwert, der Median und der Modalwert (Abb. 7.25).

7.4.1.2.1 Mittelwert = arithmetisches Mittel

Zur Berechnung des Mittelwerts (Durchschnitt) werden alle Werte addiert und durch die Anzahl der Werte dividiert.

Beispiel

Datensatz: 0, 8, 6, 14, 0, −4, 0, 12, −7, 0, −10

Summe des Datensatzes: 19

Anzahl der Werte: 11

Mittelwert ist: $19/11 = 1{,}72$ ◀

Der Mittelwert reagiert empfindlich auf Aus-reißer in den Daten. Siehe dazu Beispiel bei „Median". Der Mittelwert (arithmetisches Mittel) kann sinnvoll erst ab intervallskalierten Daten berechnet werden (Abschn. 2.4.1)! Trotzdem werden in Studien immer wieder Mittelwerte bei ordinalskalierten Daten be-rechnet (z. B. bei der Berechnung von Mittel-

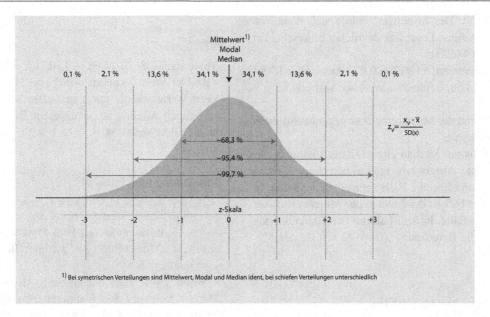

Abb. 7.25 Lagemaße: Mittelwert, Median, Modalwert. Bei symmetrischer Verteilung sind Mittelwert, Median und Modalwert identisch

werten bei Schulnoten). Dies dient in diesem Fall aber nicht dem Lagemaß, sondern um Antworttendenzen der Teilnehmer*innen in der Studie darzustellen.

Berechnung mit Excel
Rohdaten eintragen → in einem leeren Feld Funktion „Mittelwert" einfügen → gültigen Bereich markieren.

Excel bietet sogenannte Funktionen (f_x) an. Damit lassen sich die gebräuchlichsten statistischen Berechnungen durchführen, ohne eine Formel eingeben zu müssen. Funktionen werden immer mit einem Ist-gleich-Zeichen aktiviert. Die Funktion Mittelwert wird in Excel daher als =MITTELWERT dargestellt. Genauso wäre der Mittelwert über einen Formel in Excel zu realisieren: =SUMME (Datenbereich)/Anzahl Datenfelder. Mit dem Setzen eines Ist-gleich-Zeichen schlägt Excel immer von sofort die am häufigsten verwendeten Funktionen vor.

7.4.1.2.2 Median = 50. Perzentile

Der Median (Prozentrang oder 50. Quartile) ist der Wert, der genau in der Mitte der Daten liegt. Er ist dadurch unempfindlicher gegenüber Extremwerten als der Mittelwert. Aus diesem Grund wird der Median vor allem dann angegeben, wenn die Daten nicht normalverteilt sind. Der Median kann bereits bei Skalierungen auf Ordinalniveau angegeben werden.

Beispiel

Datensatz: 0, 8, 6, 14, 0, −4, 0, 12, −7, 0, −10. Für die Berechnung des Medians müssen die Daten zuerst in die sortierte Reihenfolge gebracht werden: −10, −7, −4, 0, 0, 0, 0, 6, 8, 12, 14. Der Median ist nun der Wert genau in der Mitte: 0. ◀

7.4.1.2.2.1 Warum ist der Median robuster gegen Extremwerte?

Angenommen, es gäbe bei unserem Datensatz einen Extremwert, der in unserem Beispiel mit 100 angegeben wird. Der Datensatz würde dann so aussehen: −10, −7, −4, 0, 0, 0, 0, 6, 8, 12,

14, 100. Der Mittelwert würde sich dann von dem vorigen Datensatz deutlicher unterscheiden als der Median:

- Mittelwert: 119/12 = 9,92 (statt vorher 1,72)
- Median: 0 (gleicher Wert wie vorher)

Daher ist der Median robuster gegenüber diesem Extremwert.

Falls der Median eines Datensatzes mit einer geraden Anzahl an Fällen berechnet werden soll, dann liegen 2 Fälle „genau" in der Mitte. In diesem Fall ist der Median der Mittelwert dieser beiden Fälle. In dem Fall mit den Extremwerten wäre die Berechnung: (0 + 0)/2 = 0 für den Median.

> **Berechnung mit Excel**
> Rohdaten Eintragen → in einem leeren Feld Funktion einfügen „Median" → gültigen Bereich markieren.

7.4.1.2.3 Modalwert = am häufigsten vorkommender Wert

Der Modalwert ist der am häufigsten vorkommende Wert innerhalb eines Datensatzes. Es wird zwischen unimodalen, bimodalen und multimodalen Werten unterschieden (Tab. 7.13).

> **Beispiel**
> Datensatz: 0, 8, 6, 14, 0, −4, 0, 12, −7, 0, −10. Der Wert 0 kommt 4-mal vor. Die anderen Werte jeweils nur 1-mal. Der Modalwert (auch Modus) ist in unserem Beispiel dadurch der Wert 0. ◄

> **Berechnung mit Excel**
>
> Bei unimodalen Werten: Rohdaten eintragen → in einem leeren Feld Funktion einfügen: „Modus.Einf" → gültigen Bereich markieren.
>
> Wenn zwei- oder mehrgipfelig: Rohdaten → mehrere Felder markieren (Anzahl der zu erwartenden Gipfel) → Funktion „Modus.Vielf" → gültigen Bereich markieren → in Befehlszeile Cursor ganz ans Ende setzen und Strg + Umschalt + Enter drücken (für Matrixfunktion).

7.4.1.3 Streuungsmaße

Das Streuungsmaß beschreibt die Streubreite von Werten um einen Lageparameter herum, d. h. es sagt aus, wie weit die Daten auseinanderliegen (Tab. 7.14).

Tab. 7.13 Arten des Modalwertes

Art	Beschreibung
Unimodal	Eingipfelig, 1 Wert kommt alleine am häufigsten vor
Bimodal	Zweigipfelig, 2 Werte kommen gemeinsam am häufigsten vor
Multimodal	Mehrgipfelig, 3 oder mehr Werte kommen gemeinsam am häufigsten vor

Tab. 7.14 Streuungsmaße

Perzentil	Spannweite (Range)	Interquartilsabstand (Interquartilrange, IQR)	Standardabweichung (SD)
Prozentsatz der Fälle, über den ein gegebener Wert hinausgeht	Schwankungsbreite der Werte	Ausmaß der Schwankungsbreite der mittleren 50 % der Werte	Durchschnittliche Abweichung der Werte vom Mittelwert

7.4.1.3.1 Perzentile

Die Perzentile ist der Prozentsatz der Fälle, über den ein gegebener Wert hinausgeht.

> **Beispiel**
>
> Datensatz: 0, 8, 6, 14, 0, −4, 0, 12, −7, 0, −10. Die 50. Perzentile wäre in diesem Beispiel der Median, also der Wert genau in der Mitte = 0. ◄

Die Berechnung mit Excel erfolgt wie bei IQR mit Angabe der gewünschten Perzentile, s. unten.

> **Berechnung mit SPSS**
>
> „Analysieren", „Deskriptive Statistiken", „Explorative Datenanalyse", Variabel einspielen, „Statistiken", „Perzentile"
>
> Wenn für jede eine einzelne: „Analysieren", „Deskriptive Statistiken", „Häufigkeiten", „Häufigkeitstabelle", die kumulierten Prozent geben die Perzentile an.

7.4.1.3.2 Spannweite (Range)

Die Range ist das Ausmaß der Schwankungsbreite der Werte. Berechnet wird der Wert, indem der geringste Wert vom höchsten Wert abgezogen wird. Wie auch der Mittelwert ist dieser Wert sehr instabil gegenüber Extremwerten.

> **Beispiel**
>
> Datensatz: 0, 8, 6, 14, 0, −4, 0, 12, −7, 0, −10
>
> Höchster Wert 14, niedrigster Wert −10, Range: 14−(−10) = 24 ◄

> **Berechnung mit Excel**
> In Befehlszeile Eingeben: = MAX(Werte markieren) − MIN(Werte markieren)

7.4.1.3.3 Interquartilsabstand (Interquartilsrange, IQR)

Die IQR ist das Ausmaß der Schwankungsbreite der mittleren 50 % der Werte. Die IQR wird in Kombination mit dem Median angegeben. Berechnung: IQR = Quartile 0,75 (= 75. Prozentrang) − Quartile 0,25 (= 25. Prozentrang). Die IQR ist stabiler als die Range gegenüber Extremwerten.

> **Beispiel**
>
> Datensatz: 0, 8, 6, 14, 0, −4, 0, 12, −7, 0, −10
> 75. Prozentrang = 8; 25. Prozentrang = −4; IQR: 8−(−4) = 12 ◄

> **Berechnung mit Excel**
>
> =QUARTILE(Werte;0,75) − QUARTILE(Werte;0,25)
>
> Cave: Excel zieht immer den oberen Wert hinzu, d. h. die IQR ist nicht korrekt! Empfehlung: entweder händisch (Daten müssen gereiht sein!) oder mittels SPSS.
>
> Berechnung mit SPSS
> „Analysieren", „Deskriptive Statistiken", „Explorative Datenanalyse", Variabel einspielen, „Optionen", „Paarweiser Fallausschluss"

7.4.1.3.3.1 Warum ist die IQR robuster gegen Extremwerte?

Angenommen, es gibt in unserem Datensatz einen Extremwert, der in unserem Beispiel mit 100 angegeben wird. Der Datensatz würde folgende Werte beinhalten: −10, −7, −4, 0, 0, 0, 0, 6, 8, 12, 14, 100. Die Range würde sich dann vom vorigen Beispiel deutlicher unterscheiden als die IQR.

- Range: 100−(−10) = 110 (statt vorher 24)
- IQR: 12 (gleicher Wert wie vorher)

Daher ist die IQR robuster gegenüber dieses Extremwerts.

7.4.1.3.4 Standardabweichung (SD, „standard deviation")

Die Standardabweichung ist die durchschnittliche Abweichung der Werte vom Mittelwert. Eine Darstellung der Standardabweichung muss immer gemeinsam mit dem Mittelwert erfolgen. Die SD basiert auf dem Konzept der Normalverteilung. 1 SD = 68 % aller Fälle um den Mittelwert, 2 SD = 95 %, 3 SD = 99,7 %. Individuelle Messwerte können daher bezogen auf die SD interpretiert werden.

Beispiel

Datensatz: 0, 8, 6, 14, 0, −4, 0, 12, −7, 0, −10

Mittelwert 1,72; SD 7,56

Angegeben wird die SD meist in dieser Form: $1,72 \pm 7,56$ ◀

Berechnung mit Excel
=STABWA(Werte)

7.4.1.3.5 Normalverteilung

Unter dem Begriff Normalverteilung wird eine unimodale, symmetrische Kurve bezeichnet, die der Gaußschen Glockenkurve entspricht. Dies bedeutet, dass der Mittelwert, der Median und der Modalwert ident sind. Normalverteilungen haben verschiedene typische Erscheinungsformen: Sie können schief sein (positiv schief – z. B. Einkommen; negativ schief – z. B. Sterbealter), die Krümmung (Kurtosis) kann spitz (z. B. Schuhgrößen) oder flach (z. B. Körpergrößen) sein.

Bestimmung der Normalverteilung mit Excel

Die Normalverteilung wird in Excel durch das visuelle Inspizieren der Kurve bestimmt: Daten eintragen, Klassen (nach denen die Häufigkeit gereiht wird) eingeben; „=Häufigkeiten", Matrixfunktion

(siehe Modalwert), dann Diagramm zeichnen.

Bestimmung der Normalverteilung mit SPSS

„Analysieren", „Nicht parametrische Tests", „Klassische Dialogfelder" (alternativ „Eine Stichprobe"), „K-S bei einer Stichprobe". Wenn der Kolmogorov-Smirnov-Test signifikant ist, sind die Daten *nicht* normalverteilt. Wenn der Test nicht signifikant ist, sind die Daten normalverteilt. Alternativ bzw. zusätzlich kann auch eine Sichtung der Normalverteilung anhand von Histogrammen durchgeführt werden.

7.4.1.4 SPSS-Berechnung verschiedener statistischer Werte

Median, Mittelwert, Modalwert, Standardabweichung, Varianz, Range (Spannweite), Standardfehler des Mittelwerts, Minimum und Maximum sowie die Perzentile können wie folgt in SPSS berechnet werden:

Variable definieren (Variablenansicht), Rohwerte eingeben (Datenansicht), „Analysieren" (Menüleiste), „Deskriptive Statistik" wählen, „Häufigkeiten" wählen, Variablen hinzufügen, „Statistik" wählen (dort gewünschte Berechnungen anklicken), auf „Weiter" und dann auf „Ok" klicken.

7.4.2 Induktive Statistik

Nachdem die Daten beschrieben wurden, bietet die induktive oder Interferenzstatistik die Möglichkeit, die Daten bezogen auf die Grundgesamtheit zu schätzen, signifikante Unterschiede oder Zusammenhänge zu suchen.

7.4.2.1 Tests zur Berechnung von Unterschieden

Sollen Unterschiede dargestellt werden, soll also beschrieben werden, wie sich zwei oder mehr Gruppen zur Baseline (am Beginn einer Studie) und/oder nach einer Intervention voneinander unterscheiden, dann müssen Tests zur Berechnung von Unterschieden durchgeführt werden. Hierbei unterscheidet man parametrische und nicht-parametrische Tests. Voraussetzungen für das Anwenden von parametrischen Tests:

- intervall- oder rational-skalierte Daten
- Daten müssen normalverteilt sein
- ausreichende Teilnehmer*innenanzahl

Sind diese Voraussetzungen nicht erfüllt, müssen nicht-parametrische Tests durchgeführt werden.

Werden Tests zur Berechnung von Unterschieden durchgeführt, wird als Ergebnis ein p-Wert („probability") ausgegeben. Dieser gibt den Signifikanzwert an. Liegt der p-Wert eines statistischen Tests unter dem angegebenen Signifikanzniveau, spricht man von einem signifikanten Unterschied. Befindet sich dieser Wert über dem Signifikanzniveau, spricht man davon, dass der Unterschied zwischen den beiden Gruppen auf den Zufall zurückzuführen ist und nicht beispielsweise durch eine Intervention herbeigeführt wurde. Das Ergebnis ist somit nicht signifikant. Üblicherweise wird das Signifikanzniveau mit 5 % angegeben. Der p-Wert muss also kleiner oder gleich 0,05 sein, damit von einem signifikanten Unterschied gesprochen werden kann.

7.4.2.1.1 Fehlermöglichkeiten bei der Durchführung von Signifikanztests

Beim Testen von Hypothesen können Fehler auftreten. Die Fehler werden eingeteilt in Typ-I- und Typ-II-Fehler (Tab. 7.15).

- Ein Typ-I-Fehler (α-Fehler) ist die Verwerfung der eigentlich zutreffenden Nullhypothese. Um einen Typ-I-Fehler zu vermeiden, müssen die Messinstrumente eine gute Güte haben, und es müssen alle notwendigen Aspekte, die Hypothese betreffend, erhoben werden.
- Ein Typ-II-Fehler (β-Fehler) ist die Annahme der falschen Nullhypothese. Um einen Typ-II-Fehler zu verhindern, muss die Stichprobe groß genug sein.

Direkt kann nur der Typ-I-Fehler kontrolliert werden. Der Typ-II-Fehler ist abhängig vom Typ-I-Fehler (je kleiner der Typ-I-Fehler, desto größer der Typ-II-Fehler), von der Stichprobengröße (je größer die Stichprobe, desto geringer der Typ-II-Fehler) und von der Größe der Differenz der Parameter, die getestet werden (je größer die Differenz, desto kleiner der Typ-II-Fehler).

7.4.2.1.2 Welcher Test soll angewendet werden?

Dies ist, wie in Abb. 7.26 dargestellt, abhängig von der Art der Stichprobe (verbundene oder unverbundene Stichprobe), von der Anzahl der zu vergleichenden Gruppen, vom Skalentyp und von der Verteilung der Daten. Der dargestellte Entscheidungsbaum soll bei der Suche nach den richtigen Tests und deren Bedingungen eine Hilfestellung darstellen.

7.4.2.1.2.1 Parametrische Tests

t-Test für unabhängige Stichproben
Dies ist ein parametrischer Test, der Mittelwerte unabhängiger Gruppen auf signifikante Unterschiede testet.

t-Test für verbundene Stichproben
Dies ist ein parametrischer Test, der Mittelwerte abhängiger Gruppen auf signifikante Unterschiede testet.

Tab. 7.15 Fehlermöglichkeiten bei Signifikanztests

	In Wirklichkeit ist H_0 korrekt	In Wirklichkeit ist H_0 nicht korrekt
Der Signifikanztest ergibt, dass H_0 korrekt ist	Die Annahme entspricht der Wirklichkeit	Typ-II-Fehler
Der Signifikanztest ergibt, dass H_0 nicht korrekt ist	Typ-I-Fehler	Die Annahme entspricht der Wirklichkeit

H_0 = Nullhypothese, d. h. es existiert kein signifikanter Unterschied

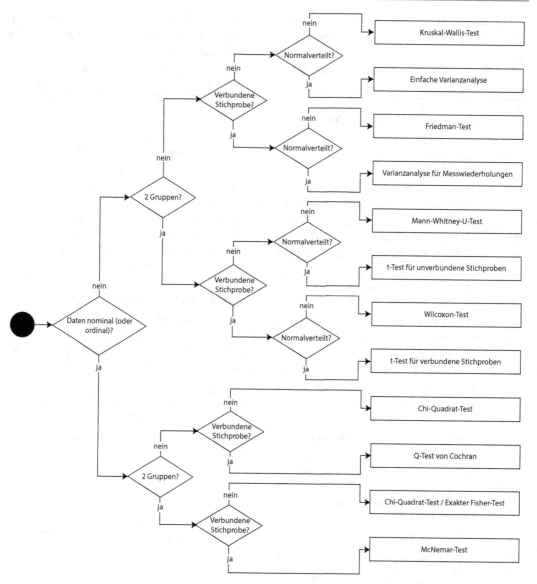

Abb. 7.26 Entscheidungsbaum für die Auswahl eines statistischen Tests

ANOVA
Die ANOVA ist ein parametrischer Test für mehr als 2 Stichproben.

Berechnungen für t-Test/ANOVA

SPSS

- Bei unabhängigen Stichproben: Gruppenvariable muss definiert sein, „Ana-

lysieren", „Mittelwerte vergleichen", „t-Test bei unabhängigen Stichproben", abhängige Variable hinzufügen, Gruppenvariable hinzufügen und Gruppen definieren
- bei abhängigen Stichproben (korrelierter T-Test): „Analysieren", „Mittelwerte vergleichen", „t-Test bei verbundenen Stichproben".
- ANOVA: „Analysieren", „Mittelwerte vergleichen", „ANOVA", Variablen

und Gruppen hinzufügen, „Optionen",
„Varianzhomogenität" aktivieren (Le-
vene-Test darf nicht signifikant sein),
„ok"

Excel

- =T.TEST(Werte1;Werte2;Seite;Typ)
- Werte: sind die Werte der Gruppen
- Seite: Vermutet man eine Tendenz, also
  eine direktionale Hypothese, dann muss
  hier einseitig (also eine 1) eingetippt
  werden. Ist dies nicht klar, wird zwei-
  seitig geprüft, und es muss ein 2 eingegeben werden
- Typ: Welche Art der Analyse soll
  durchgeführt werden?
  - 1 = gepaarte/verbundene Stichprobe
  - 2 = 2 Stichproben mit gleicher Va-
    rianz
  - 3 = 2 Stichproben mit unterschied-
    licher Varianz (d. h. es muss im Vor-
    feld eine Varianzanalyse stattfinden.)

Testen auf Varianzhomogenität in Excel
Dies ist die Bedingung für eine
ANOVA bzw. für „Typ 2" bei einem t-Test

- =FTEST(Werte1;Werte2);   Ergebnis
  muss dann noch durch 2 dividiert werden (da ein gerichteter Wert). Wenn ein
  signifikanter Unterschied, dann besteht
  eine Varianzheterogenität, wenn kein
  signifikanter Unterschied, besteht eine
  Varianzhomogenität.
- ANOVA: „Extras" (alte Versionen) oder
  „Entwicklertools" (neue Versionen) auf
  „Add ins" drücken; „Analysefunktion"
  aktivieren. Dann auf „Daten" wechseln,
  „Datenanalyse"
- dann „Einfaktorielle Varianzanalyse" für
  eine unabhängige Variable (z. B. Auswirkungen des Rauchens auf Nervosität)
- oder   „Zweifaktorielle   Varianzanalyse" für zwei unabhängige Variablen
  (z. B. Auswirkungen des Rauchens und
  Kaffeetrinkens auf die Nervosität)

7.4.2.1.2.2 Nicht parametrische Tests

ExakterFisher-Test
Alternativ   zum   Chi-Quadrat-Test   können
Gruppenunterschiede bei Daten mit Nominal-
skalierung auch mittels exaktem Fisher-Test berechnet werden. Voraussetzung hierfür ist das
Vorliegen einer 2 × 2-Tabelle. Der exakte Test
nach Fisher ist vor allem bei kleineren Stichproben dem Chi-Quadrat-Test vorzuziehen.
SPSS berechnet zusätzlich zu den Unterschieden
auf Basis des Chi-Quadrat-Tests auch den exakten Fisher-Test bei Vorliegen einer 2 × 2-Ta-
belle. Es ist keine zusätzliche Eingabe zu jener
des Chi-Quadrat-Test nötig.

McNemar-Test
Zur Berechnung von Gruppenunterschieden
zwischen 2 verbundenen Gruppen für nominale
Daten wird der McNemar-Test verwendet.

> **Berechnung in SPSS**
> „Analysieren",   „Deskriptive   Statistik",
> „Kreuztabellen",   Variablen   eingeben,
> „Statistiken", „McNemar" anklicken. Es
> werden die Kreuztabelle sowie die Signi-
> fikanzwerte ausgegeben.

Q-Test von Cochran
Zur Berechnung von Gruppenunterschieden
zwischen mehr als zwei verbundenen Gruppen
für nominale Daten findet der Q-Test von Cochran Verwendung.

> **Berechnung in SPSS**
> „Analysieren",   „Nichtparametrische
> Tests", „Klassische Dialogfelder", „K ver-
> bundene Stichproben", Testvariablen ein-
> fügen, „Cochran-Q" anhaken. Es werden
> die Häufigkeiten sowie der Signifikanz-
> wert ausgegeben.

Kruskal-Wallis-Test
Zur Berechnung von Gruppenunterschieden
zwischen mehr als zwei unverbundenen Grup-

pen mit metrischen (oder ordinalen) Daten, die eine beliebige Verteilung aufweisen, wird der Kruskal-Wallis-Test verwendet.

Berechnung in SPSS

„Analysieren", „Nichtparametrische Tests", „Klassische Dialogfelder", „K unabhängige Stichproben", eine oder mehrere Testvariablen einfügen, Gruppenvariable einfügen, Bereich der Gruppenvariable definieren, „Kruskal-Wallis-H" anhaken. Es werden die Ränge der Testvariablen sowie die Signifikanzwerte ausgegeben.

Friedman-Test

Zur Berechnung von Gruppenunterschieden zwischen mehr als zwei verbundenen Gruppen mit metrischen (oder ordinalen) Daten, die eine beliebige Verteilung aufweisen, wird der Friedman-Test verwendet.

Berechnung in SPSS

„Analysieren", „Nichtparametrische Tests", „Klassische Dialogfelder", „K verbundene Stichproben", Testvariablen einfügen, „Friedman" anhaken. Es werden die Ränge sowie der Signifikanzwert ausgegeben.

Varianzanalyse für Messwiederholungen

Zur Berechnung von Gruppenunterschieden zwischen mehr als zwei verbundenen Gruppen mit metrischen (oder ordinalen) Daten (mit vielen Ausprägungen), die eine Normalverteilung aufweisen, wird die Varianzanalyse für Messwiederholungen verwendet. Diese Auswertung ist jedoch diffizil. Bei wenigen Merkmalsausprägungen kann ein Chi-Quadrat-, McNemar- oder Q-Test von Cochran empfehlenswert sein.

Chi-Quadrat-Test

Wenn Gruppenunterschiede bei nominalen oder ordinalen skalierten Daten berechnet werden sollen.

Berechnung mit SPSS

„Analysieren", „Deskriptive Statistiken", „Kreuztabellen", Werte eingeben, „Statistiken", „Chi-Quadrat" anklicken. Es werden Kreuztabelle und Signifikanzwert ausgegeben.

Berechnung mit Excel

Es müssen in der Kreuztabelle „Summen" vertikal und horizontal erstellt werden =SUMME(Werte) (= beobachtete Messwerte). Es müssen nun für jede Zeile die Prozentzahlen errechnet werden = Teil-/ Gesamtsumme (wie viele haben insgesamt diese Antwort [relativ] gegeben?). Aus diesen Werten muss die „zu erwartende Anzahl" errechnet werden, d. h, es werden die eben errechneten Werte mit der jeweiligen Gesamtanzahl pro Geschlecht multipliziert (die dabei entstehende Matrix muss genauso aufgebaut sein wie die obere Matrix). Zum Schluss =CHITEST(beobachtete Werte;erwartete Werte) eingeben.

Mann-Whitney-U-Test

Wenn Gruppenunterschiede für zwei unabhängige Stichproben mit Daten auf Intervallniveau (nicht normalverteilt) oder Ordinalniveau (bei zwei abhängigen wäre der Wilcoxon-Test vorzuziehen) berechnet werden sollen.

Berechnung mit SPSS

„Analysieren", „Nichtparametrische Tests", „Klassische Dialogfelder", „2 unabhängige Stichproben", in Testvariable die abhängige Variable, in Gruppenvariable die unabhängige Variable einfügen (werden mehrere Testvariablen eingegeben, dann werden auch mehrere Mann-Whitney-U-Tests durchgeführt), den Test anklicken.

Berechnung mit Excel

Sehr aufwendig. Es wird empfohlen, diesen Test über SPSS durchzuführen.

Wilcoxon-Test
Wenn Gruppenunterschiede für zwei abhängige Stichproben mit ordinalskalierten Daten berechnet werden sollen.

> **Berechnung mit SPSS**
> „Analysieren", „Nichtparametrische Tests", „Klassische Dialogfelder", „2 verbundene Stichproben", die Variablen einfügen, „Wilcoxon-Test" mit einem Häkchen markieren, „ok".

7.4.2.2 Beziehungen zwischen Variablen

Eine Korrelationsanalyse beschreibt einen Zusammenhang zwischen zwei oder mehreren Variablen. Unter einem Korrelationskoeffizienten wird jene Kennzahl verstanden, die ein Maß für diese Beziehung darstellt. Wichtig ist, dass eine Korrelation keinen kausalen Zusammenhang bedingt. Auch aus einem hohen Korrelationskoeffizienten (= starker Zusammenhang in entweder positiver oder negativer Richtung) folgt nicht, dass es auch eine eindeutige Ursache-Wirkungs-Beziehung gibt. Der Zusammenhang kann auch durch Zufall bedingt sein. Als Beispiel wird oft ein höheres Auftreten von Störchen und eine höhere Geburtenrate verwendet (Sies 1988). Da aber Störche nicht die Kinder bringen, besteht keine Ursache-Wirkungs-Beziehung.

Es wird zwischen positiven und negativen Korrelationen unterschieden:

- Übereinstimmung = positive Korrelation: Je mehr Merkmal A, desto mehr Merkmal B.
- Gegensatz = negative Korrelation: Beispiel: Je mehr Merkmal A, desto weniger Merkmal B.
- Unabhängig = keine Korrelation: Beispiel: Merkmal A verändert sich unabhängig von Merkmal B.

Korrelationen nehmen immer Werte zwischen 0 und 1 für positive Korrelationen und 0 und −1 für negative Korrelationen an. 0 Steht in diesem Fall für 0 % und 1 für 100 % Korrelation. Prinzipiell wird ab einem Wert von 0,3 bzw. −0,3 von einer Korrelation gesprochen. Werte zwischen −0,3 und 0,3 werden im Normalfall als keine Korrelation beschrieben.

> **Berechnung von Korrelationen bei zwei Variablen**
>
> Excel
> =KORREL(Werte1;Werte2)
> SPSS
> „Analysieren", „Korrelation", „Bivariat", Variablen hinzufügen, entsprechendes Analyseverfahren wählen:
>
> - Pearson: häufigster Test, allerdings nur möglich für Intervall- oder Ratioskalen
> - Kendall-Tau-b: bei Nominal- und Ordinalskalen, wenn die Anzahl der Werte sehr gering ist
> - Spearman: wie Kendall-Tau-b, aber bei kleinen Stichproben empfindlicher auf Extremwerte als der Kendall-Tau-b

Regressionsanalysen berechnen den Einfluss einer oder mehrerer unabhängiger Variablen auf eine abhängige. Dabei können Zusammenhänge dargestellt oder Werte der abhängigen Variablen vorausbestimmt werden.

> **Regressionsanalyse mit SPSSS**
> „Analysieren", „Regression", „Linear", abhängige Variable einfügen und die Variablen, die ich dazu korrelieren will, einfügen. In Statistiken „Deskriptive Statistik" aktivieren, in Diagramme „Histogramm" aktivieren.

Zusatzmaterial 1 (DOCX 40 kb)Zusatzmaterial 1 (DOCX 49 kb)

Literatur

Literatur zu Abschn. 7.1

Bartholomeyczik S, Müller E (1997) Pflegeforschung verstehen. Urban & Schwarzenberg, München

Lienert G (1989) Testaufbau und Testanalyse. Psychologie, München

Mayer H (2002) Einführung in die Pflegeforschung. Facultas, Wien, S 78–79

Mayer H (2007) Pflegeforschung kennenlernen. Elemente und Basiswissen für die Grundausbildung. Facultas, Wien

Wilke H (1998) Systemisches Wissensmanagement. UTB/Lucius & Lucius, Stuttgart

Windelband W (1904) Geschichte und Naturwissenschaft, 3. Aufl. Heitz, Straßburg

Literatur zu Abschn. 7.2

Kennedy T, Connell AM (1969) Selective or truncal vagotomy? A double-blind randomised controlled trial. Lancet 7601:899–901

Medical Research Council (1948) Streptomycin treatment of pulmonary tuberculosis. BMJ 2:769–782

Modell W, Garrett M (1960) Interactions between pharmacodynamic and placebo effects in drug evaluations in man. Nature 185:538–539

Pile E, Swanson B (1968) Industrial therapy and changes in self-esteem. Am J Occup Ther 22(4):282–285

Stamm TA, Machold KP, Smolen JS, Fischer S, Redlich K, Graninger W et al (2002) Joint protection and home hand exercises improve hand function in patients with hand osteoarthritis: a randomized controlled trial. Arthritis Rheum 47(1):44–49

Steultjens EM, Dekker J, Bouter LM, van Schaardenburg D, van Kuyk MA, van den Ende CH (2002) Occupational therapy for rheumatoid arthritis: a systematic review. Arthritis Rheum 47(6):672–685

Steultjens EM, Dekker J, Bouter LM, van Schaardenburg D, van Kuyk MA, van den Ende CH (2004) Occupational therapy for rheumatoid arthritis. Cochrane Database Syst Rev (1):CD003114. https://doi.org/10.1002/14651858.CD003114.pub2

Stoffer MA, Smolen JS, Woolf A, Ambrozic A, Bosworth A, Carmona L et al (2014) Development of patient-centred standards of care for rheumatoid arthritis in Europe: the eumusc.net project. Ann Rheum Dis 73(5):902–905

Literatur zu Abschn. 7.2.2

Bortz J, Döring N (2006) Forschungsmethoden und Evaluation, 4. Aufl. Springer, Heidelberg

DePoy E, Gitlin LN (2005) Introduction to research: understanding and applying multiple strategies, 3. Aufl. Elsevier, St. Louis

LoBiondo-Wood G, Haber J (2001) Pflegeforschung: Methoden – Bewertung – Anwendung, 2. Aufl. Elsevier, München

Nelson DL (2006) Group comparison studies: quantitative research designs. In: Kielhofner G (Hrsg) Research in occupational therapy: methods of inquiry for enhancing practice. Davis, Philadelphia

Pérez CA, Sánchez VM, De Souza Teixeira Fernández F, De Paz JA (2007) Effects of a resistance training program in multiple sclerosis Spanish patients: a pilot study. J Sport Rehabil 16:143–153

Pfeiffer BA, Koenig K, Kinnealey M, Sheppard M, Henderson L (2011) Effectiveness of sensory integration interventions in children with autism spectrum disorders: a pilot study. Am J Occup Ther 65(1):76–85

Ritschl V, Schönthaler E, Schwab P, Strohmer K, Wilfing N, Zettel-Tomenendal M (2015) Evidenzbasierte Praxis: Einstellungen, Kompetenzen, Barrieren und Arbeitszufriedenheit österreichischer Ergotherapeuten – eine Umfrage. Ergoscience 10(3):97–107

Literatur zu Abschn. 7.2.3

Benesch M, Steiner E (2018) Klinische Studien lesen und verstehen, 2. Aufl. UTB: Bd. 3982. Facultas, Wien

Felder-Puig R, Mad P, Gartlehner G (2009) Diagnostische Studien. Wiener medizinische Wochenschrift 159(13–14):359–366

Puig S, Felder-Puig R (2006) Evidenzbasierte Radiologie: Ein neuer Ansatz zur Bewertung von klinisch angewandter radiologischer Diagnostik und Therapie. Fortschr Röntgenstr 178(7):671–679

Sardanelli F, Di Leo G (2009) Biostatistics for radiologists: planning, performing, and writing a radiologic study. Springer, New York

Thomas RL, Zidan MA, Slovis TL (2015) What you need to know about statistics, part I: validity of diagnostic and screening tests. Pediatr Radiol 45(2):146–152

Zidan M, Thomas RL, Slovis TL (2015) What you need to know about statistics, part II: Reliability of diagnostic and screening tests. Pediatr Radiol 45(3):317–328

Literatur zu Abschn. 7.2.4

Behrens J, Langer G (2010) Evidence-based Nursing and Caring. Methoden und Ethik der Pflegepraxis und Versorgungsforschung, 3. Aufl. Huber, Bern

Benninghof M, Ramuz R, Lutz A (2014) Biomedizinische Forschung in der Schweiz: sozialer

Raum, Diskurs und Praktiken. Schweizer Wissenschafts- und Innovationsrat Schrift 2. http://www.swir.ch/images/stories/pdf/fr/SWIR_2_2014_Recherche_biomedicale.pdf

Chan AW et al. (2014) Increasing value and reducing waste: addressing inaccessible research. Lancet 383(9913):257–266

Herkner H, Müllner M (2011) Erfolgreich wissenschaftlich arbeiten in der Klinik. Grundlagen, Interpretation und Umsetzung: evidence based medicine, 3. Aufl. Springer, Wien

Hofmann W, Aufenanger J, Hoffmann G (Hrsg) (2014) Klinikhandbuch Labordiagnostische Pfade. Einführung – Screening – Stufendiagnostik, 2. Aufl. de Gruyter, Berlin

Hug T, Poscheschnik G (2010) Empirisch Forschen. UVK, Konstanz

Mertens D, Hesse-Biber S (2012) Triangulation and mixed methods research: provocative positions. JMMR 6(2):75–79

Thompson M, Bruel van den A (2012) Diagnostic tests toolkit. Wiley Blackwell, Oxford

Literatur zu Abschn. 7.3

Aiken LR (1981) Proportion of returns in survey research. Educ Psychol Meas 41(4):1033–1038

Aiken LR (1988) The problem of nonresponse in survey research. J Exp Educ 56(3):116–119

Angermeyer MC, Matschinger H, Schomerus G (2013) Attitudes towards psychiatric treatment and people with mental illness: changes over two decades. Br J Psychiatry 203(2):146–151

Anseel F, Lievens F, Schollaert E, Choragwicka B (2010) Response rates in organizational science, 1995–2008: a meta-analytic review and guidelines for survey researchers. J Bus Psychol 25(3):335–349

Babbie ER (2010) The practice of social research. Wadsworth Inc Fulfillment, Belmont

Baur N, Blasius J (Hrsg) (2014) Handbuch Methoden der empirischen Sozialforschung. Springer VS, Wiesbaden

Bitzer EM, Dierks M-L, Schwartz F-W (2002) Fragebogen zur Zufriedenheit in der ambulanten Versorgung – Qualität aus Patientenperspektive: Handanweisung. Medizinische Hochschule Hannover: www.mh-hannover.de/fileadmin/institute/epidemiologie/epi/Arbeitsschwerpunkte/Patienten_und_Konsumenten/downloads/zap_manual_2002.pdf

Bogardus ES (1933) A social distance scale. Sociol Soc Res (17):264–271

Bond TG, Fox CM (2015) Applying the Rasch model: fundamental measurement in the human sciences, 3. Aufl. Routledge, New York

Bradburn NM, Sudman S, Wansink B (2004) Asking questions: the definitive guide to questionnaire design – for market research, political polls, and social and health questionnaires. Research methods for the social sciences. Wiley, Hoboken

Brent C (2001) How much time are respondents willing to spend on your survey? SurveyMonkey Blog. www.surveymonkey.com/blog/2011/02/14/survey_completion_times. Zugegriffen: 29. Nov. 2015

Broadband Commission for Digital Development (2014) The state of broadband 2014: broadband for allr. http://www.broadbandcommission.org/Documents/reports/bb-annualreport2014.pdf. Zugegriffen: 29. Nov. 2015

Bühner M (2006) Einführung in die Test- und Fragebogenkonstruktion, 2., aktualisierte und erweiterte Aufl. ps Methoden/Diagnostik. Pearson, München

Bundy AC (1991) Play theory and sensory integration. In: Fisher AG, Murray EA, Bundy AC (Hrsg) Sensory integration. Theory and practice. Davis, Philadelphia, S 48–68

Carifio J, Perla RJ (2007) Ten common misunderstandings, misconceptions, persistent myths and urban legends about likert scales and likert response formats and their antidotes. J Soc Sci 3(3):106–116

Couper MP (2008) Technology and the survey interview/questionnaire. In: Conrad FG, Schober MF (Hrsg) Wiley series in survey methodology. Envisioning the survey interview of the future. Wiley-Interscience, Hoboken, S 58–76

De Leeuw ED, Boevee A, Hox J (2013) Does one really know? Avoiding noninformative answers in a reliable way. www.websm.org/db/12/15856/Web%20Survey%20Bibliography/Does_one_really_know_Avoiding_noninformative_answers_in_a_reliable_way. Zugegriffen: 20. März 2016

Döring N, Bortz J (2016) Forschungsmethoden und Evaluation für Human- und Sozialwissenschaftler, 5. Aufl. Springer, Heidelberg

Döring N, Bortz J (2015) Datenerhebung. In: Döring N, Bortz J (Hrsg) Forschungsmethoden und Evaluation in den Sozial- und Humanwissenschaften, 5. Aufl. Springer, Heidelberg, S 321–578

Döpfner M, Schnabel M, Goletz H, Ollendick TH (2006) PHOKI – Phobiefragebogen für Kinder und Jugendliche. Hogrefe, Göttingen

Forsyth K, Kviz FJ (2006) Survey research design. In: Kielhofner G (Hrsg) Research in occupational therapy. Methods of inquiry for enhancing practice. Davis, Philadelphia, S 91–109

Franzen A (2014) Antwortskalen in standardisierten Befragungen. In: Baur N, Blasius J (Hrsg) Handbuch Methoden der empirischen Sozialforschung. Springer VS, Wiesbaden, S 701–711

Gusy B, Marcus K (2012) Online-Befragungen: Eine Alternative zu paper-pencil Befragungen in der Gesundheitsberichterstattung bei Studierenden. Schriftenreihe des Instituts für Prävention und psychosoziale Gesundheitsforschung Nr 01/P12

Hoffmann T, Bennett S, Del Mar C (2017): Evidence-based practice across the health professions, 3. Aufl. Elsevier, Chatswood

Kauermann G, Küchenhoff H (2011) Stichproben: Methoden und praktische Umsetzung mit R. Springer, Heidelberg

Keller D (2013) Wahl der Skala in Fragebögen. www.statistik-und-beratung.de/2013/02/wahl-der-skala-in-fragebogen. Zugegriffen: 20. März 2016

Kuipers JG, Zeidler H, Köhler L (Hrsg) (2006) Medal Rheumatologie: Kriterien für die Klassifikation, Diagnose, Aktivität und Prognose rheumatologischer Erkrankungen. Wiskom, Friedrichshafen

Likert R (1932) A technique for the measurement of attitudes. Arch Psychol 22(140):55

Mayer H O (2013) Interview und schriftliche Befragung. Grundlagen und Methoden empirischer Sozialforschung, 6., überarb. Aufl. Oldenbourg, München

Meakins CRH, Bundy AC, Gliner J (2005) Reliability and validity of The Experience of Leisure Scale (TELS). In: McMahon FF, Lytle DE, Sutton-Smith B (Hrsg) Play & culture studies, vol. 6. Play: interdisciplinary synthesis. University Press of America, Lanham, S 255–267

Moors G (2008) Exploring the effect of a middle response category on response style in attitude measurement. Qual Quant 42(6):779–794

Moosbrugger H, Kelava A (2012) Testtheorie und Fragebogenkonstruktion, 2. Aufl. Springer, Heidelberg

Ohnesorge H (2017) Skalen. In: Bernateck M, Karst M, Sabatowski R, Siebrecht D, Arnold B, Dressler F et al (Hrsg) Schmerzmedizin. 1000 Fragen, 2. Aufl. Thieme, Stuttgart, S 72–74

O'Muircheartaigh C, Krosnick JA, Helic A (2000) Middle alternatives, acquiescence, and the quality of questionnaire data. www.researchgate.net/publication/5091207_Middle_Alternatives_Acquiescence_and_the_Quality_of_Questionnaire_Data. Zugegriffen: 17. Okt. 2015

Osterlind SJ (1983) Test item bias. Sage University Papers, quantitative applications in the social sciences, Bd 30. Sage, Thousand Oaks

Paulhus DL (1991) Measurment and control of reponse bias. In: Robinson JP (Hrsg) Measures of social psychological attitudes, vol. 1. Measures of personality and social psychological attitudes, 9. Aufl. Academic Press, San Diego, S 17–59

Porst R (2014) Fragebogen: ein Arbeitsbuch, 4. Aufl. VS Verl. für Sozialwiss, Wiesbaden

Raab-Steiner E, Benesch M (2010) Der Fragebogen: Von der Forschungsidee zur SPSS/PASW-Auswertung, 2. Aufl. Facultas, Wien

Rasinski KA (1989) The effect of question wording on public support for government spending on JSTOR. Public Opin Q 53(3):388–394

Robinson JP (Hrsg) (1991) Measures of social psychological attitudes, vol. 1. Measures of personality and social psychological attitudes. Academic Press, San Diego

Saris WE, Satorra A, Coenders G (2004) A new approach to evaluating the quality of measurement instruments: the split-ballot MTMM Design. Sociol Methodol 34(1):311–347

Schafer JL, Graham JW (2002) Missing data: our view of the state of the art. Psychol Methods 7(2):147–177

Statistik Schweiz (2015) Kennzahlen – Internetzugang der Haushalte, internationaler Vergleich, 2014. Schweizerische Eidgenossenschaft. www.bfs.admin.ch/bfs/portal/de/index/themen/16/03/key/ind16.indicator.30109.160204.html?open=10,5,7,309,310,6,331,2#2. Zugegriffen: 22. Nov. 2015

Sullivan G (2003) Modul 8. Survey research. In: Brock K, Harris L, Heard R, Hossian Z, Hough M, O'Loughlin K et al (Hrsg) Developing a research project module material. University of Sydney, S 68–82

Sullivan G (2003) Module 11. Research interviewing. In: Brock K, Harris L, Heard R, Hossian Z, Hough M, O'Loughlin K et al (Hrsg) Developing a research project module material. University of Sydney, S 97–115

Wagner P, Hering L (2014) Online-Befragung. In: Baur N, Blasius J (Hrsg) Handbuch Methoden der empirischen Sozialforschung. Springer VS, Wiesbaden, S 661–673

Weigl R, Bundy AC (2013) Die spielerische Herangehensweise (Playfulness) Erwachsener an ihre Freizeitaktivitäten – The Experience of Leisure Scale (TELS) mit deutsch-sprachigen Erwachsenen. Ergoscience 8(1):11–21

Welker M, Werner A, Scholz J (2005) Online-Research: Markt- und Sozialforschung mit dem Internet. dpunkt, Heidelberg

Literatur zu Abschn. 7.3.1

Couper MP (2011) The Future of Modes of Data Collection. In: Public Opinion Quarterly 75(5), S. 889–908. https://doi.org/10.1093/poq/nfr046

Ludwigs S, Nöcker G (2020) Social Media / Gesundheitsförderung mit digitalen Medien. https://urldefense.com/v3/__https://leitbegriffe.bzga.de/alphabetisches-verzeichnis/social-media-gesundheitsfoerderung-mit-digitalen-medien/__;!!NLFGqXoFfo8MMQ!pJL61_hlUvVN_tKEoKOSmWyVj6Ry2GMcDM-dSGHJpRWoDgYxtwO3eQfz3SH4Ek3-8hZ5Q51bGeEuqmv-KumZRCA2cKBSyHw$ https://leitbegriffe.bzga.de/alphabetisches-verzeichnis/social-media-gesundheitsfoerderung-mit-digitalen-medien/. zuletzt aktualisiert am 29.05.2020, zuletzt geprüft am 10.02.2023

Götz M (2019) FORSCHUNG2532/2019/1 Die Selbstinszenierung von Influencerinnen auf Instagram und ihre Bedeutung für Mädchen. In: TELEVIZION 32(1), S. 25–28. https://urldefense.com/v3/__https://www.br-online.de/jugend/izi/deutsch/publikation/televizion/32_2019_1/Editorial_Inhalt.pdf__;!!NLFGqXoFfo8MMQ!pJL61_hlUvVN_tKEoKOSmWyVj6Ry2GMcDM-dSGHJpRWoDgYxtwO3eQfz3SH4Ek3-8hZ5Q51bGeEuqmv-KumZRCA1iQn2CDQ$ https://www.br-online.de/jugend/izi/deutsch/publikation/televizion/32_2019_1/Editorial_Inhalt.pdf

Literatur zu Abschn. 7.3.2

Abu-Faraj ZO, Harris GF, Smith PA, Hassani S (2015) Human gait and clinical movement analysis. In: Webster JG (Hrsg) Wiley encyclopedia of electrical and electronics engineering. Wiley, S 1–34. https://doi.org/10.1002/047134608X.W6606.pub2

Baker R (2013) Measuring walking. A handbook of clinical gait analysis. Mac Keith, London

Barker S, Craik R, Freedman W, Herrmann N, Hillstrom H (2006) Accuracy, reliability, and validity of a spatiotemporal gait analysis system. Med Eng Phys 28(5):460–467. https://doi.org/10.1016/j.medengphy.2005.07.017

Bergmann G, Bender A, Graichen F, Dymke J, Rohlmann A, Trepczynski A, Heller MO, Kutzner I (2014) Standardized loads acting in knee implants. PLoS One 9(1):e86035. https://doi.org/10.1371/journal.pone.0086035

Brunnekreef JJ, van Uden CJ, van Moorsel S, Kooloos JG (2005) Reliability of videotaped observational gait analysis in patients with orthopedic impairments. BMC Musculoskelet Disord 6(1):17. https://doi.org/10.1186/1471-2474-6-17

Golhofer A, Alt W (Hrsg) (2009) Handbuch Sportbiomechanik. Beiträge zur Lehre und Forschung im Sport, Bd 171. Hofmann, Schorndorf

Götz-Neumann K (2011) Gehen verstehen. Ganganalyse in der Physiotherapie, 3. Aufl. Thieme, Stuttgart

Harvey A, Gorter JW (2011) Video gait analysis for ambulatory children with cerebral palsy: why, when, where and how! Gait & Posture 33(3):501–503. https://doi.org/10.1016/j.gaitpost.2010.11.025

Kainz H, Wesseling M, Jonkers I (2021) Generic scaled versus subject-specific models for the calculation of musculoskeletal loading in cerebral palsy gait: effect of personalized musculoskeletal geometry outweighs the effect of personalized neural control. Clin Biomech 87:105402. https://doi.org/10.1016/j.clinbiomech.2021.105402

Kobsar D, Charlton JM, Tse CTF, Esculier J-F, Graffos A, Krowchuk NM, Thatcher D, Hunt MA (2020) Validity and reliability of wearable inertial sensors in healthy adult walking: a systematic review and meta-analysis. J NeuroEng Rehabil 17(1):62.https://doi.org/10.1186/s12984-020-00685-3

Krebs DE, Edelstein JE, Fishman S (1985) Reliability of observational kinematic gait analysis. Phys Ther 65(7):1027–1033. https://doi.org/10.1093/ptj/65.7.1027

Ludwig O (2015) Ganganalyse in der Praxis: Anwendung in Prävention, Therapie und Versorgung, 2., erweiterte Aufl. C. Maurer

Muro-de-la-Herran A, Garcia-Zapirain B, Mendez-Zorrilla A (2014) Gait analysis methods: an overview of wearable and non-wearable systems, highlighting clinical applications. Sensors 14(2):3362–3394. https://doi.org/10.3390/s140203362

Perry J, Burnfield JM (2010) Gait analysis. Normal and pathological function, 2. Aufl. Slack, Thorofare

Schurr SA, Marshall AN, Resch JE, Saliba SA (2017) Two-dimensional video analysis is comparable to 3D motion capture in lower extremity movement assessment. Int J Sports Phys Ther 12(2):163–172

Seth A, Hicks JL, Uchida TK, Habib A, Dembia CL, Dunne JJ, Ong CF, DeMers MS, Rajagopal A, Millard M, Hamner SR, Arnold EM, Yong JR, Lakshmikanth SK, Sherman MA, Ku JP, Delp SL (2018) OpenSim: simulating musculoskeletal dynamics and neuromuscular control to study human and animal movement. PLOS Comput Biol 14(7):e1006223. https://doi.org/10.1371/journal.pcbi.1006223

Smith CR, Vignos MF, Lenhart RL, Kaiser J, Thelen DG (2016) The influence of component alignment and ligament properties on tibiofemoral contact forces in total knee replacement. J Biomech Eng 138(2):021017. https://doi.org/10.1115/1.4032464

van der Kruk E, Reijne MM (2018) Accuracy of human motion capture systems for sport applications: state-of-the-art review. Eur J Sport Sci 18(6):806–819. https://doi.org/10.1080/17461391.2018.1463397

Viehweger E, Pfund LZ, Hélix M, Rohon M-A, Jacquemier M, Scavarda D, Jouve J-L, Bollini G, Loundou A, Simeoni M-C (2010) Influence of clinical and gait analysis experience on reliability of observational gait analysis (Edinburgh Gait Score Reliability). Ann Phys Rehabil Med 53(9):535–546. https://doi.org/10.1016/j.rehab.2010.09.002

Literatur zu Abschn. 7.3.3

Babbie ER (2021) The practice of social research, 15. Aufl. Cengage, Boston

Bundy AC (1991) Play theory and sensory integration. In: Fisher AG, Murray EA, Bundy AC (Hrsg) Sensory integration. Theory and practice. Davis, Philadelphia, S 48–68

Chapparo C, Ranka J (1997) Occupational performance model (Australia): a description of constructs and structure. In: Chapparo C, Ranka J (Hrsg) Occupational performance model (Australia): monograph 1. Occupational performance network, Sydney, www.occupationalperformance.com/structure. Zugegriffen: 9. Mai 2022

Döring N, Bortz J (2015) Datenerhebung. In: Döring N, Bortz J (Hrsg) Forschungsmethoden und Evaluation in den Sozial- und Humanwissenschaften, 5. Aufl. Springer, Heidelberg, S 321–578

Dusini A (2005) Tagebuch: Möglichkeiten einer Gattung. Fink, München

Jäncke L (2021) Lehrbuch Kognitive Neurowissenschaften, 3. Aufl. Huber, Bern

Kandel ER, Schwartz JH, Jessell TM (Hrsg) (2000) Principles of neural science, 4. Aufl. McGraw-Hill Health Professions Division, New York

Kantartzis S, Molineux M (2012) Understanding the discursive development of occupation: historico-political perspectives. In: Whiteford G,. Hocking C (Hrsg)

Occupational science. Society, inclusion, participation. Wiley-Blackwell, Chichester, S 38–53

Kommission für Geoinformationswirtschaft & Verein zur Förderung der Geoinformatik in Norddeutschland (2015) Mit Geodaten den demographischen Wandel aktiv gestalten. Symposium am 8.12.2015 in Hannover – Geodatenportal Niedersachsen. www.geodaten.niedersachsen.de/portal/live.php?navigation_id=8704&article_id=138182&_psmand=28. Zugegriffen: 7. Nov. 2015

Korte H, Drexler P (2010) Einführung in die systematische Filmanalyse: ein Arbeitsbuch, 4. Aufl. E.Schmidt, Berlin

Mayring P (2010) Qualitative Inhaltsanalyse: Grundlagen und Techniken, 11. Aufl. Beltz, Weinheim

Mayring P (2014) Qualitative content analysis: theoretical foundation, basic procedures and software solution. SSOAR, Klagenfurt

McHugh Pendleton H (1996) The occupation of needlework. In: Zemke R, Clark F (Hrsg) Occupational science. The evolving discipline. Davis, Philadelphia, S 287–295

Meshi D, Tamir DI, Heekeren HR (2015) The emerging neuroscience of social media. Trends Cognit Sci 19(12):771–782

Meyermann A, Gebel T, Liebig S (2014) Organisationsdaten. In: Baur N, Blasius J (Hrsg) Handbuch Methoden der empirischen Sozialforschung, Springer VS, Wiesbaden, S 959–972

Primeau LA (1996) Human daily travel: personal choices and external constraints. In: Zemke R, Clark F (Hrsg) Occupational science. The evolving discipline. Davis, Philadelphia, S 115–124

Prudhomme White B, Mulligan SE (2005) Behavioral and physiologic response measures of occupational task performance: a preliminary comparison between typical children and children with attention disorder. Am J Occup Ther 59(4):426–436

Rassow J (2022) Der Energiestoffwechsel im Zentrum der Biochemie. In: J Rassow, R Netzker und K Hauser (Hrsg) Biochemie, 5. vollständig überarbeitete Aufl. Thieme, Stuttgart (Duale Reihe), S 19–27

Salheiser A (2014) Natürliche Daten: Dokumente. In: Baur N, Blasius J (Hrsg) Handbuch Methoden der empirischen Sozialforschung. Springer VS, Wiesbaden, S 813–828

Schipfer RK (2005) Der Wandel der Bevölkerungsstruktur in Österreich. www.oif.ac.at/fileadmin/OEIF/Working_Paper/wp_51_demographischer_wandel.pdf

Skard G, Bundy AC (2008) Test of playfulness. In: Parham LD, Fazio LS (Hrsg) Play in occupational therapy for children, 2. Aufl. Elsevier Mosby, St. Louis, S 71–93

Tuma R, Schnettler B, Knoblauch H (2013) Videographie: Einführung in die interpretative Videoanalyse sozialer Situationen. Springer VS, Wiesbaden

Wabro M, Matousek P, Aistleithner R (2010) Handbuch für die Personalplanung. Bundesinstitut für Qualität im Gesundheitswesen, Wien

Waller H (2006) Gesundheitswissenschaft: Eine Einführung in Grundlagen und Praxis, 4. Aufl. Kohlhammer, Stuttgart

Weber M (2015) Der soziale Rezipient: Medienrezeption als gemeinschaftliche Identitätsarbeit in Freundeskreisen Jugendlicher. Springer VS, Wiesbaden

Weber-Menges S (2008) Die Rolle der Massenmedien bei der Integration von Migranten. Universität Siegen. www.uni-siegen.de/phil/sozialwissenschaften/soziologie/mitarbeiter/geissler/weber-menges_ringvorlesung_2008_migranten_und_medien.pdf

Weigl R (2002) A qualitative content analysis of the occupational performance roles within the novel 'The world according to Garp' by John Irving. University of Sydney, Faculty of Health Sciences, Sydney

White JA (1996) Miles Davis: occupations in the extreme. In: Zemke R, Clark F (Hrsg) Occupational science. The evolving discipline. Davis, Philadelphia, S 259–273

Literatur zu Abschn. 7.4

Babbie E R (2021) The practice of social research, 15. Aufl. Cengage, Boston

Baker R (2013) Measuring walking: a handbook of clinical gait analysis. Mac Keith Press

Bassi G, Gabrielli S, Donisi V, Carbone S, Forti S, Salcuni S (2021) Assessment of psychological distress in adults with type 2 diabetes mellitus through technologies: literature review. J Med Internet Res 23(1):e17740. https://doi.org/10.2196/17740.Couper

Bortz J, Döring N (2006) Forschungsmethoden und Evaluation, 4. Aufl. Springer, Heidelberg

Bortz J, Schuster C (2010) Statistik für Human- und Sozialwissenschaftler, 7. Aufl. Springer, Heidelberg

Bucherberger B Saferinternet.at (2022) Jugend-Internet-Monitor 2022. https://www.saferinternet.at/presse-detail/jugend-internet-monitor-2022-das-sind-die-beliebtesten-sozialennetzwerke/,zuletzt aktualisiert am 10.03.2022, zuletzt geprüft am 15.05.2022

Bundy A, Hacker C (2020) The art of therapy. In: Bundy A, Lane S (Hrsg) Sensory integration: theory and practice, 3. Aufl. F. A. Davis Company, Philadelphia, S 286–299

Chudoba B (n. d.) How much time are respondents willing to spend on your survey? Online verfügbar unter https://www.surveymonkey.com/curiosity/survey_completion_times/. Zugegriffen: 29. Mai 2022

Csikszentmihalyi M, Larson R (1987) Validity and reliability of the experience-sampling method. J Nerv Ment Dis 175(9):526–536. https://doi.org/10.1097/00005053-198709000-00004

Döring N (2003) Sozialpsychologie des Internet. Die Bedeutung des Internet für Kommunikationsprozesse, Identitäten, soziale Beziehungen und Gruppen, 2. Aufl. Hogrefe, Göttingen

Döring N, Bortz J (2016) Forschungsmethoden und Evaluation in den Sozial- und Humanwissenschaften.

Unter Mitarbeit von S Pöschl, 5. vollständig überarbeitete, aktualisierte und erweiterte Aufl. Springer, Berlin

Eibensteiner F, Ritschl V, Nawaz FA, Fazel SS, Tsagkaris C, Kulnik ST et al (2021) People's willingness to vaccinate against COVID-19 despite their safety concerns: Twitter poll analysis. J Med Internet Res 23(4):e28973. https://doi.org/10.2196/28973

Eurostat (2022) Internet-Zugangsdichte – Haushalte. Online verfügbar unter https://ec.europa.eu/eurostat/databrowser/view/tin00134/default/table?lang=de, zuletzt aktualisiert am 30.03.2022, zuletzt geprüft am 15.05.2022

Franzen A (2014) Antwortskalen in standardisierten Befragungen. In: Nina Baur und Jörg Blasius (Hrsg) Handbuch Methoden der empirischen Sozialforschung. Springer VS, Wiesbaden (Handbuch), S. 701–711

Galiana Sanchez ME (2022) Homepage der European association for the history of nursing. http://eahn.net/, zuletzt aktualisiert am 05.05.2022, zuletzt geprüft am 22.05.2022

Gieselmann H (2021) Digitales Infektionsrisiko. c't Mag Comput Tech 2021(1):60

Gollhofer A, Müller E (Hrsg) (2009) Handbuch Sportbiomechanik. Hofmann

Götz-Neumann K (2016) Gehen verstehen: Ganganalyse in der Physiotherapie, 4. Aufl. Georg Thieme

Hackmann M (2009) Historische Pflegeforschung – unabhängige Forschungsrichtung oder ein Teil der Medizingeschichte? – Internes Diskussionspapier für die Sektion Historische Pflegeforschung, DG Pflegewissenschaft. https://dg-pflegewissenschaft.de/wp-content/uploads/2017/05/H-InternationaleBefragungHistorischePflegeforschung.pdf. Zugegriffen: 23. Mai 2022

Hestermann T (2020) Die Unsichtbaren – Berichterstattung über Eingewanderte und Geflüchtete. https://mediendienst-integration.de/fileadmin/Dateien/Expertise_Hestermann_Die_Unsichtbaren.pdf. Zugegriffen: 15. Mai 2022

Karl Landsteiner Privatuniversität für Gesundheitswissenschaften (n. d.) ESMira – Psychologische Methodenlehre. Online verfügbar unter https://www.kl.ac.at/department-psychologie-und-psychodynamik/psychologische-methodenlehre/esmira-deutsch?msclkid=36fa4879d0571 1ecbde86915423db464#. Zugegriffen: 15. Mai 2022

Kemper C J, Beierlein C, Bensch D, Kovaleva A, Rammstedt B (2014) Soziale Erwünschtheit-Gamma (KSE-G). Zusammenstellung sozialwissenschaftlicher Items und Skalen (ZIS). https://doi.org/10.6102/zis186

Leiner DJ (2016) Too fast, too straight, too weird: post hoc identification of meaningless data in internet surveys. Hg. v. SSRN Electron J. https://www.researchgate.net/publication/258997762_Too_Fast_Too_Straight_Too_Weird_Post_Hoc_Identification_of_Meaningless_Data_in_Internet_Surveys. Zugegriffen: 4. Aug. 2022

Leiner DJ (2019) Too fast, too straight, too weird: nonreactive indicators for meaningless data in internet surveys. Surv Res Methods 13(3):229–248. https://doi.org/10.18148/srm/2019.v13i3.7403

LoBiondo-Wood G, Haber J (2001) Pflegeforschung: Methoden – Bewertung – Anwendung, 2. Aufl. Elsevier, München

Max-Planck-Gesellschaft (n. d.) Das Gehirn. https://www.mpg.de/gehirn. Zugegriffen: 23. Mai 2022

Mayer H (2018) Pflegeforschung kennenlernen. Elemente und Basiswissen, 7. Aufl. Facultas, Wien

M. P. (2011) The future of modes of data collection. Public Opin Q 75(5):889–908. https://doi.org/10.1093/poq/nfr046

Oberacher H (2022) Drogen im Abwasser 2021: In Österreich dominieren Cannabis und Kokain, Crystal Meth-Konsum steigt an – myPoint. https://www.i-med.ac.at/mypoint/news/761271.html. zuletzt aktualisiert am 17.03.2022, zuletzt geprüft am 15.05.2022

Pietsch S (2018) Text Analytics : Auf Knopfdruck: Offene Fragen kodiert? In: horizont, 11.12.2018. https://www.horizont.net/planung-analyse/nachrichten/text-analytics-auf-knopfdruck-offene-fragen-kodiert-171500. Zugegriffen: 15. Mai 2022

Perry J, Burnfield JM (Hrsg) (2010) Gait analysis: normal and pathological function, 2. Aufl. SLACK

Revilla M, Saris WE (2013) The split-ballot multitrait-multimethod approach: implementation and problems. Struct Equ Model Multidiscip J 20(1):27–46. https://doi.org/10.1080/10705511.2013.742379

Riepl W (2014) Codierung offener Textantworten: Automatisierung mit SPSS Syntax-Tricks. In: Statistik Dresden, 29.09.2014. https://statistik-dresden.de/archives/11816. Zugegriffen: 15. Mai 2022

Sies H (1988) A new parameter for sex-education. Nature 332:495-495

Statistik Austria (2022) IKT-Einsatz in Haushalten 2021. https://www.statistik.at/web_de/statistiken/energie_umwelt_innovation_mobilitaet/informationsgesellschaft/ikt-einsatz_in_haushalten/index.html, zuletzt aktualisiert am 09.05.2022, zuletzt geprüft am 09.05.2022

Übersicht über bestehende Literatur: (Literatur) Reviews

8

Valentin Ritschl, Lisa Sperl, Tanja Stamm, Peter Putz und Agnes Sturma

Inhaltsverzeichnis

V. Ritschl (✉) · L. Sperl · T. Stamm
Institut für Outcomes Research, Zentrum für Medical Data Science, Medizinische Universität Wien, Wien, Österreich
E-Mail: valentin.ritschl@meduniwien.ac.at

L. Sperl
E-Mail: lisa.sperl@meduniwien.ac.at

T. Stamm
E-Mail: tanja.stamm@meduniwien.ac.at

8.1 Was sind (Literatur) Reviews?

Valentin Ritschl, Lisa Sperl, Tanja Stamm, Peter Putz und Agnes Sturma

▶ **Definition** Literaturreviews stellen einen (kritischen) Überblick über bereits veröffentlichte Artikel oder andere Arten von Literatur dar. Neben den klassischen Veröffentlichungen von Studien im Sinne von Forschungsartikeln, kann in einem Review auch sogenannte graue

Literatur miteinbezogen werden. Zur grauen Literatur zählen unter anderem Forschungsberichte, Konferenzartikel, Abschlussarbeiten oder Ähnliches. Literaturreviews können somit eine eigenständige Forschungsmethode darstellen, die systematisch einer bestimmten Fragestellung nachgeht und neue wissenschaftliche Erkenntnisse generiert (Daudt et al. 2013; Higgins und Green 2008; Rumrill et al. 2010; Rumrill und Fitzgerald 2001b).

8.1.1 Wann werden Reviews durchgeführt?

Reviews werden immer dann durchgeführt, wenn der/die Forscher:in einen Überblick über aktuell vorhandenes Wissen zu einem bestimmten Thema erlangen möchte. Da Reviews bereits bekanntes Wissen zusammenfassen, werden diese auch als Sekundärquellen bezeichnet. Die Gründe, warum Reviews durchgeführt werden, können sehr unterschiedlich sein. Grob gesagt wird zwischen kontextualisierenden Reviews, Reviews als eigenständige Forschungsprojekte und „eingeladenen Reviews" unterschieden.

Kontextualisierende Reviews stehen am Anfang eines jeden Forschungsprojekts und bilden die Grundlage um das Forschungsprojekt im Forschungsfeld zu positionieren. So können mit Hilfe eines kontextualisierenden Reviews Forschungslücken offengelegt, Forschungsfragestellungen präzisiert und die Bedeutung sowie Relevanz des eigenen Projekts dargelegt werden.

P. Putz
Kompetenzzentrum INDICATION, Forschung und Entwicklung, FH Campus Wien, Wien, Österreich
E-Mail: peter.putz@fh-campuswien.ac.at

A. Sturma
Studiengang Physiotherapie, FH Campus Wien, Wien, Österreich
E-Mail: agnes.sturma@meduniwien.ac.at

A. Sturma
Klinisches Labor für die Wiederherstellung von Extremitätenfunktion, Medizinische Universität Wien, Wien, Österreich

Kontextualisierende Reviews sind in der Regel keine eigenständigen Forschungsprojekte, d. h. es gibt keine spezifische Fragestellung, keine vordefinierte methodische Vorgehensweise oder dergleichen.

Im Gegensatz hierzu stehen **Reviews, die als eigene Forschungsprojekte** gelten. Hier gibt es eine vorher festgelegte Fragestellung und ein definiertes methodisches Vorgehen. Sie stellen eigene Studien dar, die neue Erkenntnisse produzieren und unterliegen, ebenso wie empirische Studien (Originalarbeiten), klaren methodischen Standards.

In einigen Quellen wird als Zwischenform von kontextualisierenden und eigenständigen systematischen Reviews noch das sog. „eingeladene Review" genannt. „Eingeladen" in diesem Sinne bedeutet, dass Forscher:innen, die auf einem Gebiet eine gute Reputation haben, eingeladen werden einen Artikel (Review) zu einem vorgegebenen Thema zu verfassen. Eingeladene Reviews folgen oft keiner expliziten Methodik und werden auch als „Expert:innenmeinung" bezeichnet, da sie stark die Meinung des/der Forscher:in widerspiegeln. Der Zweck eingeladener Reviews besteht oftmals darin, Standpunkte zu erläutern und Diskussionen anzuregen.

In diesem Kapitel beziehen wir uns im Weiteren ausschließlich auf Reviews als eigene Forschungsprojekte.

8.1.2 Arten von Reviews

Abhängig von der Themenstellung, dem untersuchten Phänomen, der Fragestellung, bzw. der existierenden Literatur werden mehrere Arten von Reviews unterschieden, wie zum Beispiel Systematische Reviews, Systematische Reviews von Reviews, Scoping Reviews, Integrative Reviews und noch viele andere (Daudt et al. 2013; Dixon-Woods et al. 2006; Fitzgerald und Rumrill 2005; Higgins und Green 2008; Mühlhauser et al. 2011; Rumrill und Fitzgerald 2001a; Rumrill et al. 2010; Saini und Shlonsky 2012a; Booth et al. 2012). Sie alle haben gemeinsam, dass sie auf einer klaren und expliziten Forschungsmethodologie beruhen und von dieser geleitet werden (Gough 2007; Jesson et al. 2011). Ein weiteres zentrales Merkmal ist die konkrete Forschungsfrage, die mit Hilfe der Literatur beantwortet werden soll. Die wissenschaftliche Auseinandersetzung umfasst dann nicht nur die bloße Auflistung des gefundenen Materials, sondern auch die Generierung neuer Erkenntnisse (Al-Nawas et al. 2010).

Im Folgenden werden wichtige Formen von Reviews für den Gesundheitsbereich vorgestellt. Wir möchten an dieser Stelle darauf hinweisen, dass es sich hierbei um keine vollständige Liste aller möglichen Formen von Reviews handelt. Außerdem ist es wichtig zu wissen, dass in der Literatur immer wieder leicht voneinander abweichende Terminologien für die einzelnen Review-Arten benutzt werden.

8.1.2.1 (Narrative) systematische Reviews (von Originalarbeiten, Primärstudien) und Meta-Analysen

Der Begriff „Systematische Reviews" wird im deutschsprachigen Raum sowohl als Überbegriff für alle Formen der strukturierten (=systematischen) Literaturarbeit nach einer bestimmten Methodik als auch als eigenständige Unterform verwendet. International versteht man darunter in der Regel die systematische Aufarbeitung von quantitativen Studien. Ziel systematischer Reviews ist es, in verschiedenen Datenbanken systematisch nach (hauptsächlich quantitativen) Studien zu suchen, ihre Qualität zu bewerten und diese Studien dann zusammenzufassen. Systematische Reviews werden häufig verwendet, um Aussagen über die Wirksamkeit von Interventionen zu treffen. Der Vorteil einer systematischen Übersichtsarbeit gegenüber Einzelstudien ist, dass Erkenntnisse und Ergebnisse aus mehreren Studien zu einem Gesamteffekt zusammengefasst werden können (Al-Nawas et al. 2010). Die einzelnen Studien können narrativ oder im Sinne einer Meta-Analyse zusammengeführt werden. Narrative systematische Reviews sind eine Zusammenfassung und Beschreibung der einzelnen Studien. Diese Form von systematischen Reviews wird häufig

dann bevorzugt, wenn eine große Heterogenität (=Unterschiede) zwischen einzelnen Studiencharakteristika besteht (Borenstein et al. 2009; Gough 2007; Khan et al. 2013). Meta-Analysen bilden eine mathematische Möglichkeit, die Ergebnisse von vielen einzelnen Studien zu einem Gesamtergebnis zu vereinen. Die Meta-Analyse erschafft so eine Gesamtevidenz, die alle Einzelstudien umfasst (Borenstein et al. 2009; Gough 2007; Khan et al. 2013). Inhaltlich steht auch bei der Metaanalyse das Aufzeigen der Evidenzlage bzw. die Effektivitätsbewertung im Mittelpunkt. Oftmals werden daher in der wissenschaftlichen Praxis systematische Reviews mit Metaanalysen kombiniert. Allerdings ist dennoch nicht jedes systematische Review auch eine Metaanalyse (Al-Nawas et al. 2010). Um eine hohe Qualität der einbezogenen Studien zu gewährleisten und eine klare Aussage bezüglich der Wirksamkeit treffen zu können, werden bei systematischen Reviews vorzugsweise randomisierte kontrollierte Studien (RCT) in die Analyse einbezogen.

8.1.2.2 Systematische Reviews von Reviews

Neben der systematischen Reviews von Originalarbeiten gibt es noch die Möglichkeit von systematischen Reviews von Reviews. Ziel systematischer Reviews von Reviews ist es, in verschiedenen Datenbanken systematisch nach Reviews zu suchen, ihre Qualität zu bewerten und zusammenzufassen. Der Vorteil von systematischer Reviews von Reviews besteht darin, dass es sich um eine effiziente Methode handelt mehrere Forschungsfragen gleichzeitig zu beantworten. Allerdings hat diese Methode auch zwei große Nachteile: Erstens besteht die Gefahr, dass neuere Studien (die nach der Veröffentlichung der letzten Übersichtsarbeit veröffentlicht wurden) nicht gefunden werden, weil sie möglicherweise noch nicht in eine Übersichtsarbeit einbezogen wurden. Dies kann vermieden werden, indem auch nach Originalstudien aus dem Zeitraum der letzten (jüngsten) Überprüfung gesucht wird. Das zweite Risiko besteht darin, dass einige Studien in mehr als einem Review enthalten sind. Wenn die Analyse nur auf den Ergebnissen der Übersichten beruht, besteht ein mögliches Risiko der Verzerrung der Auswirkungen, da die Ergebnisse von Studien, die häufiger in Übersichtsarbeiten enthalten sind, daher auch in der Analyse stärker gewichtet werden als Studien, die nur einmal vorkommen. Um dieses Problem zu vermeiden, können die Übersichtsarbeiten nur zur Auswahl der Studien herangezogen und die Originalstudien dann für die Synthese und Analyse verwendet werden. Dieser Ansatz kann die mehrfache Einbeziehung einzelner Studien verhindern (Blackwood 2016; Ritschl et al. 2020; Smith et al. 2011).

8.1.2.3 Scoping Reviews

Im Gegensatz zu systematischen Überprüfungen zielen Scoping Reviews darauf ab, den „Scope" (Umfang) eines Themas zu ermitteln und zu untersuchen. Dies kann Interventionen einschließen, ist aber nicht auf diese beschränkt. Scoping Reviews können unter anderem zu Definitionen, Terminologien und dem Inhalt von Interventionen durchgeführt werden, ohne sich auf die Wirksamkeit zu fokussieren. Die Forschungsfragen in Scoping-Reviews sind vielfältig und können sehr umfassend sein (Arksey und O'Malley 2005; Daudt et al. 2013; Levac et al. 2010). Ein wesentlicher Unterschied zu anderen Reviews besteht darin, dass Scoping Reviews nicht nur auf Peer-Review-Journale beschränkt sein müssen. Das Einbeziehen grauer (=unveröffentlichter) Literatur in Scoping Reviews ist durchaus üblich. Für Scoping Reviews ergeben sich 4 Hauptbereiche für die Anwendung (Daudt et al. 2013; Arksey und O'Malley 2005):

- um das Ausmaß und die Bandbreite von Forschungstätigkeit zu erheben,
- als Vorstudie, ob ein vollständiger systematischer Review bzw. eine Metaanalyse angebracht ist,
- um Forschungsergebnisse zusammenzufassen und zu veröffentlichen, und
- um Wissenslücken in der bestehenden Literatur zu identifizieren.

8.1.2.4 Integrative Reviews

Ein integratives Review ist eine besondere Art von Review, die die Möglichkeit bietet, Studien mit unterschiedlicher Methodologie zusammenzuführen. Dies schließt sowohl theoretische und empirische, als auch qualitative und quantitative Methoden ein. Aufgrund der Möglichkeit, sehr heterogene Studien in das Review einzubeziehen, haben sorgfältig durchgeführte integrative Reviews das Potenzial, den aktuellen Stand der Forschung umfassend wiederzugeben. Integrative Reviews können zur Entwicklung von Theorien und zur Bestimmung von Anwendungsbereichen in Praxis und Politik genutzt werden. Diese Art des Reviews wurde lange Zeit sehr kritisiert, da die Synthese so unterschiedlicher Methoden als große Herausforderung gilt (Whittemore und Knafl 2005).

8.1.2.5 Realist Review

Das Realist Review (oder auch „realist synthesis") ist eine noch relativ neue und innovative Form von Reviews, die auch im Gesundheitsbereich, wie zum Beispiel Pflegewissenschaften, Public Health und Gesundheitsförderung, eingesetzt wird (Mühlhauser et al. 2011). Das Besondere an dieser Form ist die Möglichkeit zur Bewertung komplexer Interventionen. Das Realist Review versucht dabei, Evidenzen zu den Bedingungen der Effektivität einer Maßnahme zu bestimmen, d. h. die zugrundeliegenden Prozesse, die Maßnahmen funktionieren lassen, Kontexte, die diese Mechanismen auslösen, und deren Outcomes zu identifizieren. Deshalb eignet sich diese Reviewform besonders für die Evaluation komplexer sozialer Interventionen und Behandlungsprogramme, wie zum Beispiel bei Interventionen durch ein interprofessionelles Team (Hewitt et al. 2014).

Dabei kann es sich beispielsweise um Maßnahmenpakete handeln, wie z. B. zur Sturzprävention, wenn Schulungen, Informationen, Training, Medikamente u. v. m. im Sinne einer multifaktoriellen Intervention verordnet werden. Dabei liegt bei unterschiedlichen Outcomes von Studien mit ähnlichen Fragestellungen (etwa, ob ein interdisziplinäres Programm zur Sturzprävention tatsächlich die Sturzanzahl reduziert) der Fokus darauf, warum manche Studien positive und andere negative Ergebnisse berichten. Mit anderen Worten: Es wird ermittelt, welche kontextuellen Faktoren die Wirkungsmechanismen beeinflussen und wie sie dies tun. Dies ermöglicht eine praxisnahe Analyse der Wirksamkeit von Interventionen und der begleitenden Faktoren. Realist Reviews erweitern somit die Frage, ob eine Intervention wirksam ist oder nicht, um weitere Aspekte, die für das therapeutische Setting von großer Bedeutung sind (Pawson et al. 2005): Was von dieser Intervention funktioniert? Für wen? Unter welchen Umständen? Und warum (nicht)?

8.1.2.6 Metasynthese

Da in den Gesundheitsberufen die qualitative Forschung ebenfalls einen hohen Stellenwert einnimmt, wurde mit der Emanzipation der nicht ärztlichen Gesundheitswissenschaften die Forderung laut, auch nicht experimentelle Ansätze als Evidenz anzunehmen (Dixon-Woods et al. 2006). Es entwickelten sich neue Formen von systematischer Zusammenfassung qualitativer Forschungsergebnisse. Auch hier ist das Ziel der Übersichtsarbeiten, Ergebnisse besser nutzen und verwenden zu können, indem sie kombiniert und kritisch beurteilt werden. Da das Entscheidende an der qualitativen Forschung die Diversität der Fälle und Sichtweisen ist, gehen die Meinungen der Expert:innen über die Durchführbarkeit, den geeigneten methodischen Ansatz und den Inhalt von Zusammenfassungen von Studien weit auseinander. Genereller Konsens ist dabei jedenfalls, dass eine reine Generalisierung der Ergebnisse nie das Ziel sein kann und stattdessen auf die Vertiefung oder Erweiterung von Perspektiven gesetzt werden sollte. Ebenso soll das Verständnis von Theorien, Kontexten, Lebenswelten, Erfahrungen und Bedeutungen erweitert werden (Saini und Shlonsky 2012a). Daher wird widersprüchlichen Ergebnissen von unterschiedlichen Studien auch viel Aufmerksamkeit gewidmet. Die Bezeichnung „Metasynthese" ist dabei ähnlich wie beim systematischen Literaturreview nicht ganz eindeutig: Sie wird sowohl als übergreifender Begriff für die Zusammenfassung qualitativer Studien genutzt als auch für bestimmte eigenständige Form von qualitativer Übersichtsarbeit (Barroso et al. 2003).

8.1.2.7 Metasummary

Wie schon der Name Metasummary (Zusammenfassung) aufzeigt, nutzt die Metasummary einen quantitativ-orientierten, summativen Ansatz, um die Ergebnisse qualitativer Studien zu einer spezifischen Fragestellung systematisch zusammenzufassen. Dazu werden die Ergebnisse einzelner Studien extrahiert, in Gruppen zusammengefasst und geordnet. Wie beim systematischen Review liegt der Schwerpunkt in der Metasummary darauf, die Ergebnisse einzelner Studien zu „gewichten" (d. h. die Qualität in Bezug auf die Bedeutung für die Gesamtaussage einzuschätzen), die Häufigkeit von bestimmten Ergebnissen zu bestimmen und so Evidenz zur Bedeutung dieser Ergebnisse über einzelne qualitative Studien hinaus aufzuzeigen (Saini und Shlonsky 2012a). Durch diese Gesamtbetrachtung soll eine größere Aussagekraft der qualitativen Evidenz erreicht werden. Die Metasummary ist unter qualitativen Forschern nicht unumstritten, da ihr quantitativer Ansatz in der Zusammenfassung die unterschiedlichen Forschungsmethodologien der eingeschlossenen Studien nicht berücksichtigt.

8.1.2.8 Metanarrative Reviews

Metanarrative Reviews (auch metanarrative Synthesis) fassen Literatur zusammen, indem sie historische und philosophische Perspektiven, zum Beispiel in der Entwicklung eines bestimmten Konzepts, nachvollziehen. Dadurch verdeutlichen sie, wie bestimmte Evidenzlagen entstehen und entstanden sind. Im Unterschied zum traditionellen Review, bei dem zum Beispiel eine Expertin Literatur zu einem Thema im beliebiger Vorgehensweise zusammenträgt, stellt das metanarrative Review eine systematische Übersichtsarbeit dar, da es protokollgeleitet einer bestimmten festgelegten Methodologie folgt (Greenhalgh et al. 2005). Metanarrative Reviews untersuchen eine weite, offene Fragestellung in Bezug auf die wesentlichen Forschungstraditionen und Denkschulen, die untersucht werden, um die Fragestellung zu beantworten.

Metanarrative Reviews beschäftigen sich mit Fragestellungen wie (Wong et al. 2013): Welche theoretischen Ansätze und Methoden wurden angewandt, um ein bestimmtes Konzept zu erforschen? Was sind die wesentlichen empirischen Ergebnisse? Welche Erkenntnisse/Einsichten können aus der Kombination und dem Vergleich verschiedener Traditionen gewonnen werden?

8.1.2.9 Metaempirische Reviews

Metaempirische Reviews versuchen, Zusammenhänge außerhalb der eigentlichen Inhalte von Studien zu verstehen und zu synthetisieren. Es werden empirische Studien gesammelt, um Häufigkeiten von Themen, Autoren und/oder Methoden in der aktuellen Literatur zu finden. Dies ermöglicht zum Beispiel, Einblicke in Häufigkeiten von gewissen Forschungsfeldern zu bekommen (Bellini und Rumrill 2009; Rumrill et al. 2010). Will der Forscher oder die Forscherin Informationen sammeln, mit welchen Themenfeldern die pädiatrische Ergotherapie sich beschäftigt, um beispielsweise einen Indikationskatalog zu erstellen, bietet sich die Form eines metaempirischen Reviews an. Das heißt, es wird aus den wissenschaftlichen Themenfeldern der pädiatrischen Ergotherapie auf die praktische Tätigkeit rückgeschlossen. Themen, die in der Ergotherapie wissenschaftlich bearbeitet wurden, werden somit in einen Indikationskatalog für die Praxis übernommen (vergleiche z. B. Breuer und Piso 2013).

8.2 Systematische Reviews und Meta-Analysen

Peter Putz

8.2.1 Was sind Systematische Reviews/Meta-Analysen?

Systematische Reviews sind Literaturübersichtsarbeiten über Primärstudien mit einer umfassenden Beschreibung der Ziele, Materialien und Methoden (Greenhalgh 2000). Dabei wird die Evidenz zu einer klar formulierten Fragestellung anhand reproduzierbarer und transparenter Methoden überprüft (NHS Centre for Reviews and Dissemination 2001; Chandler J et al. 2022). Die Zusammenfassung der Studiendaten kann bei Systematischen Reviews „narrativ", also schriftlich erfolgen. Bei Meta-Analysen hingegen werden die numerischen Ergebnisse verschiedener Primärstudien zur selben Fragestellung mathematisch „gepoolt" (Greenhalgh 2000). Häufig werden Primärstudien durch ein Systematisches Review identifiziert und extrahierte Studiendaten gepoolt; in diesem Fall handelt es sich um ein Systematisches Review mit Meta-Analyse. Meist basieren Meta-Analysen auf aggregierten Daten, welche aus Publikationen entnommen wurden. Werden sogenannte „Rohdaten" von individuellen Studienteilnehmer:innen gepoolt, spricht man von einer „Individual Participant Data Meta-Analyse" (Tierney et al. 2015; Tudur Smith et al. 2016). Cochrane Reviews sind Systematische Reviews, meist inkl. Meta-Analysen für die Unterstützung von Entscheidungen im Gesundheits- und Sozialwesen. Alle Cochrane Reviews werden anhand einer standardisierten Methodik erstellt und in der Cochrane Library (cochranelibrary.com) veröffentlicht (Chandler J et al. 2022).

8.2.2 Wann sollen systematische Reviews/Meta-Analysen durchgeführt werden?

Reviews ermöglichen Health Professionals, Forschenden, Patient:innen und politischen Entscheidungsträger:innen, mit der sich in ihrem Fachbereich akkumulierenden Evidenz am Laufenden zu bleiben. Systematische Reviews ermöglichen eine objektivere Bewertung der Evidenz als herkömmliche Reviews. Sie können daher dazu beitragen, Unsicherheiten zu beseitigen, wenn Einzelstudien, nicht-systematische Reviews oder Editorials widersprüchliche Ergebnisse liefern. Systematische Reviews können aber auch einen Mangel an Evidenz demonstrieren und somit Forschungslücken aufzeigen (Egger 2009).

8.2.3 Themenstellungen für systematische Reviews/Meta-Analysen

Cochrane veröffentlicht fünf Haupttypen von Systematischen Reviews zu i) Wirksamkeit von Interventionen, ii) diagnostischer Testgenauigkeit, iii) Prognosen, iv) Überblick über Reviews und v) Methodik (Chandler J et al. 2022). Systematische Reviews, die Evidenz aus RCTs (Randomized Controlled Trials) konsistent zusammenfassen, liefern das höchstmögliche Evidenzlevel zur Beurteilung der Wirksamkeit von Interventionen; wie z. B. zur Wirksamkeit therapeutischer Maßnahmen. Systematische Reviews von Beobachtungsstudien wie Kohortenstudien, die in der Regel an größeren Stichproben und über einen längeren Zeitraum als RCTs durchgeführt werden, sind aber ebenso verbreitet wie Meta-Analysen von RCTs (Egger et al. 1998). Ergebnisse Systematischer Reviews können narrativ als strukturierte Zusammenfassung der Charakteristika, Ergebnisse und Qualität der identifizierten Studien dargestellt werden. Je nach Heterogenität der Studien – u.a. hinsichtlich Studiendesign, Studienpopulation, Methoden und Effektmaßen – fällt die Entscheidung, ob eine Meta-Analyse möglich bzw. sinnvoll ist (Muka et al. 2020).

8.2.4 Welche Schritte müssen bei Systematischen Reviews/Meta-Analysen eingehalten werden?

Das „Cochrane Handbuch für systematische Übersichten über Interventionen" bietet eine detaillierte und frei verfügbare methodische Anleitung für die Erstellung solcher Systematischer Reviews und Meta-Analysen (Higgins JPT et al. 2022). Die korrespondierende Software „RevMan" ist für die Erstellung von Cochrane Reviews bzw. für ausschließlich akademische Verwendung unentgeltlich verfügbar. Es gibt weitere umfassende (Eden 2011; Cooper et al. 2019) und vereinfachte (Muka et al. 2020; Khan et al. 2003) Guidelines für die Erstellung

von Systematischen Reviews und Meta-Analysen. Das PRISMA Statement (Preferred Reporting Items for Systematic reviews and Meta-Analyses) enthält eine Checkliste und ein Flussdiagramm für standardisiertes Reporting (Page et al. 2021). Gesundheitsbezogene wissenschaftliche Journals verlangen bei der Einreichung eines Systematischen Reviews ein nach PRISMA Checkliste strukturiertes Manuskript. Im Folgenden sind Arbeitsschritte bei der Erstellung Systematischer Reviews grob skizziert:

- Forschungslücke identifizieren: Ausgehend von einer Idee wird zunächst über Online-Datenbanken recherchiert, ob es bereits Systematische Reviews zum Thema gibt. Falls ja, kann dennoch das Fehlen aktueller Studien oder quantitativer Elemente ein erneutes Review zum selben Thema legitimeren (Muka et al. 2020).
- Team festlegen: Systematische Reviews erfordern Expertise im thematischen Fachbereich, der Review Methodik, der Literatursuche und bei Meta-Analysen auch in quantitativen Methoden (Eden 2011). Auch weil subjektive Entscheidungen wie bei der Auswahl von Primärstudien von zumindest zwei Personen parallel und unabhängig voneinander getroffen werden, können Systematische Review nicht von nur einer Person alleine erstellt werden.
- Protokoll erstellen: Im Prozess der Entwicklung von Fragestellung, Suchstrategie, Auswahlkriterien und Datenerfassungsformularen sollten je nach Review-Typ zumindest Elemente des PICO Schemas (Participants, Intervention, Comparator, Outcome) angewandt werden (Shea et al. 2017). Das Protokoll eines Systematischen Reviews kann vorab in ein Register wie PROSPERO (International prospective register of systematic reviews) eingetragen werden (www.crd.york.ac.uk/prospero).
- Literatur identifizieren: Die Literaturrecherche wird protokollgemäß in mehreren themenrelevanten Datenbanken durchgeführt. Nach dem Löschen von Duplikaten screenen zumindest zwei Personen die Titel und Abstracts

gegen die Auswahlkriterien und stimmen ihre Entscheidungen ab. Die verbleibenden Volltexte werden abgerufen und durch weitere Volltexte (Anfragen an Expert:innen, Screenen der Referenzlisten) ergänzt. Die Volltexte werden erneut gegen die Auswahlkriterien gescreent. Die Schritte der Literaturidentifikation werden durch ein Flussdiagramm – in der Regel ein „PRISMA Flow Diagram" – dargestellt (Page et al. 2021).

- Datenextraktion: Daten der identifizierten Studien werden protokollgemäß in Datenerfassungsformulare übertragen. In Journal Publikationen sind solche Tabellen wegen ihres Umfangs meist im ergänzenden „Supplementary Material" zu finden.

- Qualitätsbewertung und „Risk of Bias Assessment": Je nach Art der eingeschlossenen Studien werden Qualität und „Risk of Bias" bewertet. Für die kritische Bewertung der Qualität unterschiedlicher Studientypen können Checklisten wie die des „Critical Appraisal Skills Programm" (CASP) verwendet werden (casp-uk. net). Risk of Bias in RCTs wird in der Regel mit dem „Cochrane Risk of Bias Tool" beurteilt (Sterne et al. 2019) – bezüglich systematischer Unterschiede zwischen den zu vergleichenden Gruppen hinsichtlich der Baseline Charakteristika (Selection Bias), unbeabsichtigten Behandlungen oder Expositionen (Performance Bias), der Erhebung von Zielparametern (Detection Bias), Studienabbrecher:innen (Attrition Bias) sowie hinsichtlich berichteter und unberichteter Ergebnisse (Reporting Bias). In therapeutischen Studien kann die Zuweisung zu Interventions- oder Kontrollgruppe meist nicht wie Arzneimittelstudien verblindet werden, wodurch sich unvermeidlich die Bewertung „Hohes Performance Bias Risiko" ergibt. Das Konzept „Risk of Bias" berücksichtigt aber, dass Studienergebnisse trotz methodischer Schwächen nicht unbedingt einem Bias unterliegen müssen. Es ist in der Regel unmöglich zu beurteilen, in welchem Ausmaß Studienergebnisse durch Bias beeinflusst wurden (Higgins JPT et al. 2022).

- Ergebnisdarstellung: Narrativ als strukturierte Zusammenfassung oder meta-analytisch. In Meta-Analysen kann der Gesamteffekt anhand eines „Fixed Effect Models" oder eines „Random Effect Models" gepoolt werden. Beim Random Effect Model (DerSimonian und Laird 1986) wird davon ausgegangen, dass die verschiedenen Studien unterschiedliche, aber miteinander assoziierte Effekte schätzen.

Ein Systematisches Review kann mehrere Meta-Analysen enthalten, wenn z. B. mehrere Zielparameter oder Subgruppen getrennt dargestellt werden. Die zentralen Ergebnisse einer Meta-Analyse werden in zwei Abbildungen zusammengefasst: dem „Funnel Plot" und dem „Forest Plot". Obwohl es das Ziel einer Meta-Analyse ist, alle Studien, die die Einschlusskriterien erfüllen, zu finden und zu bewerten, ist dies nicht immer möglich. Einige Studien können übersehen werden, weil sie z. B. in einer fremden Sprache veröffentlicht wurden. Andere Studien wurden möglicherweise z. B. wegen nicht signifikanter Ergebnisse gar nicht veröffentlicht. Eine Asymmetrie im Funnel Plot zeigt das Vorliegen eines solchen Publikations Bias an. Es gibt auch statistische Tests zum Nachweis von Asymmetrie in Funnel Plots, wie den Egger-Test (Sedgwick 2013); bei weniger als 10 in eine Meta-Analysen einbezogene Studien ist die Aussagekraft solcher Tests aber meist zu gering, um Zufall von echter Asymmetrie zu unterscheiden (Higgins JPT et al. 2022).

Ein Forest Plot zeigt Effekte der inkludierten Einzelstudien als Quadrate und den daraus gepoolten Gesamteffekt als Raute. Fehlerbalken bzw. die Spitzen der Raute zeigen in der Regel ein 95 % Konfidenzintervall um die Punktschätzwerte. Die Größe der Quadrate symbolisiert die Gewichtung einer Einzelstudie in der Berechnung des gepoolten Gesamteffekts (Chang et al. 2022). Das Vorliegen eines Effekts kann anhand der Position relativ zu einer „No Effect Line" beurteilt werden. Die No Effect Line liegt bei stetigen Effektmaßen wie der Mittelwertdifferenz in der Regel bei 0 und bei Effektmaße für dichotome Zielparameter wie dem Relativen Risiko bei 1 (Chang et al. 2022). Zusätzlich enthalten Forest Plots eine Bewertung der statistischen Heterogenität, die zum Ausdruck bringt, ob die beobachteten Interventionseffekte durch methodische Diversität oder variierende Outcome Assessments stärker voneinander abweichen, als aufgrund von Zufallsfehlern zu erwarten wäre (Higgins JPT et al. 2022). In anderen Worten: ein hohes Maß an Heterogenität bedeutet, dass Äpfel mit Birnen verglichen wurden. P-Werte informieren über die statistische Signifikanz des gepoolten Gesamteffekts und der Heterogenitätsstatistik. Besonders wenn Meta-Analysen eine geringe Anzahl von Studien umfassen, sollte bezüglich der Heterogenität vor allem auf die standardisierte Effektgröße I^2 – einem Maß für den Grad der Inkonsistenz der Studienergebnisse – geachtet werden. Ein Wert von 0 % bedeutet, dass keine Heterogenität beobachtet wurde, und größere Werte zeigen eine zunehmende Heterogenität an (Higgins et al. 2003).

einer Open Access Publikation. Die vergebene Creative Commons Lizenz „CC BY" ermöglicht dabei die uneingeschränkte Nutzung, Verbreitung und Vervielfältigung in jedem Medium, sofern das Originalwerk ordnungsgemäß zitiert wird. Im Beispiel wurden Auswirkungen einer Proteinsupplementierung (PS) in Kombination mit Exercise Training (ET) bei älteren Erwachsenen mit Osteoarthritis der unteren Extremitäten untersucht. Die Auswirkungen einer postoperativen PS plus ET auf die Veränderungen der Muskelkraft (a) des betroffenen Beins und (b) des nicht betroffenen Beins wurden verglichen mit ET ohne PS. Im gepoolten Gesamteffekt zeigt sich ein statistisch signifikantes Ergebnis zugunsten der Kombination aus ET und PS (p = 0,04 bzw. 0,01). Der Effekt zugunsten der kombinierten Therapie ist aber beim operierten Bein (SMD = 0,44) kleiner als beim nicht operierten Bein (SMD = 0,54). Außerdem zeigt sich beim operierten Bein ein gewisses Maß an Heterogenität zwischen den Ergebnissen der Einzelstudien (I^2= 52 %) (Liao et al. 2020).

8.2.5 Beispiele für systematische Reviews/Meta-Analysen

Die meisten Literatur-Datenbanken ermöglichen die Suche anhand von Filtern auf Systematische Reviews bzw. Meta-Analysen einzuschränken. Abb. 8.1 zeigt ein Beispiel eines Forest Plots aus

8.2.6 Stärken und Schwächen von Systematischen Reviews/Meta-Analysen

Qualitativ hochwertige Systematische Reviews und Meta-Analysen legen großen Wert darauf, alle relevanten Studien zu finden, jede Studie

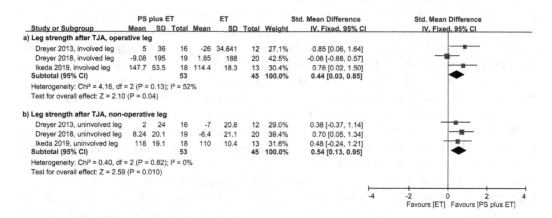

Abb. 8.1 Beispiel Forest Plot (Liao et al. 2020)

kritisch zu bewerten, die Ergebnisse der einzelnen Studien unvoreingenommen zusammenzufassen und eine ausgewogene, relevante Zusammenfassung der Ergebnisse zu präsentieren, wobei etwaige Mängel in der Evidenz angemessen berücksichtigt werden (Gopalakrishnan und Ganeshkumar 2013).

Die Erstellung von Systematischen Reviews und Meta-Analysen ist zeitaufwendig und methodisch komplex. Selbst mittels Peer-Review-Verfahren begutachtete Veröffentlichungen weisen häufig methodische Mängel auf. Systematische Reviews überprüfen eng definierte Forschungsfragen und liefern somit auch nur spezifische Antworten auf spezifische Fragen. Ergebnisse aus systematischen Reviews und Meta-Analysen stützen sich auf die Methoden, die zur Schätzung der Effekte in den einzelnen Primärstudien verwendet wurden. Eine Meta-Analyse beseitigt also nicht die Probleme, die mit der Konzeption und Durchführung der Primärstudien verbunden waren. Wie Primärstudien können auch Reviews mit Interessenskonflikten behaftet sein, die sich z. B. aus der Finanzierung der Forschungsarbeit ergeben können.

8.2.7 Zusammenfassung

Systematische Reviews ermöglichen eine objektivere Bewertung der Evidenz als herkömmliche Reviews und können daher dazu beitragen, Unsicherheiten zu beseitigen und Forschungslücken aufzeigen. Die Zusammenfassung der Studiendaten kann bei Systematischen Reviews „narrativ" als strukturierte Zusammenfassung der Charakteristika, Ergebnisse und Qualität der identifizierten Studien erfolgen. Bei Meta-Analysen werden die numerischen Ergebnisse verschiedener Primärstudien zur selben Fragestellung mathematisch gepoolt. Forest Plots zeigen Effekte der inkludierten Einzelstudien als Quadrate und den daraus gepoolten Gesamteffekt als Raute. Das Vorliegen eines Effekts kann grafisch anhand der Position relativ zu einer „No Effect Line" sowie anhand der numerischen Angaben beurteilt werden.

8.3 Scoping Reviews

Lisa Sperl, Tanja Stamm, Peter Putz, Agnes Sturma und Valentin Ritschl

8.3.1 Was sind Scoping Reviews?

Scoping reviews werden beschrieben als Reviews, die darauf abzielen „die Literatur zu einem bestimmten Thema oder Forschungsbereich zu erfassen und bieten die Möglichkeit, Schlüsselkonzepte, Forschungslücken sowie Arten und Quellen von Evidenzen zu identifizieren, um Praxis, Politik und Forschung zu informieren". (Daudt et al. 2013; Pham et al. 2014).

8.3.2 Wann sollen Scoping Reviews durchgeführt werden?

Im Gegensatz zu systematischen Überprüfungen zielen Scoping Reviews darauf ab, den „Scope" (Umfang) eines Themas zu ermitteln und zu untersuchen. Dies kann Interventionen einschließen, ist aber nicht auf diese beschränkt. Scoping Reviews können unter anderem zu Definitionen, Terminologien und dem Inhalt von Interventionen durchgeführt werden, ohne sich auf die Wirksamkeit zu fokussieren.

8.3.3 Themenstellungen für Scoping Reviews

Die Forschungsfragen in Scoping-Reviews sind vielfältig und können sehr umfassend sein.(Arksey & O'Malley 2005; Daudt et al. 2013; Levac et al. 2010) Ein wesentlicher Unterschied zu einem systematischen Review ist, dass ein Scoping Review auch hinsichtlich der Art der einbezogenen Literatur flexibel ist. Je nach Fragestellung kann in einem Scoping Review nicht nur wissenschaftliche Literatur genutzt werden, sondern auch graue oder unveröffentlichte Literatur und sonstige, nicht-wissenschaftliche Literatur. Während systematische Reviews eine große Anzahl wissenschaftlicher Publikationen, idealerweise RCTs, erfordern, eignet sich das Scoping

Review auch für Themen, zu denen wenig oder keine „wissenschaftliche" Literatur vorhanden ist. (Arksey & O'Malley 2005; Daudt et al. 2013; Levac et al. 2010) Für Scoping Reviews ergeben sich 4 Hauptbereiche für die Anwendung (Daudt et al. 2013, Arksey und O'Malley 2005):

- um das Ausmaß und die Bandbreite von Forschungstätigkeit zu erheben,
- als Vorstudie, ob ein vollständiger systematischer Review bzw. eine Metaanalyse angebracht ist,
- um Forschungsergebnisse zusammenzufassen und zu veröffentlichen, und
- um Wissenslücken in der bestehenden Literatur zu identifizieren.

8.3.4 Welche Schritte müssen bei Scoping Reviews eingehalten werden?

Bezüglich der Durchführung eines Scoping Reviews haben Arksey and O'Malley (2005) ein 6 stufiges Vorgehen empfohlen, dass von Daudt et al. (2013) und Levac et al. (2010) zu einem späteren Zeitpunkt erweitert bzw. ergänzt wurde. Ursprünglich wurde Arksey und O'Malley (2005) folgender Ablauf vorgeschlagen:

1. Identifizierung der Forschungsfrage: Dieser Schritt leitet die Suchstrategie und alle nachfolgenden Schritte. Die Forschungsfragen sollten breit gefächert sein, um einen weiten Bereich abzudecken.
2. Identifizierung relevanter Studien: Dieser Arbeitsschritt sollte so umfassend wie möglich sein und beinhaltet die Suche nach Evidenz aus verschiedenen Quellen.
3. Studienauswahl (und Bewertung der Qualität): Die Auswahl der Studien erfolgt auf der Grundlage von Einschluss-/Ausschlusskriterien, die entwickelt werden, nachdem man sich mit der Literatur vertraut gemacht hat.
4. Datenerhebung: In diesem Arbeitsschritt werden die Daten anhand von zentralen Fragen und Themen gesammelt. Es werden zwei Hauptkategorien von Daten vorgeschlagen:

allgemeine Informationen über die Studie und spezifische Informationen im Zusammenhang mit der Forschungsfrage.

5. Zusammenstellen, Zusammenfassen und Berichten der Ergebnisse: Dazu gehört eine deskriptive numerische Zusammenfassung der gesammelten allgemeinen Informationen und eine thematische Aufbereitung der gesammelten spezifischen Informationen.
6. Konsultation von Stakeholdern: Dieser Schritt ist optional. Die Konsultation der wichtigsten Interessengruppen kann zusätzliche Informationsquellen erschließen und unterschiedliche Perspektiven auf die gesammelten Daten bieten.

8.3.4.1 Schritt 1: Identifizierung der Forschungsfrage

Am Beginn eines jeden Forschungsprozesses, so auch in der Durchführung eines Reviews, steht immer die Identifizierung und Formulierung der Forschungsfrage. Die Fragestellung ist zentral – sie bestimmt alle weiteren Schritte im Review. Dazu stehen verschiedene Tools zur Verfügung, wie zum Beispiel die PICO Kriterien (=Population/Problem, Intervention, Vergleich [Comparison], Ergebnis [Outcome]) nach Richardson et al. 1995 (wie im Abschn. 12.3 beschrieben). Die PICO-Kriterien sind geeignet, wenn sich die Fragestellung des Scoping Reviews auf Interventionen bezieht. Wenn die Fragestellung des Scoping-Reviews eine andere Zielrichtung hat, gibt es auch noch weitere Kriterien, wie z. B. den PCC-Rahmen (Population/Teilnehmer [Population/participants], Konzept [Concept], Kontext [Context]). Dabei steht Population für Merkmale der Teilnehmer:innen, einschließlich Alter, Geschlecht, und andere Charakteristika. Das Konzept soll Details zu dem „Scope" enthalten auf den sich das Scoping Review fokussiert. Das können Details zu Interventionen, Phänomenen oder Ereignissen sein. Der Kontext umfasst noch mögliche kulturelle Faktoren, geographische Lagen oder andere spezifische Umwelten/Umfelder, die einen Einfluss auf das Konzept oder die Population haben können (von Elm et al. 2019; Arksey und O'Malley 2005; Daudt et al. 2013; Levac et al. 2010). Aus der

Forschungsfrage leiten sich dann die weiteren Schritte ab, wie zum Beispiel die Identifizierung relevanter Studien.

8.3.4.2 Schritt 2: Identifizierung relevanter Studien

Nach der Definierung und Festlegung der Forschungsfrage wird im nächsten Arbeitsschritt eine umfassende Suche nach Evidenzen durchgeführt. Während andere Reviews, sich meist auf veröffentlichte, wissenschaftliche Publikationen beziehen, können bei Scoping Reviews auch andere Quellen (z. B. Internetquellen), sowie graue Literatur (nicht veröffentlichte Arbeiten, wie z. B. Masterarbeiten oder Dissertationen) genutzt werden. Zu Beginn des Rechercheprozesses (Suche nach Artikeln) kann eine zunächst explorative Suche durchgeführt werden. Auf diese Weise kann ein erster Einblick in die vorhandene Literatur gewonnen und wichtige Keywords (Schlüsselwörter) und MeSH-Begriffe (Medical Subheadings) ermittelt werden. Bei diesem Schritt kann es auch hilfreich sein Expert:innen aus dem entsprechenden Themengebiet nach Schlüsselpublikationen und möglichen Keywords zu fragen. Eine detailliertere Beschreibung der Literatursuche (bezüglich Keywords, Datenbanken, logische Verknüpfungen) finden Sie im Abschn. 14.2.1 dieses Buches.

Die Entwicklung einer ausführliche Suchstrategie braucht viel Zeit. Um einen guten Überblick und Transparenz über den Rechercheprozess zu erhalten, empfehlen wir eine sorgfältige Dokumentation des Rechercheprozesses. Dazu kann zum Beispiel die Vorlage „CAT" („critically appraised topic", Download über http://extras.springer.com) verwendet werden. Es wird empfohlen, dass die Recherche von mehr als einer Person durchgeführt wird. So können Unklarheiten, ob beispielsweise eine Studie eingeschlossen werden soll oder eben nicht diskutiert und im Konsens entschieden werden. (von Elm et al. 2019; Arksey und O'Malley 2005; Daudt et al. 2013; Levac et al. 2010).

8.3.4.3 Schritt 3: Studienauswahl (und Bewertung der Qualität)

Die Selektion der Studien erfolgt auf der Grundlage von festgelegten Einschluss-/Ausschlusskriterien. Wie auch bei Schritt zwei empfehlen wir, dass mindestens zwei Personen den Prozess der Studienauswahl getrennt voneinander vornehmen.

In der Regel werden alle verfügbaren Quellen, die die Einschluss-/Ausschlusskriterien erfüllen, in das Review einbezogen. Die Anzahl der Studien kann dabei schon über die Fragestellung gesteuert werden. Allgemein gilt: Je spezifischer die Fragestellung, desto weniger Literatur wird zu einer Thematik gefunden. Je allgemeiner eine Forschungsfrage formuliert wird, desto mehr Studien werden in den Datenbanken aufscheinen. Neben den Einschluss-/Ausschlusskriterien, die sich auf die Population, Konzept und Kontext beziehen, können die Ergebnisse noch nach Aktualität der Studien, Studiendesign, oder andere Faktoren gefiltert werden.

Folgendes Vorgehen wird für die Selektion von Studien empfohlen:

1) Selektion der Artikel durch entfernen von Duplikaten

Im ersten Schritt empfehlen wir Duplikate zu entfernen. Da bei einer Suche in mehreren Datenbank Treffer mehrmals angezeigt werden, müssen Duplikate entfernt werden. Hierfür eigenen sich vor allem Literaturverwaltungsprogramme (Abschn. 13.4).

2) Selektion der Artikel anhand der Titel

Nach dem Entfernen der Duplikate werden alle Titel der gefundenen Artikel gelesen. In vielen Fällen kann hier aufgrund der vorher definierten Einschluss-/Ausschlusskriterien schon klar entschieden werden, welche Studien ausgeschlossen werden können. Alle Studien, die nicht eindeutig ausgeschlossen werden können, werden im nächsten Schritt anhand ihrer Abstracts gescreent.

3) Selektion der Artikel anhand der Abstracts
Alle Artikel, die nicht eindeutig aufgrund des Titels ausgeschlossen werden konnten, werden anhand der Abstracts erneut den Einschluss-/Ausschlusskriterien gegenübergestellt. Alle Studien, die nicht anhand des Abstracts ausgeschlossen werden können, müssen im Volltext besorgt werden. Möglichkeiten, um Volltexte zu erhalten, werden im Abschn. 14.2.1 beschrieben.

4) Selektion der Artikel anhand der Volltexte
Im letzten Schritt werden die Volltexte gelesen und den Ein- und Ausschlusskriterien gegenübergestellt. Alle Artikel, die in dieser Phase nicht ausgeschlossen werden können, werden für das Review herangezogen.

Die Bewertung der Qualität von Studien, die bei anderen Reviews oft im Mittelpunkt steht, sind bei Scoping Reviews optional. Bei einem Scoping Review hängt die Notwendigkeit die Qualität der Studien zu berücksichtigen von der Forschungsfrage und dem Thema ab. Liegt der Schwerpunkt des Scoping Reviews auf Interventionen oder Wirksamkeiten, dann ist die Bewertung der Qualität der Studien (risk of bias) wichtig, um eine angemessene Aussage treffen zu können. Bei anderen Themen, wie z. B. Terminologien, Definitionen oder Suche nach Wissenslücken ist eine Bewertung der Qualität der Studien oft nicht notwendig (Dixon-Woods et al. 2006), aber hilfreich, um die Ergebnisse entsprechend interpretieren zu können. (von Elm et al. 2019; Arksey und O'Malley 2005; Daudt et al. 2013; Levac et al. 2010) Die Bewertung von Studien wird im Detail im Abschn. 14.2.1 beschrieben.

8.3.4.4 Schritt 4: Datenerhebung
Sobald die Studien, die in ein Review aufgenommen werden sollen, identifiziert sind, besteht der nächste Schritt darin, die Daten aus den Artikeln zu extrahieren. Es werden bei dem „Charting", also das Erfassen der Daten in beispielsweise einer Tabelle, generell 2 Arten von Informationen unterschieden: erstens, generelle Informationen wie Forschungsmethode, Publikationsjahr, Ort der Studie oder ähnliches. Zweitens spezifische Informationen, die darauf ab-

zielen die Forschungsfrage zu beantworten (Daudt et al. 2013).

8.3.4.5 Schritt 5: Zusammenstellen, Zusammenfassen und Berichten der Ergebnisse
In diesem Arbeitsschritt werden die Ergebnisse des Reviews nun aufbereitet und der/die Bericht/Artikel/Abschlussarbeit geschrieben. Dazu gehört einerseits eine narrative Beschreibung der einzelnen Artikel (zum Beispiel tabellarisch eine Kurzfassung jedes Artikels) sowie eine Synthese der Ergebnisse aus den einzelnen Artikeln zu einem „großen Ganzen". Für die Synthese gibt es keine allgemein gültigen Regeln bei einem Scoping Review wie das zum Beispiel der Fall bei einem systematischen Review ist. (von Elm et al. 2019; Arksey und O'Malley 2005; Daudt et al. 2013; Levac et al. 2010) Im Gegenteil, aufgrund der hohen Heterogenität zwischen den Studien ist dies oft eine besondere Herausforderung und verlangt einiges an Kreativität. Qualitative Texte/Textstellen können beispielsweise mit qualitativen Methoden zur Textanalyse verarbeitet werden (siehe Abschnitt qualitative Forschungsmethoden). Aber auch deskriptive Verfahren, wie zum Beispiel gewichtete Mittelwerte helfen, die unterschiedlichen Teilnehmerzahlen der einzelnen Studien und die relative Gewichtung zu berücksichtigen. Zusätzlich zu den deskriptiven Statistiken können verschiedene grafische Darstellungen genutzt werden, um die Literatur zusammenzufassen. Dazu zählen zum Beispiel Sankey-Diagramme. Diese sind besonders bei komplexen Datensätzen nützlich, um Beziehungen zwischen einzelnen Merkmalen grafisch darzustellen. Außerdem kann man auch sogenannte „Worldmaps" verwenden, um die Herkunft der Studien graphisch darzustellen. Dies soll der/dem Leser:in helfen, die Ergebnisse hinsichtlich kultureller Aspekte zu interpretieren. Andere grafische Darstellungen können beispielsweise Häufigkeitstabellen sein. So wurden in der Studie von Ritschl et al. (2021) in einer Tabelle die Interventionen (Zeilen) den Therapie-Outcomes (Spalten) gegenübergestellt. Dies erleichtert es dem/der Leser:in,

die Auswirkungen der Interventionen auf die Symptome einer Krankheite zu erkennen. Eine zusätzliche Farbkodierung gibt an, ob die gewählte Intervention nach der Studie einen signifikanten Unterschied zur Kontrollgruppe erzielt hat (grün = signifikanter Unterschied im Gruppenvergleich, gelb = signifikanter Unterschied im Längsschnittvergleich, aber nicht im Gruppenvergleich, rot = kein signifikanter Unterschied, weder im Gruppen- noch im Längsschnittvergleich). (Ritschl et al. 2021) Für Transparenz und einen guten Überblick darüber, was in einem Scoping Review beschrieben werden muss, können Guidelines, wie zum Beispiel die PRISMA-Erweiterung für Scoping Reviews (PRISMA-ScR) (Tricco et al. 2018) als Leitfaden verwenden.

8.3.4.6 Schritt 6: Konsultation von Stakeholdern

Die Konsultation und Einbindung von allen betroffenen Interessensgruppen kann im gesamten Prozess des Reviews (oder in manchen Phasen) hilfreich sein und zu einem optimierten Ergebnis führen, da unterschiedliche Sichtweisen und Perspektiven berücksichtig werden können.

8.3.5 Beispiel für Scoping Reviews

Bei einem systematischen Review werden vor allem die Wirksamkeit und Effektivität von Maßnahmen untersucht. Ein Scoping Review hingegen kann sich auf viele andere Studienmerkmale konzentrieren. Ein Beispiel hierfür ist die Studie von (Ritschl et al. 2021), in der es darum ging, neben der Wirksamkeit der Interventionen auch den Inhalt und die Durchführbarkeit der verwendeten Interventionen sowie die potenzielle Eignung der gefundenen Interventionen in einem E-Health-Setting zu erarbeiten. Konkret wurde der Inhalt von nicht-medikamentösen Interventionen bei Kollagenosen (Systemischer Sklerose, Systemischer Lupus Erythematosus) in bestehender Literatur identifiziert und beschrieben. Die gesammelten Infor-

mationen sollten dann in die Entwicklung einer innovativen App-basierten Intervention einfließen, die Patient:innen mit den oben genannten Kollagenosen über Selbstmanagement, körperliche Aktivität und einen gesunden Lebensstil aufklärt und diese fördert. Da die Literaturrecherche sehr breit angelegt war und auch sehr unterschiedliche Studien/Artikel einbezogen wurden, konnte ein sehr umfassendes Bild der Interventionen für diese Gruppe von Kollagenosen ermittelt werden. Aufgrund des breiten Spektrums an Symptomen wie Deformationen der Gelenke, Schmerzen, Muskelschwäche, aber auch Probleme mit der Handfunktion, Funktionen im Gesichts- und Mundbereich, Fatigue usw. sind die Interventionen ebenso vielfältig, um den Betroffenen die Aktivitäten des täglichen Lebens und die Teilnahme am gesellschaftlichen Leben zu erleichtern. Die Ergebnisse des Scoping Review unterstreichen den Bedarf an personalisierten, multikomponentigen, nicht-pharmakologischen Interventionen, die als E-Health-Interventionen angeboten werden könnten.

8.3.6 Stärken und Schwächen von Scoping Reviews

Stärken
- Scoping Reviews sind eine gute Möglichkeit um einen Überblick über einen sehr heterogenen Körper an Literatur zu erhalten.
- Dadurch können Forschungsthemen sehr umfassend dargestellt und mögliche Wissenslücken aufgedeckt werden.

Schwächen
- Scoping Reviews eigenen sich nicht um die Effektivität von Interventionen zu beurteilen.
- Scoping Reviews sind immer nur so gut wie die Daten/Studien, aus denen sie gemacht werden. Wenn beispielsweise durch eine unzureichende Suchstrategie nur ein Bruchteil der Literatur identifiziert wird, kann auch ein methodisch gut durchgeführtes Scoping Review keine gute Beschreibung der Evidenzlage liefern.

8.3.7 Zusammenfassung

Ein Scoping Review ermöglicht es, einen Überblick über ein sehr heterogenes Quellenmaterial zu schaffen. Auf diese Weise kann der aktuelle Forschungsstand zu einem Thema gut dargestellt und Forschungslücken können identifiziert werden. Im Gegensatz zu systematischen Reviews kann die Wirksamkeit einer Intervention jedoch nicht abschließend beurteilt werden.

Literatur

Al-Nawas B, Baulig C, Krummenauer F (2010) Von der Übersichtsarbeit zur Meta-Analyse – Möglichkeiten und Risiken. Zeitschrift für zahnärztliche Implantologie 26(4):400–404

Angell BJ, Muhunthan J, Irving M, Eades S, Jan S (2014) Global systematic review of the cost-effectiveness of indigenous health interventions. PloS One 9(11):e111249. https://doi.org/10.1371/journal.pone.0111249

Arksey H, O'Malley L (2005) Scoping studies: towards a methodological framework. Int J Soc Res Methodol 8(1):19–32

Atkins S, Lewin S, Smith H, Engel M, Fretheim A, Volmink J (2008) Conducting a meta-ethnography of qualitative literature: Lessons learnt. BMC Med Res Methodol 8(1):21. https://doi.org/10.1186/1471-2288-8-21

Bagayoko ND, Brockmeier SF (2012) Current controversies in the management of lateral epicondylitis. Curr Orthop Pract 23(5):480–485. https://doi.org/10.1097/BCO.0b013e31825aa6e3

Barroso J, Gollop CJ, Sandelowski M, Meynell J, Pearce PF, Collins LJ (2003) The challenges of searching for and retrieving qualitative studies. West J Nurs Res 25(2):153–178. https://doi.org/10.1177/0193945902250034

Bellini JL, Rumrill PD (2009) Research in rehabilitation counseling: a guide to design, methodology, and utilization, 2 Aufl. Charles C Thomas, Springfield

Blackwood D (2016) Taking it to the next level: Reviews of sytematic reviews. HLA News(Winter 2016):13

Borenstein M, Hedges LV, Higgins JPT, Rothstein HR (2009) Introduction to meta-analysis, 1 Aufl. Wiley, Chichester

Booth A, Papaioannou D, Sutton A (2012) Systematic approaches to a successful literature review. Sage, London

Borenstein M, Hedges LV, Higgins JPT, Rothstein HR (2009) Introduction to meta-analysis. Wiley, Chichester. https://doi.org/10.1002/9780470743386

Breuer J, Piso B (2013) Ergotherapie bei Kindern und Jugendlichen. Literaturübersicht zu Indikationen, In-anspruchnahme und Empfehlungen. HTA-Projektbericht, Nr. 70. Ludwig Boltzmann Institut für Helth Technology Assessment, Wien

Case-Smith J, Arbesman M (2008) Evidence based review of intervention for autism used in or of relevance to occupational therapy. Autism Res Treat 62(4):416–429

Chandler J, Cumpston M, Thomas J, Higgins JPT, Deeks JJ, Clarke MJ (2022) Chapter I: Introduction. In: Higgins JPT, Thomas J, Chandler J, Cumpston M, Li T, Page MJ, Welch VA (Hrsg) Cochrane Handbook for Systematic Reviews of Interventions 2022

Chang Y, Phillips MR, Guymer RH, Thabane L, Bhandari M, Chaudhary V (2022) The 5 min meta-analysis: understanding how to read and interpret a forest plot. Eye (London, England) 36:673–675. https://doi.org/10.1038/s41433-021-01867-6

Cooper HM, Hedges LV, Valentine JC (Hrsg) (2019) The handbook of research synthesis and meta-analysis. Russell Sage Foundation, New York

Daudt HML, van Mossel C, Scott SJ (2013) Enhancing the scoping study methodology: a large, inter-professional team's experience with Arksey and O'Malley's framework. BMC Med Res Methodol 13(48):1–9

De Souza M, Da Silva M (2010) Integrative review: what is it? How to do it? Einstein 8(1 Pt 1):102–106. https://doi.org/10.1590/s1679-45082010rw1134

DerSimonian R, Laird N (1986) Meta-analysis in clinical trials. Control Clin Trials 7:177–188. https://doi.org/10.1016/0197-2456(86)90046-2

Dixon L, Duncan D, Johnson P, Kirkby L, O'Connell H, Taylor H, Deane KHO (2007) Occupational therapy for patients with Parkinson's disease. Cochrane Database of Systematic Reviews (3):CD002813

Dixon-Woods M, Bonas S, Booth A, Jones DR, Miller T, Sutton AJ et al (2006) How can systematic reviews incorporate qualitative research? A critical perspective. Qual Res 6(1):27–44. https://doi.org/10.1177/1468794106058867

Eden J (Hrsg) (2011) Finding what works in health care; Standards for systematic reviews. National Academies Press, Washington, D.C.

Egger M, Schneider M, Davey Smith G (1998) Spurious precision? Meta-analysis of observational studies. BMJ (Clinical research ed.) 316:140–144. https://doi.org/10.1136/bmj.316.7125.140

Egger M (Hrsg) (2009) Systematic reviews in health care; Meta-analysis in context. BMJ Books, London

Fitzgerald SM, Rumrill PD (2005) Quantitative alternatives to narrative reviews for understanding existing research literature. Work (Reading, Mass.) 24:317–323

Gough D (2007) Weight of evidence: a framework for the appraisal of the quality and relevance of evidence. Res Pap Educ 22(2):213–228. https://doi.org/10.1080/02671520701296189

Greenhalgh T (2000) Einführung in die Evidence-based Medicine; Kritische Beurteilung klinischer Studien als Basis einer rationalen Medizin. Huber, Bern

Greenhalgh T, Robert G, Macfarlane F, Bate P, Kyriakidou O, Peacock R (2005) Storylines of research in diffusion of innovation: a meta-narrative approach to systematic review. Soc Sci Mede 61(2):417–430. https://doi.org/10.1016/j.socscimed.2004.12.001

Gopalakrishnan S, Ganeshkumar P (2013) Systematic reviews and meta-analysis: understanding the best evidence in primary healthcare. J Fam Med Prim Care 2:9–14. https://doi.org/10.4103/2249-4863.109934

Hedges H, Cooper LV (2009) Research synthesis as a scientific process. In: Hedges H, Cooper LV, Valentine JC (Hrsg) The handbook of research synthesis and meta-analysis. Russell Sage Foundation, New York, S 4–16

Hewitt G, Sims S, Harris R (2014) Using realist synthesis to understand the mechanisms of interprofessional teamwork in health and social care. J Interprof Care 28(6):501–506. https://doi.org/10.3109/13561820.2014.939744

Higgins JPT, Green S (2008) Cochrane handbook for systematic reviews of interventions. Wiley, Chichester https://doi.org/10.1002/9780470712184

Higgins JPT, Green S (2008) Cochrane handbook for systematic reviews of interventions, 1 Aufl. Wiley, Chichester

Higgins JPT, Thompson SG, Deeks JJ, Altman DG (2003) Measuring inconsistency in meta-analyses. BMJ (Clinical research ed.) 327:557–560. https://doi.org/10.1136/bmj.327.7414.557

Higgins J, Thomas J, Chandler J, Cumpston M, Li T, Page MJ, Welch VA (2019) Cochrane handbook for systematic reviews of interventions. Wiley, Hoboken

Higgins JPT, Thomas J, Chandler J, Cumpston M, Li T, Page MJ, Welch VA (Hrsg) (2022) Cochrane Handbook for Systematic Reviews of Interventions 2022

Jesson J, Matheson L, Lacey FM (2011) Doing your literature review: traditional and systematic techniques. Sage, London

Khan KS, Kunz R, Kleijnen J, Antes G (2003) Five steps to conducting a systematic review. J R Soc Med 96:118–121. https://doi.org/10.1258/jrsm.96.3.118

Khan KS, Kunz R, Kleijnen J, Antes G (2013) Systematische Übersichten und Meta-Analysen: ein Handbuch für Ärzte in Klinik und Praxis sowie Experten im Gesundheitswesen. Springer, Heidelberg

Lang R, O'Reilly M, Healy O, Rispoli M, Lydon H, Streusand W et al (2012) Sensory integration therapy for autism spectrum disorders: a systematic review. Res Autism Spectrum Disord 6(3):1004–1018. https://doi.org/10.1016/j.rasd.2012.01.006

Laulan J, Fouquet B, Rodaix C, Jauffret P, Roquelaure Y, Descatha A (2011) Thoracic outlet syndrome: definition, aetiological factors, diagnosis, management and occupational impact. J Occup Rehabil 21(3):366–373. https://doi.org/10.1007/s10926-010-9278-9

Levac D, Colquhoun H, O'Brien KK (2010) Scoping studies: advancing the methodology. Implementation Sci 5(69):1–9

Liao C-D, Wu Y-T, Tsauo J-Y, Chen P-R, Tu Y-K, Chen H-C, Liou T-H (2020) Effects of protein supplementation combined with exercise training on muscle mass and function in older adults with lower-extremity osteoarthritis: a systematic review and meta-analysis of randomized trials. Nutrients 12. https://doi.org/10.3390/nu12082422

Liberati A, Altman DG, Tetzlaff J, Mulrow C, Gotzsche PC, Ioannidis JPA et al (2009) The PRISMA statement for reporting systematic reviews and meta-analyses of studies that evaluate health care interventions: Explanation and elaboration. Ann Intern Med 6(4):W

Muka T, Glisic M, Milic J, Verhoog S, Bohlius J, Bramer W, Chowdhury R, Franco OH (2020) A 24-step guide on how to design, conduct, and successfully publish a systematic review and meta-analysis in medical research. Eur J Epidemiol 35:49–60. https://doi.org/10.1007/s10654-019-00576-5

Mühlhauser I, Lenz M, Meyer G (2011) Development, appraisal and synthesis of complex interventions – a methodological challenge. Zeitschrift für Evidenz, Fortbildung und Qualität im Gesundheitswesen 105(10):751–761 https://doi.org/10.1016/j.zefq.2011.11.001

NHS Centre for Reviews and Dissemination (2001) Undertaking systematic reviews of research on effectiveness: CRD's guidance for those carrying out or commissioning reviews; CRD Report 4

Noblit GW, Hare RD (1988) Meta-ethnography: synthesizing qualitative studies. Sage, Thousand Oaks. https://doi.org/10.4135/9781412985000

Page MJ, McKenzie JE, Bossuyt PM, Boutron I, Hoffmann TC, Mulrow CD, Shamseer L, Tetzlaff JM, Akl EA, Brennan SE, Chou R, Glanville J, Grimshaw JM, Hróbjartsson A, Lalu MM, Li T, Loder EW, Mayo-Wilson E, McDonald S, McGuinness LA, Stewart LA, Thomas J, Tricco AC, Welch VA, Whiting P, Moher D (2021) The PRISMA 2020 statement: an updated guideline for reporting systematic reviews. BMJ (Clinical research ed.) 372:n71. https://doi.org/10.1136/bmj.n71

Pawson R, Greenhalgh T, Harvey G, Walshe K (2005) Realist review – a new method of systematic review designed for complex policy interventions. J Health Serv Res & Policy 10 Suppl 1:21–34. https://doi.org/10.1258/1355819054308530

Pham MT, Rajić A, Greig JD, Sargeant JM, Papadopoulos A, McEwen SA (2014) A scoping review of scoping reviews: advancing the approach and enhancing the consistency. Res Synth Methods 5(4):371–385

Ritschl V (2015) Fall prevention through assistive devices among elderly persons – a systematic review. FH Campus Wien

Ritschl V, Stamm TA, Aletaha D, Bijlsma JWJ, Böhm P, Dragoi R, Dures E, Estévez-López F, Gossec L, Iagnocco A, Negrón JB, Nudel M, Marques A, Moholt E, Skrubbeltrang C, Van den Bemt B, Viktil K, Voshaar M, Carmona L, de Thurah A (2020) Prevention, screening, assessing and managing of nonadherent behaviour in people with rheumatic and musculoskeletal diseases: systematic reviews informing the 2020 EULAR points to consider. RMD Open 6(3):e001432. https://doi.org/10.1136/rmdopen-2020-001432

Ritschl V, Ferreira RJO, Santos EJF, Fernandes R, Juutila E, Mosor E, Santos-Costa P, Fligelstone K, Schraven L, Stummvoll G, Salvador M, Poole JL, van den Ende C, Boström C, Stamm TA (2021) Suitability for e-health of non-pharmacological interventions in connective tissue diseases: scoping review with a descriptive analysis. RMD Open 7(2):e001710. https://doi.org/10.1136/rmdopen-2021-001710

Rumrill PD, Fitzgerald SM (2001a) Using narrative literature reviews to build a scientific knowledge base. Work 16(2):165–170

Rumrill PD, Fitzgerald SM (2001b) Using narrative literature reviews to build a scientific knowledge base. Work: A J Prevent, Assess Rehabil 16(2):165–170

Rumrill PD, Fitzgerald SM, Merchant WR (2010) Using scoping literature reviews as a means of understanding and interpreting existing literature. Work 35(3):399–404. http://europepmc.org/abstract/med/20364059

Rumrill PD, Fitzgerald SM, Merchant WR (2010) Using scoping literature reviews as a means of understanding and interpreting existing literature. Work 35(3):399–404

Saini M, Shlonsky A (2012a) Systematic synthesis of qualitative research. Oxford University Press, New York

Saini M, Shlonsky A (2012b) Systematic synthesis of qualitative research, 1 Aufl. Oxford University Press

Sedgwick P (2013) Meta-analyses: how to read a funnel plot. BMJ 346:f1342–f1342. https://doi.org/10.1136/bmj.f1342

Smith V, Devane D, Begley CM, Clarke M (2011) Methodology in conducting a systematic review of systematic reviews of healthcare interventions. BMC Med Res Methodol 11(1):15

Shea BJ, Reeves BC, Wells G, Thuku M, Hamel C, Moran J, Moher D, Tugwell P, Welch V, Kristjansson E, Henry DA (2017) AMSTAR 2: a critical appraisal tool for systematic reviews that include randomised or non-randomised studies of healthcare interventions, or both. BMJ (Clinical research ed.) 358:j4008. https://doi.org/10.1136/bmj.j4008

Sterne JAC, Savović J, Page MJ, Elbers RG, Blencowe NS, Boutron I, Cates CJ, Cheng H-Y, Corbett MS, Eldridge SM, Emberson JR, Hernán MA, Hopewell S, Hróbjartsson A, Junqueira DR, Jüni P, Kirkham JJ, Lasserson T, Li T, McAleenan A, Reeves BC, Shepperd S, Shrier I, Stewart LA, Tilling K, White IR,

Whiting PF, Higgins JPT (2019) RoB 2: a revised tool for assessing risk of bias in randomised trials. BMJ (Clinical research ed.) 366:l4898. https://doi.org/10.1136/bmj.l4898

Tierney JF, Vale C, Riley R, Smith CT, Stewart L, Clarke M, Rovers M (2015) Individual Participant Data (IPD) Meta-analyses of Randomised Controlled Trials: Guidance on Their Use. PLoS medicine 12:e1001855. https://doi.org/10.1371/journal.pmed.1001855a

Tudur Smith C, Marcucci M, Nolan SJ, Iorio A, Sudell M, Riley R, Rovers MM, Williamson PR (2016) Individual participant data meta-analyses compared with meta-analyses based on aggregate data. Cochrane Database Syst Rev 9:MR000007. https://doi.org/10.1002/14651858.MR000007.pub3

von Elm E, Schreiber G, Haupt CC (2019) Methodische Anleitung für Scoping Reviews (JBI-Methodologie). Zeitschrift für Evidenz, Fortbildung und Qualität im Gesundheitswesen 143:1–7. https://doi.org/10.1016/j.zefq.2019.05.004

Walsh D, Downe S (2005) Meta-synthesis method for qualitative research : a literature review. J Adv Nurs 50(2):204–211

Whittemore R, Knafl K (2005) The integrative review: Updated methodology. J Adv Nurs 52(5):546–553

Whittmore R (2005) Combining evidence in nursing research: methods and implications. Nurs Res 54(1):56–62

Wong G, Greenhalgh T, Westhorp G, Buckingham J, Pawson R (2013) RAMESES publication standards: meta-narrative reviews. BMC Medicine 11(1): 20

Yu C-H, Mathiowetz V (2014a) Systematic review of occupational therapy – related interventions for people with multiple sclerosis. Part 1: activity and participation. Am J Occup Ther 68(1):27–32

Yu C-H, Mathiowetz V (2014b) Systematic review of occupational therapy-related interventions for people with multiple sclerosis. Part 2: impairment. Am J Occup Ther 68(1):33–38

Zänger H, Ritschl V (2014) Analyse der Reliabilität und Anwendung von Goniometern zur Erstellung von Anwendungsempfehlungen für die ergotherapeutische Praxis – ein systematischer Review. Ergoscience 9(1):12–23

Tricco AC, Lillie E, Zarin W, O'Brien KK, Colquhoun H, Levac D, Moher D, Peters MDJ, Horsley T, Weeks L, Hempel S, Akl EA, Chang C, McGowan J, Stewart L, Hartling L, Aldcroft A, Wilson MG, Garritty C, . . . Straus SE (2018) PRISMA Extension for Scoping Reviews (PRISMA-ScR): Checklist and Explanation. Annals of Internal Medicine, 169(7):467–473. https://doi.org/10.7326/M18-0850

Weitere Forschungsmethoden

9

Kathrin Malfertheiner, Helmut Ritschl,
Valentin Ritschl, Michaela Stoffer
und Anna Bösendorfer

Inhaltsverzeichnis

9.1   Klinischer Behandlungspfad

Kathrin Malfertheiner

▶ **Definition** Klinische Behandlungspfade („cli-nical, critical or integrated care pathways") wer-den zur Verbesserung der Organisation, Doku-mentation, Evaluation und Qualität klinischer Prozesse eingesetzt. Sie stellen einen auf Leit-linien oder evidenzbasierter Literatur gestützten, interdisziplinär erarbeiteten und lokal konsen-tierten Standard der Behandlung einer definier-ten Patientengruppe dar (de Luc 2001a; Roeder et al. 2003; De Bleser et al. 2006).

9.1.1   Wann soll die Methode angewendet werden?

Die Methode des klinischen Behandlungspfads eignet sich vor allem bei folgenden Inhalten einer Bachelor- oder Masterarbeit (De Bleser et al. 2006):

- Gewährleistung einer auf Leitlinien und Evi-denzen basierten Versorgung

K. Malfertheiner
Abteilung für Neurorehabilitation, Krankenhaus
Sterzing, Sterzing, Italien

H. Ritschl
FH JOANNEUM GesmbH Institut
für Radiologietechnologie und
gesundheitswissenschaftliche Forschung,
Graz, Österreich
E-Mail: helmut.ritschl@fh-joanneum.at

V. Ritschl (✉)
Institut für Outcomes Research, Zentrum für
Medical Data Science, Medizinische Universität
Wien, Wien, Österreich
E-Mail: valentin.ritschl@meduniwien.ac.at

M. Stoffer
Department Gesundheitswissenschaften,
FH Campus Wien, Wien, Österreich
E-Mail: michaela.stoffer@me.com

A. Bösendorfer
Klinisches Labor für Bionische
Extremitätenrekonstruktion, Medizinische
Universität Wien, Wien, Österreich
E-Mail: anna.boesendorfer@meduniwien.ac.at

- Verbesserung eines klinischen Prozes-ses bzw. der Behandlung einer bestimmten Patient*innengruppe
- Verkürzung der Aufenthaltsdauer (z. B. durch Entlassungsmanagement)
- Reduzierung von Behandlungsvariablen mit daraus resultierender Zeit- und Risiko-reduktion
- Darstellung und Berechnung von Be-handlungskosten
- Verbesserung des interdisziplinären Informationsflusses und der Dokumentation
- Verbesserung der Kommunikation zwischen Kliniker*innen und Patient*innen/Nutzer*in-nen (de Luc 2001a; Roeder und Küttner 2007)

9.1.2   Themenstellungen

Klinische Behandlungspfade können in Krankenhäusern und Pflegeheimen, in öffent-lichen und privaten Einrichtungen und Praxen, in der stationären und ambulanten Versorgung sowie in der Versorgung/Therapie zu Hause ein-gesetzt werden. Ein klinischer Behandlungs-pfad kann sich je nach Patient*innengruppe über einen Zeitraum von Stunden, Wochen, Monaten oder Jahren erstrecken oder vom Erreichen be-stimmter Ergebnisse (z. B. Gewicht des Babys in einer Neugeborenenabteilung) abhängig sein. Mögliche Inhalte klinischer Behandlungspfade sind (de Luc et al. 2001a):

- Behandlungsprogramme (z. B. Programme zur Sturzprävention, Rehabilitations-programme)
- Symptome (z. B. Rückenschmerzen, Halb-seitenlähmungen)
- Bedürfnisse (z. B. mit dem Rauchen oder der Spielsucht aufhören)
- Diagnosen

9.1.3   Welche Schritte müssen eingehalten werden?

In der Literatur werden verschiedene Methoden zur Erstellung klinischer Behandlungspfade be-schrieben, die Grundprinzipien sind aber bei allen einheitlich (Vanhaecht et al. 2010). Die folgende Auflistung orientiert sich an der Methodik von de Luc (2001a, b). Die einzelnen Schritte können teilweise auch parallel erfolgen, sich überschneiden oder für verschiedene Behandlungspfade in einer etwas abgeänderten Reihenfolge verlaufen.

Die Entwicklung eines klinischen Behandlungspfades ist in 3 Hauptschritte eingeteilt (de Luc 2001a):

- Entwicklung
- Umsetzung
- laufende Überprüfung (entspricht der Behandlungspfad den Zielen oder muss er abgeändert werden?)

9.1.3.1 Entwicklung

Problemidentifizierung

Bevor ein Behandlungspfad erstellt wird, muss ein Problem identifiziert werden. Beispiel: Einsparungsmaßnahmen im Gesundheitssystem durch Bettenabbau sowie die Zunahme an chronischen Krankheiten führen zur Notwendigkeit eines interdisziplinären Behandlungspfades über eine frühe unterstützte Entlassung von Patient*innen nach Insult mit Ergotherapie oder interdisziplinärer Therapie zu Hause.

Zieldefinition

Zu den Zielen eines klinischen Behandlungspfads gehören u. a. die Verbesserung der Qualität der Patient*innenbetreuung sowie eine effiziente Ressourcennutzung. Beispiel: Kostenreduktion für das Gesundheitssystem durch eine frühe unterstützte Entlassung von Patient*innen nach Insult mit Ergotherapie oder interdisziplinärer Therapie zu Hause.

Festlegen der Patient*innengruppe

Behandlungspfade werden für genau definierte Patientengruppen erstellt. Beispiel: Patient*innen nach Insult, welche in einer bestimmten Rehabilitationsabteilung stationär behandelt werden und die Einschlusskriterien für eine frühe unterstützte Entlassung erfüllen.

Ernennen der Arbeitsgruppe

Ein klinischer Behandlungspfad wird von einer interdisziplinären Arbeitsgruppe erarbeitet, um die Kommunikation sowie die Rollen- und Aufgabenverteilung von interdisziplinärem Team, Patient*innen und Angehörigen zu regeln. Beispiel: Ärzt*innen, Ergotherapeut*innen, Physiotherapeut*innen, Logopäd*innen, Krankenpfleger*innen, Sozialassistent*innen, Patientenvertreter*innen, Angehörigenvertreter*innen.

Recherche von evidenzbasierter Literatur

Klinische Behandlungspfade sind die praktische Anwendung der Empfehlungen aus Leitlinien in einem lokalen Kontext. Daher ist eine ausführliche Literaturrecherche der aktuellen Leitlinien und Evidenzen erforderlich.

Definition der Ein- und Ausschlusskriterien

Behandlungspfade werden für eine genau definierte Patient*innengruppe erstellt, entsprechend der Ein- und Ausschlusskriterien.

> **Beispiel**
>
> - Einschlusskriterien: Patient*innen nach Insult, medizinisch stabil oder vom Hausarzt/Hausärztin/Krankenpflegedienst zu Hause behandelbar, wohnhaft maximal 30–45 min vom Krankenhaus entfernt, barrierefreie Wohnung, Angehörige zu Hause anwesend, aktive Teilnahme an einfachen Alltagstätigkeiten möglich
> - Ausschlusskriterien: andere Diagnosen, Patient*innen zu weit vom Krankenhaus entfernt, keine betreuenden Angehörigen anwesend usw. ◀

Festlegen der Dauer des Behandlungspfads

Behandlungspfade erstrecken sich auf eine bestimmte Periode, beispielsweise vom Zeitpunkt der Vorbereitung für eine frühe unterstützte Entlassung von Patient*innen nach Insult bis zur Beendigung der Therapie zu Hause bzw. bis zum Übergang zur ambulanten Therapie.

Analyse des lokalen Kontextes
Es wird der Ist-Zustand analysiert, um feststellen zu können, wie Leitlinien oder Evidenzen aus der Literatur im lokalen Kontext umgesetzt werden können. Relevante Informationen können in institutionsinternen Dokumenten und Daten, in Dokumenten über das lokale Gesundheits- und Sozialsystem sowie durch Gespräche/Interviews mit Vertretern der verschiedenen Berufsgruppen gesammelt werden.

Erstellen eines interdisziplinären Dokumentationsbogens
Behandlungspfade können die gesamte klinische Kartei oder einen Teil davon ersetzen und erleichtern eine einheitliche interdisziplinäre Dokumentation. Als Bezugsrahmen für interdisziplinären Informationsaustausch und Dokumentation eignet sich beispielsweise die ICF (International Classification of Functioning, Disability and Health) (DIMDI 2005).

> **Beispiel**
>
> Erstellung eines an die ICF angelehnten, interdisziplinären Dokumentationsbogens, in dem jede Berufsgruppe den aktuellen Stand, Behandlungsmaßnahmen sowie Ziele in einer interdisziplinär verständlichen Sprache dokumentieren kann. ◄

9.1.3.2 Umsetzung

Mitarbeiter*innenschulung
Nach der Entwicklung des Behandlungspfads sollte eine Mitarbeiter*innenschulung durchgeführt werden.

Pilotbehandlungspfad
Sind alle Mitarbeiter*innen über den Behandlungspfad informiert und entsprechend geschult, ist die Umsetzung eines Pilotbehandlungspfads möglich. Sollten die Ziele nicht erreicht worden sein, können entsprechende Veränderungen bzw. Verbesserungen interdisziplinär geplant und anschließend umgesetzt werden. Durch eine erneute Analyse des veränderten Pilotbehandlungspfads kann festgestellt werden, ob es weiterer Veränderungen bedarf oder ob die Ziele erreicht wurden und der definitive interdisziplinäre Behandlungspfad umgesetzt werden kann.

9.1.3.3 Laufende Überprüfung

Erneute Mitarbeiter*innenschulung
Für den definitiven Behandlungspfad muss nochmals eine detaillierte und an die eventuellen Veränderungen angepasste Mitarbeiter*innenschulung durchgeführt werden. Nach einem wiederum vorher definierten Zeitraum, wie zum Beispiel einem Jahr, sollte eine erneute Analyse mit Outcome-Messungen des interdisziplinären Behandlungspfads durchgeführt werden, um beurteilen zu können, ob er beibehalten oder bei Bedarf weiter abgeändert und eventuell neuen Gegebenheiten angepasst werden soll?

Ausschnitte aus einem interdisziplinären Behandlungspfad für eine frühe unterstützte Entlassung von Patient*innen nach Insult mit Ergotherapie oder interdisziplinärer Therapie zu Hause zeigt Tab. 9.1. Anhand von Flussdiagrammen können Behandlungspfade übersichtlich dargestellt werden (Abb. 9.1).

9.1.4 Stärken und Schwächen

9.1.4.1 Schwächen
Aus zeitlichen, organisatorischen und auch finanziellen Gründen ist es im Rahmen einer Bachelor- oder Masterarbeit nicht oder kaum möglich, einen Behandlungspfad in seinen 3 Phasen zu erstellen bzw. umzusetzen. Die Phase der Entwicklung eines Behandlungspfads könnte aber Inhalt einer Bachelor- oder Masterarbeit sein, während die Umsetzungs- und Überprüfungsphase nur theoretisch beschrieben werden könnten.

9.1.4.2 Stärken
Die Einführung von klinischen Behandlungspfaden bietet viele Vorteile für die Klinik, den Mitarbeiter*innen und den Patient*innen (Roeder und Küttner 2007):

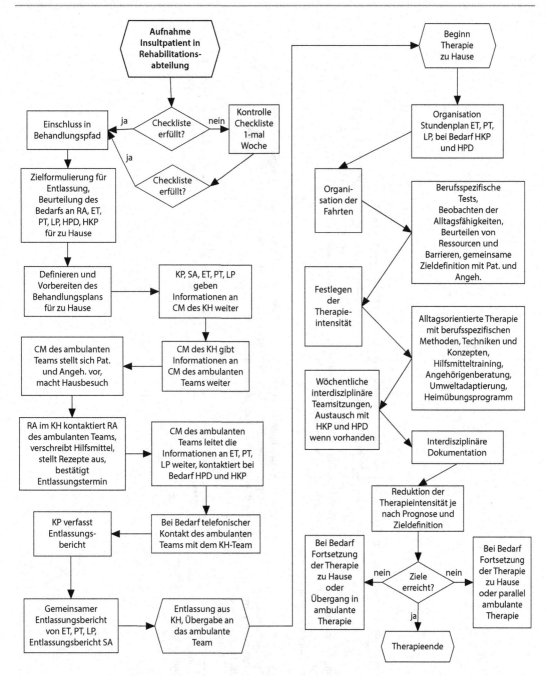

Abb. 9.1 Flussdiagramm des interdisziplinären Behandlungspfads für eine frühe unterstützte Entlassung von Patient*innen nach Insult mit Ergotherapie oder interdisziplinärer Therapie zu Hause. *A* Ärzt*innen, *CM* Case-Manger*innen, *ET* Ergotherapeut*innen, Zentrum für Physische Rehabilitation in der Fagenstraße, *HA* Hausärzt*innen, *HKP* Hauskrankenpflegedienst, *HPD* Hauspflegedienst, *KH* Krankenhaus, *KP* Krankenpflege, *LP* Logopäde, *PT* Physiotherapeut*innen, *RA* Rehabilitationsärzt*innen, *SA* Sozialassistent*innen

Tab. 9.1 Ausschnitte aus einem interdisziplinären Behandlungspfad für eine frühe unterstützte Entlassung von Patient*innen nach Insult

Aktivität	Verantwortliche Berufsgruppen	Zeitraum	Instrumente, Dokumentation
Vorbereitung			
Zieldefinition bis zur Entlassung gemeinsam mit Patient*innen und Angehörigen Beurteilung des Bedarfs an Betreuung und Rehabilitation zu Hause	Ärzt*innen, Krankenpfleger*innen, Ergotherapeut*innen, Physiotherapeut*innen, Logopäd*innen, Sozialassistent*innen	1–2 Wochen vor Entlassung in der Teambesprechung	Protokoll der interdisziplinären Teambesprechung
Entlassungsplanung			
Definieren des Behandlungsplans für zu Hause durch Aktivierung des Rehabilitationsteams im Territorium, Verschreibung von Hilfsmitteln, Information und Anleitung der Patient*innen und Angehörigen	Ärzt*innen, Krankenpfleger*innen, Ergotherapeut*innen, Physiotherapeut*innen, Logopäd*innen, Sozialassistent*innen	Eine Woche vor Entlassung bis zum Entlassungsdatum	Protokoll über Hilfsmittelverschreibung, Protokoll der Teambesprechungen
Übergang in die Therapie zu Hause			
Alltagsorientierte Therapie, Training im Umgang mit den Hilfsmitteln, Umweltadaptierung, Angehörigenberatung	Ergotherapeut*innen, Physiotherapeut*innen, Logopäd*innen	Während der gesamten Therapie zu Hause	ICF-basierter, interdisziplinärer Dokumentationsbogen

- Verbesserung von Behandlungsqualität und Behandlungsergebnissen
- Reduzierung der Verweildauer
- Senkung der Behandlungskosten durch verbesserte Ablauforganisation und Reflexion bezüglich der Notwendigkeit bestimmter Leistungen
- Verbesserung der Teamarbeit
- verbesserte Schulung neuer Mitarbeiter*innen
- vermindertes Risiko von Behandlungsfehlern
- verbesserte Planung von Dienstleistungen und Einrichtungen

9.1.4.3 Zusammenfassung

Ein klinischer Behandlungspfad bietet eine gute Möglichkeit, um klinische Prozesse zu verbessern und Ressourcen effektiv einzusetzen. Leitlinien definieren dabei, was durchgeführt werden soll, während klinische Behandlungspfade definieren, wer etwas wie, wann und wo durchführen soll. Aufgrund seiner Komplexität ist für eine Bachelor- oder Masterarbeit aber nur die Entwicklungsphase eines klinischen Behandlungspfads realistisch.

9.2   Methodenmix

Helmut Ritschl

Der Methodenmix (Methodenmischung), also die Verwendung von qualitativen und quantitativen Methoden zur Betrachtung eines Forschungsgegenstands, gewinnt in den Gesundheitswissenschaften immer mehr an Bedeutung (Meissner et al. 2010). Ein möglicher Grund dafür sind die komplexen Untersuchungsfelder, die oftmals von interdisziplinären Forschungsgruppen betrachtet werden (Meissner et al. 2010). Hier ist eine methodische Offenheit und Diversität erforderlich. Neben der qualitativen und der quantitativen Forschung (Monomethoden) stellt der Methodenmix (multiple

Methoden) den dritten großen Untersuchungszugang dar (Johnson et al. 2007).

▶ **Definition** „Mixed methods research is […] an approach to knowledge (theory and practice) that attempts to consider multiple viewpoints, perspectives, positions, and standpoints (always including the standpoints of qualitative and quantitative research)." (Johnson et al. 2007)

Beispiel

Sie wollen eine neue Form der Gesundheitsedukation zum Thema Ernährung entwickeln. Hier wäre es in einem ersten Schritt sinnvoll, im Rahmen einer Fokusgruppe zu erheben, welche Bedürfnisse und Interessen betroffene Personen haben (**Methode 1**). Die Ergebnisse aus der Fokusgruppe werden in ein didaktisches Rahmenkonzept gegossen und mit Proband*innen getestet. Der Mehrwert der zu untersuchenden neuen Form der Gesundheitsedukation (Forschungsgegenstand) könnte durch biometrische Daten (z. B. Blutzucker, Gewicht etc.) untermauert werden (**Methode 2**). In einem ergänzenden Verfahren werden die Patient*innen mittels Fragebogens (Inventar) zu ihrer Zufriedenheit befragt, bezogen auf den Wissenstransfer zum Thema Ernährung (**Methode 3**) (Abb. 9.2). ◄

9.2.1   Anwendungsfelder

Der Methodenmix wird in den Gesundheitswissenschaften häufig verwendet, wenn der Forschungsgegenstand mehrere Forschungsrichtungen betrifft, wie zum Beispiel Mechatronik und Gesundheit, Informatik und Gesundheit oder Bildung und Gesundheit. Innerhalb der Gesundheitswissenschaften kommt es ebenfalls häufig vor, dass zu einem Untersuchungsgegenstand neben medizinischen Parametern auch psychometrische Daten oder Daten aus Inter-

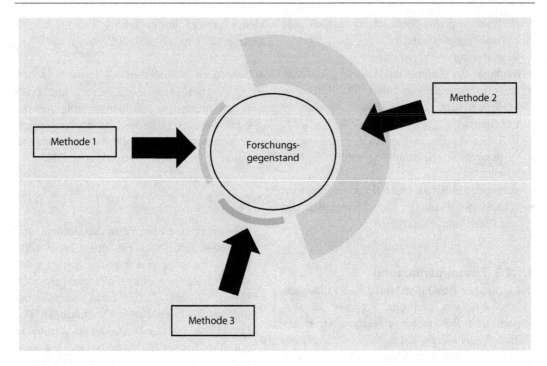

Abb. 9.2 Methodenmix in Bezug auf den Forschungsgegenstand. Jede Methode (hier in unterschiedlichen Farben und Formen dargestellt) beleuchtet den Forschungsgegenstand aus unterschiedlichen Perspektiven und in unterschiedlicher Tiefe

views herangezogen werden, um ein klareres Bild vom Forschungsgegenstand zu bekommen. Letztendlich lassen sich die Anwendungsfelder nicht klar abgrenzen, da viele Möglichkeiten an Methodenkombinationen bestehen, um einen Forschungsgegenstand besser beschreiben zu können.

9.2.2 Unterscheidungskriterien

Es wird bei der Anwendung von Methodenkombinationen grob darin unterschieden,

- ob in der **Phase der Entwicklung des Studiendesigns** eine Kombination aus qualitativen und quantitativen Methoden zur Hypothesenentwicklung oder der Hypothesentestung geplant wird,
- ob in der **Phase der Datenerhebung**
  - eine unterschiedliche Aneinanderreihung von qualitativen und quantitativen Erhebungsmethoden stattfindet (parallel oder hintereinander),

- eine unterschiedliche Gewichtung der qualitativen und quantitativen Erhebungsmethoden durchgeführt wird (gleich gewichtet oder unterschiedlich gewichtet) oder
- ob in der **Phase der Datenanalyse** eine qualitative und quantitative Analysemethode verwendet werden (Hussy et al. 2010; Tashakkori und Teddlie 1998).

Beispiel

Eine parallele qualitative und quantitative Datenerhebung kann im Rahmen eines Fragebogens stattfinden, indem einerseits Fragen mit vorgegebenen Skalen gestellt werden (quantitative Daten) und andererseits offene Fragen zu einem Forschungsgegenstand beantwortet werden müssen, die von der Probandin/dem Probanden mit eigenen Worten formuliert werden (qualitative Daten).

Ein Beispiel für die Kombination einer qualitativen und einer quantitativen Analysemethode ist die Auswertung eines Expert*innen-Interviews. Hier kann neben der strukturierten Betrachtung von Inhalten und deren möglichen Valenzen (Qualitäten) auch die Frequenz/die Anzahl von Formulierungen einzelner Proband*innen im Vergleich zu anderen (Quantitäten) untersucht werden. ◄

9.2.3 Stärken und Schwächen

9.2.3.1 Stärken

Der Methodenmix kann die akkurate Abgrenzung einzelner Teilbereiche eines Forschungsgegenstands ermöglichen (Eingrenzung). Eine wesentliche Stärke des Methodenmix ist ersichtlich, wenn die qualitative und die quantitative Methode die gleichen Erkenntnisse zulassen. Hier spricht man von Komplementarität. Wenn die qualitative und die quantitative Methode zu unterschiedlichen Erkenntnissen führen, können dadurch neue Aspekte eines Forschungsfelds identifiziert werden (Initiation). Der Einsatz einer qualitativen bzw. quantitativen Methode zum Zeitpunkt X führt möglicherweise zu Erkenntnissen, die es erforderlich machen, eine weitere Untersuchung mit einer qualitativen bzw. quantitativen Methode zum Zeitpunkt Y durchzuführen. Eines führt zum anderen (Fortschritt). Die Anwendung einer qualitativen und einer quantitativen Methode ermöglicht unterschiedliche Breite, Tiefe und Perspektive in Bezug auf einen Forschungsgegenstand (Erweiterung) (Tashakkori und Teddlie 1998; Johnson und Onwuegbuzie 2004).

9.2.3.2 Schwächen

Eine Gefahr besteht möglicherweise bei der Anwendung mehrerer Methoden darin, dass eine gewisse Unerfahrenheit bei Forscher*innen zu Fehlern im Rahmen der einzelnen Methoden führt. Dadurch wird das Ergebnis (eine Eingrenzung, eine Komplementarität, eine In-

itiation, ein Fortschritt oder eine Erweiterung) bzw. die Validität (Aussagekraft) gestört (Johnson und Onwuegbuzie 2004). Da sich der Methodenmix nicht klar systematisieren lässt, entsteht eine besonders große Verantwortung für den/die Forscher*in, die einzelnen Schritte seiner Untersuchung genau und nachvollziehbar zu beschreiben. Darunter kann unter Umständen die Reliabilität (Wiederholbarkeit) der Untersuchung leiden. Ein nicht zu unterschätzendes Problem bei der Anwendung mehrerer Methoden ist die Tatsache, dass dies mit einem entsprechenden Zeitaufwand verbunden ist.

9.2.3.2.1 Fallbeispiele zum Methodenmix

Möglichkeiten zur Anwendung eines Methodenmix sind sehr vielfältig. Vier Beispiele sollen die häufigsten Anwendungen in der Praxis vorstellen:

9.2.3.2.1.1 Methodenmix in der „health technology" – Evaluationsforschung

Im Bereich der Evaluationsforschung ist ein Methodenmix oftmals hilfreich. Ob beispielsweise eine Technologie in einem konkreten Problemfeld der Gesundheit einen Mehrwert darstellt oder nicht, kann in der ersten Phase der Untersuchung durch den Einsatz eines Fragebogens herausgearbeitet werden (quantitative Methode). Ergebnis dieser Untersuchung kann die Identifikation konkreter Problemfelder sein. In der zweiten Phase der Untersuchung erfolgt beispielsweise ein Leitfadeninterview mit dem Ziel, genauere Erklärungsmodelle für die einzelnen Problemfelder zu erarbeiten (qualitative Methode, Abb. 9.3).

- Eine Erläuterung zu den Ergebnissen aus der Untersuchung zu Phase 1 wird in der Fachsprache erklärendes/begründendes Design („explanatory design") genannt.
- Die Nachbearbeitung der Evaluation aus Phase 1 wird unter „qualitative follow up" subsumiert.
- Der Einsatz der Methoden erfolgt hintereinander (sequenziell).

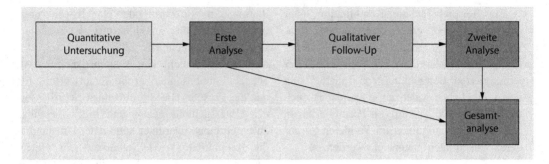

Abb. 9.3 Methodenmix in der „health technology" – Evaluationsforschung

9.2.3.2.1.2 Methodenmix in der „health education"

Die Forschung im Bereich der „health education" bedient sich oftmals eines Methodenmixes. Um einen Wissenstransfer im Bereich der Gesundheit erfolgreich zu gestalten, erscheint es sinnvoll, am Beginn der Untersuchung eine Fokusgruppe (qualitative Methode), beispielsweise mit pflegenden Angehörigen, durchzuführen (Phase 1). Aus der inhaltlichen Analyse der Fokusgruppe werden die ersten Rahmenbedingungen (Wünsche, Bedürfnisse, Themenfelder usw.) eruiert. Es wird ein didaktisches Konzept entwickelt und im Rahmen einer Lehrveranstaltung an einer Gruppe von Proband*innen getestet. Nach der Lehrveranstaltung erfolgt eine Überprüfung, inwieweit der Wissenstransfer stattgefunden hat und wie die Zufriedenheit der Proband*innen war (quantitative Methode, Abb. 9.4).

- In der Phase 1 der Untersuchung steht die Entdeckung von Rahmenbedingungen im Vordergrund. Es wird daher von einem entdeckenden Design („exploratory design") gesprochen.
- In diesem Fall erfolgt die Nachbearbeitung der Untersuchung aus Phase 1 mit einer quantitativen Methode („quantitative follow up").
- Hier erfolgt die Anwendung zweier Methoden ebenfalls wie im Beispiel oben hintereinander (sequenziell).

9.2.3.2.1.3 Methodenmix in der „health technology" – Akzeptanzforschung

Nehmen wir an, es geht um eine eigens entwickelte Gesundheits-App, die dazu dienen soll, besonders Personen anzusprechen, die keinen Wert auf Bewegung und gesunde Ernährung legen. Vor und nach der Intervention (Verwendung der Gesundheits-App) erfolgen Interviews, um die Zufriedenheit bzw. das Wohlbefinden der einzelnen Proband*innen zu do-

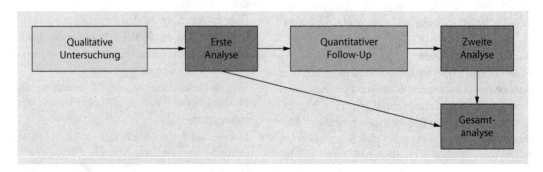

Abb. 9.4 Methodenmix in der „health education"

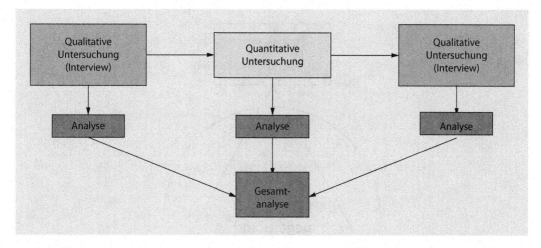

Abb. 9.5 Methodenmix in der „health technology" – Akzeptanzforschung

kumentieren. Während der Anwendung der Gesundheits-App werden qualitative Daten (Methode 1) betreffend der Art der Bewegung, der Bewegungsintensität sowie Parameter einer ausgewogenen Ernährung dokumentiert. Möglicherweise werden Blutwerte, Gewicht, Body-Mass-Index etc. in definierten Intervallen gemessen (Abb. 9.5).

- Die quantitative Untersuchungsphase wird von zwei qualitativen Untersuchungen zu Beginn und am Ende umrahmt/eingebettet (eingebettetes Design).
- Im angeführten Beispiel haben wir wieder eine sequenzielle Reihung der Methoden. Es besteht auch die Möglichkeit, parallel zur quantitativen Untersuchung ein Interview zu machen (paralleles Setting).

9.2.3.2.1.4 Methodenmix zur Identifikation von Bedürfnissen pflegender Angehöriger

Geht es beispielsweise um die Identifizierung von konkreten Bedürfnissen pflegender Angehöriger, so muss dieser Forschungsgegenstand kontinuierlich eingegrenzt werden. Um dieses *eine* Ziel zu verfolgen, werden qualitative und quantitative Analysemethoden verwendet. In der ersten Phase werden Fokusgruppen betrachtet (Phase 1). Anhand der Ergebnisse wird ein Fragebogen entwickelt, um im nächsten Schritt weitere Abgrenzungen zu identifizieren. In einer

dritten Phase können Expert*inneninterviews durchgeführt werden usw. (Abb. 9.6).

- Der Begriff der **Triangulation** und der Methodenmix werden häufig synonymhaft verwendet. Betrachtet man den Begriff der Triangulation aus der Sicht der Geodäsie im Sinne von Eingrenzung/Abgrenzung, so hat die wissenschaftliche Methode der Triangulation nur ein Ziel, Forschungsgegenstände abzugrenzen. Dies wird durch die Kombination qualitativer und quantitativer Methoden in Bezug auf dieses *eine* Ziel (Eingrenzung/Abgrenzung) erreicht (Jick 1979, Abb. 9.6)

9.2.3.2.1.5 Zusammenfassung

Die Aufarbeitung eines Forschungsgegenstands mithilfe der Kombination von qualitativen und quantitativen Untersuchungsmethoden (Methodenmix) stellt eine Bereicherung dar, um die Validität von Untersuchungen zu erhöhen. Der Methodenmix hilft, Forschungsfelder besser einzugrenzen, aber auch Widersprüche oder Lücken zu entdecken. Mit der Komplexität bzw. der Vielfalt der Untersuchungsmethoden steigen die Anforderungen an die/den Untersucher*in. Damit verbunden ist auch ein erhöhter Zeitaufwand. Der Methodenmix findet in den Gesundheitswissenschaften mit ihren unterschiedlichen Forschungstraditionen breite Anwendungsmöglichkeiten.

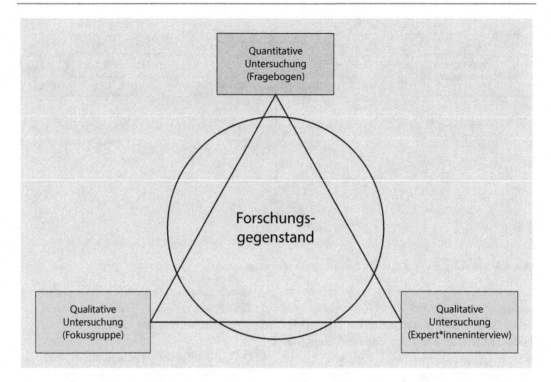

Abb. 9.6 Methodenmix zur Identifikation von Bedürfnissen pflegender Angehöriger

9.3 Delphi-Studien

Valentin Ritschl, Anna Bösendorfer und
Michaela Stoffer-Marx

▶ **Definition** Die Delphi-Studie, auch Delphi-
Methode oder Delphi-Technik, stellt eine systematische, mehrstufige und anonymisierte Befragung von internationalen und/oder nationalen
Expert*innen dar. Mehrstufig bedeutet in diesem
Zusammenhang, dass die Zwischenergebnisse
der einzelnen Befragungsrunden in die nächste
eingeflochten werden. Ziel ist, einen Konsensus von Expert*innen zu erlangen über Phänomene, Ereignisse oder Entwicklungen, welche
nicht eindeutig aus der Literatur beantwortet
werden können. Die Bezeichnung Delphi leitet sich dabei vom Orakel von Delphi ab, das
als „Experte" Ratschläge erteilte (Couper 1984;
Häder 2013; Hasson et al. 2000; Hsu und Sandford 2007; McKenna 1994).

9.3.1 Wann soll die Methode angewendet werden?

Delphi-Studien werden immer dann durchgeführt, wenn eine große Menge an Expert*innen zu einer Problemstellung befragt werden sollen (Hsu und Sandford 2007). Hier eignen sich Delphi-Studien besser als andere
Verfahren zur Datensammlung, da sie im Gegensatz zum Beispiel zu Fokusgruppen- oder Inter-
viewstudien unabhängig von Wohnort und Zeit-
zone mit geringem finanziellem Aufwand durchgeführt werden können.

9.3.2 Themenstellungen

Mithilfe der Delphi-Studien können Expert*innen zu nahezu allen Themen befragt werden:
- Übereinstimmung von Terminologien erreichen, zum Beispiel um dadurch Studien-

ergebnisse vergleichbar zu machen (Stanton et al. 2011)

- Entwicklung von Qualitätsindikatoren bezogen auf Gesundheitsversorgung, zum Beispiel Indikatoren für die Versorgung von schwangeren Frauen mit einer HIV-Erkrankung (Hermanides et al. 2011)
- Entwicklung von Assessments und Screeninginstrumenten, zum Beispiel um einen Konsens bezüglich der Inhalte von Assessments (Abschn. 11.3.2) zu erreichen (Eberman und Cleary 2011) oder um Checklisten zu kreieren (Pijls et al. 2011)
- Entwicklung von Definitionen, zum Beispiel um Phänomene wie „Was ist Spiel?" (Bösendorfer und Höchtl 2015) oder Diagnosekriterien für Osteoarthritis zu definieren (Hunter et al. 2011)
- Entwicklung von Standards, Empfehlungen und Leitlinien, zum Beispiel in der Versorgung von Patient*innen mit rheumatoider Arthritis (Stoffer et al. 2013)

9.3.3 Welche Schritte müssen eingehalten werden?

Für die Durchführung von Delphi-Studien gibt es keine international anerkannte Grundstruktur (Hasson et al. 2000). Boulkedid et al. (2011) führten ein Review durch, um eine mögliche Grundstruktur zu entwickeln. Diese kann aufgrund von gewissen Gegebenheiten, zum Beispiel wenn es zu keinem Konsens kommt, verändert werden. Folgende Schritte werden empfohlen (Boulkedid et al. 2011; Hasson et al. 2000).

9.3.3.1 Vorbereitung des ersten Fragebogens

Als erster Schritt müssen das Ziel und auch das Ergebnis der Studie definiert werden. Je genauer definiert wird, was von den Expert*innen erwartet wird, desto einfacher kann ein Konsens erreicht werden. Wichtig ist es auch zu definieren, wann ein Konsens erreicht ist. Wird eine 100 %ige Übereinstimmung erwartet, wird dies schwerer zu erreichen sein als bei einer 75 %igen Übereinstimmung. Die Literatur beschreibt einen Konsens zwischen 51 und 80 % (Hasson et al. 2000). Wenn das Ziel feststeht, muss im nächsten Schritt die Umfrage, der erste Fragebogen erstellt werden. Dies wird aufbauend auf einer Literaturrecherche durchgeführt, zum Beispiel bieten sich Scoping Reviews an (Davis et al. 2009).

▶ Je besser und genauer diese Recherche durchgeführt wird, desto besser kann auch ein Konsens gefunden werden.

Aus den Ergebnissen dieser Recherche erstellt die/der Projektleiter*in die erste Definition/ Beschreibung eines Themas. Der erste Fragebogen ist durch offene Fragen meist qualitativ aufgebaut. Alternativ können die qualitativen Daten auch durch eine Fokusgruppe oder durch Interviews eingeholt werden. Wie bei allen Befragungen sollten auch die Fragebögen einer Delphi-Studie an einer kleineren Gruppe vorgetestet werden. Es wird empfohlen, der Umfrage auch eine Skala zum Bewerten dieser Definition zuzufügen. Dies kann zum Beispiel eine visuelle Analogskala sein. Außerdem wird empfohlen, Möglichkeiten zum Kommentieren in den Fragebogen einzubauen, damit die Expert*innen auch Feedback und Ideen hinzufügen können.

9.3.3.2 Rekrutierung der Teilnehmer*innen

Um einen möglichst breiten Konsens zu erreichen, wird empfohlen, eine maximal heterogene, internationale und große Gruppe an Expert*innen zusammenzustellen. Dies sind Menschen, die bereits über umfangreiches Wissen über das Thema der Studie verfügen (McKenna 1994). Die in der Literatur beschriebene Anzahl der Teilnehmenden variiert sehr stark zwischen 15 und über 60. Je mehr Teilnehmende, desto mehr Daten können erfasst werden, was jedoch auch die Analyse der Daten erschwert. Heterogen bedeutet, möglichst alle Menschen, die ein

Interesse an der untersuchten Thematik haben, zu erfassen. Dies sind zum Beispiel Professionalist*innen und Patient*innen. Nur dann wird das Ergebnis auch interprofessionell anerkannt werden. Um potenzielle Expert*innen zu rekrutieren, können Autor*innen von Fachliteratur, Expert*innen aus Wissenschaft und Praxis und persönlich bekannte Expert*innen eingeladen werden.

Die Auswahl der Expert*innen stellt einen sehr wichtigen Punkt im Prozess dar, da alle Ergebnisse der Diskussion auf genau diesen Expert*innen basieren (Judd 1972). Es wird daher empfohlen, diesen Schritt gut zu planen und aufmerksam durchzuführen. Problematisch ist, dass „Expert*innen" nicht klar definierbar sind – d. h. die Entscheidung, ob eine Person dazu zählt, ist sehr subjektiv. Anschließend werden die potenziellen Teilnehmer*innen angeschrieben und zu der Studie eingeladen.

9.3.3.3 Aussenden des ersten Fragebogens

Der fertige Fragebogen wird nun an alle Teilnehmer*innen ausgesendet, die einer Teilnahme zugestimmt haben. Es wird empfohlen, für diese Aussendung ein (für Studierende) kostenloses Online-Tool, wie zum Beispiel SoSci Survey (www.soscisurvey.de), zu verwenden. Dieses Tool bietet eine nutzerfreundliche Anwendung zum Erstellen, Verwalten und Auswerten von Fragebögen. Die Expert*innen beantworten die Fragen anonym und unabhängig voneinander. Meist reagieren nicht alle Expert*innen auf den ersten Aufruf, sodass hier einerseits Erinnerungs-E-Mails versandt werden müssen und andererseits genügend Zeit eingeplant werden muss, um die Studie erfolgreich durchzuführen.

▶ Es wird empfohlen, im Fragebogen einen Code von den Teilnehmer*innen eingeben zu lassen. So kann identifiziert werden, wer schon an der Umfrage teilgenommen hat und wer noch erinnert werden muss. Zusätzlich können so die Antworten

von der ersten bis zur letzten Runde verfolgt werden, auch wie sich diese verändert haben.

9.3.3.4 Durchführung weiterer Umfragen

Die Ergebnisse jeder Runde werden zusammengefasst und anonymisiert an die Expert*innen weitergeleitet. Basierend auf den Ergebnissen wird für jede Runde ein neuer Fragebogen erarbeitet. Themen oder Teile von Definitionen, die als nicht bedeutend eingeschätzt wurden, werden entfernt. Die Kommentare, Ideen und Anmerkungen der Teilnehmenden werden in die nächste Version der Umfrage eingebaut. Große Diskrepanzen werden entweder eingearbeitet oder in der Gruppe diskutiert. Dieser Prozess wird fortgesetzt, bis der zu Beginn definierte Konsensus erreicht ist oder kaum mehr Antworten zurückkommen. Meist benötigt eine Delphi-Studie zwischen 2 und 4 Runden. Um einen Konsens zu erreichen, wird oftmals in der letzten Runde ein Fragebogen erstellt, in dem die Expert*innen sowohl ihre eigene, letzte Einschätzung (z. B. visuelle Analogskala) als auch einen Durchschnitt aller Expert*innenschätzungen sehen können. Aufgrund dieses Wissens sollen sie eine letzte, finale Schätzung abgeben. In dieser Runde werden dann keine Anmerkungen oder Formulierungsvorschläge an die Forscher*innen mehr gerichtet.

▶ Es ist sehr wichtig, alle Zwischenergebnisse genau zu dokumentieren.

9.3.3.5 Varianz in der Durchführung von Delphi-Studien

Kann kein Konsens erreicht werden, wird ein Treffen der Expert*innen oder eine Telefonkonferenz empfohlen. Die Expert*innen bekommen dadurch die Möglichkeit, sich im direkten Kontakt auszutauschen, Unklarheiten zu besprechen und Missverständnisse auszuräumen. Diese Treffen fördern meist den Prozess, und ein Konsens kann schneller erreicht werden. Jedoch kommen an diesem Punkt gruppendynamische Prozesse in Gang, die das Ergebnis des Konsensus beeinflussen können.

▶ Auch ein Konsensus über Dissens ist ein möglicher Konsensus (Ergebnis) einer Delphi-Studie, der somit zu einer Beendigung führen kann.

Beispiel

Ein Beispiel für eine Delphi-Studie ist die Studie von Stoffer et al. (2013) zur Entwicklung von Standards, Empfehlungen und Leitlinien in der Versorgung von Patient*innen mit rheumatoider Arthritis. In dieser Studie wurden von einer internationalen und interdisziplinären Expert*innengruppe Behandlungsstandards für Expert*innen und für Patient*innen entwickelt. Ziel dieser Arbeit war es, evidenzbasiertes Wissen in einfacher Sprache einer großen Personengruppe zugänglich zu machen. Die Grundlage dieser Arbeit bildete eine umfangreiche Literaturrecherche, um nationale und internationale Leitlinien zu identifizieren. Alle Empfehlungen/Interventionen aus den Leitlinien wurden extrahiert und zusammengefasst und stellten die Basis für die erste Runde im Delphi-Prozess dar. Die Bewertungen und Rückmeldungen der Expert*innengruppe wurden eingearbeitet und stellten die Grundlage für die nächste Befragungsrunde dar. Der Konsensus konnte in 3 Runden erreicht werden und resultierte in 16 Behandlungsstandards. Diese wurden in 23 Sprachen übersetzt. ◀

9.3.4 Stärken und Schwächen

9.3.4.1 Stärken

- Da es sich um Expert*innenbefragungen handelt, ist das Einreichen bei der Ethikkommission nicht nötig.
- Die Delphi-Studie stellt die einzige Möglichkeit dar, um kostengünstig zu einer breiten Expert*innenmeinung zu kommen.

- Sie bietet die Möglichkeit, eine Basis zu kreieren, auf der weitere Studien zu Assessments, Interventionen oder Pathways aufbauen können.
- Die Teilnehmenden müssen sich nicht gemeinsam an einem Ort zusammenfinden.
- Delphi-Studien bieten eine gute Möglichkeit Wissen aus der Literatur mit Expert*innenwissen zu vereinen.

9.3.4.2 Schwächen

- Delphi-Studien sind meist sowohl für die Forscher*innen als auch für die Expert*innen sehr zeitaufwändig (Hsu und Standford 2007).
- Zeitplanung: Man weiß im Vorhinein nicht, wie viele Runden nötig sind, um einen Konsens zu erlangen.
- Meinungen von Expert*innen haben keinen Anspruch auf Richtigkeit und können sich als falsch herausstellen. Ein Beispiel für eine berühmte Fehleinschätzung stammt von Darryl Zanuck, Leiter von 20th Century-Fox (1902–1979): „Das Fernsehen wird nach den ersten 6 Monaten am Markt scheitern. Die Menschen werden es bald satt haben, jeden Abend in eine Sperrholzkiste zu starren."
- Es gibt kein objektives Merkmal von Expert*innen. Das heißt, die Auswahl ist subjektiv und muss gut bedacht werden, um nicht von Anfang an einen negativen Einfluss auf das Ergebnis zu haben.
- Um das Thema gut für die Expert*innenbefragung aufzubereiten, muss im Vorfeld eine Literaturrecherche durchgeführt werden. Das heißt, eine Delphi-Studie benötigt immer im Vorfeld eine andere Methodik, die den Aufwand für die Forscher*innen erhöht.
- Bei offenen und nicht anonymen Befragungen können gruppendynamische Prozesse entstehen, die die Ergebnisse der Studie stören.

9.3.4.3 Zusammenfassung

Die Delphi-Methode eignet sich bereits auf Bachelorebene, um einen internationalen

Expert*innenkonsens zu schaffen. Da jedoch ein Review der Delphi-Methode vorausgehen muss, ist mit einem erhöhten Zeitaufwand zu rechnen.

Literatur

Literatur zu Abschn. 9.1

De Bleser L, Depreitere R, De Waele K, Vanhaecht K, Vlayen J, Sermeus W (2006) Defining pathways. J Nurs Manag 14(7):553–563

de Luc K (2001a) Developing Care Pathways – the handbook. Radcliffe Medical Press, Oxford

de Luc K (2001b) Developing Care Pathways – the tool kit. Radcliffe Medical Press, Oxford

Deutsches Institut für Medizinische Dokumentation und Information (DIMDI) (2005) ICF – Internationale Klassifikation der Funktionsfähigkeit, Behinderung und Gesundheit. www.dimdi.de/dynamic/de/klassi/downloadcenter/icf/endfassung/icf_endfassung-2005-10-01.pdf. Zugegriffen: 7. Mai 2013

Roeder N, Hensen P, Hindle D, Loskamp N, Lakomek H-J (2003) Instrumente zur Behandlungsoptimierung. Klinische Behandlungspfade. Chirurg 74(12):1149–1155

Roeder N, Küttner T (Hrsg.) (2007) Klinische Behandlungspfade. Mit Standards erfolgreicher arbeiten. Deutscher Ärzte Verlag, Köln

Vanhaecht K, Panella M, van Zelm R, Sermeus W (2010) An overview on the history and concept of care pathways as complex interventions. I J Care Pathways 14(3):117–123

Literatur zu Abschn. 9.2

Hussy W, Schreier M, Echterhoff G (2010) Forschungsmethoden in Psychologie und Sozialwissenschaften für Bachelor. Springer, Heidelberg

Jick T (1979) Mixing qualitative and quantitative methods: Triangulation in action. Administrative Science Quarter 24:602–611

Johnson RB, Onwuegbuzie AJ (2004) Mixed methods research: a research paradigm whose time has come. Educ Researcher 33(7):14–26

Johnson RB, Onwuegbuzie AJ, Turner LA (2007) Toward a definition of mixed methods research. J Mixed Methods Res 1(2):112–133

Meissner H, Creswell J, Klassen A, Clark V, Smith K (2010) Best practices for mixed methods research in the health sciences. https://tigger.uic.edu/jaddams/college/business_office/Research/Best_Practices_for_Mixed_Methods_Research.pdf. Zugegriffen: 25. Aug. 2015

Tashakkori A, Teddlie C (1998) Mixed methodology: combining qualitative and quantitative approaches applied social research, Vol. 46. Sage, London

Literatur zu Abschn. 9.3

Bösendorfer A, Höchtl S (2015) A generally accepted definition of „Play" – a Delphi study based on a scoping review. IMC, Krems

Boulkedid R, Abdoul H, Loustau M, Sibony OO, Alberti C (2011) Using and reporting the Delphi method for selecting healthcare quality indicators: a systematic review. PloS One 6 (6): e20476

Couper MR (1984) The Delphi technique: characteristics and sequence model. Advances in Nursing Science 7:72–77

Davis K, Drey N, Gould D (2009) What are scoping studies? A review of the nursing literature. Int J Nurs Stud 46(10):1386–1400

Eberman LE, Cleary MA (2011) Development of a heat-illness screening instrument using the Delphi panel technique. J Athletic Training 46(2):176–84

Häder M (2013) Delphi-Befragungen: ein Arbeitsbuch, 3. Aufl. Springer SV, Wiesbaden

Hasson F, Keeney S, McKenna H (2000) Research guidelines for the Delphi survey technique. J Adv Nurs 32(4):1008–1015

Hermanides HS, van Vught LA, Voigt R, Muskiet FD, Durand A, van Osch G et al. (2011) Developing quality indicators for the care of HIV-infected pregnant women in the Dutch Caribbean. AIDS Res Ther 8(32):1–9

Hsu CC, Sandford BBA (2007) The Delphi technique: making sense of consensus. Pract Assess, Res Eval 12 (10): 1–8

Hunter DJ, Arden N, Conaghan PG, Eckstein F, Gold G, Grainger A et al. (2011) Definition of osteoarthritis on MRI: results of a Delphi exercise. Osteoarthritis and Cartilage 19(8):963–9

Judd RC (1972) Use of Delphi methods in higher education. Technol Forecast Soc Chang 4(2):173–186.

McKenna HP (1994) The Delphi technique: a worthwhile approach for nursing? J Adv Nurs 19:1221–1225

Pijls BG, Dekkers OM, Middeldorp S, Valstar ER, van der Heide HJL, Van der Linden-Van der Zwaag HMJ, Nelissen RGHH (2011) AQUILA: assessment of quality in lower limb arthroplasty. An expert Delphi consensus for total knee and total hip arthroplasty. BMC Musculoskelet Disord 12(1):173

Stanton TR, Latimer J, Maher CG, Hancock MJ (2011) A modified Delphi approach to standardize low back pain recurrence terminology. Eur Spine J 20(5):744–52

Stoffer MA, Smolen JS, Woolf A, Ambrozic A, Bosworth A, Carmona L et al. (2013) Development of patient-centred standards of care for rheumatoid arthritis in Europe: the eumusc.net project. Ann Rheum Dis 73(5):902–5

ICF-basierte Forschung

10

Ursula M. Costa

Inhaltsverzeichnis

In der Auseinandersetzung mit Forschungsmethoden und Studiendesigns im Gesundheitsbereich ist eine Bezugnahme auf die ICF als internationale Klassifikation von Funktionsfähigkeit, Behinderung und Gesundheit im Sinne internationaler und interdisziplinärer sprachlicher und konzeptioneller Anbindung empfehlenswert. Im Folgenden dazu eine Einführung mit Impulsen, insbesondere auch für Studierende und (ihre) Forschungsarbeiten.

U. M. Costa (✉)
Ergotherapie und Handlungswissenschaft, fh gesundheit (Tirol), Innsbruck, Österreich
E-Mail: ursula.costa@fhg-tirol.ac.at

Die Weltgesundheitsorganisation (WHO) bietet mit der Internationalen Klassifikation von Funktionsfähigkeit, Behinderung und Gesundheit (ICF) sowohl als Gesundheitsmodell als auch als Klassifikation von Gesundheitszuständen und -komponenten einen interdisziplinären Rahmen für die Grundlagenforschung wie auch für die angewandte Forschung. Die ICF integriert u. a. medizinische, therapeutische, pflegerische, psychologische und soziale Ansätze im Verständnis von Gesundheit, Krankheit und Behinderung in einem biopsychosozialen Modell (WHO 2001). So können Professionen und Disziplinen, die sich mit menschlicher Gesundheit und Wohlbefinden beschäftigen, Forschungsthemen mithilfe der ICF verorten, entwickeln und diskutieren. Dabei sind zahlreiche für den Gesundheits-, Sozial- und Bildungsbereich sinnvolle Forschungsmethoden anwendbar (vgl. Hollenweger und Rentsch 2013).

10.1 Internationale Klassifikation von Funktionsfähigkeit, Behinderung und Gesundheit (ICF)

10.1.1 Einführung

Die Weltgesundheitsorganisation (WHO) veröffentlichte die ICF zur Beschreibung von Gesundheit und mit Gesundheit und Wohlbefinden zusammenhängenden Zuständen 2001 für den internationalen Gebrauch (WHO 2001). Darauf folgend wurde eine speziell für Kinder, Jugendliche und deren Umwelten adaptierte Version erarbeitet, die International Classification of Functioning, Disability, and Health – Children & Youth Version (ICF-CY) (WHO 2007, 2017).

Als biopsychosoziales Gesundheitsmodell und als internationale Klassifikation bietet die ICF eine gemeinsame internationale und interdisziplinäre Sprache und trägt zu einem gemeinsamen Verständnis der multidimensionalen Dynamik von Gesundheit bei. Die ICF unterstützt eine differenzierte Erhebung, Beschreibung, Zielsetzung und Interventionsplanung, Dokumentation und Evaluation von Förderfaktoren und Barrieren in Bezug auf die jeweilige funktionale Gesundheit eines Menschen. Sie lässt top-down und bottom-up-Ansätze darstellen und kombinieren. Durch ihre Bezugnahme sowohl auf Körperstruktur-, Körperfunktions-, Aktivitäts- und Partizipationsebene als auch auf person- und umweltbezogene Kontextfaktoren trägt sie zur Verständigung von Betroffenen und deren Angehörigen mit den unterschiedlichen Professionen im Gesundheits-, Bildungs- und Sozialwesen weltweit bei. Internationale Zusammenarbeit in der Gesundheitsversorgung, im Kommunizieren, Nutzen und systematischen Vergleichen gesundheitsrelevanter Daten und Forschungsergebnisse zwischen Ländern, Disziplinen und im Zeitverlauf sind durch die ursprünglich als epidemio-

logisches Instrument interdisziplinär entwickelte Klassifikation erleichtert (Schuntermann 2013).

Die ICF basiert auf dem Wissen zahlreicher Professionen und Disziplinen und kann u. a. im Gesundheits-, Bildungs- und Sozialwesen in Praxis, Lehre und Forschung als Bezugsrahmen dienen. Als Rahmenmodell unterstützt sie in der Planung, Implementierung, Dokumentation, Evaluation und Weiterentwicklung von Maßnahmen. Im Forschungsbereich sind in Bezugnahme auf die ICF sämtliche in den genannten Disziplinen übliche Forschungsmethoden und die damit verbundenen Zugänge aus Natur-, Sozial- und Geisteswissenschaften anwendbar.

Im medizinischen Kontext trägt die ICF neben der Beschreibung von Gesundheitszuständen zur Auswahl, Abstimmung und Evaluation entsprechender Maßnahmen, Versorgungsketten und Datenorganisation und deren interdisziplinärer und interprofessioneller Abstimmung bei (Costa et al. 2022; Wendel und Schenk zu Schweinsberg 2012). Hinsichtlich der Ätiologie von Gesundheitszuständen bzw. Schädigungen, Einschränkungen oder Behinderungen nimmt die ICF eine unabhängige Position ein.

10.1.2 Terminologie

Die in der ICF beschriebenen Komponenten der Gesundheit (Körperstrukturen, Körperfunktionen, Aktivitäten, Partizipation und Kontextfaktoren) bieten sämtlichen Disziplinen die Möglichkeit, ihre gesundheitsbezogenen Forschungsvorhaben zu verorten und aufeinander zu beziehen. Im Folgenden werden ausgewählte Begrifflichkeiten der ICF erläutert.

Im Modell der ICF sind die Komponenten der Gesundheit einerseits der Funktionsfähigkeit, andererseits dem Kontext zugeordnet. **Funktionsfähigkeit** bezieht sich auf Körperstrukturen und Körperfunktionen sowie auf Aktivitäten und Partizipation, **Umwelt** wird mittels Kontextfaktoren (Umweltfaktoren und personbezogene Faktoren) beschrieben (WHO 2001, 2017). **Partizipation** meint Teilhabe einer Person in ihrer Lebens(um)welt und bezieht sich dabei auf den konkreten Alltag eines Menschen.

Probleme, die ein Mensch im Einbezogensein in eine Lebenssituation erlebt, werden als Einschränkungen der Partizipation bezeichnet.

Aktivitäten in der ICF beschreiben, was ein Mensch tun kann. In der Klassifikation von Aktivitäten und Partizipation werden Leistungsfähigkeit („capacity") und Leistung („performance") unterschieden: Leistungsfähigkeit bedeutet die Fähigkeit eine Aufgabe zu erfüllen, etwas tun zu können. Leistung beschreibt, wie die jeweilige Aufgabe im Alltag gelöst werden kann, und inkludiert dabei den Kontext, einschließlich Barrieren und Förderfaktoren für die Ausführung der jeweiligen Aktivität. Leistung ist im jeweiligen Lebensalltag erlebbar bzw. beschreibbar.

Behinderung bezieht sich in der Sprache der ICF auf Beeinträchtigungen in den Bereichen Aktivitäten und Partizipation. Behinderung entsteht aus einer komplexen Wechselwirkung zwischen den Komponenten Körperfunktionen und Körperstrukturen, Aktivitäten und Partizipation sowie den Kontextfaktoren. Somit wird Behinderung nicht als Defizit eines Individuums, sondern als ganzheitliche und damit besonders auch durch die Umwelt (mit-)bewirkte Situation verstanden (Rentsch und Bucher 2005, S. 25). **Schädigungen** bezeichnen „Beeinträchtigungen von Körperstrukturen oder Körperfunktionen" (WHO 2017, S. 36). **Kontextfaktoren** einer Gesundheitssituation werden in personbezogene Faktoren und Umweltfaktoren klassifiziert. Sie beschreiben den Lebenshintergrund von Menschen. Kontextfaktoren können als Barrieren oder Förderfaktoren auf die Gesundheitssituation, auf Aktivitäten und Partizipation eines Menschen wirken und werden aus der Sicht der Betroffenen kodiert (WHO 2017, S. 31).

Die ICF unterteilt systematisch neun der Gesundheit zugeordnete Domänen. Eine **Domäne** bezeichnet eine „praktikable und sinnvolle Menge von miteinander im Zusammenhang stehenden physiologischen und psychologischen Funktionen, anatomischen Strukturen, Handlungen, Aufgaben oder Lebensbereichen" (WHO 2001, S. 29). Diese Domänen sind: Lernen und Wissensanwendung, allgemeine Aufgaben und Anforderungen, Kommunikation, Mobilität, Selbstversorgung, häusliches Leben, interpersonelle Interaktionen und Beziehungen, bedeutende Lebensbereiche, Gemeinschafts-, soziales und staatsbürgerliches Leben.

10.2   ICF als Bezugsrahmen für Forschungsvorhaben

10.2.1   Überlegungen zu Forschungsmethoden

Die ICF kann sowohl für Grundlagenforschung als auch für angewandte Forschung (einschließlich Praxisforschung) verwendet werden. Grundlagenforschung ermöglicht Erkenntnisse, die zur Theoriebildung und -überprüfung beitragen, und kann generalisierbares Wissen hervorbringen. Angewandte Forschung mithilfe der ICF kann zur Lösung von Problemstellungen im Kontext der Gesundheit, des Bildungs- und Sozialwesens und, damit zusammenhängend, auch zu politischer Entscheidungsfindung beitragen. Praxisforschung zielt auf Beantwortung von Fragen aus dem unmittelbaren Praxisfeld und soll der Optimierung von Handlungsansätzen, die für die Praxis relevant sind, und der weiteren Konzeptentwicklung dienen, zum Beispiel im Sinne der Verbesserung von Prozessen bzw. Maßnahmen in der Patient*innenversorgung (vgl. van der Donk et al. 2014). Hier können mithilfe der ICF auch Themenstellungen, die während eines Berufspraktikums bzw. des beruflichen Alltags auftauchen, aufgegriffen und im Rahmen von Bachelor-, Master- und Dissertationsarbeiten bearbeitet werden.

Je nach Evidenzlage, Forschungsfrage und Forschungsziel sind unterschiedlichste Forschungsmethoden zur systematischen Recherche und Analyse von Literatur bzw. zur Generierung von neuem Wissen wählbar. Die Daten können in qualitativen, quantitativen oder Mixed-methods-Studiendesigns erhoben und analysiert werden. Dabei sind sämtliche für den jeweiligen Forschungskontext passende Forschungsmethoden, wie Literaturarbeiten, Fallstudien, Kohortenstudien, Delphi-Studien, randomisierte kontrollierte Studien usw. denkbar. Die ICF kann als Bezugsrahmen für Querschnitt- wie für Längsschnittstudien zum Beispiel zur Untersuchung der Beziehungen von Gesundheitskomponenten eingesetzt werden (Rouquette et al. 2015).

In der ICF findet der Kontext als Wirkgröße auf die Gesundheit (Funktionsfähigkeit, Krankheit oder Behinderung) besondere Beachtung. Insofern eignet sich die ICF auch zur Systematisierung von Forschungszielen, Fragestellungen und Ergebnissen, die sich mit Einflüssen von z. B. materieller, sozialer und einstellungsbezogener Umwelt auf Gesundheitssituationen auswirken. Umgekehrt kann sich die Gesundheitssituation eines Menschen auch auf dessen Umwelt auswirken; auch solche Fragestellungen und Ergebnisse können mithilfe der ICF näher untersucht und diskutiert werden.

Durch das Anerkennen und Beschreiben der Wechselwirkung zwischen Individuum und Umwelt auf die jeweilige Gesundheitssituation können sowohl für die Praxis als auch für die Forschung „nützliche Profile der Funktionsfähigkeit, Behinderung und Gesundheit eines Menschen für unterschiedliche Domänen" dargestellt und wissenschaftlich untersucht werden (WHO 2017, S. 29). Gerade die Untersuchung der Auswirkungen von Interventionen auf die Partizipation von Klient*innen unterstützt das Einholen der Perspektive der Betroffenen und ihres unmittelbaren sozialen Kontexts. Hier können u. a. Zugänge aus der partizipativen Sozialforschung dem Erkenntnisgewinn dienen.

Auch theoretische Arbeiten, wie zum Beispiel die Verbindung von berufsspezifischen Modellen mit der ICF (vgl. Stamm et al. 2006), sind unverzichtbare Beiträge, die die Berufsentwicklung in Theorie und Praxis wesentlich unterstützen können. Eine ICF-basierte Methode, die auch in dieser Studie angewandt wurde, ist das systematische Zuordnen (Linken) von Konzepten und/oder den Items von Instrumenten und berufsspezifischen Modellen zu den ICF-Kategorien, die jeweils am genauesten den Inhalt eben dieser Items abbilden (Cieza et al. 2002, 2005). Dadurch können Instrumente und Modelle in die ICF-Sprache übersetzt und anhand dieses Klassifikationsrahmens inhaltlich verglichen werden.

Beim Linken setzen sich die Forscher*innen unabhängig mit dem vorhandenen Datenmaterial auseinander und identifizieren sog. Bedeutungseinheiten. Im nächsten Schritt suchen sie nach der passenden ICF-Komponente dafür, nach dem angemessensten Kapitel daraus und der präzisesten Kategorie im ausgewählten Kapitel. Diese Zuordnungen werden unter den Forscher*innen verglichen und bis zum Konsens abgestimmt. Der ICF nicht zuordenbare Informationen werden mit „nc" („not covered") bezeichnet.

Die 2005 aktualisierten acht Regeln zum Linken von ICF-Kategorien (vgl. Cieza et al. 2005, S. 215) sind:

- Es gilt, eine gute Wissensgrundlage über Konzept und Taxonomie der ICF zu haben, einschließlich der Kapitel, Domänen und Kategorien.
- Jede Bedeutungseinheit wird mit der präzisesten ICF-Kategorie „gelinkt".
- „Nicht spezifiziert" (Code 8) sollte beim Linken als Kategorie nicht verwendet werden; stattdessen wird dokumentiert, dass die entsprechende Zusatzinformation in der ausgewählten Kategorie nicht explizit benannt ist.
- Ebenso soll die Kategorie „nicht anwendbar" (Code 9) beim Linken nicht verwendet werden.
- Wenn die Zuordnung der Information einer Bedeutungseinheit nicht eindeutig zu einer bestimmten ICF-Kategorie vorgenommen werden kann, soll sie mit „nd" („not definable") bezeichnet werden.
- Wenn die Bedeutungseinheit in der ICF nicht enthalten ist, sie aber eindeutig den personbezogenen Kontextfaktoren zuordenbar ist, soll sie als „pf" („personal factor") gekennzeichnet werden.
- Wenn die Bedeutungseinheit in der ICF nicht enthalten und kein personbezogener Kontextfaktor ist, wird sie „nc" („not covered") zugeordnet.
- Wenn sich die Bedeutungseinheit auf eine bestimmte Diagnose bzw. Gesundheitssituation bezieht, wird sie „hc" („health condition") zugeordnet.

2019 haben Cieza et al. darauf aufbauend weitere Details im Sinne der Transparenz des Vorgehens beim Linken und der Erhöhung der Validität vergleichender Studien publiziert.

ICF-Core-Sets erleichtern die Beschreibung der Funktionsfähigkeit bzw. Behinderung eines Menschen, indem sie eine für die spezifische Gesundheitsproblematik und den jeweiligen Gesundheitskontext relevante Liste von Kategorien, die auf wissenschaftlicher Basis erarbeitet wurden, zur Verfügung stellen (Bickenbach et al. 2012; Selb et al. 2015). Für die praktische und wissenschaftliche Arbeit gibt es sowohl kurze als auch umfassende Fassungen der Core-Sets für Akut- und Postakutphase sowie für chronische Erkrankungen. Die Erarbeitung von Core-Sets folgt einem klar beschriebenen evidenzbasierten und internationalen Konsensusprozess, in den auch Beiträge von Studierenden einfließen können.

In der ersten Phase werden in empirischen und qualitativen Studien Patient*innendaten erhoben, Expert*innenmeinungen weltweit bzw. im jeweiligen Kontext eingeholt, und die Literatur wird im Hinblick auf eine bestimmte Gesundheitssituation systematisch recherchiert (vgl. Scheuringer et al. 2010). In Phase 2 werden in internationalen interdisziplinären Konsensuskonferenzen in den WHO-Regionen darauf aufbauend Erstversionen der Core-Sets entwickelt. In Phase 3 folgen, in internationaler Zusammenarbeit, interdisziplinäre und berufsspezifische Validierungs- und Implementierungsstudien (z. B. Core-Sets für Patientinnen nach Schlaganfall aus Sicht der Ergotherapie/Physiotherapie/Pflege). Diese wurden für einige Krankheitsbilder (z. B. Depression oder Querschnittssyndrom) bereits durchgeführt (Ballert et al. 2014), für andere (z. B. Schizophrenie) liegen sie zum gegebenen Zeitpunkt noch nicht vor (vgl. Karlsson und Gustafsson 2021).

Validierungsstudien, die zusätzlich zur Perspektive der Gesundheitsberufsangehörigen auch die Patient*innenperspektive erheben, können zum Beispiel im Rahmen von Fokusgruppen oder Einzelinterviews untersuchen, ob die ICF-Core-Sets die Aspekte der Funktions-

fähigkeit, die aus der Sicht der Patient*innen relevant sind, beinhalten (vgl. Stamm et al. 2005). In Implementierungsstudien, die den Gebrauch des Core-Sets für eine bestimmte Erkrankung/Funktionsstörung untersuchen, wird u. a. analysiert, ob die Core-Sets den Problemen der betreffenden Patient*innen im klinischen Alltag entsprechen. Weitere Forschungsarbeiten können die Entwicklung von ICF-basierten Dokumentationsformularen hinsichtlich Praktikabilität überprüfen. Empfehlenswert ist dabei die Kooperation mit relevanten Stakeholdern im Gesundheitswesen sowie mit Multiplikator*innen wie z. B. den jeweiligen nationalen und internationalen Berufsverbänden; so können beispielsweise via E-Mail-Survey Angehörige der jeweiligen Berufsgruppe im entsprechenden Arbeitsfeld erreicht und Ergebnisse nachhaltig und praxisrelevant aufbereitet werden.

Auch im lokalen interdisziplinären bzw. multiprofessionellen Team können Beiträge zur Entwicklung wie auch Validierung von ICF-Core-Sets geleistet werden (vgl. van der Donk et al. 2014). Bei solchen Forschungsarbeiten ist der direkte Kontakt zur entsprechenden Versorgungseinrichtung, Hochschule bzw. Berufsvertretung und zur jeweiligen ICF Research-Branch (dem damit befassten Studienzentrum) wichtig. ICF-basierte Studien können auch Fragen der Prozess- und Ergebnisqualität, wie z. B. zum Entlassungsmanagement, zum Nahtstellenmanagement (z. B. Übergang von der Akutstation zur stationären und weiter zur ambulanten Rehabilitation), zur multi- wie interprofessionellen Zielfindung und Zielsetzung und zur Evaluation von Maßnahmen aus Sicht der Betroffenen konzipiert und evaluiert werden (Costa et al. 2022).

10.2.2 Themenstellungen

Die ICF unterstützt **interdisziplinäre Forschung zu Behinderung und Gesundheit** im Alltagskontext von Menschen, indem sie ein Rahmenmodell und eine Struktur bietet, die die Forschungsergebnisse vergleichbar macht

(WHO 2002, S. 7). Dabei ermöglicht sie, nicht nur auf Körperstrukturen und Körperfunktionen, sondern ebenso auf soziale Rollen und Lebensbedingungen von Menschen systematisch einzugehen. So wird dem Menschen als handelndes Wesen in seiner Lebensumwelt Beachtung geschenkt, was auch wesentlicher Forschungsgegenstand der Handlungswissenschaft („Occupational Science") ist. Für die Vergleichbarkeit und die Bezugnahme von Daten auf die ICF ist die Berücksichtigung der oben genannten Regeln für das Linken notwendig (vgl. Cieza et al. 2002, 2005, 2019).

Das Wechselwirkungsmodell der ICF ermöglicht es zum Beispiel bei **Interventions- und Wirksamkeitsstudien** (z. B. Sabariego et al. 2013), die Auswirkung von Maßnahmen auf die Teilhabe in geprüften Lebensbereichen zu erfassen. Manche Interventionen wirken auf Körperfunktionsebene, andere im Bereich der Aktivitäten und der Partizipation, bzw. sie verändern die Umwelt durch mehr Förderfaktoren oder eine Reduzierung von Barrieren. All diese Ergebnisse können die Funktionsfähigkeit bzw. biopsychosoziale Gesundheit eines Menschen beeinflussen (WHO 2002, S. 8).

Die Bezugnahme auf das Modell der ICF erlaubt ein **Zuordnen und Konkretisieren von Forschungsvorhaben und Forschungsfragen.** Diese können sich zum Beispiel mit Körperstrukturen, Körperfunktionen, Aktivitäten, Partizipation, mit person- und umweltbezogenen Kontextfaktoren sowie mit der Gesundheitssituation selbst befassen. Auch ein Erforschen der Beziehung(en) zwischen diesen und innerhalb dieser Gesundheitsfaktoren kann mithilfe des Übersichtsmodells der ICF konkretisiert werden (Ptyushkin et al. 2015). Dabei können beispielsweise Fragen nach den Wirkungen bestimmter Körperfunktionen (oder deren Schädigungen) auf die Teilhabe näher beleuchtet werden. Auch Fragen zu Wechselwirkungen zwischen person- und umweltbezogenen Kontextfaktoren und der jeweiligen Gesundheitssituation bzw. zwischen Partizipation, Körperfunktionen und Gesundheitssituation können neue Erkenntnisse erschließen.

Gesundheitsberufe können durch Forschungsarbeiten derzeit vorhandenes Gesundheitswissen auf dessen Gültigkeit hin überprüfen und neues generieren. Sie tragen u. a. zur Weiterentwicklung der ICF bei, wenn sie Fragen aus ihrer professionellen bzw. disziplinären Perspektive in Verbindung mit der ICF nachgehen und Antworten auf diese Fragen in Bezug auf die ICF diskutieren (Ptyushkin et al. 2015).

10.2.3 Beispiele

Biomedizinische Analytiker*innen untersuchen zum Beispiel Fragen zum Zusammenhang zwischen personbezogenen Kontextfaktoren (z. B. Geschlecht, Alter, genetische Prägung, Lebensstil) und Blutwerten (Körperfunktionen). Für Ergotherapeut*innen sind u. a. Fragen nach Auswirkungen von Partizipation auf die Gesundheitssituation eines Menschen (und umgekehrt) wesentlich. Diätolog*innen können sich, auch in Kooperation mit anderen Professionen, mit umweltbezogenen Kontextfaktoren (z. B. Zugänglichkeit zu gesunden Nahrungsmitteln) und deren Auswirkungen auf Körperstrukturen (z. B. Strukturen von Haut, Knochen, Organen) und Partizipation (gemeinschaftliches Zubereiten und Einnehmen von Mahlzeiten) befassen. Solche und andere Forschungsthemen sind nicht nur für die jeweilige Berufsgruppe und deren Klient*innen relevant, sondern können und sollten auch interdisziplinär diskutiert und bearbeitet werden.

Die Orientierung von Forschungsfragen am jeweiligen berufsbezogenen **Prozess** (z. B. am ergotherapeutischen, logopädischen, physiotherapeutischen Prozess) kann ebenfalls von Querverbindungen zur ICF profitieren. In den beruflichen Assessments verwendete Terminologie kann mit jener der ICF gelinkt, die Spezifität eines Assessments auf ICF-Kategorien und -Codes bezogen werden (vgl. Stamm et al. 2004). Ebenso können Empfehlungen für den Gebrauch spezifischer Assessments mithilfe der ICF abgeleitet werden (Silva et al. 2015; vgl. Kap. 11).

Auch die Entwicklung von Rehabilitationsverläufen und die jeweils dominierenden

Gesundheitskomponenten können in den verschiedenen Phasen einer Erkrankung bzw. Funktionseinschränkung – zum Beispiel nach Schlaganfall, bei Folgen viraler Erkrankung wie z. B. mit SARS-CoV-2 – mithilfe der ICF systematisch mit Einbeziehung interdisziplinärer und internationaler Perspektiven untersucht werden (vgl. Scheuringer et al. 2010).

Angehörige von Gesundheitsberufen können forschungsbasiert an der Entwicklung und Evaluation von ICF-Core-Sets und an Empfehlungen für die klinische Versorgung mitwirken (vgl. z. B. Ballert et al. 2014 zu ICF-Core-Sets für Querschnittsyndrom; Ptyushkin et al. 2015 zur Untersuchung häufigster Gesundheitsprobleme bzw. Funktionseinschränkungen in Verbindung mit 21 ICF-Core-Sets zur Generierung übergreifender ICF-Kategorien; www.icf-research-branch.org/download/category/4-icf-core-sets).

Eigene Forschungsthemen erschließen sich aus der Bezugnahme professionsspezifischer Begrifflichkeiten mit jener der ICF. Solche Arbeit regt für die Weiterentwicklung notwendige Diskurse und damit das Überdenken und (neu) Definieren von Fachsprache und damit ausgedrückten Inhalten, Vorstellungen und Ideen zur Gesundheit, Krankheit, Behinderung von Menschen an (vgl. Prodinger et al. 2015; Ptyushkin et al. 2015; Schönwiese 2009). Mithilfe der ICF als Bezugsrahmen in der Forschung können u. a. Fragen untersucht werden hinsichtlich der optimalen Abläufe in interdisziplinärer Gesundheitsversorgung, des Schnittstellenmanagements, der Wirksamkeit therapeutischer Maßnahmen auf unterschiedliche Gesundheitsfaktoren sowie der Dokumentation und Übermittlung von Gesundheitsdaten (vgl. Rentsch 2004; Willeit et al. 2015).

Entscheidungen in der beruflichen Praxis und das damit verbundene klinische/professionelle Reasoning können mithilfe der ICF strukturiert untersucht und in Bezug auf aktuelle Gesundheitsthemen und Qualität in der Gesundheitsversorgung weiterentwickelt werden (Atkinson und Nixon-Cave 2011; Tempest und McIntyre 2006). Solche Forschungsergebnisse zu klinischem/professionellem Reasoning in Verbindung mit der ICF dienen der Reflexion und Weiterentwicklung beruflicher Praxis und eignen sich auch als Themen für Masterarbeiten (vgl. Atkinson und Nixon-Cave 2011).

Beispiele

Mögliche Themenstellungen und Forschungsansätze in Verbindung mit der ICF sind:
- Studien zu Befunderhebung/Assessment in Verbindung mit der ICF, zum Beispiel mit der Fragestellung, welche Körperstrukturen und Körperfunktionen bei rheumatoider Arthritis geschädigt sind und wie aus Sicht der Betroffenen Partizipation im Alltag unter welchen Umweltfaktoren und personbezogenen Faktoren gelingt (Kap. 11)
- Studien zu Zielsetzung und Zielformulierung, zum Beispiel partizipative Forschung zu Zielen von Kindern und ihren Bezugspersonen, deduktiv analysiert nach den Komponenten der ICF-CY (z. B. Costa 2014) oder zur partizipativen Zielfindung im multiprofessionellen telemedizinischen Kontext (z. B. Costa et al. 2022)
- Wirksamkeitsforschung: Effektivität therapeutischer Interventionen (auch im Sinne evidenzbasierter Praxis; Kohler et al. 2013)
- ökonomische Fragestellungen im Gesundheitskontext (z. B. zur Effektivität von Interventionen, Vergleichsstudien)
- Einfluss der Umwelt auf die Partizipation/Behinderung, zum Beispiel gesellschaftliche Ursachen für Behinderung, Lösungen für barrierefreie Mobilität (z. B. Aussermaier et al. 2016), städtebauliche Faktoren zur Unterstützung der Partizipation von älteren Menschen
- Aufbereitung und Kommunikation von Gesundheitsdaten, Gesundheitsinformationssysteme
- Setting-Forschung (z. B. stationäres Konzept, domizilorientiertes Konzept, Implikationen für die Formulierung von Therapiezielen, vgl. Rentsch 2004)

- Einfluss der Umwelt auf die Gesundheits-situation (z. B. Wirkung digitaler Medien auf Betätigungsverhalten und Betätigungs-gesundheit von Kindern)
- Einfluss von Körperfunktionen auf die Partizipation (z. B. Auswirkungen visu-eller Wahrnehmungsverarbeitung auf die Fahrtüchtigkeit)
- Einfluss von Partizipation auf die Körper-funktionen (z. B. Auswirkungen von Sin-gen im Chor auf Funktionen der Lunge)
- interdisziplinäre Zusammenarbeit (z. B. im Zusammenhang mit ambulanter Ver-sorgung)
- Interventionsstudien (z. B. Auswirkungen bestimmter therapeutischer Interventionen auf Körperfunktionen oder personbezo-gene Kontextfaktoren oder Partizipation)
- Qualitätssicherung und Qualitätsentwicklung (Prozess-, Ergebnisqualität), zum Beispiel Entwicklung und Evaluation von techni-schen Hilfsmitteln bzw. Medizinprodukten aus Nutzer- und Professionist*innensicht (z. B. Cochleaimplantat und dessen Aus-wirkungen auf Selbständigkeit, Partizipation und Wohlbefinden im Lebensalltag)
- Umsetzung von Gesundheitszielen (z. B. Wirkung lebensbereichsbezogener Fakto-ren auf Partizipation oder personbezogene Kontextfaktoren)
- interdisziplinäre Agenden, Policies, Ziel-setzungen und Vorhaben (z. B. im Kontext von „Health in all policies", Health4Fu-ture, Sustainable Development Goals)
- Weiterentwicklung der ICF (z. B. im Zu-sammenhang mit ICF-Core-Sets)
- Leitlinien zur optimalen Versorgung ◄

10.3 Stärken und Schwächen

10.3.1 Stärken der ICF

- biopsychosoziale Perspektive auf Gesundheit
- systemisches Grundverständnis bei gleich-zeitiger Differenzierungs- und Klassifikations-möglichkeit gesundheitsrelevanter Aspekte
- interdisziplinäre Sprache

- Möglichkeit, Wechselbeziehungen im Zu-sammenhang mit der Gesundheits- und Lebenssituation von Menschen systematisch zu untersuchen und auf deren Lebenswirk-lichkeit einzugehen
- unterstützt qualitative, quantitative und Mi-xed-methods-Designs, Grundlagen- und an-gewandte Forschung
- Möglichkeit, in einem weltweiten Netzwerk Fragen und Antworten zur Erweiterung des Verständnisses von menschlicher Gesundheit und ihren Bedingungen einzubringen – als Studierende in der Grundausbildung, in Mas-ter- und Doktoratsstudien und in Forschungs-tätigkeiten, die darauf aufbauen
- Herausforderung und Chance der Bezug-nahme der berufsbezogenen Themen-stellungen zu einem interdisziplinären Modell
- Nutzen von digitalen Vorlagen, wie zum Bei-spiel ICF-basierten Dokumentationsbögen und Erstellen/Nutzen von ICF-Core-Sets möglich (z. B. www.icf-core-sets.org/de/page0.php oder http://apps.who.int/classifications/icfbrowser/)
- geeignetes Modell zur Planung, Dokumenta-tion, Weiterentwicklung und Evaluierung von Versorgungsangeboten und -strukturen
- geeignetes Modell zur Konzeptionalisierung von rehabilitativen und therapeutischen Kon-zepten
- Berücksichtigung sämtlicher Disziplinen – auch solcher, die im Gesundheitssystem oft nicht vordergründig benannt werden, die für bio-psychosoziale Gesundheit aber bedeutsam sind

10.3.2 Mögliche Herausforderungen

- Kodierung komplex
- Interpretation von qualitativen Daten und deren Zuordnung zu ICF-Codes kann im Forschungsprozess herausfordernd sein
- personbezogene Kontextfaktoren bedürfen noch weiterer Beschreibung
- Beurteilungsmerkmale: Herausforderung, die jeweiligen Prozentangaben zu definieren, zum Beispiel bei der Angabe des Schwere-grades eines Problems („erstes Beurteilungs-merkmal")

- kultursensibles Reasoning und Kontextualisierung von gesundheitsrelevanten Daten erforderlich

10.3.3 Zusammenfassung

Die ICF bietet zahlreiche Ansätze zur Entwicklung und Zuordnung von Forschungsfragen, auch für Bachelor-, Master- und Dissertationsarbeiten. Angehörige von Gesundheits- und Sozialberufen können die ICF auf vielfältige Weise in Forschungsarbeiten nutzen und damit zur Weiterentwicklung von beruflicher Praxis und gesundheitsbezogenem Wissen beitragen: Erkenntnisse zu Faktoren der Gesundheit, zu Wechselwirkungen zwischen Gesundheitsfaktoren und Gesundheitssituationen, zu Wirksamkeitsstudien, zu interdisziplinärer Gesundheitsversorgung u. a. m. Die Untersuchung von Gesundheitsfaktoren und deren Subkategorien unterstützt die Weiterentwicklung der ICF als internationales, interdisziplinäres, biopsychosoziales Klassifikationsmodell.

Mithilfe der ICF als Bezugsrahmen in der Forschung kann Fragen u. a. nach optimalen Abläufen in interdisziplinärer Gesundheitsversorgung (vgl. Rentsch und Bucher 2005), nach Nahtstellenmanagement, nach Wirksamkeit therapeutischer Interventionen auf unterschiedliche Gesundheitsfaktoren systematisch und multiperspektivisch nachgegangen werden.

10.3.4 Weiterführende Links

- http://apps.who.int/classifications/icfbrowser/
- www.dimdi.de
- www.dimdi.de/static/de/klassi/icf/projekte/
- www.forschung-patientenorientierung.de
- www.paraplegie.ch/de/pub/spf/forschungsprogramme-projekte/icf_teaching.htm
- www.icf-casestudies.org/en/
- www.icf-research-branch.org/
- www.deutsche-rentenversicherung.de/Allgemein/de/Inhalt/3_Infos_fuer_Experten/01_sozialmedizin_forschung/downloads/sozmed/klassifikationen/dateianhaenge/icf/2015_13_icf_awk_7_ewert.html

- www.rehadat-icf.de/de/
- www.who.int/classifications/icf/en.
- www.who.int/classifications/icf/icfchecklist.pdf?ua=1

Literatur

Atkinson HL, Nixon-Cave K (2011) A tool for clinical reasoning and reflection using the International Classification of Functioning, disability and health (ICF) framework and patient management model. Phys Ther 91:416–430

Aussermaier H, Costa U, Essmeister M, Diermayr G (2016) Wheelchair users' perspectives on barriers in public spaces in Vienna: implications for the development of a barrier information system. Barrieren aus der Sicht von Rollstuhlnutzer/-innen im öffentlichen Raum in Wien: Implikationen für ein Barriere-Informationssystem. Int J Health Prof 3(2):177–188. https://doi.org/10.1515/ijhp-2016-0017

Ballert CS, Stucki G, Biering-Sørensen F, Cieza A (2014) Determining the most robust dimensional structure of categories from the international classification of functioning, disability and health across subgroups of persons with spinal cord injury to build the basis for future clinical measures. Arch Phys Med Rehabil 95(11):2111–2119. e12

Bickenbach J, Cieza A, Rauch A, Stucki G (2012) ICF core sets: manual for clinical practice for the ICF research branch, in cooperation with the WHO collaborating centre for the family of international classifications in Germany (DIMDI). Hogrefe, Göttingen

Cieza A, Brockow T, Ewert T, Amann E, Kollerits B, Chatterji S, Üstün TB, Stucki G (2002) Linking health-status measurements to the international classification of functioning disability and health. J Rehabil Med 34:1–6

Cieza A, Geyh S, Chatterji S, Kostanjsek N, Üstün B, Stucki G (2005) ICF linking rules: an update based on lessons learned. J Rehabil Med 37(4):212–218

Cieza A, Fayed N, Bickenbach J, Prodinger B (2019) Refinements of the ICF Linking Rules to strengthen their potential for establishing comparability of health information. Disabil Rehabil 41(5):574–583. https://doi.org/10.3109/09638288.2016.1145258

Costa U (2014) Sinnvolle Handlung als gesundheitsfördernder Wirkfaktor. Ergebnisse KRAH®-basierter Therapie. ergoscience 9(2):46–56

Costa U, Krestan S, Hartmann V, Pfeifer B (2022) Collaborative goal setting for and with clients with heart failure based on the ICF. WFOT-conference Paris

Hollenweger J, Rentsch HP (2013) Möglichkeiten und Grenzen der ICF in der Gesundheitsforschung? Vortrag im Rahmen der SAGW-Tagung „Gesundheitsforschung: Perspektiven der Sozialwissenschaften", Universität Freiburg, 14. Juni 2013

Karlsson E, Gustafsson J (2021) Validation of the internationalclassification of functioning, disability and health (ICF) core sets from 2001 to 2019 – a scopingreview. Disabil Rehabil. https://doi.org/10.1080/0963 8288.2021.1878562

Kohler F, Connolly C, Sakaria A, Stendara K, Buhagiar M, Mojaddidi M (2013) Can the ICF be used as a rehabilitation outcome measure? A study looking at the inter- and intra-rater reliability of ICF categories derived from an ADL assessment tool. J Rehabil Med 45:881–887

Prodinger B, Darzins S, Magasi S, Baptiste S (2015) The International Classification of Functioning, Disability and Health (ICF): Opportunities and challenges to the use of ICF for occupational therapy. World Fed Occup Therapists Bull 71(2):108–114

Ptyushkin P, Cieza A, Stucki G (2015) Most common problems across health conditions as described by the international classification of functioning, disability, and health. Int J Rehabil Res 38(3):253–562

Rentsch HP (2004) Das „Shared Care Modell" als effizientes und qualitativ hoch stehendes Versorgungsprinzip in der Rehabilitation Beispiel der Neurorehabilitation des Kantonsspitals Luzern. Neurol Rehabil 10(5):253–260

Rentsch HP, Bucher PO (2005) ICF in der Rehabilitation. Die praktische Anwendung der internationalen Klassifikation der Funktionsfähigkeit, Behinderung und Gesundheit im Rehabilitationsalltag. Schulz-Kirchner Verlag, Idstein

Rouquette A, Badley EM, Falissard B, Dub T, Leplege A, Coste J (2015) Moderators, mediators, and bidirectional relationships in the International Classification of Functioning, Disability and Health (ICF) framework: an empirical investigation using a longitudinal design and Structural Equation Modeling (SEM). Soc Sci Med 135:133–142

Sabariego C, Barrera AE, Neubert S, Stier-Jarmer M, Bostan C, Cieza A (2013) Evaluation of an ICF-based patient education programme for stroke patients: a randomized, single-blinded, controlled, multicentre trial of the effects on self-efficacy, life satisfaction and functioning. Br J Health Psychol 18(4):707–28

Scheuringer M, Kirchberger I, Boldt C, Eriks-Hoogland I, Rauch A, Velstra IM, Cieza A (2010) Identification of problems in individuals with spinal cord injury from the health professional perspective using the ICF: a worldwide expert survey. Spinal Cord 48(7):529–36

Schönwiese V (2009) Paradigmenwechsel in der Behindertenhilfe: von der Rehabilitation zu Selbstbestimmung und Chancengleichheit. Einleitungsreferat zur Veranstaltung „Auf dem Weg zu einem Tiroler Chancengleichheitsgesetz für Menschen mit Behinderung", Landhaus Innsbruck 28.1.2009

Schuntermann MF (2013) Einführung in die ICF. Grundkurs, Übungen, offene Fragen, 4. Aufl. Ecomed, Landsberg/Lech

Selb M, Escorpizo R, Kostanjsek N, Stucki G, Üstün B, Cieza A (2015) A guide on how to develop an international classification of functioning, disability and health core Set. Eur J Phys Rehabil Med 51:105–17

Silva SM, Corrêa FI, Faria CD, Buchalla CM, Silva PF, Corrêa JC (2015) Evaluation of post-stroke functionality based on the international classification of functioning, disability, and health: a proposal for use of assessment tools. J Phys TherSci 27(6):1665–70

Stamm T, Cieza A, Machold K, Smolen J, Stucki G (2004) Content comparison of occupation based instruments in adult rheumatology and musculoskeletal rehabilitation based on the international classification of functioning, disability and health. Arthritis Care & Res 51(6):917–924

Stamm T, Cieza A, Coenen M, Machold K, Nell V, Smolen J, Stucki G (2005) Validating the International Classification of Functioning, disability and health (ICF) Core set for rheumatoid arthritis from the patient perspective: a qualitative study. Arthritis & Rheum 53:431–439

Stamm TA, Cieza A, Machold K, Smolen JS, Stucki G (2006) Exploration of the link between conceptual occupational therapy models and the international classification of functioning, disability and health. Aust Occup Ther J 53(1):9–17

Tempest S, McIntyre A (2006) Using the ICF to clarify team roles and demonstrate clinical reasoning in stroke rehabilitation. Disabil Rehabil 28(10):663–667

van der Donk C, van Lanen B, Wright M (2014) Praxisforschung im Sozial- und Gesundheitswesen. Huber, Bern

Wendel C, Schenk zu Schweinsberg E (2012) ICF-orientierte klinische Dokumentation und Evaluation in der Neuro-Rehabilitation, Teil 1. Z Neuropsychologie 23(2):65–79

WHO (2001) International Classification of Functioning, disability and health (ICF). World Health Organization, Geneva

WHO (2002) Towards a common language for functioning, disability and health. ICF. The international classification of functioning, disability and health. WHO, Geneva

WHO (2007) ICF-CY. International classification of functioning, disability and health. Children & Youth Version. WHO, Geneva

WHO (2017) ICF-CY. Internationale Klassifikation der Funktionsfähigkeit, Behinderung und Gesundheit bei Kindern und Jugendlichen. Huber, Bern

Willeit J, Geley T, Schöch J, Rinner H, Tür A, Kreuzer H, Thiemann N, Knoflach M, Toell T, Pechlaner R, Willeit K, Klingler N, Praxmarer S, Baubin M, Beck G, Berek K, Dengg C, Engelhardt K, Erlacher T, Fluckinger T, Grander W, Grossmann J, Kathrein H, Kaiser N, Matosevic B, Matzak H, Mayr M, Perfler R, Poewe W, Rauter A, Schoenherr G, Schoenherr HR, Schinnerl A, Spiss H, Thurner T, Vergeiner G, Werner P, Wöll E, Willeit P, Kiechl S (2015) Thrombolysis and clinical outcome in patients with stroke after implementation of the Tyrol Stroke Pathway: a retrospective observational study. Lancet 14(1):48–56

Assessments

Erna Schönthaler

Inhaltsverzeichnis

Inhaltliche Überlegungen, Methoden der Erhebung und die Gütekriterien sind wichtige Entscheidungsparameter für die Wahl eines Assessments. Der Schwerpunkt dieses Kapitels liegt auf der Darstellung der Reliabilität, Validität und Praktikabilität. Zusätzlich werden die kulturelle Validität und die Responsivität von Assessments behandelt. Das Kapitel vermittelt Grundlagen für die kritische Bewertung von Assessments und erleichtert damit den Entscheidungsprozess in der Praxis und in der Forschung. Quellen für die Suche nach Assessments und eine Check-liste am Ende des Kapitels erleichtern das Auffinden und Bewerten. Die dargestellten Kriterien können als Leitfaden für einen Review über ein Assessment verwendet werden und geben Hinweise für den weiteren Forschungsbedarf von Assessments.

Assessment, Untersuchungsinstrument, Befundungsverfahren, Test, Inventar – unterschiedliche Bezeichnungen und Namen werden verwendet, um jene Verfahren zu beschreiben, mit denen Daten für die Diagnostik, Befundung, Prognose und Evaluation in den Gesundheitsberufen erhoben werden. Sowohl im englischen, als auch im deutschen Sprachraum wird der Begriff Assessment zunehmend als Überbegriff für die vielfältigen und unterschiedlichen Instrumente verwendet. Auch in diesem Kapitel wer-

E. Schönthaler (✉)
FH Campus Wien, Wien, Österreich
E-Mail: erna.schoenthaler@fh-campuswien.ac.at

den alle Verfahren zur Datenerhebung unter dem Begriff Assessment zusammengefasst, aber auch die Begriffe Test, Verfahren und Instrument verwendet. Die Bezeichnungen Test, Testbatterie, Inventar oder englische Begriffe wie „measure", „profile" oder „scale" geben Hinweise auf Struktur, Komplexität oder Methode der Erhebung und Auswertung. Als Screening werden Verfahren bezeichnet, die mit geringem Aufwand eine (grobe) Einschätzung ermöglichen.

Funktionen von Assessments

- Diagnostik und Befundung: Erstellen einer Diagnose (z. B. Feststellen, ob eine Koordinationsstörung oder ein Sprachfehler vorliegt), Beschreibung der Funktionsfähigkeit (z. B. Erheben der Gelenkbeweglichkeit oder der Alltagsfertigkeiten)
- Prognose: Vorhersage über künftige Funktionen (z. B. Sturzrisiko, Arbeitsfähigkeit)
- Evaluation: Darstellung von Veränderungen nach einer Intervention (z. B. Partizipation im Schulalltag oder Arbeitsleben) oder von Veränderungen durch Entwicklung oder degenerative Prozesse

11.1 Wahl des Assessments

Sowohl in der klinischen Praxis als auch in der Forschung müssen Assessments überlegt und begründet ausgewählt werden. In der Praxis werden aufgrund der Ergebnisse Entscheidungen für einzelne Klient*innen gefällt: Es wird eine Diagnose gestellt, Therapiebedarf begründet, Prognosen werden erstellt, und der Effekt von Interventionen wird evaluiert. Die eingesetzten Assessments müssen valide und reliabel sein, und der Aufwand an Zeit, Material und Kosten muss in einem sinnvollen Verhältnis zum Nutzen stehen. In der (klinischen) Forschung bilden die erhobenen Daten die Grundlage für die Ergebnisse und die Interpretation der Studie. Stellt sich nach der Durchführung einer Studie heraus, dass das Assessment für die Fragestellung nicht gut (genug) geeignet war, wurden Zeit, Material und Kosten verschwendet. Inhaltliche Über-

legungen, Methoden der Erhebung und die Güte des Assessments sind wichtige Entscheidungsparameter. Ein Assessment sollte nicht gewählt werden, weil es „üblich", bekannt oder leicht verfügbar ist. Evidenzbasierte Praxis bedeutet, dass aktuelle Studien, die Erfahrungen aus der Praxis, die Werte und Anliegen der Klienten sowie der aktuelle Kontext in den Entscheidungsprozess einbezogen werden.

Forscher*innen in den Gesundheitsberufen benötigen ein solides Wissen, um Assessments kritisch bewerten und ein geeignetes Assessment für ihre Studie auswählen zu können. Zusätzlich ist das Beforschen von Assessments und das Erstellen von systematischen Reviews über Assessments eine wichtige Aufgabenstellung. In der Entwicklungsphase eines Assessments müssen viele Studien durchgeführt werden, um die für die Publikation erforderliche Qualität zu erreichen. Bereits entwickelte Assessments werden weiter auf Validität und Reliabilität für unterschiedliche Anwendungsbereiche überprüft. Bevor ein Assessment in einem anderen Kulturraum eingesetzt werden kann, müssen kulturelle Adaptierungen systematisch durchgeführt, neue Normdaten erhoben und die Gütekriterien im neuen Umfeld überprüft werden.

Assessments in der Forschung

- Erhebungsinstrument in einer (klinischen) Studie
- Beforschen von Assessments (Studien zu den Gütekriterien)
- Review über ein Assessment oder über Assessments für eine spezifische Aufgabenstellung
- kulturelle Adaptierung von Assessments

11.1.1 Standardisierte Assessments

Ein standardisiertes Assessment ist ein Verfahren, dessen Durchführung, Bewertung und Interpretation genau festgelegt sind. Im Manual (Handbuch) wird beschrieben, für welche Einsatzbereiche, Settings, Klient*innen, Fragestellungen, Altersgruppen etc. das Assessment geeignet ist (Fawcett 2007). Die Anordnung, Instruktion, Durchführung, Auswertung etc. müssen so genau beschrieben sein, dass jede Person, die das Assessment durchführt, dieses (möglichst) gleich durchführt, gleich auswertet und interpretiert. Erforderliche Materialien sind im Testkoffer enthalten oder so genau beschrieben, dass idente Materialien verwendet werden. Da die Ergebnisse standardisierter Assessments für Klient*innen, Mitglieder des Behandlungsteams, aber auch für Versicherungsträger transparent sind, wird der Einsatz von standardisierten Verfahren immer mehr gefordert. Eine systematische Datenerhebung in Studien ist nur mit standardisierten Verfahren möglich.

> In individuelle Entscheidungen für einzelne Patient*innen müssen neben den standardisiert erhobenen Daten auch weitere Informationen der Patienten*innen und seine*ihre Situation einbezogen werden.

11.1.2 Normierte Assessments

Für die Normierung wurden mit einem Assessment Daten von einer möglichst repräsentativen Gruppe (Normierungsstichprobe) erhoben. Diese Daten (Normwerte) dienen als Vergleich und ermöglichen die Interpretation, dass ein*e Proband*in durchschnittliche, über- oder unterdurchschnittliche Werte im Vergleich zur Normierungsstichprobe erreicht hat. Standardwerte und Prozentränge ermöglichen eine rasche bzw. anschauliche Interpretation der Daten.

> Nicht jedes standardisierte Assessment ist auch normiert, aber jedes normierte Assessment ist standardisiert. Nur wenn Durchführung und Auswertung genau festgelegt sind (Standardisierung), können Normdaten erhoben werden.

Normiert sind Assessments, die Eigenschaften erheben, die unterschiedlich ausgeprägt sein können und bei denen es ein durchschnittliches Maß an Fertigkeit, aber auch über- und unterdurchschnittliche Werte gibt. Tests zur Überprüfung der motorischen Koordination, kognitiver Leistungen und auch Sprachentwicklungstests sind meist normiert.

Für welche Subgruppen, ob getrennt nach weiblich und männlich, für welche Altersgruppen, für welche Region etc. eigene Normdaten erforderlich sind und vorliegen, muss in Studien überprüft und im Manual schlüssig argumentiert werden. Die Normierungsstichprobe soll hinsichtlich Alter, Geschlecht, geographischem Raum, sozioökonomischer Stellung und Bildungsstand möglichst repräsentativ für die spätere Zielgruppe sein. Es gibt keine allgemein gültige Festlegung, wann Normdaten veraltet sind. Wichtig ist zu überlegen, ob sich die Referenzwerte (Daten in der Population) mit der Zeit verändert haben und daher eine neue „Messlatte" erforderlich ist. Eine regelmäßige Überprüfung der Normdaten ist sinnvoll. Bevor Normen in einen anderen Kulturkreis übernommen werden, müssen die Werte überprüft werden, und bei Abweichungen ist eine neue Normierung für diesen Kulturkreis erforderlich.

11.1.3 Kriterienreferenzierte Assessments

Assessments zur Erhebung der Alltagsfertigkeiten sind meist nicht normiert, sondern kriterienreferenziert. Es gibt kein „durchschnittlich gutes" und „überdurchschnittlich gutes" Anziehen oder Essen mit Besteck. Der Bedarf an Hilfestellung oder das Bewältigen/Nichtbewältigen der beschriebenen Aktivitäten wird anhand der im Manual beschriebenen Kriterien erfasst. Das Ergebnis ist ein Maß für die Selbstständigkeit in den Alltagsfertigkeiten. Auch Muskelfunktionstests sind meist kriterienreferenziert: Die Art und das Ausmaß an Widerstand, das mit Muskelkraft überwunden werden kann, ist das Kriterium. Entwicklungstests sind häufig kriterienreferenziert und normiert: Das heißt, für die Bewertung wird herangezogen, welche Aufgabenstellungen bewältigt wurden. Zusätzlich liegen Normwerte vor, die eine Einstufung der Fertigkeiten im Vergleich zur Altersgruppe ermöglichen.

11.1.4 Inhaltliche Kriterien für die Wahl des Assessment

Die Internationale Klassifikation der Funktionsfähigkeit, Behinderung und Gesundheit (ICF) der World Health Organization (WHO) (DIMDI 2005) bietet eine gute interprofessionelle Struktur für die inhaltliche Einordnung von Assessments (Kap. 10). Sowohl in der Praxis als auch in der Forschung ist zu überlegen, ob Körperfunktionen und -strukturen, Aktivitäten, Partizipation und/oder Umweltfaktoren erhoben werden sollen. Die für die jeweilige Fragestellung relevanten Komponenten der ICF müssen ausgewählt werden. Ging man früher davon aus, dass eine Verbesserung auf Ebene der Körperfunktion sich automatisch auf Aktivität und Partizipation auswirkt, so weiß man heute, dass die Korrelationen nicht so hoch sind, wie angenommen wurde (Atler et al. 2015). Da das Ziel jeder Rehabilitation die größtmögliche Partizipation der Klient*innen ist, haben Assessments, welche die Aktivität und Partizipation

Tab. 11.1 Komponenten der ICF mit Definitionen und Beispielen für erhobene Parameter

Komponente	Definition	Beispiele für Funktionen
Körperfunktionen und Körperstrukturen	Körperfunktionen sind die physiologischen Funktionen von Körpersystemen (inkl. psychologische Funktionen). Körperstrukturen sind anatomische Teile des Körpers wie Organe, Gliedmaßen und ihre Bestandteile (DIMDI 2005, S. 16).	Gedächtnis Sehen Hören Schmerz Artikulation Atemmuskulatur Nahrungsaufnahme Gelenkbeweglichkeit Kontrolle von Willkürbewegungen Struktur der oberen Extremitäten Struktur der Hautregionen
Aktivitäten und Partizipation	Eine Aktivität bezeichnet die Durchführung einer Aufgabe oder Handlung (Aktion) durch einen Menschen. Partizipation (Teilhabe) ist das Einbezogensein in eine Lebenssituation (DIMDI 2005, S. 16).	Mit Stress und anderen psychischen Anforderungen umgehen Kommunikationsgeräte und -techniken benutzen eine elementare Körperposition wechseln feinmotorischer Handgebrauch Gehen die Toilette benutzen Hausarbeiten erledigen elementare interpersonelle Aktivitäten Erziehung/Bildung Arbeit und Beschäftigung wirtschaftliches Leben Erholung und Freizeit
Umweltfaktoren	Umweltfaktoren bilden die materielle, soziale und einstellungsbezogene Umwelt ab, in der Menschen leben und ihr Dasein entfalten (DIMDI 2005, S. 16).	Produkte und Technologien zur Kommunikation Produkte und Technologien für die Erwerbstätigkeit engster Familienkreis individuelle Einstellungen von Freunden Dienste, Systeme und Handlungsgrundsätze des Architektur- und Bauwesens

erheben, in der Evaluierung an Bedeutung gewonnen (MacDermid et al. 2014). Tab. 11.1 listet die Komponenten der ICF auf und gibt Beispiele für erhobene Parameter. Auch wenn die ICF sehr umfassend ist, kann sie nicht alle Parameter, die im Gesundheitswesen relevant sind, abdecken. So sind zum Beispiel die Konzepte der Lebensqualität und der gesundheitsbezogenen Lebensqualität sehr weit gefasst (WHO 1997) und nicht in der ICF abgebildet.

11.2   Methoden der Datenerhebung

Für die Erhebung von Daten stehen unterschiedliche Methoden zur Verfügung. Neben der Beobachtung und Bewertung durch Professionist*innen („clinician based assessment") gibt es immer mehr Verfahren, die auf den Bericht und die Einschätzung der Klient*innen selbst abzielen („patient-reported" oder „self-reported assessment"). In manchen Aufgabenbereichen, wie zum Beispiel bei der Behandlung von Kindern oder dementen Personen, ist oft die Einschätzung von Angehörigen („proxy-reported") erforderlich. Wenn es um die Pflege oder Betreuung von chronisch kranken Personen geht, können auch die pflegenden Angehörigen und ihre Belastung im Zentrum des Interesses stehen. Bei der Auswahl eines Assessments muss überlegt werden, wer als Informationsquelle herangezogen wird und wie die Daten erhoben werden.

Methoden zur Datenerhebung

- Strukturiertes oder teilstrukturiertes Interview: zum Beispiel Canadian Occupational Performance Measure (COPM) (Law et al. 2015)
- Fragebogen: zum Beispiel SF-36 Fragebogen zum Gesundheitszustand (Morfeld et al. 2011)
- Beobachtung der Durchführung: zum Beispiel Berg Balance Scale (Scherfer et al. 2006)
- Messen: zum Beispiel Körpergewicht, Gelenkbeweglichkeit oder Umfang eines Körperteils

11.3   Gütekriterien, psychometrische Eigenschaften, Messeigenschaften

Die Begriffe Gütekriterien, psychometrische Eigenschaften („psychometric properties") und Messeigenschaften („measurement properties") sind synonyme Bezeichnungen und Überbegriff für jene Kriterien, die für die Beurteilung der Qualität eines Assessments herangezogen werden. Im deutschen Sprachraum werden in der klassischen Testtheorie 3 Hauptgütekriterien beschrieben: Reliabilität, Objektivität und Validität. Die Reliabilität beschreibt die Zuverlässigkeit, die Objektivität die Anwenderunabhängigkeit und die Validität die Gültigkeit eines Assessments. In der englischen Literatur wird die Objektivität als ein Teil der Reliabilität betrachtet. Um die internationale Kommunikation zu unterstützen, folgt auch dieses Kapitel der Einteilung in Reliabilität und Validität.

Für die Evaluierung von Interventionen im Gesundheitswesen ist die Responsivität oder Änderungssensitivität zentral. Sie wird in der Literatur entweder als eigener Bereich oder als Teil der Validität beschrieben. Hinsichtlich der Gütekriterien ist zu beachten, dass sie jeweils die Eigenschaft des Assessments für die untersuchte Klient*innengruppe widerspiegeln. Für andere Klient*innengruppen müssen die Werte neuerlich überprüft werden. Die Angaben, ab wann ein Kriterium sehr gut, gut oder ausreichend erfüllt ist, differieren je nach Quelle stark. Einerseits legen unterschiedliche Autor*innen verschieden „strenge" Maßstäbe an, andererseits hängt es von den erhobenen Konstrukten ab, wie sehr „gemessen" werden kann oder eine Einschätzung der Wertung zugrunde liegt.

Beispiel

Kurze Tests, wie der Box-and-Block-Test (Mathiowetz 1985a) oder der Nine-Hole-Peg-Test (Mathiowetz 1985b), bei dem die Zeit für eine einfache Aufgabenstellung gestoppt

wird, erreichen „leichter" gute Reliabilitätswerte als ein komplexer Handfunktionstest,
bei dem die*der Testleiter*in die Qualität der
Bewegung bei Alltagsaktivitäten bewertet.
Der Box-and-Block-Test und der Nine-Hole-
Peg-Test erheben motorische Funktionen sehr
gut und genau, geben aber keine Information über die Handfunktion im Alltag (Kraxner 2011, 2014). Das heißt, neben den Gütekriterien dürfen inhaltliche Überlegungen
und Kriterien nicht vernachlässigt werden.
Ziel ist es, das beste Assessment für die jeweilige Aufgabenstellung zu verwenden. ◄

Die COSMIN-Gruppe hat in einer internationalen multidisziplinären Delphi-Studie Definitionen und eine Taxonomie der Gütekriterien
für Messverfahren im Gesundheitsbereich erstellt. COSMIN steht für Consensus-based Standards for the Selection of Health Measurement
Instruments (Mokkink et al. 2010a). Zusätzlich
wurde die COSMIN-Checkliste entwickelt, die
Kriterien für die kritische Bewertung Studien
zu Gütekriterien enthält (www.cosmin.nl; Mokkink et al. 2010b; Terwee et al. 2012). Die COS-
MIN-Kriterien wurden ursprünglich für Health-
Related Patient-Reported Outcomes (HR-PRO)
entwickelt, jedoch sind dieselben Kriterien auch
für andere gesundheitsbezogene Assessments
relevant (Terwee et al. 2012). In den Definitionen, die in diesem Kapitel wörtlich von COS-
MIN übernommen wurden, wird daher der Zu-
satz HR-PRO oder PRO weggelassen.

Die vorliegende Darstellung der Gütekriterien orientiert sich weitestgehend an der
Taxonomie von COSMIN. Für die Mindest-
anforderungen an die Gütekriterien werden die
Angaben von Mitgliedern der COSMIN-Gruppe
(De Vet et al. 2011) und auch die Werte der Rehabilitation Measures Database herangezogen
(Rehabmeasures 2010). Die unterschiedlichen
Aspekte der Gütekriterien zeigen, wie ein
Assessment kritisch bewertet und erforscht werden kann. Grundlegende Eigenschaften muss
jedes Assessment erfüllen. Bei der Bewertung
eines Assessments darf man jedoch nicht erwarten, dass alle irgendwie möglichen und

denkbaren Studien zu dem jeweiligen Assessment durchgeführt wurden. Entscheidend ist,
dass jene Punkte untersucht wurden, die kritisch
sein könnten. Auch wenn es wünschenswert
wäre, dass ein Assessment in allen Bereichen
bestens abschneidet, so trifft dies nicht immer
zu. Teilweise konkurrieren die einzelnen Gütekriterien miteinander oder mit der Praktikabilität
des Assessments.

Bei manchen Assessments zeigen Studien, dass eine kleinere Skala zu einer
besseren Reliabilität, jedoch auch gleichzeitig zu geringerer Responsivität (Veränderungssensitivität) führt, weil kleine
Veränderungen nicht abgebildet werden
können. Es hängt von der Intention des
Assessments ab, welche Aspekte wichtig sind. Sind in einem Manual alle nur
irgendwie denkbaren Situationen beschrieben, dann ist es vielleicht so umfangreich, dass sich die Testleiter*innen
die Kriterien nicht ausreichend merken
können und damit die Reliabilität sinkt.
Das perfekte Assessment, das in kurzer
Zeit, mit geringem Aufwand und minima-
ler Einarbeitungszeit sehr differenzierte
Ergebnisse liefert, gibt es leider nicht.
Vielmehr müssen Praktiker*innen und
Forscher*innen wohlüberlegt entscheiden,
welches Assessment für die jeweilige Aufgabenstellung am besten geeignet ist.

11.3.1 Reliabilität

Die Reliabilität ist „der Grad der Genauigkeit,
mit dem das geprüfte Merkmal gemessen wird"
(Bortz und Döring 2006, S. 196). COSMIN definiert Reliabilität als „the degree to which the
measurement is free from measurement error"
(Mokkink et al. 2010a, S. 743) und zählt die interne Konsistenz, die unterschiedlichen Formen der Reliabilität (Test-Retest-Reliabilität, Interrater-Reliabilität und Intrarater-Reliabilität)
und den Messfehler dazu. Die meisten Assess-

ments basieren auf der klassischen Testtheorie, die davon ausgeht, dass ein erhobener Messwert nicht exakt ist, sondern den „wahren Wert" plus Messfehler darstellt. Messfehler ergeben sich u. a. durch geringe Schwankungen in den gemessenen Merkmalen, minimale Unterschiede in der Anleitung und Durchführung, Lerneffekte und fehlender Genauigkeit des Assessments. Die Reliabilitätswerte sind Werte für die Zuverlässigkeit eines Assessments. Manche Assessments basieren nicht auf der klassischen Testtheorie, sondern auf einer Item-Response-Theorie, wie zum Beispiel dem Rasch-Modell (Abschn. 7.3.1).

11.3.1.1 Interne Konsistenz

Die interne Konsistenz ist ein Maß für die Homogenität eines eindimensionalen Assessments, bei dem mehrere Items dasselbe Konstrukt erheben. Sie wird meist als Cronbachs Alpha angegeben. COSMIN definiert interne Konsistenz als „the degree of the interrelatedness among the items" (Mokkink et al. 2010a, S. 743). Für die Berechnung werden die Werte aus unterschiedlichen Teilen des Assessments miteinander korreliert (z. B. gerade und ungerade Items oder die erste Hälfte mit der zweiten Hälfte eines Fragebogens). Als allgemeine Richtlinie gilt, dass die Werte von Cronbachs Alpha zwischen 0,7 und 0,9 liegen sollten (De Vet et al. 2011, S. 83). Niedrigere Werte weisen darauf hin, dass Items enthalten sind, die nicht dasselbe Konstrukt erheben, höhere Werte können ein Hinweis auf redundante Items sein. In der Entwicklungsphase eines Assessments werden die Werte von Cronbachs Alpha herangezogen um die Itemzusammenstellung zu optimieren. Items, die nicht das Konstrukt erheben, und redundante Items werden herausgenommen. Je mehr Items in einem eindimensionalen Assessment enthalten sind, umso eher wird ein größeres Cronbachs Alpha erreicht.

▶ Cronbachs Alpha ist kein Nachweis für die Eindimensionalität eines Assessments oder eines Teilbereichs und wird nicht berechnet, wenn das Assessment mehrdimensional

ist, d. h. die Items eines Assessments unterschiedliche Konstrukte erheben.

Die Werte der Inter-Item- und Item-Total-Korrelation zeigen ebenfalls an, ob einzelne Items Teil der Skala sind und dasselbe Konstrukt messen. Die Inter-Item-Korrelationen sollten zwischen 0,2 und 0,5 liegen, und Werte für die Item-Total-Korrelation sollten 0,3 nicht unterschreiten (De Vet et al. 2011).

11.3.1.2 Test-Retest-, Interrater- und Intrarater-Reliabilität

Die Reliabilität im engeren Sinn ist definiert als „the proportion of the total variance in the measurements which is because of ‚true' differences among patients" (Mokkink et al. 2010a, S. 743). Alle Formen der Reliabilität untersuchen, wie groß die Übereinstimmungen von (mindestens) 2 Bewertungen derselben Patient*innen sind.

Für die **Test-Retest-Reliabilität** werden Patient*innen nach einem kurzen, definierten Zeitabstand wiederholt getestet. Der Abstand zwischen den Erhebungen muss klein sein, damit es nicht zu einer Verbesserung oder Verschlechterung in der erhobenen Funktion kommt, er muss jedoch groß genug sein, dass weder Ermüdung, noch Übung oder Erinnerung die zweite Erhebung beeinflussen. Eine Gelenkmessung kann bereits nach wenigen Minuten wiederholt werden; ein für Patient*innen anstrengender Gangtest nach ein paar Stunden und ein Gedächtnistest erst nach einigen Tagen oder wenigen Wochen. Studienautor*innen müssen den gewählten Abstand zwischen den Erhebungen begründen.

Für die **Interrater-Reliabilität** werden die Auswertungen von 2 Testleiter*innen miteinander korreliert. Wird die Durchführungsreliabilität überprüft, so werden die Proband*innen einmal von Testleiter*in A und einmal von Testleiter*in B getestet. Liegt der Fokus auf der Auswertung der Ergebnisse (Auswertungsreliabilität), können 2 Beobachter*innen gleichzeitig werten, oder Videosequenzen werden den Beobachter*innen unabhängig voneinander zur Bewertung vorgelegt. Bei anderen Verfahren werden die von den Proband*innen ausgefüllten Testbögen von 2 Personen unabhängig voneinander ausgewertet.

Die **Intrarater-Reliabilität** unterscheidet sich von der Test-Retest- und Interrater-Reliabilität darin, dass beide Male der*dieselbe Testleiter*in bewertet.

Für die Berechnung der Reliabilität wird die Korrelation zwischen den beiden Testungen berechnet. Je nach Skalenlevel (Kap. 10) wird ein entsprechendes Berechnungsverfahren gewählt: Pearsons Korrelationskoeffizient (r) oder Intra-Class-Correlation Coeffizient (ICC) für kontinuierliche Variablen, gewichtetes Kappa für ordinale Variablen und Cohens Kappa für nominale Variablen. Wenn der Pearsons Korrelationskoeffizient zur Berechnung herangezogen wird, muss die grafische Darstellung der Werte geprüft werden, um systematische Fehler zu erkennen.

Beispiel

Ein systematischer Fehler in der Interrater-Reliabilität liegt zum Beispiel vor, wenn ein*e Testleiter*in „milder beurteilt" und alle Patient*innen etwas besser einschätzt. Der Pearsons Korrelationskoeffizient zeigt eine optimale Korrelation an, weil die Werte in der grafischen Darstellung auf einer Linie liegen und somit ein linearer Zusammenhang vorliegt. Die Linie stellt aber nicht die erforderliche Diagonale, die im Winkel von 45° durch den Achsenschnittpunkt geht, dar (Abb. 11.1 und 11.2). ◄

Ein allgemein akzeptiertes Mindestmaß für die Reliabilität ist ein Korrelationskoeffizient >0,7. Werte >0,8 oder >0,9 sind natürlich besser (De Vet et al. 2011, S. 120). Rehabmeasures (2010) gibt für die erforderliche Test-Re-

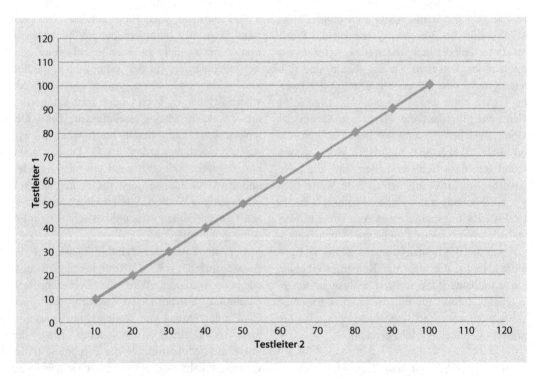

Abb. 11.1 Interrater-Reliabilität – perfekte Übereinstimmung der Werte: beide Testleiter*innen vergeben exakt die gleichen Werte

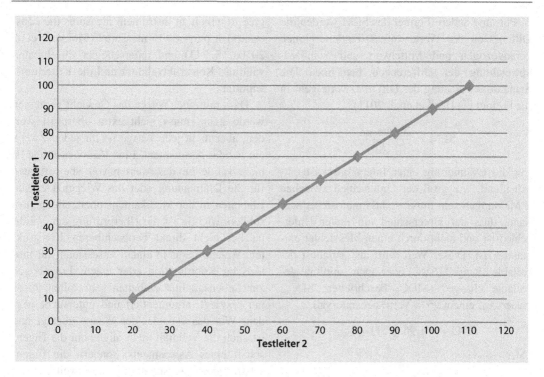

Abb. 11.2 Interrater-Reliabilität – systematischer Fehler: Testleiter*in 2 gibt den Proband*innen jeweils 10 Punkte mehr als Testleiter*in 1

test-Reliabilität für klinische Entscheidungen ICC-Werte von >0,9 und für Studien >0,7 an. Als Begründung führen die Autor*innen an, dass die beschriebenen Reliabilitätswerte meist unter sehr guten Bedingungen erhoben wurden (gute Einschulung der Testleiter*innen, möglichst gleiche Untersuchungsbedingungen etc.). Da in der Praxis viel mehr Störvariablen auftreten, muss man davon ausgehen, dass die Zuverlässigkeit von Testungen in der Praxis unter den in Studien erhobenen Werten liegt. In Studien werden große Klient*innengruppen untersucht, und daher gleichen sich Messfehler eher aus. Auch für Kappa-Werte gibt es unterschiedliche Angaben. Oft zitiert werden die Werte von Landis und Koch (1977) mit >0,4 als moderat, >0,6 als substanziell und >0,8 als fast perfekt.

11.3.1.3 Standardmessfehler und „minimal detectable change"

Mit Standardmessfehler („standard error of measurement", SEM) wird der zufällige Fehler eines Wertes angegeben. Er ist definiert als „the sys-

tematic and random error of a patient's score that is not attributed to true changes in the construct to be measured" (Mokkink et al. 2010a, S. 743). Der Standardmessfehler wird in der Einheit des Assessments angeben. Mit einer Wahrscheinlichkeit von 68 % liegt der wahre Wert einer Klientin im Intervall gemessener Wert ±1 SEM. Wird zum gemessenen Werte ±2 SEM berechnet, so erhält man das 95 % Vertrauensintervall. Eine oft verwendete Formel für den Standardmessfehler lautet:

$$SEM = SD\sqrt{1 - ICC}$$

bzw.

$$SEM = SD\sqrt{1 - r}$$

Der Messfehler ist nur für Populationen mit ähnlicher Heterogenität wie die Population, aus der die einfließenden Werte stammen, gültig. In die Berechnung gehen die Standardabweichung und der Korrelationskoeffizient (r) für die Test-Retest-Reliabilität ein. Je größer (besser) die Reliabilität eines Tests ist, desto kleiner ist der Standardmessfehler.

Für eine andere Formel des SEM werden die Differenzen der Werte von 2 Testleiter*innen herangezogen und Mittelwert und Standardabweichung der Differenzen berechnet. Die Standardabweichung der Differenzwerte geht in die Formel ein (De Vet et al. 2011).

$$SEM = \frac{SD_{difference}}{\sqrt{2}}$$

Für die Evaluierung einer Intervention ist entscheidend, wie groß der Unterschied zwischen 2 Messungen sein muss, sodass man sicher sein kann, dass der Unterschied ein realer Unterschied ist und nicht durch einen Messfehler entstanden ist. Dieser Wert wird als „smallest detectable change" (SDC) oder auch „minimal detectable change" (MDC) beschrieben. SDC_{95} basiert auf einem 95 % Vertrauensintervall.

$$SDC_{95} = 1{,}96 \times SD_{difference}$$

Oder

$$SDC_{95} = 1{,}96 \times \sqrt{2} \times SEM$$

Die Berechnung entspricht der Berechnung des „limits of agreement" nach der Bland-Altman-Methode und der Darstellung im Bland-Altman-Diagramm.

Die Größe des SDC (oder MDC) hängt vom Messfehler ab: Je größer der Messfehler ist, umso größer ist der SDC. Der SDC darf jedoch nicht mit dem „minimal important change" (MIC) verwechselt werden. MIC, auch „clinically important difference" (CID) genannt, ist die kleinste Veränderung der Werte, die von Klient*innen, Angehörigen oder Praktiker*innen als relevante Veränderung angesehen wird (De Vet et al. 2011). Auch in Studien kann es vorkommen, dass ein statistisch signifikanter Unterschied klinisch nicht relevant und daher nicht bedeutsam ist.

11.3.2 Validität

„Die Validität eines Tests gibt an, wie gut der Test in der Lage ist, genau das zu messen, was er zu messen vorgibt." (Bortz und Döring 2006, S. 196). COSMIN definiert Validität als „the de-

gree to which an instrument measures the construct(s) it purports to measure" (Mokkink et al. 2010a, S. 743) und unterscheidet die Inhaltsvalidität, Konstruktvalidität und die Kriteriumsvalidität.

Dass mit einer Waage das Gewicht gemessen werde kann, muss nicht extra überprüft werden, aber nicht jede Waage ist für jeden Zweck ein valides Assessment. Eine Personenwaage ist nicht valide für das Messen von Speisezutaten für die Diätplanung oder das Wiegen kleinster Einheiten in der Medikamentenherstellung. Besonders wichtig ist die Überprüfung der Validität bei nicht direkt beobachtbaren Konstrukten. Welche Items in einem Assessment für motorische Koordination oder einem Fragebogen zur Lebensqualität enthalten sein sollen, muss gut überlegt, argumentiert und untersucht werden. Wie das Beispiel der Waage gezeigt hat, ist auch die Validität nicht allgemein die Eigenschaft eines Assessments, sondern die Eigenschaft eines Assessments für die jeweilige Aufgabenstellung (Personengruppe, Region, Zweck etc.). Die Überprüfung der Validität ist daher ein kontinuierlicher Prozess.

11.3.2.1 Inhaltsvalidität

Die Inhaltsvalidität ist „the degree to which the content of an instrument is an adequate reflection of the construct to be measured" (Mokkink et al. 2010a, S. 743). Bei der Inhaltsvalidität werden zugrunde liegende Definitionen und Taxonomien dargelegt, die Auswahl der Aufgabenstellungen/Items wird argumentiert und ihre Bedeutung für das Konstrukt beschrieben. So wird zum Beispiel im Manual eines Koordinationstests genau dargelegt, wie Koordination für dieses Assessments definiert wird, welche Teilbereiche im vorliegenden Test erhoben und welche nicht erfasst werden. Eine weitere Beurteilung der Inhaltsvalidität ist die Einschätzung durch ein möglichst unabhängiges Expert*innenkomitee.

Die Augenscheinvalidität („face validity") ist Teil der Inhaltsvalidität und eine subjektive Einschätzung der Items und Aufgabenstellungen. Die Unterlagen und Materialien werden durchgesehen, und es wird kritisch geprüft, ob die Inhalte für das Konstrukt, die Zielgruppe und die Aufgabenstellung relevant sind. Ein Fragebogen für Alltagsaktivitäten älterer Menschen, der Aufgabenstellungen enthält, die diese Personengruppe typischerweise nicht durchführt, oder aktuelle Aktivitäten, wie zum Beispiel das Telefonieren mit einem Mobiltelefon, nicht enthält, schneidet in der Augenscheinvalidität nicht gut ab und wird für eine geplante Studie daher nicht weiter in Betracht gezogen werden. Forscher*innen dürfen sich jedoch nicht auf die Augenscheinvalidität verlassen. Nur weil ein Assessment auf den ersten Blick „gut und sinnvoll" aussieht, bedeutet es noch nicht, dass es ein valides Assessment ist.

11.3.2.2 Kriteriumsvalidität

Die Kriteriumsvalidität beschreibt die Übereinstimmung der Werte eines (neuen) Assessments mit dem Goldstandard und ist somit bei COSMIN etwas enger, aber eindeutiger als in anderen Beschreibungen der Gütekriterien definiert als „the degree to which the scores of a measurement instrument are an adequate reflection of a ‚gold standard'" (Mokkink et al. 2010a, S. 743). Das heißt, die Kriteriumsvalidität kann nur untersucht werden, wenn es einen „Goldstandard", ein Referenzassessment gibt. Ein Goldstandard gibt den „wahren" Status wieder und ist das perfekt valide Instrument. In der Regel wird von Expert*innen jenes Assessments als Goldstandard bezeichnet, das als ideales Assessment für dieses Konstrukt gesehen wird (De Vet et al. 2011). Kool et al. (2014) beschreiben, dass der Begriff „Referenztest" den Begriff „Goldstandard" ablöst, weil es den perfekten Test nur selten gibt.

Die konkurrente Validität wird für Assessments in der Diagnostik, Befundung und Evaluation überprüft. Zum selben Zeitpunkt werden die Werte mit dem neuen Assessment und mit dem Goldstandard erhoben, und die Übereinstimmung der Ergebnisse wird berechnet. Für Assessments, die Prognosen über spätere Situationen treffen, werden die Werte des Assessments mit einer späteren Erhebung des Kriteriums/des Goldstandards verglichen. Diese prädiktive oder prognostische Validität ist für Assessments, die Vorhersagen treffen, relevant, zum Beispiel für Assessments, die das Sturzrisiko erheben.

Für die Kriteriumsvalidität werden Korrelationen bzw. Übereinstimmungen berechnet. Die Berechnungsverfahren sind abhängig vom Skalenlevel beider Assessments. Wenn beide Assessments kontinuierliche Variablen haben, werden meist ICC, Spearmans oder Pearsons Korrelationskoeffizient berechnet. Wenn beide Assessments ordinalskaliert sind, können ein gewichtetes Kappa oder Spearmans Korrelationskoeffizient berechnet werden. Handelt es sich um 2 dichotome Verfahren, so wie es für diagnostische Verfahren oft zutrifft, werden Sensitivität und Spezifität berechnet (De Vet et al. 2011). Sensitivität ist die richtig-positive Klassifizierung und beschreibt den Anteil der Personen, die mit dem Test richtig als positiv erkannt wurden, im Verhältnis zu allen tatsächlich positiven Personen. Spezifität ist die richtig-negativ Klassifizierung der negativen Personen. Ein weiterer wichtiger Wert für diese dichotomen Verfahren ist der positiv-prädiktive und der negativ-prädiktive Wert. Der positiv-prädiktive Wert sagt aus, mit welcher Wahrscheinlichkeit eine Person positiv ist, wenn der Test positiv ist, und der negativ-prädiktive Wert mit welcher Wahrscheinlichkeit eine Person negativ ist, wenn der Test negativ ist (Tab. 11.2).

Wenn ein neues Assessment ordinalskaliert ist oder kontinuierliche Werte hat und der Goldstandard ein dichochtomes Assessment ist, kann eine ROC-Kurve („receiver-operating-charc-

Tab. 11.2 Sensitivität, Spezifität, positiv-prädiktiver und negativ-prädiktiver Wert

	Goldstandard positiv	Goldstandard negativ	
Neues Assessment positiv	Richtig-positiv (RP)	Falsch-positiv (FP)	Positiv-prädiktiver Wert $\frac{RP}{RP+FP}$
Neues Assessment negativ	Falsch-negativ (FN)	Richtig-negativ (RN)	Negativ-prädiktiver Wert $\frac{RN}{FN+RN}$
	Sensitivität $\frac{RP}{RP+FN}$	Spezifität $\frac{RN}{FP+RN}$	

teristic curve") gezeichnet und der AUC Wert ("area under the curve") berechnet werden. Die Sensitivität und Spezifität für unterschiedliche Wertbereiche des neuen Assessments können dargestellt werden, und somit kann dieses Verfahren zur Bestimmung von Cut-off-Werten herangezogen werden.

Für die Kriteriumsvalidität werden von manchen Autor*innen Korrelationswerte >0,7 als akzeptabel beschrieben. De Vet et al. (2011) betonen jedoch, dass die Anforderungen sehr situationsabhängig sind. Gute Werte für Sensitivität und Spezifität lassen sich nicht allgemein definieren. Die optimalen Werte von 100 % Sensitivität und 100 % Spezifität werden selten erreicht. Es hängt sehr davon ab, welche Konsequenzen falsch-positive bzw. falsch-negative Werte für Klient*innen haben. Falsch-positive Werte in einem Screening auf Mangelernährung haben keine negativen Folgen für Klient*innen. In der weiteren Betreuung wird die Ernährungssituation genau festgestellt und falls erforderlich eine Ernährungsberatung durchgeführt. Ein falsch-positiver Wert, der eine Behandlung mit vielen Nebenwirkungen oder eine Operation indiziert, kann schwerwiegende negative Konsequenzen haben.

11.3.2.3 Konstruktvalidität

In der Konstruktvalidität wird überprüft, ob Annahmen (Hypothesen), auf denen das Assessment beruht, bestätigt werden. COSMIN definiert Konstuktvalidität als „the degree to which the scores of an instrument are consistent with hypotheses based on the assumption that the instrument validly measures the construct to be measured" (Mokkink et al. 2010a, S. 743). Zur Konstruktvalidität wird die strukturelle Validität, das Testen der Hypothesen und die kulturelle Validität („cross-cultural validity") gezählt.

Für die **strukturelle Validität** wird überprüft, ob die (Teil-)Bereiche und (Teil-)Ergebnisse eines Assessments durch die Werte bestätigt werden. Sie ist definiert als „the degree to which the scores of an instrument are an adequate reflection of the dimensionality of the construct to be measured" (Mokkink et al. 2010a, S. 743). Werden zum Beispiel in einem Assessment für motorische Koordination 3 Teilbereiche/Dimensionen der Koordination mit jeweils mehreren Aufgabenstellungen erhoben, so sollten diese Dimensionen mit einer konfirmatorischen Faktorenanalyse überprüft und bestätigt werden. Die Ergebnisse (Fit-Parameter) der Faktorenanalyse geben an, ob die Daten die angenommene Faktorenstruktur widerspiegeln.

Das **Testen der Hypothesen** ist der Kern der Konstruktvalidität und kann unterschiedliche Überprüfungsverfahren beinhalten. Gemeinsam ist allen Verfahren, dass Hypothesen zum Assessment aufgestellt und überprüft werden. Konvergente Validität hat ein Assessment, wenn die Werte des überprüften Assessments mit Werten anderer Assessments, die gleiche oder ähnliche Konstrukte erheben, hoch korrelieren. Die geringe Korrelation zu den Werten eines Assessments, das ein anderes Konstrukt erhebt, wird als diskriminante oder divergente Validität bezeichnet. Testen von bekannten Gruppen („known groups") beschreibt die diskriminative Validität. Wenn zum Beispiel ein Verfahren das Ausmaß von Depressionen erhebt, sollten sich die Werte von Personen, die eine leichte Depression haben, von den Werten der Personen mit schweren Depressionen und den Werten der Personen ohne Depression unterscheiden.

> Zur Berechnung werden die bei der Kriteriumsvalidität beschriebenen Verfahren herangezogen. Werte über 0,6 werden als hohe Korrelation, Werte zwischen 0,3 und 0,6 als moderate und Werte unter 0,3 als schwache Korrelation interpretiert (DeVet et al. 2011; Rehabmeasures 2010).

Andere Hypothesen können sich auf Altersgruppen, Geschlecht oder die Region beziehen. Für ein Assessment, das gemeinsame Normwerte für männliche und weibliche Personen hat, sollte untersucht werden, ob die Hypothese, dass es keinen Unterschied zwischen den Werten von Männern und Frauen gibt, hält. Stellt sich heraus, dass sich die Werte signifikant voneinander unterscheiden, müssen getrennte Normwerte für männliche und weibliche Personen erstellt werden.

Die **kulturelle Validität** („cross-cultural validity") überprüft die Gleichwertigkeit eines kulturell adaptierten Assessments mit dem Originalinstrument und ist von COSMIN definiert als „the degree to which the performance of the items on a translated or culturally adapted instrument are an adequate reflection of the performance of the items of the original version of the instrument" (Mokkink et al. 2010a, S. 743).

Im deutschen Sprachraum haben standardisierte Assessments im Gesundheitswesen noch keine lange Tradition, es gibt jedoch vor allem aus englischsprachigen Ländern viele Assessments. Da die Entwicklung eines Assessments sehr aufwendig ist, ist es manchmal sinnvoller, ein bereits bestehendes Verfahren kulturell zu adaptieren. Die Adaptierung vorhandener Assessments ermöglicht auch das Poolen (Zusammenfassen) von Daten oder einen direkten Vergleich von Daten aus unterschiedlichen Ländern. Werden in jedem Land andere Verfahren verwendet, so ist ein Vergleich der Daten nur bedingt möglich.

Ziel jeder kulturellen Adaptierung ist eine größtmögliche Gleichwertigkeit zwischen der originalen Version und der neuen Version. Dies betrifft die Gleichwertigkeit der Konzepte, der Items, der Sprache, des Layouts und der Gütekriterien (Reichenheim und Moraes 2007). Es gibt keine einheitliche Richtlinie für diesen Adaptierungsprozess, aber die Übereinstimmung, dass eine rein sprachliche Übersetzung nicht ausreichend ist. In einem Review zu Übersetzungsmethoden für Fragebögen zur gesundheitsbezogenen Lebensqualität wurden 17 unterschiedliche Richtlinien identifiziert (Acquadro et al. 2008). Die Gemeinsamkeit aller Empfehlungen ist ein gut dokumentiertes mehrstufiges Verfahren in Zusammenarbeit mit den Autor*innen des originalen Assessments. Die meisten Verfahren beinhalten mehrere Hin- und Rückübersetzungen und ein Expert*innenkomitee. Manche Autor*innen kritisieren, dass eine gute Rückübersetzung ein Hinweis auf eine sehr wörtliche Übersetzung sein kann und nicht sicherstellt, dass eine inhaltliche Gleichwertigkeit und gute sprachliche Formulierungen gefunden wurden (Swaine-Verdier et al. 2004).

Für Fragebögen, die von Klient*innen ausgefüllt werden, ist besonders wichtig, dass die Fragen in Alltagssprache formuliert sind.

> Für deutsche Übersetzungen ist es immer wieder eine Herausforderung, passende (alltagssprachliche) Formulierungen für Deutschland, Österreich, die Schweiz und Südtirol zu finden. Das Einbeziehen von Übersetzer*innen und Expert*innen aus allen deutschsprachigen Ländern ist vor allem für Anleitungen und Fragebögen besonders wichtig.

Die Gleichwertigkeit der Items muss von Expert*innen beurteilt werden. So hat zum Beispiel die Frage nach dem Essen mit Besteck in westlichen Kulturen eine andere Bedeutung als in östlichen Kulturen. In einem Fragebogen, der das Ausmaß von Armverletzung anhand von Beeinträchtigungen bei Alltagsaktivitäten erhebt, haben diese Items unterschiedliche Itemschwierigkeit, da das Essen mit Stäbchen mehr feinmotorisches Geschick erfordert als das Essen mit Messer und Gabel. Tab. 11.3 gibt einen Überblick über 4 unterschiedliche Verfahren zur kulturellen Adaptierung. Der Übersetzungsprozess schließt bei allen Verfahren ein Testen der vorläufigen, präfinalen Version in der Zielpopulation ein. Die Überprüfung der Validität, Reliabilität und eine evtl. erforderliche neue Normierung muss anschließend durchgeführt werden.

11.3.3 Responsivität

Responsivität ist bei COSMIN als eigenes Gütekriterium definiert. Responsivität oder Veränderungssensitivität ist „the ability of an instrument to detect change over time in the construct to be measured" (Mokkink et al. 2010a, S. 743). Assessments, die für die Evaluierung von Interventionen eingesetzt werden (Outcome-Assessments), müssen dahingehend überprüft werden, ob sie Veränderungen valide abbilden können.

Tab. 11.3 Leitlinien für die kulturelle Adaptierung

Guidelines for the Process of Cross-Cultural Adaptation of Self-Report Measures (Beaton et al. 2000)	Übersetzung durch 2 unabhängige Übersetzer*innen
	Synthese der Übersetzungen durch beide Übersetzer*innen
	Rückübersetzung durch 2 unabhängige Übersetzer*innen
	Expert*innenkomitee (Übersetzer*in, Methodolog*in, Kliniker*in, Sprachexpert*in) in Kontakt mit den Entwickler*innen
	Testen der vorläufigen, präfinalen Version
	ausführliche Dokumentation aller Schritte und Übersenden der Dokumentation an die Entwickler*innen oder das Koordinationskomitee für Übersetzungen
	anschließend weitere Testung der adaptierten Version
Cross-Cultural Adaptation of Research Instruments (Gjersing et al. 2010)	Überprüfung der Gleichwertigkeit der Konzepte und Items (Literaturreview und Diskussion mit Expert*innen aus dem Feld und mit Personen aus der Zielgruppe)
	Übersetzung durch 2 unabhängige Übersetzer*innen
	Synthese der Übersetzungen durch eine*n 3. Übersetzer*in
	Rückübersetzung durch 2 unabhängige Übersetzer*innen
	Synthese der Übersetzungen durch eine*n 3. Übersetzer*in
	Expert*innenkomitee
	Testen des vorläufigen Instruments
	Überarbeitung des Instruments
	Überprüfung der operationalen Gleichwertigkeit (Literaturreview und Diskussion mit Expert*innen aus dem Feld und mit Personen aus der Zielgruppe)
	Hauptstudie
	explorative und konfirmatorische Faktorenanalysen
	neue Version des Instruments
WHO: Process of Translation and Adaptation of Instruments (WHO 2015)	Übersetzung
	Expert*innenkomitee (u. a. Übersetzer*in und Gesundheitsexpert*in)
	Rückübersetzung
	Testen des Instruments in der Zielpopulation und Befragung der Teilnehmer*innen zu Inhalten, Verständlichkeit und Formulierungen
	finale Version
	Dokumentation aller Schritte
Adapting Quality of Life Instruments (Swaine-Verdier et al. 2004)	Übersetzung in einem Team von 5–7 Personen mit einer Person, deren Muttersprache die Sprache des Originalassessments ist
	Überprüfung der Verständlichkeit der Items durch ein Laiengremium
	Protokoll aller Entscheidungen und Veränderungen
	Testen der Übersetzung in der Zielgruppe
	Überprüfung der Gütekriterien

Manche Assessments sind für die Befundung oder die Einstufung der erforderlichen Hilfestellungen gut geeignet, jedoch nicht sensibel genug, Veränderungen abzubilden, daher sind sie für Interventionsstudien oder für die Evaluierung in der Praxis nicht geeignet. So ist zum Beispiel ein globales Assessment des Bewusstseinszustands, das für viele Situationen sinnvoll ist, nicht sensibel genug, um kleine Veränderungen des Bewusstseins bei Personen im „minimally conscious state" zu erkennen.

Studien zur Überprüfung der Responsivität erfordern ein longitudinales Studiendesign mit Messungen an 2 Zeitpunkten. Zwischen diesen Zeitpunkten erhalten die Klient*innen eine effektive Intervention, sodass man davon ausgehen kann, dass sich ihr Zustand hinsichtlich des gemessenen Parameters verändert. Mit der Studie zur Responsivität wird überprüft, ob sich die Werte vom ersten und zweiten Messzeitpunkt unterscheiden. Als Vergleich werden ein Referenzassessments (Goldstandard), ein vergleichbares, responsives Assessment oder eine globale Einschätzung der Klient*innen herangezogen. Die Unterschiede in den Werten des untersuchten Assessments soll-

ten mit den Unterschieden des Vergleichs-
instruments korrelieren. Veränderungen sollen weder über- noch unterschätzt werden und
tatsächliche Veränderungen im Konstrukt anzeigen. De Vet et al. (2011) betonen, dass die
Effektgröße nicht geeignet ist, die Responsivität zu erheben.

Weitere Kriterien zur Beurteilung der Responsivität sind der „smallest detectable change"
(SDC) und der „minimal important change"
(MIC), die bereits bei der Reliabilität beschrieben wurden. Wenn Veränderungen gemessen werden, ist es auch wichtig, Boden-
und Deckeneffekte von Assessments zu berücksichtigen. Liegen die Werte von Patient*innen
ganz am Ende einer Skala, so werden die Fähigkeiten ev. nicht richtig dargestellt und Veränderungen nicht korrekt erfasst.

11.3.4 Praktikabilität

Die Praktikabilität zählt nicht zu den Hauptgüte-
kriterien, sie ist aber ein wichtiger Faktor für die
Wahl eines Assessments für die Praxis oder für
Studien. Für die Praktikabilität eines Assess-
ments sollten folgende Punkte bedacht werden.
- Aufwand und Mühe für Klient*innen
- Dauer der Durchführung
- Zeit für Vorbereitung und Auswertung
- Raumbedarf, Handhabbarkeit der Materialien
- Kosten für Anschaffung und Lizenzen
- Kosten für die einzelne Testung, zum Bei-
  spiel Formulare und Verbrauchsmaterial
- Zeit und Kosten für die Einschulung in das
  Assessment

Sowohl in der Praxis als auch in Studien können die erforderlichen Informationen meist
nicht ausreichend mit einem einzelnen Assessment erhoben werden. Die Summe des Auf-
wands und auch die Belastung für die Klient*innen müssen daher mit dem Nutzen abgewogen
werden. In Abteilungen, in denen Klient*innen
mit unterschiedlichen Beeinträchtigungen behandelt werden, muss entschieden werden, ob
diagnosespezifische Verfahren, die genau auf die
Personengruppe zugeschnitten sind, oder generi-

sche Assessments eingesetzt werden. Diagnose-
unabhängige, generische Assessments haben
den Vorteil, dass nicht so viele unterschiedliche
Assessments angekauft und erlernt werden müssen, und sie ermöglichen den Datenvergleich
innerhalb der Abteilung. Generische Assessments sind aber nur dann sinnvoll, wenn sie
ihren Zweck für die unterschiedlichen Personengruppen gut erfüllen.

11.4 Suche und Checklisten für die Bewertung von Assessments

Wurden vor 20 Jahren in vielen Bereichen
des Gesundheitswesens kaum standardisierte
Assessments eingesetzt, so steht in manchen Bereichen mittlerweile eine Fülle von Verfahren
zur Verfügung. Für Praktiker*innen und Forscher*innen bietet diese Situation viele Chan-
cen, sie stellt aber auch neue Herausforderungen
im Auswahlprozess dar. Eine überlegte und sinnvolle Auswahl der Assessments entspricht den
Anliegen und Interessen der Klient*innen, Praktiker*innen, Versicherungen, Forscher*innen
und Fördergeber*innen von Studien.

11.4.1 Wie und wo suche ich nach geeigneten Assessments?

Es gibt viele Quellen für die Suche nach einem
geeigneten Assessment. In wissenschaftlichen
Datenbanken kann spezifisch nach Studien
oder Reviews zu einzelnen Assessments oder
zu Assessments für eine bestimmte Aufgabenstellung oder Klient*innengruppe gesucht werden. Zusätzlich ist es immer sinnvoll zu recherchieren, welche Assessments andere Forscher*innen mit ähnlichen Fragestellungen
verwendet haben. Wurde ein Assessment vor 10
Jahren oft verwendet, in den letzten Jahren gar
nicht, ist das wahrscheinlich ein Hinweis, dass
es andere, hoffentlich bessere Verfahren gibt.
Neben Fachbüchern, die auch Assessments enthalten, gibt es immer mehr Lehrbücher, die sich
ausschließlich mit Assessmentverfahren für eine
Berufsgruppe oder für eine Aufgabenstellung

befassen und meist kritische Bewertungen beinhalten. Viele Berufs-, Fachverbände oder Gesellschaften stellen auf ihrer Homepage Assessments vor, und auch Leitlinien können Empfehlungen für Assessments beinhalten. Zu manchen
Assessments gibt es eine eigene Homepage mit
Informationen, Publikationen und teilweise mit
Videos. Kataloge und Internetseiten von Test-
verlagen bieten einen Überblick, verfolgen aber
auch eigene kommerzielle Interessen. Die in den
unterschiedlichen Quellen gesammelten Informationen helfen bei der Auswahl eines Assessments bzw. zeigen Lücken in der Beforschung
des Assessments auf.

11.4.1.1 Wo kann ich Assessments finden?

- Datenbanken: Studien oder Reviews zu Assessments
- Datenbanken: Studien mit ähnlichen Auf-gabenstellungen
- Lehrbücher zu Assessments für diesen Auf-gabenbereich oder zum Forschungsthema
- Homepage von Berufs-, Fachverbänden, Projektgruppen oder Gesellschaften
- Leitlinien
- Homepage spezifischer Assessments
- Testverlage (Kataloge, Internet)

11.4.1.2 Quellen für Assessments

Bücher

- Asher IE (ed) (2021) Asher's occupatio-nal therapy assessment tools: An annotated index, 4th ed. Aota, Bethesda
- Bartholomeyczik S, Halek M (eds) (2009) Assessmentinstrumente in der Pflege: Möglichkeiten und Grenzen, 2. Aufl. Schlü-tersche, Hannover
- Büsching G, Hilfiker R, Mangold F, Messmer G, van Oort E, Schädler S et al. (eds) (2009) Assessments in der Rehabilitation, Bd 3: Kardiologie und Pneumologie. Huber, Bern
- Gupta A (2012) Assessmentinstrumente für alte Menschen: Pflege- und Versorgungs-bedarf systematisch einschätzen. Huber, Bern
- Law MC, Baum CM, Dunn W (eds) (2017) Measuring occupational performance: Sup-

porting best practice in occupational therapy, 3rd ed. Slack, Thorofare
- Oesch P (ed) (2017) Assessments in der Re-habilitation. Band 2: Bewegungsapparat, 3. Aufl. Hogrefe, Bern
- Projektgruppe Ergotherapeutische Befund-instrumente in der Pädiatrie (2010) Be-fundinstrumente in der pädiatrischen Ergo-therapie, 3. Aufl. Schulz-Kirchner, Idstein
- Reuschenbach B, Mahler C (eds) (2020) Pflegebezogene Assessmentinstrumente: Internationales Handbuch für Pflege-forschung und -praxis. Hogrefe, Bern
- Rowe FJ (ed) (2012) Clinical orthoptics, 3rd ed. Wiley-Blackwell, Chichester
- Schädler S, Kool J, Lüthi H, Marks D, Oesch P, Pfeffer A et al. (Hrsg) (2019) Assessments in der Rehabilitation, Bd 1: Neurologie, 4. Aufl. Hogrefe, Bern
- Stokes EK (2011) Rehabilitation outcome measures. Churchill Livingstone, Edinburgh
- Shipley KG, McAfee JG (2021) Assessment in speech-language pathology: A resource manual, 6th ed. Plural Publishing, San Diego

Internet

- Canadian Partnership for Stroke Recovery (http://strokengine.ca/): Assessments für Schlaganfallpatienten, alphabetisch oder nach Testbereichen gegliedert; sehr übersichtliche Beschreibung und ausführliche Darstellung der Gütekriterien; Links zu weiteren Informa-tionen des Assessments
- Deutscher Verband Ergotherapie/Ergo-therapie Austria/ErgotherapeutInnen-Verband Schweiz (auf der jeweiligen Verbandshome-page, nur für Mitglieder zugänglich): Kurz-beschreibung von Assessments die in der Ergotherapie eingesetzt werden; Informatio-nen zu den Gütekriterien
- Entwicklungsdiagnostik (http://entwicklungs-diagnostik.de/entwicklungstest.html): Be-schreibung und Kritik von Entwicklungstests
- Fachgruppe der American Physical The-rapy Association (APTA) (www.neuropt. org/professional-resources/neurology-sec-tion-outcome-measures-recommendations): Auflistung empfohlener Assessments für Pa-

tienten mit Schlaganfall, multipler Sklerose, traumatischen Hirnschädigungen, Querschnittverletzungen, Parkinson-Krankheit und vestibulären Problemen

- Kompetenz-Centrum Geriatrie (KC Geriatrie) (https://www.kcgeriatrie.de/wir-ueber-uns/aktuelles/): Kurzbeschreibung von geriatrischen Assessments
- Pearson Clinical Assessment (www.pearsonassessment.de): Vertrieb von Assessments (u. a. Entwicklungstests, kognitive Tests, Sprachtests, Persönlichkeitstests)
- Physiopedia (www.physio-pedia.com/Outcome_Measures): Kurzbeschreibung von Assessments aus der Physiotherapie mit kur-

zen Angaben zu den Gütekriterien; teilweise Links zu Videos

- Rehabilitation Measures Database (www.rehabmeasures.org): mehr als 500 Assessments für die Rehabilitation mit guten Beschreibungen; ausführliche Angaben zu den Gütekriterien; Links zu weiteren Informationen und Materialien (Formularen); Tabellen können auch nach Bereichen sortiert werden
- Spinal Cord Injury Research Evidence (www.scireproject.com): Assessments für Patienten mit Querschnittsverletzungen, alphabetisch und nach Bereichen gelistet; Beschreibung der Assessments und der Gütekriterien

Tab. 11.4 Checkliste für die Auswahl eines Assessments

Welche Funktion soll das Assessment erfüllen?	Diagnostik oder Befundung Prognose Evaluation von Interventionen
Was möchte ich erheben?	Körperfunktion, -struktur Aktivität Partizipation Umweltfaktoren Lebensqualität
Wer ist die Quelle für die Informationen?	Von Professionist*innen erhoben („clinician-based") Bericht oder Informationen von Patient*innen („patient-reported") Informationen von Angehörigen oder anderen relevanten Personen („proxy-reported")
Mit welcher Methode werden die Daten erhoben?	Strukturiertes oder teilstrukturiertes Interview Fragebogen Beobachtung der Durchführung Messung
Ist das Assessment für die geplante Population und Aufgabenstellung reliabel?	Interne Konsistenz Test-Retest-, Interrater- und Intrarater-Reliabilität Standardmessfehler und „smallest detectable change"
Ist das Assessment für die geplante Population und Aufgabenstellung valide?	Inhaltsvalidität konkurrente oder prädiktive Kriteriumsvalidität Konstruktvalidität: • strukturelle Validität • Testen der Hypothesen • kulturelle Validität
Können mit dem Assessment Veränderungen erfasst werden?	Responsivität: Vergleich mit Referenzassessment, „smallest detectable change" (SDC) und „minimal important change" (MIC), Decken- und Bodeneffekte
Ist das Assessment praktikabel?	Aufwand und Mühe für Klient*innen Dauer der Durchführung Zeit für Vorbereitung und Auswertung Raumbedarf, Handhabbarkeit der Materialien Kosten für Anschaffung und Lizenzen Kosten für die einzelne Testung: z. B. Formulare und Verbrauchsmaterial Zeit und Kosten für die Einschulung in das Assessment

- Testzentrale der Hogrefe-Verlagsgruppe (www.testzentrale.de): Vertrieb von Assessments (u. a. Entwicklungstests, kognitive Tests, Sprachtests, klinische Verfahren für Kinder, Jugendliche und Erwachse)

11.4.2 Checklisten für die Auswahl und Bewertung von Assessments

Für die kritische Bewertung von Assessments und von Studien zur Überprüfung der Gütekriterien gibt es einige Formulare mit ausführlicher Anleitung auf Englisch. Die Checkliste (Tab. 11.4) bietet eine kurze Übersicht über die Kriterien.

- COSMIN Checklists for Assessing Study Quality: Checklisten um die methodische Qualität von Studien zu den Gütekriterien zu überprüfen. Download: www.cosmin.nl/
- Quality Appraisal for Clinical Measurment Studies: Leitfaden und Formular mit 12 Items sowie ein Datenextraktionsformular entwickelt von MacDermid, publiziert in MacDermid et al. (2014)
- Outcome Measures Rating Form and Guidelines: Formular und Leitfaden entwickelt von Law et al., publiziert in Law et al. 2005 und in MacDermid et al. 2014. Download: https://www.canchild.ca/system/tenon/assets/attachments/000/000/372/original/measrate.pdf?license=yes

Literatur

Acquadro C, Conway K, Hareendran A, Aaronson N (2008) Literature review of methods to translate health-related quality of life questionnaires for use in multinational clinical trials. Value in Health 11(3):509–521

Atler K, Malcolm M, Greife C (2015) A follow-up study on the relationship among participation, activity and motor function in survivors of stroke following constraint-induced therapy. Disabil Rehabil 37(2):121–128

Beaton DE, Bombardier C, Guillemin F, Ferraz MB (2000) Guidlines for the process of cross-cultural adaptation of self-report measures. Spine (24):3186–3191

Bortz J, Döring N (2006) Forschungsmethoden und Evaluation: Für Human- und Sozialwissenschaftler, 4. Aufl. Springer, Heidelberg

De Vet HC, Terwee CB, Mokkin LB, Knol DL (2011) Measurement in medicine: a practical guide. Cambridge University Press, Cambridge

DIMDI (Deutsches Institut für Medizinische Dokumentation und Information) (2005) ICF – Internationale Klassifikation der Funktionsfähigkeit, Behinderung und Gesundheit. www.dimdi.de

Fawcett AL (2007) Principles of assessment for occupational therapists and physiotherapists. Wiley, Chichester

Gjersing L, Caplehorn JRM, Clausen T (2010) Cross-cultural adaptation of research instruments: language, setting, time and statistical considerations. BMC Medical Research Methodology 10(13):1–10

Kool J, Hilfiker R, Oesch P, Verra M, Wirz M (2014) Bewertung von Assessments. In: Wirz M, Köhler B, Marks D, Kool J, Sattelmayer M, Oesch P, Hilfiker R, Schädler S, Verra M, Lüthi H (Hrsg) Lehrbuch Assessments in der Rehabilitation. Huber, Bern, S 87–127

Kraxner M (2011) Assessment: Nine-Hole-Peg-Test. Ergopraxis 4(9):30–31

Kraxner M (2014) Box and Block test. Ergopraxis 7(4):36–37

Landis JR, Koch GC (1977) The measurement of observer agreement for categorial data. Biometrics 33:159–74

Law M, Baptiste S, Carswell A, McColl MA, Polatajko H, Nancy P (2015) COPM – Canadian Occupational Performance Measure, 5. Aufl. Schulz-Kirchner, Idstein

Law MC, Baum CM, Dunn W (eds) (2005) Measuring occupational performance: supporting best practice in occupational therapy, 2. Aufl. Slack, Thorofare

MacDermid JC, Law M, Michlovitz S (2014) Outcome measurement in evidence-based rehabilitation. In: Law M, MacDermid JC (eds) Evidence-based rehabilitation: a guide to practice. Slack, Thorofare, S 65–104

Mathiowetz V, Volland G, Kashman N, Weber K (1985a) Adult norms for the box and block test of manual dexterity. Am J Occup Ther 39(6):386–391

Mathiowetz V, Weber K, Kashman N, Volland G (1985b) Adult Norms for the nine hole peg test of finger dexterity. OTJR: Occupation. Participation and Health 5(1):24–38

Mokkink LB, Terwee CB, Patrick DL, Alonso J, Stratford PW, Knol DL, Bouter LM, De Vet HCW (2010a) The COSMIN study reached international consensus on taxonomy, terminology, and definitions of measurement properties for health-related patient-reported outcomes. J Clin Epidemiol 63(7):737–45

Mokkink LB, Terwee CB, Patrick DL, Alonso J, Stratford PW, Knol DL, Bouter LM, De Vet HCW (2010b) The COSMIN checklist for assessing the methodological quality of studies on measurement properties of health status instruments: an international Delphi study. Qual Life Res 19(4):539–549

Morfeld M, Kirchberger I, Bullinger M (2011) Frage-bogen zum Gesundheitszustand. Hogrefe, Göttingen

Rehabmeasures (2010) Rehabilitation measures data-base: statistics. www.rehabmeasures.org

Reichenheim ME, Moraes CL (2007) Operationalizing the cross-cultural adaptation of epidemological mea-surement instruments. Rev Saúde Pública 41(4):1–8

Scherfer E, Bohls C, Freiberger E, Heise K-F, Hogan D (2006) Berg-Balance-Scale – deutsche Version; Übersetzung eines standardisierten Assessment-Instruments zur Beurteilung von Gleichgewicht und Sturzgefährdung. Physioscience 2(2):59–66

Swaine-Verdier A, Doward LC, Hagell P, Thorsen H, McKenna SP (2004) Adapting quality of life instru-ments. Value in Health 7(1):S27–S30

Terwee CB, Mokkink LB, Knol DL, Ostelo RWJG, Bou-ter LM, De Vet HCW (2012) Rating the methodologi-cal quality in systematic reviews of studies on measu-rement properties: a scoring system for the COSMIN checklist. Qual Life Res 21(4):651–657

WHO (1997) WHOQL: measuring quality of life. WHO, Genf. www.who.int/mental_health/media/68.pdf

WHO (2015) Process of translation and adaptation of instruments. WHO, Genf. www.who.int/substance_abuse/research_tools/translation/en

Ziele

Die Lesenden sind nach dem Studieren dieses Abschnitts in der Lage,

- den geeignetsten Forschungsansatz für die Fragestellung auszuwählen,
- den jeweiligen Forschungsstand zu einem Thema zu beurteilen,
- den Bedarf an weiteren Projekten im gewählten Bereich einzuschätzen,
- die richtige Fragestellung zu präzisieren,
- die wichtigsten Arbeitsschritte für die Vorbereitungen einer wissenschaftlichen Arbeit zu benennen und zu erläutern,
- den korrekten Aufbau einer wissenschaftlichen Arbeit zu definieren,
- mittels evidenzbasierter Praxis therapeutische/diagnostische Entscheidungen anhand verfügbarer Evidenzen auszuwählen.

Themenfindung und Recherche

12

Valentin Ritschl, Erika Mosor, Ulrike Ritschl,
Tanja Stamm, Lisa Sperl und Agnes Sturma

Inhaltsverzeichnis

12.1 Den richtigen Forschungsansatz finden

Valentin Ritschl, Erika Mosor,
Ulrike Ritschl und Tanja Stamm

In jedem Forschungsprojekt stellt sich üblicherweise die Frage nach dem passenden Forschungsansatz. Dabei ist es wichtig, die Philosophie, auf die sich die Forschungstätigkeit stützt, zu verstehen, sich dieser von Anfang an bewusst zu sein und darüber im Verlauf der Arbeit zu reflektieren. Was ist der Hintergrund meiner Fragestellung? Wen will ich mit meinen Forschungsergebnissen erreichen? Welches Paradigma liegt der Forschungsidee zugrunde? Welche Theorien leiten mich in meinem Forschungsprojekt? All diese grundsätzlichen Überlegungen haben Auswirkungen auf die Forschungsergebnisse.

Dieses Kapitel orientiert sich an den Werken von Creswell (2012), Huff (2009) und Ponterotto (2005), die Forschungsparadigmen kritisch analysiert und für die Gesundheitsberufe adaptiert haben.

12.1.1 Forschungsparadigmen

Unter Forschungsparadigma versteht man eine Vielzahl von Annahmen, Wertvorstellungen, Haltungen, Lehrmeinungen und Arbeitsweisen, die die wissenschaftliche Praxis bestimmen. In diesem Kapitel werden exempla-

V. Ritschl (✉) · E. Mosor · T. Stamm · L. Sperl
Institut für Outcomes Research, Zentrum für Medical
Data Science, Medizinische Universität Wien,
Wien, Österreich

U. Ritschl
Freiberufliche Ergotherapeutin, Leopoldsdorf im
Marchfeld, Österreich

A. Sturma
Studiengang Physiotherapie, FH Campus Wien,
Wien, Österreich

A. Sturma
Klinisches Labor für die Wiederherstellung von
Extremitätenfunktion, Medizinische Universität Wien,
Wien, Österreich

V. Ritschl et al. (Hrsg.), *Wissenschaftliches Arbeiten und Schreiben*, Studium Pflege, Therapie, Gesundheit,
https://doi.org/10.1007/978-3-662-66501-5_12

risch 3 unterschiedliche Forschungsparadigmen mit ihren ganz speziellen Herangehensweisen beschrieben. Jedes dieser Paradigmen generiert Wissen auf unterschiedliche Art und Weise. Die 3 genauer beschriebenen Paradigmen sind Beispiele ohne Anspruch auf Vollständigkeit.

12.1.1.1 Positivismus als Beispiel für naturwissenschaftliche quantitative Forschungsparadigmen

Hat man eine Theorie, die überprüft, und Ergebnisse, die generalisiert werden sollen, dann begründet sich die Arbeit auf dem Paradigma des Positivismus. Kausalzusammenhänge mit Ursache-Wirkungs-Modellen können aufgrund von quantitativ messbaren Variablen etabliert werden. Menschliches Verhalten wird dabei als vorhersagbar und verallgemeinerbar gesehen. Methodologisch nähert man sich Fragestellungen im Positivismus, indem Variablen quantitativ gemessen werden. Hypothesen werden dadurch falsifiziert (widerlegt) oder verifiziert (bestätigt). Durch die Verifizierung oder Falsifizierung der Hypothese soll in der Folge eine begreifbare Realität abgebildet werden.

Aus ontologischer Sicht[1] spricht man in diesem Zusammenhang vom naiven Realismus. Es existiert nur eine Wahrheit, diese Realität ist messbar, begreifbar und beobachtbar. Alles andere existiert nicht. Durch die Existenz einer einzigen Realität sind Messungen, Beobachtungen und Forschungsergebnisse auf andere Menschen in ähnlichen Gruppen übertragbar.

Aus epistemologischer Sicht[2] kann man sich dieser Realität nur annähern, sie wird aber durch Forschung und Statistik konstruiert. Teilnehmende Forschende und Thema sind voneinander unabhängig – die Interaktion mit „Beforschten" wird auf ein Minimum reduziert, um die Ergebnisse zu objektivieren. Diese Trennung von Forschenden und Beforschten wird als Dualismus bezeichnet. Es muss eine Art „Fremdheit" bestehen, die als Objektivismus bezeichnet wird. Die Person der Wissenschaftlerin oder des Wissenschaftlers beeinflusst die Studienergebnisse nicht. Zur Datenerhebung werden standardisierte Methoden verwendet.

▶ Aus wertetheoretischer Sicht haben die Werte und Einstellungen der Forschenden im Forschungsprozess keine Bedeutung.

Der Positivismus ist das in der Naturwissenschaft weitgehend übliche Forschungsparadigma. Im Postpositivismus wurden bereits Teile der Annahmen des Positivismus kritisch hinterfragt, zum Beispiel die Frage nach einer allgemeingültigen Wahrheit oder Wirklichkeit. Positivismus betont die Theorieverifikation, Postpositivismus hingegen die Theoriefalsifikation. Beide gehen allerdings von einer objektiven Rolle der Forschenden aus.

> Bedeutung für das eigene Forschungsvorhaben: Entspricht das Grundverständnis von Wissen und Erkenntnisgewinnung des Forschers/der Forscherin dem Positivismus, ist es sinnvoll, einen deduktiven Ansatz für das Forschungsprojekt zu wählen. Dies schließt vor allem quantitative Ansätze ein, aber dennoch qualitative nicht aus. Beispielsweise kann die „grounded theory" (Abschn. 6.3.3) nach Glaser et al. (2012) als postpositivistisch gesehen werden. Eine Generalisierung ist hier ebenfalls von Bedeutung.

12.1.1.2 Konstruktivismus als Beispiel für qualitative Forschungsparadigmen

Gehen die Forscher*innen davon aus, dass menschliches Verhalten, Erfahrungen oder Phänomene durch Interaktion zwischen Teilnehmenden und Forschenden besser verstanden und Phänomene durch Interpretation erklärt

---

[1] Die Ontologie, die Lehre vom Sein, geht der Frage nach, wie die Realität, beschaffen ist.

[2] Epistemologie ist die Erkenntnislehre und geht der Frage nach, wie neues Wissen zustande kommt und geschaffen werden kann.

werden können, dann begründet sich die Arbeit auf dem Paradigma des Konstruktivismus.

Methodologisch nähert man sich Fragestellungen im Konstruktivismus durch Interaktion. Dadurch sollen unbekannte Phänomene oder Bedeutungen an die Oberfläche gebracht und sichtbar gemacht werden. Der Konstruktivismus schließt dabei bereits bestehende theoretische Bezugsrahmen und vorhandenes Wissen mit ein. Ausgehend davon, dass diese jedoch nicht alles Wissen abdecken und das vorhandene Wissen nicht ausreicht, um die Forschungsfrage zu beantworten, machen sich Forschende auf die Suche nach neuen Erkenntnissen.

Aus ontologischer Sicht werden durch gelebte Erfahrungen und Interaktionen mit anderen Menschen viele Realitäten konstruiert, die gleichwertig nebeneinander existieren. Die Realität ist somit beeinflusst von den Erfahrungen, Wahrnehmungen, der sozialen Umwelt einer Person sowie der Interaktion zwischen Teilnehmenden und Forschenden. Dies bedeutet, dass die Wirklichkeit konstruiert wird.

Aus epistemologischer Sicht wird die Realität zwischen Forschern und Beforschten gemeinsam konstruiert (co-konstruiert) und ist von individuellen Erfahrungen geprägt. Durch Subjektivität soll ein tieferes Verständnis erlangt werden. Um das Erleben der Person begreifen zu können, ist die dynamische Interaktion zwischen Teilnehmer*innen und Forscher*innen zentral.

Aus wertetheoretischer Sicht können die Werte und Einstellungen der Forscher*innen nicht vom Forschungsprozess getrennt werden. Ein hohes Maß an Reflexivität ist daher von Bedeutung. Eine Möglichkeit, sich die eigenen Werte bewusst zu machen, sie zu beschreiben und anzuerkennen, ist das Führen eines Forschungstagebuchs und das Offenlegen der jeweiligen Grundansichten der Forschenden im Rahmen der Arbeit.

> Bedeutung für das eigene Forschungsvorhaben: Entspricht das Grundverständnis von Wissen und Erkenntnisgewinnung der Forscher*in dem Konstruktivismus,

ist es sinnvoll, einen induktiven Ansatz für das Forschungsprojekt zu wählen. Dies schließt vor allem qualitative Ansätze ein, um ein vertieftes Verständnis zu erreichen.

12.1.1.3 Kritisches Paradigma

Ist das Ziel der Forscherin oder des Forschers, Menschen zu bewegen, Machtverhältnisse aufzuzeigen, bestehendes Wissen kritisch zu hinterfragen oder gemeinsam mit den Teilnehmer*innen einer Studie neues Wissen zu generieren, weil bestehende Theorien nicht ausreichen, dann begründet sich die Arbeit auf dem kritischen Paradigma.

Methodologisch wird im Dialog zwischen Teilnehmer*innen und Forscher*innen gemeinsam neues Wissen generiert, man spricht von einem kollaborativen Ansatz. Durch neues Wissen sollen Veränderungen für Menschen in einem gewissen Kontext ermöglicht werden. Die Menschen werden ermächtigt und befähigt, mit ihrem Wissen zu arbeiten und Lösungen zu finden, beispielsweise durch den Ansatz der partizipativen Gesundheitsforschung. Dabei entscheiden die Studienteilnehmer*innen mit über die Forschungsfrage, die Methodenwahl und die Art der Präsentation der Resultate.

Aus ontologischer Sicht gibt es eine Realität, die begrenzt verstehbar ist. Sie wird durch Macht, Sprache und Politik unterschiedlich geprägt und im soziohistorischen Kontext konstruiert. Da heißt, dass die Wirklichkeit auf Macht und Identitätskämpfen basiert, wobei persönlicher Hintergrund, Kultur, Geschlecht, soziale und politische Werte sowie Machtverhältnisse eine entscheidende Rolle spielen.

Aus epistemologischer Sicht ist die Realität bereits durch Studien von sozialen Strukturen, Freiheit und Unterdrückung, Macht und Kontrolle bekannt. Durch Forschung kann diese bekannte Realität verändert bzw. erweitert werden. Dieser Subjektivismus, also Wissen, das bereits in einer Person vorhanden ist, wird durch Interaktion zwischen den Forscher*innen und den Teilnehmer*innen an die Oberfläche gebracht und in einer neuen Perspektive verstanden.

Durch einen kollaborativen Ansatz kann somit ein tiefes Verständnis einer Situation entstehen.

Aus wertetheoretischer Sicht können die Werte und Erwartungen der Teilnehmenden und die der Forscher*innen nicht vom Forschungsprozess getrennt werden. Somit ist auch hier die Reflexivität der Forscherin und des Forschers wichtig.

> Bedeutung für das eigene Forschungsvorhaben: Entspricht das Grundverständnis von Wissen und Erkenntnisgewinnung der Forscher*in dem kritischen Paradigma, so ist es sinnvoll, einen kollaborativen Ansatz für das Forschungsprojekt zu wählen.

Zusammenfassung

Am Anfang jedes Forschungsprojekts müssen sich Forscher*innen bewusst mit den eigenen grundlegenden Sichtweisen zur Forschungsarbeit auseinandersetzen. Gedanken zu den eigenen philosophischen Einstellungen und Forschungsparadigmen unterstützen bei der Formulierung der Forschungsfrage, bei Überlegungen zum passenden Studiendesign, bei der Datenerhebung und Analyse und bei der Ergebnispräsentation. Zudem hilft dies anderen, die Gedankengänge der Forscher*innen besser nachvollziehen zu können. ◄

12.2 Forschungsstand und Forschungslücke

Lisa Sperl

Die Motivation, eine wissenschaftliche Arbeit zu schreiben, kann vielfältig sein. Zum einen kann es sich um die Abschlussarbeit eines Studiums oder einer Ausbildung handeln (Bachelor-, Master-, Diplomarbeit), zum anderen um Forschungsarbeiten am Arbeitsplatz oder auch um die Forschungsverpflichtung, z. B. von Lehrenden an Fachhochschulen und Universitäten.

Eine Arbeit kann dann als ‚wissenschaftlich‘ bezeichnet werden, wenn sie die folgenden Kriterien erfüllt:

- Sie befasst sich mit einem klar definierten Thema.
- Sie liefert neue Erkenntnisse zu diesem Thema.
- Sie ist geeignet für die Weiterentwicklung des behandelten Themas.
- Sie enthält Informationen, die es anderen ermöglicht, zu überprüfen, ob die in der wissenschaftlichen Arbeit aufgestellten Hypothesen falsch oder richtig sind (Eco 2020).

Diese Kriterien sind unabhängig vom Zweck einer wissenschaftlichen Arbeit (Prüfungsleistung, Dokumentation der eigenen Forschungsarbeit usw.) (Stahl und Kipman 2012). Allerdings gibt es weitere Anforderungen an eine wissenschaftliche Arbeit, die entweder institutionsabhängig sind oder sich auf die besondere Methodik der wissenschaftlichen Arbeit beziehen. Diese konkreten Vorgaben können nur im jeweiligen Kontext näher definiert werden und werden deswegen an dieser Stelle nicht weiter ausgeführt. Es ist jedoch wichtig, diese zu berücksichtigen, um den Rahmen für die eigene wissenschaftliche Arbeit entsprechend festlegen zu können.

Was interessiert mich? - Das Thema
Unabhängig von der Ausgangssituation besteht das Ziel einer wissenschaftlichen Arbeit darin, durch die Anwendung wissenschaftlicher Methoden Antworten auf offene Forschungsfragen zu finden und so neue Erkenntnisse zu gewinnen (Kothari und Garg 2019). Diese neuen Erkenntnisse sollen jedoch nicht nur dem eigenen Interesse dienen, sondern auch einen gesellschaftlichen sowie wissenschaftlichen Mehrwert haben. Jeder wissenschaftlichen Arbeit sollte eine ausführliche Literaturrecherche vorausgehen, um sicherzustellen, dass es sich um eine Forschungslücke handelt und dass die Ergebnisse nicht bereits in einer anderen Arbeit veröffentlicht wurden (Abschn. 14.2.1).

Bei der Auswahl eines geeigneten Forschungsthemas stehen viele bereits vor der ersten Herausforderung. Es gibt mehrere Punkte, die es dabei zu beachten gilt:

- Das Thema muss den Anforderungen entsprechen, die an die jeweilige wissenschaftliche Arbeit gestellt werden.
- Das Thema sollte interessant sein! Es mag selbstverständlich erscheinen, aber so macht das wissenschaftliche Arbeiten mehr Spaß und bleibt spannend.
- Das Thema sollte weder zu breit noch zu eng gefasst werden. Wenn ein gwähltes Thema zu umfangreich ist, kann es schwierig sein, gezielte und relevante Informationen zu finden; wenn das Thema zu begrenzt ist, kann es schwierig sein, überhaupt Informationen zu finden (Woodruff Library Reference 2022).

Doch wie kommen Sie nun Schritt für Schritt zum passenden Forschungsthema?

Schritt 1: Brainstorming – Der erste und wahrscheinlich einfachste Schritt ist ein Brainstorming. Überlegen Sie, welche Themen für Sie in Frage kommen und Sie interessieren würden, und erstellen Sie eine umfangreiche Liste.

Schritt 2: Themenwahl – Im nächsten Schritt wählen Sie ein Thema von Ihrer Liste, das auf den ersten Blick den oben genannten Kriterien entspricht. Zu diesem Zeitpunkt, muss der Themenumfang noch nicht genau definiert sein.

Schritt 3: Themenwahl konkretisieren – Im dritten Schritt versuchen Sie nun, das ausgewählte Thema zu konkretisieren. So können Sie prüfen, ob das Thema nicht nur die Kriterien erfüllt, sondern ob sich daraus auch eine interessante Fragestellung ergeben könnte.

Schritt 4: Fragenformulierung – Wenn Sie dann das gewählte Thema konkretisiert haben, versuchen Sie, eine Forschungsfrage zu formulieren.

Eine gut formulierte Frage kann Ihnen dann beim weiteren Vorgehen und insbesondere bei der Auswahl des Kontextes (z. B. Methodik) helfen. (Siehe mehr Abschn. 12.3) Denken Sie jedoch daran, dass die Themenfindung kein linearer Prozess ist. Bei jedem dieser Schritte können sich neue Erkenntnisse ergeben, die oft zu Änderungen führen, die Sie wieder an den Anfang der Themenwahl bringen (Gust 2022).

12.3 Was will ich wissen? – Die Forschungsfrage

Lisa Sperl

Sobald das Forschungsthema feststeht, sollte man damit beginnen, eine Forschungsfrage zu formulieren. Als Hilfestellung können Sie zu Beginn alle Fragen auflisten, die Ihnen einfallen und die möglicherweise im Rahmen ihrer wissenschaftlichen Arbeit beantwortet werden könnten (Maxwell 2013).

Eine gute Forschungsfrage sollte auf dem aktuellen Forschungsstand aufbauen, kohärent sein und genau das abfragen, was Sie mit Ihrer wissenschaftlichen Arbeit herausfinden möchten. Umso genauer die Frage definiert ist, desto leichter sollte Ihnen die weitere Planung des Projekts, sowie die Auswahl von Methode, Stichprobe, Datenerhebung und Datenanalyse fallen.

Es gibt verschiedene Kriterien für die Entwicklung quantitativer und qualitativer Forschungsfragen, die in der evidenzbasierten Praxis verwendet werden (Huang et al. 2006).

Kriterien für Quantitative Forschungsfragen - PICO Kriterien (Richardson et al. 1995):

- Population, Problem (**P**opulation, **P**roblem)
- Intervention (**I**ntervention)
- Vergleich (**C**omparison)
- Ergebnis (**O**utcome)

Quantitative Forschungsfragen beweisen oder widerlegen die Hypothese von Forscher*innen durch Beschreibungen, Vergleiche und Beziehungen von messbaren Daten (Creswell 1994). Eine quantitative Forschungsfrage die nach dem PICO Modell konzipiert wird enthält Informationen zur untersuchten Population (oder dem Problem), zur Intervention die eingesetzt wird, einem Vergleich sowie dem Ergebnis.

Kriterien für Qualitative Forschungsfragen - PEO Kriterien (Kahn et al. 2003):

- Population, Problem (**P**opulation/**P**roblem)
- Exposition (**E**xposure)
- Ergebnis oder Thema (**O**utcome or theme)

Da es bei der qualitativen Forschung mehr um das Verständnis eines Ereignisses oder Phänomens geht, konzentrieren sich die meist offenen Forschungsfragen mehr auf die Erfahrungen einer Gruppe als auf Statistiken oder Zahlen (Creswell 1994). Zur Präzisierung der Forschungsfrage können die PEO-Kriterien (Kahn et al. 2003) dienen. Dabei werden die Population, die Exposition sowie das Ergebnis beschrieben.

Wenn Sie sich an diese Kriterien und Charakteristika halten, erkennen Sie wahrscheinlich wichtige Aspekte von Forschungsfragen und können erfolgreiche Forschungsprojekte entwickeln (Farrugia et al. 2010).

Soll ich das Projekt weiterverfolgen? – Kriterien zur Entscheidung
Nachdem das Thema durch die Literaturrecherche eingegrenzt und begründet werden konnte, sollte das Projekt erneut geprüft werden. Dies betrifft vor allem die entwickelte Forschungsfrage: Kann die Forschungsfrage im Rahmen der bestehenden Möglichkeiten und Mittel bearbeitet werden? Und ergibt sich aus der Forschungsfrage eine schlüssige Wahl des Studiendesigns und der Methoden zur Datenerhebung und -analyse? Wenn diese Fragen positiv beantwortet werden können, dann steht Ihrer wissenschaftlichen Arbeit eigentlich nichts mehr im Wege und Sie können die nächsten Schritte im wissenschaftlichen Prozess durchlaufen.

12.4 Vorbereitungen für die wissenschaftliche Arbeit

Agnes Sturma und Valentin Ritschl

Einer jeden wissenschaftlichen Arbeit gehen viele Überlegungen und Arbeitsschritte voran. Zu allererst ist die Themenfindung erforderlich. Sollte noch keine genaue Vorstellung vorhanden sein, welcher Bereich gewählt werden kann, empfehlen sich offene Methoden zur Ideenfindung, wie etwa Clustering oder Mindmaps (Esselborn-Krumbiegel 2004; Rossig u. Prätsch 2008). Beim Clustering werden von einem Zentralwort ausgehend immer weiter Assoziationsketten notiert. In ähnlicher Art und Weise wird auch beim Mindmapping von einem Wort ausgegangen. Hier soll aber ein Baumdiagramm entstehen, und es kann auch mit Grafiken und Farben gearbeitet werden. Auch Diskussionen mit Kolleg*innen und anderen Forschenden können zu Themenideen führen.

Es bieten sich für die Erstellung von wissenschaftlichen Arbeiten Themen an, die das eigene Interesse geweckt haben, sich in der Praxis als relevant erwiesen haben, für das (zukünftige) Berufsumfeld relevant sein könnten und/oder bei denen bereits ein Vorwissen besteht. Wenn sich eine grobe Richtung herauskristallisiert hat, dient eine Literaturrecherche dazu herauszufinden, was der aktuelle Forschungsstand in diesem Bereich ist und wo es noch offene Fragen gibt. Ebenso können auch Expert:innen aus dem Forschungsbereich Feedback zu Ideen geben und eigene Vorschläge einbringen (Huemer et al. 2012; Trimmel 1997). Zu empfehlen ist auch, sich an einem größeren bereits bestehenden Forschungsprojekt zu beteiligen. Oft können Teile solcher Projekte als abgegrenzte Arbeitspakete eigenständig für eine Bachelor- oder Masterthese von Studierenden bearbeitet werden.

Ehe man nach der Ideenfindung mit der eigentlichen wissenschaftlichen Arbeit beginnt, ist es sinnvoll, in einem Konzept niederzuschreiben, welche Inhalte behandelt werden sollen und in welchem Zeitraum dies stattfinden soll. Das erleichtert später das strukturierte Arbeiten, kann frühzeitig Hinweise auf Fehler im geplanten Konzept geben und wird außerdem von den meisten Bildungseinrichtungen zur Genehmigung des Themas von Abschlussarbeiten verlangt. Ebenso sind solche Konzepte (auch als Exposé, Disposition oder Outline bezeichnet) die Grundlage für Anträge für Forschungsförderungen (Esselborn-Krumbiegel 2010).

Jede Universität oder Hochschule hat unterschiedliche Vorgaben, wie ein Exposé zu gestalten ist. Inhaltlich sollte das Exposé jedenfalls den Arbeitstitel, eine Einführung in die Thematik mit einer Beschreibung des „gap of knowledge", die Forschungsfrage, die gewählte Methode inklusive einer Begründung, weshalb es sich dabei um eine geeignete Methode handelt, das Ziel der Arbeit und ein Literaturverzeichnis beinhalten. Oftmals werden zusätzlich noch Hypothesen für die Forschungsfrage, ethische Überlegungen, eine Grobgliederung und ein Zeitplan für die Erstellung der wissenschaftlichen Arbeit angeführt (Huemer et al. 2012).

Arbeitstitel
Der Titel der geplanten Arbeit sollte kurz und prägnant den Inhalt wiedergeben (ca. 12 Worte). Wichtig ist, dass er selbsterklärend ist. Ebenso sollte die gewählte Methode aus dem Titel hervorgehen. Es ist möglich, den Titel als Satzteil (z. B. „Die Bedeutung der interdisziplinären Zusammenarbeit in der Neurorehabilitation von Kindern – ein systematischer Review") oder als Frage (z. B. „Bringt die interdisziplinäre Zusammenarbeit in der Neurorehabilitation einen Mehrwert für minderjährige Patienten? Ein systematischer Review") zu formulieren (Esselborn-Krumbiegel 2010).

Einführung in die Thematik/Hintergrund
Der Hintergrund beschreibt den bereits bekannten Stand der Forschung, aus dem die Fragestellung für die Arbeit hervorgeht. Daher ist es unbedingt notwendig, vor dem Verfassen der Einleitung eine ausführliche Literaturrecherche zu betreiben. Im Optimalfall ist die Einführung so aufgebaut, dass zuerst das Forschungsumfeld und seine Bedeutung kurz umrissen werden. Dann wird angeführt, wo es noch offene Fragen gibt bzw. welche Teilaspekte noch nicht ausreichend erforscht sind („gap of knowledge" oder „research gap"), um anschließend überzuleiten, dass daher in der geplanten Arbeit genau dieser noch fehlende Teilaspekt bearbeitet werden soll. Wichtig ist, dass sich bei der Überleitung vom Stand der Forschung zur eigenen Fragestellung ein roter Faden durchzieht. Für die Leser*innen muss durch den Bezug auf vorhergegangene Argumente ohne eigenständiges Nachdenken klar sein, wie es zum Inhalt und zur Fragestellung der Arbeit

kommt und weshalb diese für das Fachgebiet relevant ist (Esselborn-Krumbiegel 2004, 2010).

Forschungsfrage
Sie geht direkt aus dem „research gap" der Einleitung hervor und fasst zusammen, was genau der Inhalt der Arbeit sein soll. Je konkreter die Forschungsfrage formuliert wird, desto besser lässt sich das gewählte Thema von verwandten Gebieten abgrenzen. Zumeist ergibt sich bei weit gefassten Fragestellungen während des Verfassens der Arbeit das Problem, dass der Inhalt und der entsprechende Aufwand den zeitlichen Rahmen für das Erstellen sprengen würden (Bensberg 2013, Esselborn-Krumbiegel 2010). Neben des Absteckens des Themengebiets geht aus der Fragestellung auch schon hervor, welche Methodik zum Bearbeiten gewählt werden sollte. Während Fragestellungen nach Meinungen oder dem Erleben von Personen nach qualitativen Ansätzen verlangen, wird bei Fragen nach Messergebnissen ein quantitativer Ansatz verfolgt. Soll die Evidenz eines bestimmten Vorgehens anhand von bereits vorhandenen Studien geklärt werden, verlangt dies nach Methoden zum Zusammentragen und Zusammenfassen von Literatur. Für die vorab beschriebenen Titel wäre ein mögliche Forschungsfrage etwa: „Gibt es durch die interdisziplinäre Zusammenarbeit in der Neurorehabilitation von Kindern ein besseres Therapieoutcome bzw. eine höhere Patient*innenzufriedenheit?"

Hypothesen
Wie bereits im 2.3 über Hypothesen beschrieben, ergibt sich beim Zusammentragen der Literatur und beim Erstellen einer Forschungsfrage meist schon eine Annahme, zu welchem Ergebnis die geplante Arbeit kommen könnte. Diese Annahmen sollten im Exposé erwähnt werden. Das Formulieren von Hypothesen ist wichtig, damit Vorannahmen explizit gemacht werden und später in der Diskussion der Arbeit darauf Bezug genommen werden kann. Besonders in der quantitativen Forschung kommt der Hypothesenbildung eine wichtige Rolle zu. Bei qualitativen Ansätzen kann das Bilden von Hypothesen durchaus das Ergebnis der Arbeit darstellen. Dennoch ist es sinnvoll, auch hier vorab persönliche Annahmen niederzuschreiben (Esselborn-

Krumbiegel 2010). Im genannten Bespiel könnte eine mögliche Hypothese sein: „Die interdisziplinäre Zusammenarbeit von Logopädie, Ergotherapie, Physiotherapie .und Gesundheits- und Krankenpflege führt in der pädiatrischen Neurorehabilitation zu besseren Therapieergebnissen."

Methodik

Die Wahl der Methodik erschließt sich direkt aus der Einleitung und der gewählten Fragestellung. In diesem Teil der Disposition wird nun mit Verweisen auf die vorangegangenen Teile die Wahl der Methode genau begründet. Es muss klar aus der Argumentation herauskommen, weshalb genau der gewählte Forschungsansatz notwendig ist, um die Fragestellung zu beantworten. Um dies zu ermöglichen, müssen die Methode und ihre Vorteile für die gewählte Fragestellung beschrieben werden. Hierzu werden Arbeiten/Artikel zitiert, die sich mit der Beschreibung der gewählten Forschungsmethode befassen (Huemer et al. 2012). Welche Methodik sich für welche Fragestellungen eignet, kann in den vorangegangenen Kapiteln nachgelesen werden.

Ziel der Arbeit

In diesem Abschnitt wird das Ergebnis der fertigen Arbeit beschrieben. Dies kann etwa der Überblick über ein Thema oder die Darstellung bzw. Generation von Evidenzen sein. Inhaltlich beschreibt das Ziel der Arbeit, das auch als Forschungsziel bezeichnet werden kann, stets die Beantwortung der Forschungsfrage (Esselborn-Krumbiegel 2010). Beispielsweise könnte beschrieben werden: „Ziel der geplanten Arbeit ist es, die Evidenzen zum Nutzen der interdisziplinären Zusammenarbeit in der Neurorehabilitation von Kindern aufzuzeigen und ihre Bedeutung für die Praxis zu diskutieren."

Literaturverzeichnis

Bereits im Exposé der Arbeit darf ein Verzeichnis der zitierten Quellen nicht fehlen. Klassischerweise werden in den Abschnitten „Einführung/Hintergrund" und „Methodik" Werke zitiert. Wie im Detail zitiert werden soll, hängt von den Vorgaben der Bildungseinrichtung bzw. der Empfängerin oder des Empfängers des Förderantrags ab. Gibt es keine genauen Vorgaben, ist jedenfalls darauf zu achten, dass sich ein Zitierstil durch das ganze Dokument hin-

durchzieht (Esselborn-Krumbiegel 2004). Wenn geplant wird, für die Abschlussarbeit ein Literaturverwaltungsprogramm zu nutzen, ist es sinnvoll, die Quellen im Exposé auch bereits mit dessen Hilfe anzugeben. So kann bei erstmaliger Verwendung in einem überschaubaren Dokument die Verwendung von Literaturverwaltungsprogrammen ausprobiert werden. Sollten im Exposé Abbildungen enthalten sein, muss auch für diese eine Quelle angegeben werden.

Zeitplan

Selbst wenn es von der Bildungs- bzw. Fördereinrichtung nicht verlangt werden sollte, ist die Erstellung eines Zeitplans für die Abschlussarbeit auf jeden Fall empfehlenswert. Dieser hilft einerseits, sich bewusst zu werden, welche Arbeitsschritte notwendig sind, und er kann andererseits während der Erstellung der Arbeit als Kontrollwerkzeug dienen, um den vorgegebenen Zeitrahmen einzuhalten (Blanckenburg 2005). Die Zeitplanung der Arbeit unterscheidet sich je nach Forschungsmethode und -umfang stark. In jedem Fall sollten aber folgende Meilensteine beachtet werden:

> **Zeitplanung einer Forschungsarbeit**
> - Themenfindung, Beratung mit Expert*innen bzw. Betreuer*in, initiale Literaturrecherche (bereits vor Erstellung des Exposés)
> - Tiefgehende Literaturrecherche zum Hintergrund
> - falls erforderlich, Vorbereitung und Durchführung von quantitativen oder qualitativen Studien
> - Aufbereiten der erhobenen Daten (gilt auch für Literaturarbeiten)
> - Interpretation und Diskussion der Daten in Bezug auf die bekannte Literatur
> - Parallel dazu, Dokumentation der einzelnen Forschungsschritte
> - Formatieren und Korrigieren der Arbeit
> - Korrekturlesen durch Bekannte/ Studienkolleg*innen
> - Falls vorgesehen, Zeitfenster für Korrekturvorschläge von Betreuer*innen (Rossig u. Prätsch 2008, S. 10 und S. 52f)

Sonderfall Förderantrag

Wie bereits erwähnt, müssen bei nahezu allen Förderanträgen ebenfalls Projekt-Outlines vorgelegt werden. Neben den hier beschriebenen Punkten werden oftmals noch nähere Angaben zu den beteiligten Personen (meist mit Lebensläufen) und Kooperationspartnern, Kostenpläne für den Einsatz der Fördersumme sowie bei empirischer Forschung genaue Studienprotokolle verlangt (Trimmel 1997). Besonders wichtig ist es bei Förderanträgen, den Nutzen für den Fördergeber bzw. die Gesellschaft hervorzuheben. Wenn es sich um Ausschreibungen zu bestimmten Themen handelt, muss aus der Projektbeschreibung eindeutig hervorgehen, dass die Thematik im Projekt abgedeckt wird. Generell erfordert ein Förderantrag das genaue Durchlesen aller vom Fördergeber zur Verfügung gestellten Informationen und die Erstellung des Antrags genau nach den vorgegeben Richtlinien (Huemer et al. 2012). Einige Fördergeber bieten vor der Einreichung zusätzlich telefonische Beratung an, mithilfe derer Unklarheiten ausgeräumt und Feinheiten im Antrag diskutiert werden können.

Literatur

Bensberg G (2013) Survivalguide Schreiben. Ein Schreibcoaching fürs Studium. Springer, Heidelberg

Blanckenburg C von, Böhm B, Dienel H-L, Legewie H (2005) Leitfaden für interdisziplinäre Forschergruppen: Projekte initiieren – Zusammenarbeit gestalten. Steiner, München

Creswell JW (1994) Research design: qualitative & quantitative approaches. Thousand Oaks, Sage

Creswell JW (2012) Qualitative inquiry and research design: Choosing among five approaches, 3. Aufl. Sage, Thousand Oaks

Doody O, Bailey ME (2016) Setting a research question, aim and objective. Nurse Res 23(4):19-23

Eco U (2020) Wie man eine wissenschaftliche Abschlußarbeit schreibt: Doktor-, Diplom- und Magisterarbeit in den Geistes- und Sozialwissenschaften 14. Aufl. facultas, Wien

Esselborn-Krumbiegel H (2004) Von der Idee zum Text – Eine Anleitung zum wissenschaftlichen Schreiben, 2. Aufl. Schöningh, Paderborn

Esselborn-Krumbiegel H (2010) Richtig wissenschaftlich schreiben. Schöningh, Paderborn

Farrugia P, Petrisor BA, Farrokhyar F, Bhandari M (2010) Research questions, hypotheses and objectives. Can J Surg 53(4):278

Glaser BG, Strauss AL, Beer S (2012) The discovery of grounded theory. Transaction, Aldine

Gust J (2022). How to Select the Right Research Topic in 5 Easy Steps. Retrieved 6. Juni 2022 from https://www.collegeraptor.com/find-colleges/articles/tips-tools-advice/choose-right-research-topic-5-easy-steps

Huang X, Lin J, Demner-Fushman D (2006) Evaluation of PICO as a knowledge representation for clinical questions. AMIA Annual Symposium Proceedings, 359-363

Huemer B, Rheindorf M, Gruber H (2012) Abstract, Exposé und Förderantrag. Böhlau, Wien,

Huff AS (2009) Designing research for publication. Sage, Los Angeles

Kahn K, Kunz R, Kleijnen J (2003) Systematic reviews to support evidence-based medicine: how to review and apply findings of healthcare research. Royal Society of Medicine Press

Kothari CR, Garg G (2019) Research methodology: methods and techniques. New Age International

Maxwell J (2013) Qualitative Research Design: An Interactive Approach 3. Aufl. Sage Publications

Page J, Becker H (2014) Projektleitung und Projektentwicklung. Internes Arbeitspapier der Zürcher Hochschule für angewandte Wissenschaften

Ponterotto JG (2005) Qualitative research in counseling psychology: A primer on research paradigms and philosophy of science. J Couns Psychol 52 (2): 126–136

Richardson WS, Wilson MC, Nishikawa J, Hayward RSA (1995) The well-built clinical question: a key to evidence based-decisions. ACP J Club 123(3):A12-A13

Rossig W, Prätsch J (2008) Wissenschaftliche Arbeiten – Leitfaden für Haus- und Seminararbeiten, Bachelor- und Masterthesis, Diplom- und Magisterarbeiten, Dissertationen, 7. Aufl. Eigenverlag

Stahl J, Kipman U (2012) Anleitung zum wissenschaftlichen Arbeiten. Schwerpunkt Empirische Forschung. Ein Leitfaden für Studierende. Österreichisches Zentrum für Begabtenförderung und Begabungsforschung (ÖZBF). Herunterladbar unter: https://www.oezbf.at/wp-content/uploads/2017/12/Skriptum_Wiss_Arbeiten_komplett_2013-02-28.pdf

Trimmel M (1997) Wissenschaftliches Arbeiten. Ein Leitfaden für Diplomarbeiten und Dissertationen in den Sozial- und Humanwissenschaften mit besonderer Berücksichtigung der Psychologie, 2. Aufl. WUV-Universitätsverlag, Wien

Woodruff Library Reference (2022) How can I choose a good topic for my research paper? Retrieved 6. Juni 2022 from https://emory.libanswers.com/faq/44525

Aufbau einer wissenschaftlichen Arbeit

13

Valentin Ritschl, Larisa Baciu und Tanja Stamm

Inhaltsverzeichnis

Beim Aufbau von wissenschaftlichen Arbeiten ist meist ein vorgegebener Rahmen einzuhalten. Wie dieser im Detail auszusehen hat, ist an jeder Hochschule und bei jedem Journal grundsätzlich unterschiedlich.

Allerdings gibt es gewisse Grundsätze, die fast immer gültig sind. Angelehnt an die American Psychological Association [APA] (2009), die Deutsche Gesellschaft für Psychologie [DGP] (2007) und das PRISMA-Statement (Liberati et al. 2009) werden im folgenden Abschnitt Vorschläge für den Aufbau einer wissenschaftlichen Arbeit gegeben.

> Unbedingt bei der eigenen Hochschule die Vorgaben zum formalen Aufbau von wissenschaftlichen Arbeiten erfragen! Meist existiert dazu ein eigenes Handbuch.

V. Ritschl (✉) · T. Stamm
Medizinische Universität Wien, Institut für Outcomes Research, Zentrum für Medical Data Science, Wien, Österreich

L. Baciu
IMC Fachhochschule Krems, Krems, Österreich

© Der/die Autor(en), exklusiv lizenziert an Springer-Verlag GmbH, DE, ein Teil von Springer Nature 2023
V. Ritschl et al. (Hrsg.), *Wissenschaftliches Arbeiten und Schreiben*, Studium Pflege, Therapie, Gesundheit,
https://doi.org/10.1007/978-3-662-66501-5_13

13.1 Formaler Aufbau, Grobgliederung

13.1.1 Deckblatt

Jede Arbeit hat als erste Seite ein Deckblatt. Wie dieses Deckblatt zu gestalten ist, ist sehr unterschiedlich und abhängig von der Hochschule. Prinzipiell muss ein Deckblatt folgende Inhalte aufweisen:

- Titel
- Name der Universität
- angestrebter akademischer Grad
- Name des Studenten/der Studentin
- Matrikelnummer
- Datum der Einreichung
- Name des Erst- und Zweitbetreuers

13.1.2 Titel

Der Titel ist das Erste, was von einer wissenschaftlichen Arbeit gelesen wird. Umso wichtiger ist es, dass er gut formuliert ist. Der Titel sollte folgende Kriterien erfüllen:

- Länge: Die Formulierung sollte ca. 12 Worte umfassen.
- Interessant: Der Titel soll zum Weiterlesen anregen.
- Selbsterklärend: Der Leser oder die Leserin sollte aufgrund des Titels über den Inhalt des Textes Bescheid wissen.
- Die Methode oder ein ganz besonderes Ergebnis können erwähnt werden.

Beispiel

Ein Titel nach diesen Kriterien könnte lauten: Evidenzbasierte Praxis: Einstellungen, Kompetenzen, Barrieren und Arbeitszufriedenheit österreichischer Ergotherapeuten – eine Umfrage (Ritschl et al. 2015). ◄

13.1.3 Autorinnen und Autoren

Falls mehrere Personen eine Publikation verfassen, ist die Reihenfolge der Autorinnen und Autoren von Bedeutung. Prinzipiell gilt, dass die erstgenannte Person der Erstautor ist, und die letztgenannte der Seniorautor (Betreuer). Falls 2 Personen denselben Beitrag an einem Werk leisten, dann können diese als „equal contributors", also als gleichwertige Autoren, gesehen werden, dennoch müssen sich diese auf eine Reihenfolge einigen.

13.1.4 Andere formale Vorgaben

Es existiert noch eine Reihe weiterer Vorgaben, die Beachtung finden müssen, wie zum Beispiel: Schriftgröße, Schriftart, Zeilenabstand, Inhaltsverzeichnis. Aufgrund großer Diversität der Vorgaben an den unterschiedlichen Hochschulen sollen diese hier nicht weiter beschrieben werden.

13.2 Abstract richtig schreiben

Nach dem Titel ist der Abstract der meist gelesene Teil einer wissenschaftlichen Arbeit. Der Abstract stellt per Definition eine kurze Zusammenfassung der Inhalte der Arbeit dar (Landes 1966; Pitkin und Branagan 1998). Allgemein werden 2 Arten von Abstracts unterschieden:

- unstrukturiert, narrativ verfasste Abstracts
- strukturierte Abstracts mit Inhaltsüberschriften

Letztere wurden 1987 von Ad Hoc Working Group for Critical Appraisal of the Medical Literature eingeführt. Es gibt allerdings bis heute keine eindeutigen Argumente, die nur für die eine oder die andere Art sprechen (Scherer und Crawley 1998; Taddio et al. 1994). Manche

Journale oder Hochschulen schreiben jedoch eine gewisse Form vor.

Unabhängig von der Art des Abstracts sollten folgende Punkte beim Verfassen eingehalten werden:

- Sprachlich: Der Abstract sollte an die Sprache der Zielgruppen angepasst sein.
- Länge: üblicherweise 150–250 Worte, es werden aber manchmal auch mehr Worte zugelassen
- Einleitung (ca. 3 Sätze):
  - In einem Satz: Was ist das Thema? (Eventuell weglassen, wenn der Abstract zu lange geworden ist)
  - Darauf aufbauend in einem zweiten Satz: Was ist das Forschungsproblem?
  - Aufbauend auf den ersten beiden Sätzen folgt der dritte Satz: Was ist die Forschungsfrage?
- Methode: in ein bis maximal 3 Sätzen: Wie wurde vorgegangen, um die Forschungsfrage zu beantworten?
- Ergebnis: in ein bis max. 3 Sätzen: Was sind die Hauptergebnisse der Studie?
- Conclusio: in ein bis max. 2 Sätzen: Was bedeuten die Ergebnisse? Was sind die Implikationen der Studie (für Forschung und Praxis)?

Häufige Fehler beim Verfassen von Abstracts (Pitkin und Branagan 1998):

- Im Abstract finden sich nur Hinweise, aber keine Informationen. Beispielsweise wird im Methodenteil nicht die Vorgehensweise beschrieben, sondern es wird nur auf das Methodenkapitel verwiesen: „Im Teil der Methodik wird auf die Vorgehensweise zur Beantwortung der Fragestellung eingegangen." Ein weiteres Beispiel bezogen auf den Ergebnisteil: „Im Teil der Ergebnisse werden die Daten dargestellt." Solche Formulierungen sind in einem Abstract unbedingt zu vermeiden!
- Inkonsistenzen bei den Daten zwischen Artikel und Abstract. Die Schlüsselbegriffe und die Fragestellung sollen im Abstract und in

der Arbeit gleich sein. Um solche Fehler zu vermeiden, sollte ein Abstract auf jeden Fall dahingehend überprüft werden.

- Informationen/Daten werden im Abstract präsentiert, die im Artikel fehlen.
- Die Conclusio ist aufgrund der Ergebnisse im Abstract nicht nachvollziehbar. Dies bedeutet, dass die einzelnen Abschnitte in einem Abstract aufeinander aufbauen müssen.

▶ Der Abstract sollte als letzter Schritt beim Verfassen der wissenschaftlichen Arbeit geschrieben werden, damit die Stringenz zu der restlichen Arbeit gegeben ist. Obwohl er als letzter Teil verfasst wird, sollte sich der Autor oder die Autorin genügend Zeit nehmen, um einen korrekten und ansprechenden Abstract zu verfassen.

13.3 Der rote Faden – die Gliederung

Generell sollte bei einer wissenschaftlichen Arbeit ein roter Faden gespannt werden – die Inhalte müssen aufeinander aufbauen und in einer logischen Abfolge präsentiert werden. Der Leser oder die Leserin soll durch den Text geführt werden und möglichst keine Zusammenhänge selbst herstellen müssen. Dies geschieht einerseits über die Gliederung der Arbeit per se. Eine wissenschaftliche Arbeit oder auch Publikation setzt sich immer aus Einleitung/Hintergrund, Methodenteil, Ergebnisteil und Diskussionsteil zusammen. Dieser Aufbau sollte unbedingt eingehalten werden, da er einen roten Faden über die Arbeit hinweg bietet.

Andererseits können Zusammenhänge transparent und logisch dargestellt werden, indem dieser rote Faden auch innerhalb jedes Kapitels zu finden ist. Die Grobgliederung der Arbeit wird im Folgenden dargestellt. Tipps zum Verfassen von Kapiteln, um eine Struktur innerhalb von Kapiteln aufzubauen, werden in Abschn. 13.5 beschrieben.

13.3.1 Gliederung und Inhalte einer wissenschaftlichen Arbeit

Auch beim generellen Aufbau einer wissenschaftlichen Arbeit existieren unterschiedliche Möglichkeiten. Prinzipiell gibt es einen allgemein anerkannten Aufbau, auf den auch in wissenschaftlichen Artikeln zurückgegriffen wird:

13.3.1.1 Kapitel 1: Einleitung und/oder Hintergrund

Führt in das Thema ein und sollte nach folgenden Punkten aufgebaut sein:

- Was ist das Thema? Beispiel: Autismus bei Kindern. Es folgt dann eine kurze Einführung in das Thema, wie zum Beispiel Inzidenzen, Prävalenzen, Ätiologie, Pathophysiologie und ähnliches.
- Was ist die Bedeutung des Themas? Warum ist das Thema wichtig? Beispiel: Es folgt eine kurze Beschreibung, dass die Prävalenz von Autismus steigt und somit in der therapeutischen Betreuung mehr an Bedeutung gewinnt.
- Was sind Probleme? Beispiel: kurze Einführung, welchen Problemen Kinder mit Autismus im Alltag ausgesetzt sind.
- Was wird in aktueller Literatur zur Lösung des Problems beschrieben? Beispiel: kurze Einführung in Studien, die sich bisher mit der therapeutischer Betreuung von Kindern mit Autismus beschäftig haben.
- Was wird in aktueller Literatur noch nicht beschrieben? Was ist die Wissenslücke („gap of knowledge")? Beispiel: Hier wird aufgezeigt, dass etwa die Angehörigenarbeit in Bezug auf die Auswirkungen der Erkrankung auf den Alltag noch nicht untersucht wurde.
- Welche Fragestellung ergibt sich aus der Wissenslücke? Die Fragestellung und/oder Hypothese ist der letzte Teil der Einleitung und ergibt sich direkt aus der zuvor genannten Wissenslücke.
- Wie steht die Hypothese/Fragestellung mit dem Forschungsdesign in Verbindung? Am

Ende der Einleitung soll kurz erklärt werden, mit welchem Ansatz (Design) das Problem gelöst werden soll, die Forschungsfrage gut beantwortet werden kann.

13.3.1.2 Kapitel 2: Methode

Erklärt die Vorgehensweise, wie eine Antwort auf die Fragestellung gefunden werden soll. Folgende Inhalte werden im Methodenteil möglichst transparent dargestellt:

- Warum ist das gewählte Forschungsdesign geeignet, um die Fragestellung zu beantworten?
- Warum ist die gewählte Form der Datenerhebung geeignet?
- Wie werden die erhobenen Daten analysiert?
- Bei empirischen Arbeiten zusätzlich: Beschreibung der Proband*innen und Durchführung der Studie mit Ein- und Ausschlusskriterien, Stichprobenverfahren, Rekrutierung, Durchführung (Manipulationen, Interventionen).
- Bei Literaturarbeiten zusätzlich: Beschreibung der Literaturrecherche, -selektion und –synthese mit Keywords, Ein- und Ausschlusskriterien, Durchführung und Ergebnissen der Literaturrecherche, Prozess der Literaturselektion, Methode der Literatursynthese.

▶ Ein Methodenteil sollte so transparent verfasst werden, dass die/der Leser*in theoretisch dieselbe Studie ohne weitere Informationen auf dieselbe Art und Weise durchführen könnte.

13.3.1.3 Kapitel 3: Ergebnisse

Zusammenfassung und Darstellung aller erhobenen Daten. Nach den Grundsätzen der guten wissenschaftlichen Praxis sollten alle Ergebnisse, auch unerwünschte und unerwartete oder negative (keine Wirkung) Ergebnisse dargestellt und synthetisiert werden. In diesem Teil werden die Ergebnisse noch nicht interpretiert!

- Empirische Arbeiten:
  - Darstellung und Beschreibung der Stichprobe (deskriptiv)
  - Beschreibung der Ergebnisse der Analyse in Bezug auf die Fragestellung (Ergebnisse aus der Analyse der Interviews, Interferenzstatistik, oder ähnliches)
- Literaturarbeiten:
  - Darstellung der Studienselektion (nutzen eines Flowcharts zusätzlich zur Beschreibung ist oft hilfreich, siehe dazu zum Beispiel https://prisma-statement.org/prismastatement/flowdiagram.aspx, abgerufen am 25.09.2022)
  - Darstellung der Qualität der Studien
  - Kurze Zusammenfassung der einzelnen Studien (wird häufig in Tabellenform gemacht)
  - Synthese der Studien um die Forschungsfrage zu beantworten
- Tabellen und Abbildungen erhöhen die Übersichtlichkeit der Darstellung der Ergebnisse.

13.3.1.4 Kapitel 4: Diskussion

Hier sollen die Ergebnisse interpretiert, die Methodik reflektiert und weiterführende Ideen, Implikationen für Praxis und Forschung beschrieben werden.

- Die Diskussion beginnt meist mit einem Statement zur Beantwortung der Fragestellung(en) und/oder der Hypothese(n).
- Interpretation der Ergebnisse: Vergleiche, Übereinstimmungen und Gegensätze mit bestehender Literatur; Diskussion der internen Validität (Gültigkeit der Datenerhebung und der Datenerhebungsinstrumente, Effekte und deren Bezug auf die Ergebnisse). Zusätzlich bei Interventionen: Darstellung, wie sich die Durchführung bzw. die Stichprobe (Menschen die in die Studie eingeschlossen wurden) auf die Ergebnisse ausgewirkt haben könnte. Hier kann auf die Literatur aus der Einleitung Bezug genommen werden.
- Die Diskussion soll sowohl einen inhaltlichen Teil als auch einen methodischen Diskussionsteil enthalten: Was war besonders gut, was könnte an der Methode verbessert werden?
- Limitationen und alternative Erklärungen für die Ergebnisse: Diskussion der externen Validität (Sind die Ergebnisse generalisierbar?), Unterscheidungen zwischen der Population und der Stichprobe, Diskussion der intervenierenden Variablen (Umstände, die zu Verzerrungen in den Ergebnissen geführt haben könnten), die nicht kontrolliert wurden bzw. nicht kontrollierbar waren, Diskussion des Einflusses der Durchführung von Interventionen auf mögliche Unregelmäßigkeiten in den Ergebnissen.
- Implikationen: Beschreibung und Begründung der Wichtigkeit der Ergebnisse und Auswirkungen, Empfehlungen für klinische und praktische Tätigkeiten sowie für die Forschung, Empfehlungen für weitere Studien und Forschungsarbeiten.

13.3.1.5 Kapitel 5: Conclusio

Im letzten Teil einer wissenschaftlichen Arbeit kann eine ergebnisorientierte Quintessenz verfasst werden. Dies wird bei den Vorgaben von Hochschulen sehr unterschiedlich gehandhabt, und auch wissenschaftliche Artikeln werden nicht immer mit einer Conclusio abgeschlossen.

13.4 „Cite them right" – Zitation und Literaturverwaltungsprogramme

Es muss jedes Wissen, jede Idee oder Theorie, die einen direkten Einfluss auf die eigene Arbeit hat, zitiert werden. Wird das nicht eingehalten, spricht man von einem Plagiat, was den Verlust des akademischen Grads zur Folge haben kann.

▶ Auch Eigen- oder Selbstplagiate, also das Verwenden von Ideen, Theorien oder Wissen aus vorausgegangenen eigenen Arbeiten ohne korrekte Zitatangabe, kann zur Aberkennung eines akademischen Grads führen.

13.4.1 Wie wird nun korrekt zitiert?

Es existiert eine große Anzahl verschiedenster Zitationsstile, auf die in diesem Buch nicht eingegangen werden kann. Es besteht aber die Möglichkeit das Zitieren über Literaturverwaltungsprogramme durchzuführen. Die Verwendung von Literaturverwaltungsprogrammen erspart dem Autor und der Autorin Zeit, vor allem dann, wenn ein Artikel zum Beispiel bei unterschiedlichen Journalen eingereicht werden soll, die unterschiedlichen Zitationsrichtlinien folgen. Vorteile von Literaturverwaltungsprogramme sind:

- Sie erleichtern das Speichern und Verwalten der Literatur aus dem Internet.
- Sie erstellen automatisch das Literaturverzeichnis und aktualisieren dies auch, falls Quellen hinzugefügt oder entfernt werden.
- Sie ändern das ganze Dokument mit „einem Klick", wenn ein anderer Zitationsstil verwendet werden muss.

Es steht eine große Anzahl an Literaturverwaltungsprogrammen zur Verfügung, wie zum Beispiel Mendeley, Citavi, RefWorks oder EndNote. Prinzipiell sind diese Programme sehr ähnlich aufgebaut und strukturiert. Sie unterscheiden sich vor allem bei der Kompatibilität, den Kosten und kleinen Details in der Nutzung. Das Programm Mendeley hat zum Beispiel folgende Vorteile:

- Es ist bis zu einer Nutzung von 2 Gigabyte kostenlos.
- Es ist desktop- und webbasiert. Das heißt, die Ressource kann sowohl offline als auch über jeden Computer (per Internet) genutzt werden.
- Es existiert eine App für Tablets und Smartphones.
- Es existieren ausführliche Tutorials für ein einfaches Einsteigen.
- Es läuft problemlos unter Microsoft, Apple und Linux.
- Es kann jederzeit auf alle gespeicherten Literaturen zugegriffen werden.

- Mit dem Web-Importer können Studien und Bücher schnell und einfach aus dem Internet in das Programm geladen werden.
- Ist ein frei verfügbares PDF im Internet vorhanden, wird beim Importieren der Quelle das PDF automatisch in das Programm heruntergeladen.
- Es können Duplikate einfach gesucht und entfernt werden.
- Mithilfe des bestehenden Word-Plugins lässt sich in Worddokumenten sehr einfach zitieren.

Nachteile von Mendeley:

- Limitation der Artikel auf 2 Gigabyte.
- Automatisiertes Importieren von Büchern über die ISBN (International Standard Book Number) funktioniert (noch) nicht.
- Eine Registrierung ist notwendig.

13.4.2 Kurze Einführung in Mendeley

13.4.2.1 Vorbereitungen, um mit Mendeley arbeiten zu können

- Herunterladen der Installationsdatei über www.mendeley.com
- Installieren der Datei
- Öffnen des Programms
- kostenlose Registrierung (notwendig für die Nutzung der Onlinetools)
- Installieren des Word-Plugins über den Menüpunkt „Tools"
- Installieren des Web-Importers über den Menüpunkt „Tools"

Dann kann mit dem Importieren und Verwalten der Literatur begonnen werden.

13.4.2.2 Vorbereitungen für das Importieren von Artikeln oder Büchern

13.4.2.2.1 Ordner erstellen

Als erster Schritt sollte ein neuer Ordner erstellt werden – so können Artikel nach Projekten oder

Themen sortiert werden. Dieser kann links unten bei „Groups" und „New Group" erstellt werden.

13.4.2.2.2 Importieren von Zeitschriftenartikeln

Manuelles Importieren von Literatur kann über „+Add new" und dem Befehl „Add Entry Manually" gestartet werden. Auf diesen Befehl öffnet sich das Fenster „Add Entry Manually". Es kann nun ausgewählt werden, um welche Art der Publikation es sich handelt (in diesem Fall „Journal Article"), und alle notwendigen Informationen können händisch eingegeben werden. Dies ist vor allem dann notwendig, wenn unveröffentlichte Literatur in das Programm importiert werden soll. Haben Sie die DOI (Digital Object Identifier) oder eine PMID (PubMed ID) kann diese hier eingegeben werden und die Daten des Artikels werden automatisiert importiert. Werden die Daten automatisiert importiert, dann können vor dem Abspeichern noch eventuelle Korrekturen vorgenommen werden.

13.4.2.2.2.1 Importieren über das Internet

Über das Internet können Artikel automatisiert in das Programm importiert werden. Dazu stehen 2 Möglichkeiten zur Verfügung:

- Möglichkeit 1: Importieren über den Web-Importer. Es muss ein Artikel gesucht werden (z. B. in Google Scholar oder PubMed). Wird nun auf den vorher installierten Web-Importer geklickt, öffnet sich ein Fenster, und es werden alle erkannten Literaturen angezeigt. Wählt man nun die entsprechende Literatur aus, wird diese direkt in Mendeley gespeichert.

▶ Wenn man den Artikel auf der jeweiligen Seite des Journals anzeigen lässt, funktioniert die Importierfunktion noch besser (fehlerfreier).

- Möglichkeit 2: Importieren direkt aus Datenbanken. Am Beispiel von PubMed: Wird in PubMed eine Suche durchgeführt, erscheint eine Liste mit Artikeln. Für den Import in Mendeley müssen in einem ersten Schritt jene Artikel markiert werden, die von Interesse sind. Oberhalb der Ergebnisliste findet sich auf der rechten Seite ein Link „Send to". Dort wählt man die Option „Citation Manager". Dieser Schritt wird mit der Bestätigung „Creat File" beendet. Die Datei muss nun direkt auf den Desktop gespeichert werden und dann mittels „Drag and Drop" in das größte Fenster in der Mitte des Programms Mendeley abgelegt werden. Die Literaturen werden sogleich automatisch vom Programm übernommen und angezeigt.

Unabhängig davon, wie Literatur in das Programm importiert wird, sind die importierten Informationen immer zu überprüfen, denn das Programm funktioniert nur so gut, wie die Daten im Netz zu finden sind. Das heißt, fehlerhafte Daten werden auch fehlerhaft importiert und benötigen somit einer Überprüfung und ggf. einer Überarbeitung.

Die Überarbeitung der importierten Daten wird durchgeführt, indem der entsprechende Artikel angeklickt wird. Durch das Anklicken des Artikels öffnet sich auf der linken Seite ein Fenster, in dem alle Daten des Artikels ersichtlich sind. Es kann nun einfach in die entsprechenden Zeilen geklickt und korrigiert werden. Die Korrekturen werden automatisch übernommen.

13.4.2.2.2.2 Import aus bestehenden PDF-Dateien

Existieren bereits PDF-Dateien auf dem eigenen Computer, können diese entweder einzeln oder gesammelt in einem Ordner in Mendeley importiert werden. Dies kann entweder über „Drag and Drop" oder durch den Befehl „+Add new" bzw. „File(s) from computer" durchgeführt werden.

▶ Wurden die PDFs nach dem Speichern auf dem Computer umbenannt, macht Mendeley beim Import aus dem PDF häufig Fehler. Es müssen somit auch hier eine Kontrolle und ggf. eine Überarbeitung der importierten Daten stattfinden.

13.4.2.2.3 Importieren von Büchern

Bücher können neben der manuellen Eingabe ebenfalls über das Internet importiert werden. Die manuelle Vorgehensweise ist gleich wie bei Artikeln, mit der Ausnahme, dass im Fenster bei der Dateneingabe „Book" statt „Journal Article" ausgewählt werden muss. Für das Importieren aus dem Internet stehen ebenfalls 2 Möglichkeiten zur Verfügung:

- Möglichkeit 1: Importieren der Bücher aus dem Gesamtkatalog am Beispiel des Gesamtkatalogs des österreichischen Bibliothekenverbundes (https://search.obvsg.at/primo-explore/search?vid=OBV). Hier werden nahezu alle veröffentlichten Bücher gelistet. Auf der folgenden Seite kann der Titel des Buches eingegeben oder nach Keywords gesucht werden. Dann das gewünschte Buch anklicken. Speichern Sie nun das Buch am besten als RIS-Datei (Research Information System), auf Ihren Desktop und importieren diese mittels „Drag and Drop" in Mendeley. Eine Überprüfung der Daten wird empfohlen, da auch über den Gesamtkatalog nicht immer fehlerfreie Datenimporte gesichert sind.
- Möglichkeit 2: Falls ein Import über den Gesamtkatalog nicht möglich ist, da das gesuchte Buch nicht auffindbar ist, kann versucht werden, über den Web-Importer ein Buch zu importieren. Wird das Buch beispielsweise über books.google.com gesucht und angeklickt, kann der Web-Importer meist das Buch erfassen. Eine Überprüfung der Daten ist hier auf alle Fälle notwendig.

13.4.2.2.4 Überprüfen und Entfernen von Duplikaten

Wurden viel Literatur importiert, können Duplikate über den Menüpunkt „Tools" und „Check for Duplicates" angezeigt werden. Die Einträge sollten nun überprüft werden, ob es sich tatsächlich um Duplikate handelt. Mendeley zeigt im Fenster auf der rechten Seite, in dem die Details des Artikels angezeigt werden, durch ein Häkchen an, welche Informationen identisch sind.

Stimmen diese überein, und man möchte gerne die Duplikate entfernen, muss dieser Vorgang durch einen Klick auf „Confirm Merge" abgeschlossen werden.

13.4.2.2.5 Zitieren im Text

Wurden nun die benötigten Quellen in das Programm importiert, kann mit dem Erstellen des Textes begonnen werden. Wurde das Word-Plugin installiert, finden sich im Programm Word unter dem Reiter „Referenzen" nun die notwendigen Tools, um mithilfe des Literaturverwaltungsprogramms zu zitieren. Alle folgenden Schritte werden direkt im Programm Word durchgeführt (Ausnahmen werden gesondert gekennzeichnet).

Im ersten Schritt muss der Zitationsstil gewählt werden. Muss dieser später geändert werden, ist dies jederzeit möglich. Dies kann unter dem Reiter „Referenzen" und „Formatvorlage" eingestellt werden.

Im zweiten Schritt wird der Text verfasst. Melden Sie sich bei Ihrem Mendeley-Account an. Es öffnet sich dann auf der rechten Seite ein Fenster „Mendeley Cite". Beginnen Sie Ihren Text zu schreiben. Immer wenn ein Quellenverweis eingefügt werden soll, suchen Sie die entsprechende Quelle(n) in „Mendeley Cite", wählen diese mit einem Hacken an und klicken auf den Button „Insert Citation". Es erscheint der Quellenverweis im Word an der Stelle, an der sich der Cursor befindet.

Muss das Zitat noch bearbeitet werden, wenn man beispielsweise eine Seitenzahl hinzufügen möchte, stehen 2 Möglichkeiten zur Verfügung:

- Möglichkeit 1: Die Quellenangabe im Text kann direkt verändert werden. Allerdings bleibt diese Veränderung bestehen – wird beispielsweise der Zitationsstil gewechselt, ändert sich dieser Verweis nicht automatisch, sondern es müsste erst zurückgesetzt werden.
- Möglichkeit 2: Doppelklick auf die entsprechende Zitation. Wählen Sie dann „Manual override". Nun können Sie die Änderungen vornehmen und abspeichern.

13.4.2.2.6 Erstellen eines Literaturverzeichnisses

Im letzten Schritt kann noch ein Literaturverzeichnis hinzugefügt werden. Dafür muss erst der Cursor an die Stelle im Word-Dokument gesetzt werden, an der das Literaturverzeichnis erscheinen soll. Wird nun unter „Mendeley Cite", neben „Citation Settings" auf die drei Punkte gedrückt „...", können Sie mit „Insert Bibliography" das Literaturverzeichnis erstellen (bzw. können Sie hier auch jederzeit das Literaturverzeichnis updaten).

> Das Literaturverzeichnis kann jederzeit, sobald eine Quelle in das Dokument eingefügt wurde, erstellt oder aktualisiert werden.

Das Literaturverzeichnis sollte immer auf Fehler kontrolliert werden – falls hier Fehler ersichtlich sind, sollte nicht direkt im Literaturverzeichnis, sondern in das Programm Mendeley gewechselt werden, um dort die inkorrekten Daten zu korrigieren. Wechselt man dann wieder in das Word-Dokument zurück, werden die Daten im Dokument aktualisiert, indem man auf „Refresh" klickt.

13.5 Verständlich und wissenschaftlich – der ideale Schreibstil

Wissenschaftliche Texte sollen wissenschaftlich geschrieben sein. Aber was bedeutet das? Wichtig zu wissen ist, dass es zwar Empfehlungen gibt, aber sehr starke unterschiedliche Vorlieben. Beispielsweise wird ein „Ich" im Text von manchen Autoren und Autorinnen kategorisch abgelehnt, andere sind der Meinung, dass dies ein wichtiger Schritt ist, um wissenschaftliche Texte leichter lesbar und somit vielleicht auch Laien einfacher zugänglich zu machen. Es ist an dieser Stelle klar zu empfehlen, sich seine eigenen Vorlieben, aber auch die Vorlieben eines etwaigen Betreuers bewusst zu machen und die Vorgaben

der Hochschule oder des Journals einzuhalten. Zusätzlich existieren Vorgaben, die immer eingehalten werden sollten:

- Der rote Faden sollte innerhalb eines Kapitels unbedingt vorhanden sein. Dazu müssen verbindende Wörter benutzt werden, die zeigen, wie Inhalte miteinander in Zusammenhang stehen.

Beispiel

Ungünstig ist beispielsweise: „Autor 1 (2002) sieht einen signifikanten Zusammenhang zwischen Therapie X und einer Verbesserung der Gelenkbeweglichkeit. Autor 2 (2005) sieht eine signifikante Verbesserung der Gelenkbeweglichkeit durch die Verwendung der Therapie Y." Es ist nun nicht klar, ob somit der Autor 2 dem Autor 1 widerspricht oder ob es sich um eine Ergänzung handelt. Hier wurden 2 Inhalte lediglich nacheinander dargestellt, aber nicht in Verbindung gebracht. Dies könne beispielsweise so gelöst werden: „Autor 1 (2002) sieht einen signifikanten Zusammenhang zwischen Therapie X und einer Verbesserung der Gelenkbeweglichkeit. Dem widerspricht Autor 2 (2005), der eine signifikante Verbesserung der Gelenkbeweglichkeit durch die Verwendung der Therapie Y festgestellt hat." ◄

- Es ist ratsam, im Vorhinein eine Struktur zu überlegen, wie ein Text aufgebaut werden soll. Dies hilft, beispielsweise Redundanzen im Text zu vermeiden und einen roten Faden zu entwickeln.
- Es sollte im Vorhinein auch überlegt werden, an welche Zielpersonen ein Text gerichtet ist. Richtet sich ein Text beispielsweise an eine interdisziplinäre Gruppe, muss darauf geachtet werden, dass nur allgemein bekanntes Fachvokabular benutzt wird. Wird der Text für ein Laienpublikum verfasst, müssen die Passagen allgemein verständlich formuliert und Fachwörter umschrieben werden. Umgangssprachliche Formulierungen oder

unpräzise Äußerungen sind generell zu vermeiden.

- Das Gendern wird in unterschiedlichen Ländern unterschiedlichen gehandhabt. Hier sollte unbedingt im Vorhinein beim Betreuer oder bei der Betreuerin geklärt werden, wie in Texten gegendert werden muss.

> Oft ist es hilfreich, in bereits publizierten wissenschaftlichen Texten zu schauen, wie gewisse Probleme/Fragestellungen beschrieben wurden. Dies kann ein guter Ideengeber für erste Formulierungen darstellen.

13.6 Veröffentlichen

Wird viel Zeit und Energie in ein Projekt gesteckt, ist es oft erstrebenswert, diese Arbeit auch öffentlich zugänglich zu machen. Hierfür eignen sich besonders Publikationen in wissenschaftlichen Zeitschriften/Journals. Leider zeigt die Erfahrung, dass aus einer anfänglichen Idee oft keine tatsächliche Umsetzung folgt. Folgende Vorschläge könnten hierbei unterstützen:

Es spart viel Zeit nach Beendigung einer Arbeit, wenn beispielsweise die Abschlussarbeit bereits als Artikel verfasst wird. Ob diese Möglichkeit besteht, ist mit dem Betreuer abzusprechen. Die Vorgaben der Hochschule müssen eingehalten werden. Häufig wird zusätzlich eine verlängerte Einleitung und Diskussion verlangt. Der Aufbau wird dann oft folgendermaßen strukturiert:

- 1. Verlängerte Einleitung
- 2. Artikel
- 2.1 Einleitung
- 2.2 Methode
- 2.3 Ergebnisse
- 2.4 Diskussion
- 2.5 Conclusio
- 3. Verlängerte Diskussion

Sinn der „verlängerten" Teile ist, dass der Studierende zeigen kann, dass er sich in der Tiefe mit der Materie auseinandergesetzt hat. Doch durch diesen Aufbau kann mit einem ersten Konzept eines Artikels in eine mögliche Publikation gestartet werden, und es muss nicht die gesamte Arbeit umgeschrieben werden.

Prinzipiell scheint ein Artikel „weniger" Arbeit, da er kürzer ist. Allerdings muss für das Verfassen eines Artikels meist viel mehr Zeit aufgewandt werden, denn das kurze und präzise Formulieren ist eine weitere Herausforderung. Eine gute Unterstützungsmöglichkeit bieten hierfür bereits veröffentlichte Artikel. Der beste Einstieg ist, sich in dem Journal, in dem man veröffentlichen will, einen Artikel zu suchen, der ein ähnliches Thema behandelt. So kann die Struktur mehr oder weniger übernommen werden: Werden beispielsweise in dem Artikel 5 Sätze zur Beschreibung des Themas in der Einleitung verwendet, sollte versucht werden, die Beschreibung des Themas ebenfalls auf 5 Sätze zu beschränken.

Es sei noch darauf hingewiesen, dass das Veröffentlichen ein zum Teil kostspieliges und mit Sicherheit langwieriges Projekt darstellt. In sehr guten Journalen kann eine Veröffentlichung bis zu 3000 Euro kosten. Diese Kosten werden meist von der Institution, an der der Autor angestellt ist, getragen. Dies sollte allerdings im Vorhinein abgeklärt werden. Wird der Artikel durch ein Peer-Review-Verfahren für eine eventuelle Veröffentlichung auf seine Qualität hin geprüft, ist es möglich, dass vom ersten Einreichen bei einem Journal bis zur tatsächlichen Veröffentlichung ein Jahr oder mehr vergeht.

Wichtig ist auch, dass die Seniorautoren einen wesentlichen Beitrag zur Veröffentlichung beitragen, vor allem wenn eine Autorin noch nicht so viel Publikationserfahrung hat.

13.6.1 Zusammenfassung

Der Aufbau von wissenschaftlichen Arbeiten ist in der Struktur sehr ähnlich, in den Details unterscheiden sich die Vorgaben der Hochschulen. Neben dem korrekten Aufbau der Arbeit sind Schlüssigkeit und Logik sowohl innerhalb der Kapitel als auch übergreifend über das Dokument einzuhalten. Literaturverwaltungsprogramme können eine gute Unterstützung im Erstellen von wissenschaftlichen Arbeiten darstellen.

Literatur

Ad Hoc Working Group for Critical Appraisal of the Medical Literature (1987) A proposal for more informative abstracts of clinical articles. Ann Intern Med 106:598–604

American Psychological Association (2009) Publication manual of the American Psychological Association, 6. Aufl. American Psychological Association, Washington

Deutsche Gesellschaft für Psychologie (2007) Richtlinien zur Manuskriptgestaltung, 2. Aufl. Hogrefe, Göttingen

Landes KK (1966) The scrutiny of the abstract. II. Bull Am Assoc Pet Geol 50:1992–1999

Liberati A, Altman DG, Tetzlaff J, Mulrow C, Gotzsche PC, Ioannidis JPA et al (2009) The PRISMA statement for reporting systematic reviews and meta-analyses of studies that evaluate health care interventions: Explanation and elaboration. Ann Intern Med 6(4):W

Pitkin RM, Branagan MA (1998) Can the accuracy of abstracts be improved by providing specific instructions? J Am Med Assoc 280:267–269

Ritschl V, Schönthaler E, Schwab P, Strohmer K, Wilfing N, Zettel-Tomenendal M (2015) Evidenzbasierte Praxis: Einstellungen, Kompetenzen, Barrieren und Arbeitszufriedenheit österreichischer Ergotherapeuten – eine Umfrage. Ergoscience 10(3):97–107

Scherer RW, Crawley B (1998) Reporting of randomized clinical trial descriptors and use of structured abstracts. J Am Med Assoc 280:269–272

Taddio A, Pain T, Fassos FF, Boon H, Ilersich AL, Einarson TR (1994) Quality of unstructured and structured abstracts of original research articles in the British Medical Journal, the Canadian Medical Association Journal, and the Journal of the American Medical Association. Can Med Assoc J 150:1611–1615

Wissenschaft praktisch – evidenzbasierte Praxis

14

Valentin Ritschl, Tanja Stamm
und Gerold Unterhumer

Inhaltsverzeichnis

Ergänzende Information Die elektronische Version dieses Kapitels enthält Zusatzmaterial, auf das über folgenden Link zugegriffen werden kann https://doi.org/10.1007/978-3-662-66501-5_14.

V. Ritschl (✉) · T. Stamm
Institut für Outcomes Research, Zentrum für Medical Data Science , Medizinische Universität Wien, Wien, Österreich

G. Unterhumer
Fachhochschule Campus Wien, Department Gesundheitswissenschaften, Radiologietechnologie, Wien, Österreich

14.1 Evidenzbasierte Praxis

Valentin Ritschl, Gerold Unterhumer und Tanja Stamm

14.1.1 Was ist evidenzbasierte Praxis?

Evidenzbasierte Praxis (EBP) ist das Treffen von therapeutischen oder diagnostischen Entscheidungen unter Einbezug der jeweils besten verfügbaren Evidenz. Der Begriff „Evidenz" bedeutet wissenschaftlicher Beweis aus entsprechenden qualitativ hochwertigen Studien.

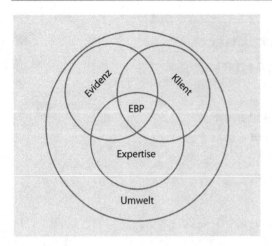

Abb. 14.1 Die 4 Säulen der evidenzbasierten Praxis

Um evidenzbasierte Entscheidungen treffen zu können, müssen somit 4 Faktoren (Kielhofner 2006a; Sheldon 2007; Taylor 2007; Sackett et al. 1996) berücksichtigt werden (nur die Ergebnisse aus den Studien zu betrachten reicht nicht aus, Abb. 14.1):

- Werte/Ziele/Vorstellungen der/des Patient*in
- (Erfahrungs-)Wissen der Praktiker*in
- aktuelle wissenschaftliche Forschungsergebnisse
- institutionelle und politische Kontextfaktoren

Studien zu diesen Faktoren zeigen, dass das Heranziehen von Werten, Zielen oder Vorstellungen der Patient*innen, das (Erfahrungs-) Wissen der Praktiker*in sowie die institutionellen und politischen Kontextfaktoren bereits täglich als Quellen genutzt werden, um klinische Entscheidungen zu treffen. Evidenzen werden allerdings derzeit von allen Quellen am wenigsten für klinische Entscheidungsfindungen herangezogen (Döpp et al. 2012; Ritschl et al. 2015). Somit fokussiert dieses Kapitel vor allem auf die Nutzung von wissenschaftlichen Studien (externe Evidenz).

14.1.2 Warum sollen Gesundheitsberufe evidenzbasiert arbeiten?

EBP erlebt seit den späten 1990er-Jahren eine steigende Bedeutung in allen Gesundheits-

bereichen, vor allem auch in den nicht ärztlichen Gesundheitsberufen. Folgende Vorteile werden diskutiert:

- Die moralische und berufsethische Verpflichtung, evidenzbasiert zu arbeiten, um die bestmögliche Versorgung der Patienten zu gewährleisten (Bailey et al. 2007; Novak und McIntyre 2010; Roberts und Barber 2001).
- Die gesteigerte Arbeitszufriedenheit der Professionalisten durch die Maximierung der therapeutischen oder diagnostischen Wirksamkeit (Moore et al. 2006).
- Evidenzbasiertes Arbeiten steigert die professionelle Glaubwürdigkeit und fördert damit das Ansehen einer Berufsgruppe (Bailey et al. 2007; Curtin und Jaramazovic 2001; Moore et al. 2006; Sheldon 2007).
- Der Schutz vor rechtlichen Folgen, zum Beispiel Klagen, durch die Vermeidung von Behandlungsfehlern: Um diese zu vermeiden muss „nach dem jeweiligen Stand der Wissenschaft" behandelt werden (Bundesministerium Gesundheit 2015).

14.1.3 Was muss ich bedenken wenn ich evidenzbasierte Praxis in meinen beruflichen Alltag integrieren will?

Jede Gesundheitsprofessionist*in („health professional") kann ohne große Veränderungen EBP im beruflichen Alltag integrieren. Wichtig ist allerdings abzugrenzen, was EBP darstellt, bzw. was keine EBP ist. Häufig wird argumentiert, dass die EBP durch Fortbildungen, Ausbildungen, die Grundausbildung oder Fachgespräche mit Kollegen bereits erfüllt würde. Es soll an dieser Stelle klar gesagt werden, dass diese Quellen ebenfalls wichtig sind, aber eben noch keine EBP darstellen. Wissen aus Fortbildungen, Ausbildungen und von Kolleg*innen sind Expertenmeinung, die die subjektive Sichtweise einer Person widerspiegeln. EBP bedeutet die bewusste und neutrale Integration von aktuellen wissenschaftlichen Forschungsergebnissen mit der eigenen Erfahrungen (interne Evidenz), den Zielen der Klient*innen und den institutionellen/politischen Rahmenbedingungen. Dies bedeutet auch, dass die Anwendung der EBP eine aktive Auseinandersetzung mit der Wissenschaft durch die jeweiligen Anwender*innen erfordert.

14.2   Ablauf eines evidenzbasierten Prozesses

Der Prozess der EBP verläuft in 5 Schritten und wird manchmal durch einen 6. Schritt erweitert (Law et al. 2007, zitiert in Lin et al. 2010, S. 165):

1. Formulieren einer klinischen Fragestellung
2. Literaturrecherche
3. Lesen und bewerten der Literatur
4. Implementierung des Wissens in die Praxis
5. Evaluation der Implementierung
6. Berichten des neu erworbenen Wissens

14.2.1   Schritt 1: Formulieren einer klinischen Fragestellung

Der erste Schritt im EBP-Prozess, das Formulieren einer relevanten Fragestellung, ist für den weiteren Ablauf wichtig. Je konkreter die Fragestellung formuliert wird, desto klarer und fokussierter können Studien gefunden und die Ergebnisse für die Praxis genutzt werden (Onady und Raslich 2003, zitiert in Lin et al. 2010, S. 165). Eine klar formulierte Fragestellung richtet sich typischerweise nach den PICOT-Kriterien (Del Mar et al. 2013; Melnyk und Fineout-Overholt 2010).

P – Patient/Problem/Population
Dieser Teil der Frage macht klar, um wen es sich handelt. In der Praxis sind es die Klient*innen, dessen Situation oder Zustand der Anlass für eine EBP-Recherche ist. Beispiele: Kinder mit Autismus-Spektrum-Störung, adipöse Frauen im mittleren Alter, Frauen im gebärfähigen Alter bei Röntgenuntersuchungen, Kinder in der Computertomographie.

I – Intervention
Der Begriff „Intervention" ist hier breit zu sehen. EBP kann sich diesbezüglich auf therapeutische Interventionen, Diagnostiken, Tests, Assessments, Prognosen und allgemeine Fragestellungen beziehen. Die EBP kann im gesamten therapeutischen/diagnostischen Prozess eingesetzt werden. Beispiele: eine Frage nach einer speziellen Therapieform bezogen auf die zuvor gewählte Patientengruppe, die Frage nach der geeignetsten Therapieform oder die Frage nach dem nützlichsten diagnostischen Test.

C – Comparison
Vergleichsgruppen werden in klinischen Fragestellungen nicht immer miteingebunden. Sie dienen zur Abgrenzung, wenn ein Vergleich zwischen 2 unterschiedlichen Vorgehensweisen im Zentrum des Interesses steht. Beispiele: eine andere (neue) Therapieform im Vergleich zu einer konventionellen oder im Vergleich zu keiner Behandlung (Placebogruppe), der Vergleich der diagnostischen Aussagekraft einer neuen Untersuchungsmethode mit einem Referenzverfahren. Ein Referenzverfahren wird auch als „Goldstandard" bezeichnet.

O – Outcome
Diese Komponente sollte klar spezifizieren, welches Ergebnis der Intervention von Interesse ist. Dies sollte in direkter Verbindung mit dem Ziel des Patienten stehen. Beispiele: Verminderung von Schmerz, Verbesserung der Gelenkbeweglichkeit, diagnostische Aussagekraft und Nützlichkeit einer Untersuchungsmethode oder Partizipation an Alltagshandlungen wie der Schule.

T – Time
Gemeint ist der Zeitrahmen, in dem die Intervention das Outcome erreichen soll, ob beispielsweise eine Intervention nicht nur effektiv, sondern auch effizient ist. Beispiele: die Anzahl von Kontrolluntersuchungen innerhalb von 5 Jahren, die Auswirkungen von Strahlenanwendungen nach 20 Jahren.

Es wird zwischen Hintergrund- und Vordergrundfragen unterschieden. Hintergrundfragen sind Fragen, die allgemeines Wissen über Interventionen und Untersuchungen erfragen, wie zum Beispiel „Welche Therapieformen existieren für Kinder mit Autismus-Spektrum-Störung?". Hintergrundfragen bestehen somit meist nur aus 2 der vorher besprochenen Elemente (Person und Intervention/

Untersuchung). Vordergrundfragen wollen spezifisches Wissen über Interventionen erfragen, wie zum Beispiel „Zeigen regelmäßige Massagen oder eine Behandlung nach sensorischer Integrationstherapie (Jean Ayres) bessere Ergebnisse bei Kindern mit Autismus-Spektrum-Störung in Bezug auf eine Verbesserung der Aufmerksamkeit im Schulalltag?". Vordergrundfragen bestehen meist aus den 5 beschriebenen PICOT-Elementen (Straus et al. 2011).

14.2.2 Schritt 2: Literaturrecherche

Der zugleich anfangs herausfordernde wie auch wichtige zweite Schritt besteht in der Suche nach Literatur, mit der die zuvor gestellte Frage beantwortet werden soll. Hier stellen sich die Fragen: Wonach suche ich und was will ich finden? Prinzipiell stehen unterschiedliche Ressourcen (Bücher, Zeitschriften, Datenbanken, Internet) für die Suche nach Literatur zur Verfügung.

Zeitschriften/Journale

Wissenschaftliche Zeitschriften/Journale bieten die aktuellsten wissenschaftlichen Ergebnisse. Bei Journalen muss allerdings zwischen solchen mit und ohne Peer-Review-Verfahren unterschieden werden. Peer-Review Verfahren bedeutet in diesem Zusammenhang eine (zumeist anonymisierte) Prüfung der Studie/des Artikels durch mindestens zwei unabhängige Forscher*innen oder Personen mit ähnlicher Expertise. Diese entscheiden, ob der Artikel den Anforderungen in Bezug auf wissenschaftlichen Gehalt, Aktualität und anderen Gütekriterien entspricht. Nur wenn diese Personen den Artikel als wertvoll und korrekt befinden, wird er auch veröffentlicht. Um qualitätsvolle Evidenzen für die Beantwortung der Fragestellung zu finden, sollten demnach nur Artikel aus Zeitschriften mit Peer-Review-Verfahren gesucht und genutzt werden (Hoffmann et al. 2013).

Datenbanken

Datenbanken bieten eine Struktur, um die Vielzahl an veröffentlichten Studien in den Journalen „beherrschen" zu können und verfügbar zu haben. Sonst müssten „per Hand" alle möglichen Journale durchgeblättert werden, was

bei über 3 Millionen Artikeln pro Jahr in den Gesundheitsberufen sehr aufwendig wäre. In Datenbanken wird mit Schlüsselbegriffen („keywords") systematisch nach Artikeln gesucht, die für die Beantwortung der Fragestellung potenziell interessant sind. Ein weiterer Vorteil von Datenbanken ist die Vorselektion von Zeitschriften – es werden hauptsächlich Journale mit Peer-Review-Verfahren geführt (Taylor 2007).

Internet

Das Internet bietet freien Zugang zu einer Unzahl an Informationen. Es ist allerdings schwierig, innerhalb dieser Informationen zwischen richtigen, wertvollen und verfälschten zu unterscheiden. Deswegen sollte es eher vermieden werden, Literatur nur zum Beispiel in Google zu suchen (Hoffmann et al. 2013).

Bücher

Bücher stellen eine weitere Quelle zur Literaturrecherche dar. Das Problem bei Büchern ist, dass sie meist kein aktuelles Wissen bezüglich Interventionen beinhalten. Außerdem kann nicht klar gesagt werden, ob das Wissen in Büchern auf wissenschaftlichen Erkenntnissen beruht oder einfach Expertenmeinungen darstellt. Bücher bieten auf der anderen Seite einen guten Überblick über Grundlagen. Wenn sich die Frage auf Grundlagenwissen bezieht (z. B. „Welche Symptome zeigen Menschen, die an Morbus Parkinson erkrankt sind?"), bieten Fachbücher eine gute Möglichkeit, sich dieses Wissen anzueignen. Bezieht sich die Frage allerdings auf aktuelles wissenschaftliches Wissen, sind Bücher eine ungenügende Quelle und Journale sind ihnen vorzuziehen (Straus et al. 2011; Taylor 2007).

14.2.2.1 Datenbanken

Um EBP anzuwenden, wird empfohlen aktuelle Artikel (aus den letzten 3–5 Jahren) in Datenbanken zu suchen. Folgende Datenbanken können empfohlen werden:

PubMed/MEDLINE

Ist die wichtigsten Datenbank für medizinische, therapeutische bzw. diagnostische Literatur. Alle Gesundheitsberufe können hier wichtige Literatur finden. Die Recherche in der Datenbank PubMed ist von jedem Internetanschluss kostenlos möglich. Verfügbar im Internet unter www.ncbi.nlm. nih.gov/pubmed.

Cochrane Library
Hier findet man nur Literaturevaluationen und Metaanalysen (Reviews) zu bestimmten Themengebieten in der Medizin und den nicht-ärztlichen Gesundheitswissenschaften. Die Suchergebnisse sind meist geringer in der Anzahl, die verfügbaren Artikel sind jedoch von hoher Qualität. Die Recherche in der Datenbank ist kostenlos verfügbar unter www.cochranelibrary.com.

OT-Seeker
Diese Datenbank ist eine rein ergotherapeutische Datenbank. Zugänglich ist sie ebenfalls kostenlos unter www.otseeker.com.

PEDro
Die Datenbank PEDro ist das physiotherapeutische Pendant zu OT-Seeker. Sie schließt verwandte Bereiche und physikalische Methoden mit ein und ist ebenfalls kostenlos zugänglich: www.pedro.org.au/german.

CINAHL
Diese Datenbank bietet vor allem Literatur für pflegerische und therapeutische Berufe wie Ergotherapie, Physiotherapie und Pflegewissenschaft. Sie ist kostenpflichtig und meist nur über Bibliotheken von Universitäten oder Fachhochschulen verfügbar.

ScienceDirect
Diese kostenlose Datenbank bietet als Ergänzung zu PubMed aktuelle Studienergebnisse in den diagnostischen Berufen (www.sciencedirect.com).

> Um ein möglichst umfangreiches Bild der aktuellen wissenschaftlichen Ergebnisse zu erhalten, wird empfohlen, immer in Kombination zu suchen (Taylor 2007). Wir empfehlen PubMed/Medline, Cochrane Library und eine weitere nach Berufsgruppe ausgewählte Datenbank (CINAHL, PEDro, OT-Seeker, ScienceDirect).

14.2.2.2 Schlüsselwörter

Um in den Datenbanken zielgerichtet suchen zu können, müssen aus der Fragestellung heraus die Schlüsselwörter („keywords") definiert werden. Beispiel: „Zeigen regelmäßige Massagen oder eine Behandlung nach sensorischer Integrationstherapie (Jean Ayres) bessere Ergebnisse bei Kindern mit Autismus-Spektrum-Störung in Bezug auf eine Verbesserung der Aufmerksamkeit im Schulalltag?" Keywords: „massage, sensory integration, children, autism, attention". Wie hier zu sehen ist, müssen diese Schlüsselwörter ins Englische übersetzt werden, da in den Datenbanken mit den englischen Begriffen gesucht wird.

> Die Übersetzung der eigenen Fachsprache ins Englische kann anfänglich eine Herausforderung darstellen. Nicht immer ist die erste Übersetzung auch diejenige, die in den Datenbanken zu den gewünschten Ergebnissen führt. Beispielsweise führt die Suche nach dem deutschen Begriff „Arbeitszufriedenheit" in seinen englischen Übersetzungen „work satisfaction" und „job satisfaction" zu (möglicherweise) anderen Ergebnissen. Gute Anregungen für Übersetzungen bieten vor allem die Referenzlisten von bereits gefundenen oder bekannten Studien. Auch können online-Übersetzungshilfen genutzt werden wie dict.cc oder deepl.com.

14.2.2.2.1 Verknüpfung von Schlüsselwörtern

Für die Suche müssen zwei oder mehr Suchwörter korrekt verknüpft werden. Dazu dienen sogenannte „logische Verknüpfungen" (Boolesche-Operatoren):

AND (UND)
Werden zwei Suchbegriffe mit AND verknüpft, dann bedeutet dies, dass alle Studien herausgesucht werden, in denen der eine UND der andere Suchbegriff vorkommen. Alle anderen Stu-

dien werden nicht angezeigt. Beispiel: autism AND massage bedeutet, dass die Datenbank alle Studien anzeigen wird, in denen beide Begriffe vorkommen. Kommt in einer Studie nur einer der Begriffe vor oder keiner der beiden Begriffe, wird diese Studie nicht angezeigt. Bei Begriffen, die aus mehreren Wortteilen bestehen (Phrasen), wird die gesuchte Bezeichnung in Anführungszeichen gesetzt (die sogenannte Phrasensuche). Beispiele: „computed tomography", „image quality". Die Datenbank zeigt alle Publikationen an, in denen der Begriff genau in dieser Konstellation vorkommt, und liefert daher andere Ergebnisse als die AND-Verknüpfung.

OR (ODER)

Werden Suchbegriffe mit OR verknüpft, dann bedeutet dies, dass alle Studien herausgesucht werden, in denen der eine UND/ODER der andere Suchbegriff vorkommen. Beispiel: autism OR massage bedeutet, dass die Datenbank alle Studien anzeigen wird, in denen entweder autism oder massage oder beide Begriffe vorkommen. Es werden nur Studien ausgeschlossen, in denen keiner der beiden Begriffe vorkommt. Die OR-Verknüpfung liefert somit mehr Ergebnisse als die AND-Verknüpfung.

NOT (NICHT)

Werden Suchbegriffe mit NOT verknüpft, dann bedeutet dies, dass alle Studien herausgefiltert werden, in denen dieser Begriff vorkommt. Beispiel: autism NOT massage bedeutet, dass die Datenbank nach Studien sucht, in denen der Begriff autism vorkommt, aber alle ausschließt, in denen zusätzlich der Begriff massage vorkommt. Diese Verknüpfung macht vor allem dann Sinn, wenn gewisse Krankheiten gehäuft mit gewissen Personengruppen vorkommen, die man ausschließen will. Beispiel: Wenn Studien zur Behandlung von ADHS (Aufmerksamkeitsdefizit und Hyperaktivitätsstörung) bei Erwachsenen gesucht werden, dann kann die Suche vereinfacht werden, wenn Studien mit Kindern (NOT children) ausgeschlossen werden.

14.2.2.2.2 Weitere Präzisierung der Suche

Zusätzlich zu den Verknüpfungen können über die Suchbegriffe auch weitere Einstellungen vorgenommen werden, um die Suche zu präzisieren: Einschränkungen nach Studiendesign (z. B. nur RCT), nach Erscheinungsdatum (z. B. nicht älter als 3 Jahre), Suchbegriffe sollen nur im Titel vorkommen u. a. Je genauer die Suche präzisiert wird, desto erfolgreicher und einfacher werden potenziell wichtige Artikeln gefunden.

Neben den „normalen Suchbegriffen" kann auch nach dem Wortstamm, also nach allen Kombinationsmöglichkeiten des Wortes, in der Literatursuche gesucht werden. Hierfür wird nach dem Wortstamm entweder ein * oder ein $ als Zeichen (je nach Datenbank) hinzugefügt. Beispiel: occupation* inkludiert auch occupational oder occupations.

Wird bei der Recherche systematisch vorgegangen, wird die Wahrscheinlichkeit verringert, dass relevante Studien verloren gehen. Systematisch meint hier, dass die Suchbegriffe in möglichst allen Kombinationen eingegeben werden und die Suche auch dokumentiert wird.

Wenn nun potenzielle Artikel in den Datenbanken identifiziert wurden, dann besteht bei den Datenbanken die Möglichkeit, diese Ergebnisse herunterzuladen. Es muss zwischen Referenz- und Volltextdatenbanken unterschieden werden. Referenzdatenbanken liefern die Details über Artikel wie Titel und Abstract (Kurzfassung), jedoch nicht die Vollversion, d. h. meist ist nicht der gesamte Artikel über die Datenbank zugänglich; der Artikel muss dann über die Fernleihe einer Bibliothek kostenpflichtig bestellt werden, wenn keine Bibliothek zugänglich ist, die dieses Journal abonniert hat (Achtung: Bestellungen im Internet direkt sind meist sehr teuer!). Die Datenbanken bieten hier unterschiedliche Funktionen. Meist kann die Datenbank die Ergebnisse per E-Mail senden, oder diese können per Textdatei heruntergeladen werden.

Für das Herunterladen, Speichern und Verwalten können auch Literaturverwaltungsprogramme genutzt werden (Abschn. 13.4).

14.2.2.3 Volltexte

Wurden potenzielle Artikel aus den Suchergebnissen selektiert, müssen diese im Volltext gelesen werden. Wie bereits erwähnt, werden bei den Datenbanken meist nicht die Volltexte (also der gesamte Artikel) angeboten, sondern nur die Abstracts (Referenzdatenbanken). Es stehen unterschiedliche Möglichkeiten zur Verfügung, um Volltexte zu erhalten:

Datenbanken
Die Artikel können über die Datenbanken (in denen gesucht wurde) direkt geladen werden. Das ist dann direkt gekennzeichnet.

> Bei PubMed ist der Link zum Laden etwas „versteckt". Steht in der Ergebnisliste beim gewünschten Artikel „free PDF", dann ist der Artikel zugänglich. Wenn nun die Überschrift anklickt wird, öffnet sich der Abstract des Artikels. In der rechten oberen Ecke finden sich dann Kästchen, über die der Artikel geladen werden kann.

Homepage der Journale
Wenn der Artikel über die Datenbanken nicht geladen werden kann, dann besteht manchmal die Möglichkeit, über die Homepage des Journals den Artikel kostenlos zu bekommen. Immer mehr Journale stellen Artikel, die älter als 1–5 Jahre sind, kostenlos zum Download zur Verfügung.

Google Scholar
Unter https://scholar.google.at kann der Titel des Artikels eingegeben werden. Dann erscheint der Artikel. Wenn zusätzlich rechts davon „pdf" oder „HTML" erscheint, dann kann der Artikel dort heruntergeladen werden.

> Es sei hier nochmals drauf hingewiesen, dass von einer primären Recherche in Google Scholar dringend abzuraten ist, da der Auswahlmechanismus für eine Ergebnisanzeige nicht klar und transparent ist. Daher sollte Google Scholar *nur* für die Suche nach Volltexten genutzt werden, wenn die primäre Recherche bereits abgeschlossen ist.

Bibliotheken
Viele Bibliotheken, vor allem von Universitäten oder Fachhochschulen, haben Lizenzen von Journalen. Diese Bibliotheken sind öffentlich zugänglich, und die Ressourcen können vor Ort genutzt werden. Somit kann meist in der Bibliothek selbst der gewünschte Artikel kostenlos heruntergeladen werden.

Fernleihen
Trotz dieser (oben beschriebenen) kostenlosen Möglichkeiten gibt es immer wieder Studien, die nicht kostenlos zur Verfügung stehen. Dann müssen diese gekauft werden. Hier bieten sich Fernleihen an, wie zum Beispiel www.subito-doc.de. Es ist hier mit Kosten von ca. 7–15 Euro pro Artikel zu rechnen, abhängig von der Lieferart.

> Die Kosten für Studien sind bei Direktbestellung bei den meisten Journalen wesentlich höher als über eine Fernleihe. Somit ist eine Fernleihe den Bestellungen bei den Journalen vorzuziehen.

14.2.3 Schritt 3: Lesen und bewerten der Literatur

Wurden nun alle potenziell relevanten Studien gesammelt, dann müssen diese im nächsten Schritt gelesen und bewertet werden.

14.2.3.1 Lesen der Studien

Wenn man noch wenig Erfahrung mit dem Lesen von englischsprachigen Studien hat, kann die „wissenschaftliche" Sprache am Anfang ein Hindernis darstellen. Dies betrifft aber ebenso Menschen, die Englisch als ihre Muttersprache haben, wie eine Studie aus Großbritannien gezeigt hat (Curtin u. Jaramazovic 2001). Wissenschaftliche Studien zu lesen braucht Übung und kann, wenn strukturiert vorgegangen wird, erleichtert werden. Folgende Ideen können das Lesen der Texte erleichtern:

In einem ersten Schritt sollte der Abstract (Kurzfassung) des Artikels gelesen werden. Dies gibt die Möglichkeit, einen Überblick über die Studie zu bekommen, und versorgt den Leser meist schon mit den wichtigsten Informationen. Leider sind nicht alle Abstracts reich an Informationen. Im zweiten Schritt werden andere Teile des Artikels, die von Interesse sind, gelesen. Oft ist es nicht notwendig, den gesamten Artikel zu lesen. Um beispielsweise einen ersten Eindruck von der Qualität der Studie zu bekommen, sollte beim Methodenteil weitergelesen werden. Folgende Informationen werden pro Abschnitt gefunden:

- In der Einleitung findet sich die Bedeutung und Begründung des Problems. Eine Einleitung muss nicht immer im Detail gelesen werden, weil sich mehrere Studien hier wiederholen. Beispielsweise wird bei Studien zum Mamakarzinom in der Einleitung mehr oder weniger immer über die Inzidenz/Prävalenz, die Auswirkungen der Erkrankung auf Person und Gesellschaft schreiben sowie auf die „Lücke" in der wissenschaftlichen Literatur hingewiesen. Dieser Teil liefert für erfahrene Praktiker nicht immer neues Wissen bezogen auf wissenschaftliche Erkenntnisse in der Anwendung der EBP.
- Im Teil der Methodik wird das Vorgehen für diese Studie beschrieben. Dieser Teil ist vor allem für die Beurteilung der Qualität der Studie wichtig.
- Ergebnisse: Dieser Teil liefert die neu gewonnenen Erkenntnisse dieser Studie. Er ist der wichtigste, weil hier die Ergebnisse möglichst neutral, also ohne Interpretationen, dargestellt werden.

- Die Diskussion versucht, die Ergebnisse zu interpretieren und zu einem vertieften Verständnis zu führen. Dieser Teil ist vermutlich der interessanteste für eine Anwendung der EBP. Hier wird neben der Bedeutung der Ergebnisse auch auf mögliche Implikationen für die Praxis und noch ungeklärte Aspekte eingegangen.

Werden beim Lesen die wichtigsten Erkenntnisse gleich in das CAT-Formular übertragen, dann ist eine Bewertung der Artikel später einfacher und schneller durchführbar. Das CAT-Formular bietet dem Nutzer im Weiteren auch eine gute Möglichkeit, die Studien vergleichend gegenüberzustellen und systematisch zu vergleichen.

Es ist wichtig, dass der Artikel im Ganzen verstanden wird. Es wird deswegen empfohlen, eher schneller zu lesen und weniger einzelne Wörter, die nicht bekannt sind, zu recherchieren. Zu viele Wörter nachzuschlagen ist sehr anstrengend, stört den Lesefluss und wirkt schnell demotivierend. Im Gegensatz dazu ist es motivierend, wenn man schnell einen Überblick bekommt und den Artikel im Zusammenhang versteht. Wenn Sie Übersetzungshilfe brauchen, dann bietet www.deepl.com eine gute und kostenlose Möglichkeit für viele Sprachen.

Wer noch nicht viel Erfahrung mit dem Lesen von wissenschaftlicher Literatur hat, wird viele Vokabeln, vor allem im Methoden- und Ergebnisteil, nicht verstehen und nicht in einem üblichen Sprachwörterbuch finden. Diese Begriffe sind dann methodische oder statistische Begriffe, die zum Beispiel in diesem Buch nachgeschaut werden können oder im Internet recherchiert werden können.

14.2.3.2 Bewerten der Studien

Sind nun Studien gefunden, müssen sie auf ihre Qualität hin gesichtet werden. Nicht jede Studie hat denselben Wert. Aufgrund bestimmter Kriterien werden Studien nach Forschungsansatz, Design und Güte unterschieden (Level der Evidenz). Diese Einstufungen sind vor allem wichtig, um die Studien vergleichen zu können.

Beispiel: Falls eine Studie mit einem geringen Evidenzlevel zu dem Ergebnis kommt, dass eine Intervention sinnvoll erscheint, aber eine Studie mit einem hohen Evidenzlevel das Gegenteil als Resultat erhält, dann ist Letztere als „gewichtiger" zu werten.

14.2.3.2.1 Evidenzpyramide
In der Literatur finden sich dazu unzählige Einstufungen für Evidenzen, die sich aber nur in Details unterscheiden, abhängig davon, ob sie sich mit Interventionen, diagnostischen Tests, prognostischen Faktor oder anderen Problemstellungen beschäftigen. Für die alltägliche Praxis werden die Interventionsstudien am häufigsten gesucht. Deswegen beschäftigt sich dieses Kapitel vor allem mit dem Analysieren von Interventionsstudien. Im Kapitel über Assessments (Kap. 11) wird auf die Möglichkeit der Analyse von Assessmentstudien mit den COSMIN-Kriterien eingegangen. Dieses System eignet sich auch für eine EBP-Anwendung.

Um eine Studie dem korrektem Level zuordnen zu können, muss in einem ersten Schritt festgestellt werden, ob diese eine qualitative Studie, eine quantitative Studie oder ein Review darstellt. In gut verfassten Artikeln wird dies meist schon im Abstract erwähnt, oder es wird im Methodenteil des Volltextes ersichtlich. Da leider nicht immer alle Studien gut beschrieben sind, hier ein paar Tipps, um auch ohne eine klare Nennung diese Unterscheidung treffen zu können:

- Wenn es sich um eine quantitative Studie handelt, dann finden sich im Text meist statistische Begriffe, es wurden Tests für die Datensammlung verwendet und/oder Fragebögen in großer Zahl verschickt.
- Wenn es sich um eine qualitative Studie handelt, wurden für die Datenerhebung meist Interviews, Fokusgruppen oder Beobachtungen durchgeführt. Die Teilnehmerzahl ist meist eher kleiner. In der bildgebenden Diagnostik wird unter qualitative Studie auch jener methodische Zugang verstanden, bei dem beispielsweise die Bild-

qualität von Röntgenbildern von Betrachtern mittels einer mehrstufigen Skala (Likert-Skala) beurteilt wird. Die Ausprägungen können sein: „ausgezeichnet – eingeschränkt – ausreichend – nicht beurteilbar".

- Finden sich sowohl Dinge aus dem ersten und zweiten hier beschriebenen Punkt, dann kann es sich um eine Mixed-methods-Studie handeln. Dies bedeutet, dass die Studie sowohl qualitative als auch quantitative Teile beinhaltet.
- Wird im Methodenteil nur das Recherchieren und bewerten von Literatur beschrieben, handelt es sich um ein Review (Kap. 8).
- Immer wieder werden auch Artikel gefunden, bei denen eine Beschreibung der Methodik mehr oder weniger fehlt. Dies wird dann üblicherweise als Expertenmeinung eingestuft.

Um Interventionsstudien einzustufen, eignet sich die klassische Einteilung von Sackett et al. (1996), die sich allerdings nur auf quantitative Studien bezieht. Als Erweiterung dient die Einteilung von Tomlin und Borgetto (2011), da diese Einteilung im Gegensatz dazu auch die qualitativen Daten berücksichtigt (s. unten). Gerade für nicht ärztliche Gesundheitsberufe sind auch qualitativen Studien von Bedeutung. Für eine genauere Beschreibung der Forschungsdesigns sei auf die entsprechenden Kapiteln dieses Buches verwiesen.

Die Level der Evidenz werden bei Sackett et al. (1996) wie folgt beschrieben.

- **Level 1:** An erster Stelle stehen die systematische Reviews und Metaanalysen von randomisierten kontrollierten Studien. Diese Zusammenführung von vielen Studien hat die meiste Aussagekraft bezogen auf die Wirksamkeit von Interventionen.

Nicht jedes Review fällt unter diese Einstufung. Scoping Reviews sind zum Beispiel meist nicht gut geeignet für eine Anwendung in der EBP.

Tab. 14.1 Evidenzpyramide nach Tomlin und Borgetto (2011)

Level	Quantitative Forschung Klinisch-experimentelle Forschung	Qualitative Forschung	Deskriptive Forschung	Versorgungsforschung
1	Metaanalysen	Metaanalysen	Metaanalysen	Metaanalysen
2	RCT	Forschung an bestehenden Gruppen mit Kovarianz-analyse	Qualitative Studien an mehreren Personen, hohe Güte	Vergleichs- und Korrelationsstudien
3	Klinische kontrollierte, nicht randomisierte Studien	Forschung an bestehenden Gruppen ohne Kovarianz-analyse, Fall-Kontroll-Studien	Qualitative Studien an mehreren Personen, geringe Güte	Multiple Fallstudien ohne Kontrollgruppe, deskriptive Umfragen, normative Studien
4	Einzelfallstudien	Vorher-nachher-Studien ohne Kontrollgruppe	Qualitative Studien mit nur einer Person	Einzelfallstudie ohne Kontrollgruppe

- **Level 2:** An zweiter Stelle finden sich die randomisierten kontrollierten Studien. Diese sind somit auch die wertvollsten, empirisch-quantitativen Studien.
- **Level 3:** An dritter Stelle stehen nicht randomisierte experimentelle Studien, bei denen auf eine Randomisierung verzichtet wird – dies sollte gut beschrieben und begründet sein.
- **Level 4:** Nicht experimentelle Studien, wie zum Beispiel bestimmte klinische Beobachtungen, bilden den vierten Level. Es existieren bei diesen Designs üblicherweise keine Kontrollgruppen. Somit kann ein gemessener Effekt nicht eindeutig einer Intervention zugeordnet werden. Studien ab diesem Level eigenen sich nicht mehr gut für eine EBP. Diese Studien sollten für eine EBP nur eingesetzt werden, wenn höhere Studien noch fehlen.
- **Level 5:** Expertenmeinungen und Expertendiskussionen bilden die unterste Ebene. Diese Studien sind für die EBP nicht anwendbar, da keinerlei Effekte ableitbar sind, sondern die subjektive Meinung oder Einstellung von Personen widergespiegelt wird.

Wie schon erwähnt, entwickelten Tomlin und Borgetto (2011) eine „Evidenzpyramide", die neben den quantitativen Studien auch qualitative berücksichtigt. Die „Evidenzpyramide" hat 3 Seiten (klinisch-experimentelle Forschung, Ver-

sorgungsforschung, qualitative Forschung) und einen Boden (deskriptive Forschung). Die 3 Seiten teilen sich in jeweils 4 Level, gleiche Level werden auch als gleichwertig gesehen. Die deskriptive Forschung bietet keine Evidenzen im eigentlichen Sinn (Tab. 14.1).

14.2.3.2.1.1 Klinisch-experimentelle Forschung

Dieser Teil der Pyramide ähnelt sehr stark der Einteilung von Sacket. Als klinisch-experimentelle Forschung werden in diesem Fall Interventionsstudien im experimentellen Setting verstanden, die verschiedene Interventionen vergleichen. Die Levels:

- Metaanalysen von klinisch-experimentellen Studien
- randomisierte kontrollierte Studien
- klinische kontrollierte, nicht randomisierte Studien
- Einzelfallstudien (Patientinnen sind sich selber die Kontrollgruppe – vergleiche dazu beispielsweise das ABA-Design, Abschn. 7.2.2)

14.2.3.2.1.2 Versorgungsforschung

Ebenfalls wie die klinisch-experimentelle Forschung besteht diese Seite der Pyramide aus quantitativen Designs. Versorgungsforschung meint die wissenschaftliche Untersuchung von Menschen in Verbindung mit Dienstleistungen und Produkten unter Alltagsbedingungen (also im klinischen „Alltag" und nicht im experimentellen Setting).

- Metaanalysen von Studien aus dem Bereich der Versorgungsforschung.
- Forschung/Vergleich an bereits bestehenden Gruppen mit Kovarianzanalyse (Ausschluss von Störfaktoren): Gemeint ist, dass hier Gruppen von Patientinnen verwendet werden, die zum Beispiel innerhalb eines Spitals bereits bestehen. Beispielsweise können die Interventionen einer Stroke-Unit eines Spitals und mit denen eines anderen Spitals verglichen werden. Es werden dazu keine Patientinnen zusätzlich an die Klinik geholt, sondern es wird nur der normale Betrieb für die Studie herangezogen. Es werden aber auf diesem Level mögliche Störfaktoren bei der Durchführung ausgeschlossen oder bei der Analyse berücksichtigt.
- Forschung/Vergleich an bereits bestehenden Gruppen ohne Kovarianzanalyse oder Fall-Kontroll-Studien: Entspricht dem oberen Level, allerdings wird kein zusätzliches Augenmerk auf mögliche Störfaktoren gelegt.
- Vorher-Nachher-Studien ohne Kontrollgruppe.

14.2.3.2.1.3 Qualitative Forschung

Im Unterschied zu den bisher beschriebenen Seiten wird bei der qualitativen Forschung nicht anhand des verwendeten Designs gereiht, sondern anhand der Güte, die bei der Studie angewandt wurde. Das bedeutet, dass eine Reihung rein anhand des Designs nicht möglich ist:

- Metaanalyse von qualitativen Studien
- qualitative Studien, durchgeführt an einer Personengruppe mit strenger Güte (Güte im qualitativen Bereich, Abschn. 6.5)
- qualitative Studien, durchgeführt an einer Personengruppe mit wenig Güte
- qualitative Studien mit nur einer Person (Datenquelle)

14.2.3.2.1.4 Deskriptive Forschung

Dieser Bereich ist nicht mehr gut geeignet für eine Anwendung in der EBP:

- systematischer Literaturüberblick über deskriptive Studien
- Vergleichs- und Korrelationsstudien
- multiple Fallstudien ohne Kontrollgruppe: bedeutet in diesem Fall, dass auch Patienten selbst nicht als Kontrolle fungieren – im Gegensatz zu Einzelfallstudien (vgl. klinisch-experimentelle Forschung), deskriptiven Umfragen, normativen Studien
- Einzelfallstudie ohne Kontrollgruppe

> Die gefundenen Studien werden nun den jeweiligen Levels zugeordnet. Je höherwertiger eine Studie ist, desto mehr Bedeutung hat auch ihr Ergebnis.

14.2.3.3 Beurteilung der Qualität der Studien

Im nächsten Schritt wird nun die Studie selbst beurteilt. Für die Beurteilung von Studien ist einerseits interessant und wichtig, wie die Studie selbst durchgeführt wurde, andererseits wie die Ergebnisse dargestellt wurden. Die Durchführung der Studie ist für die „interne Validität" (Gültigkeit der Studie bezogen auf die Korrektheit der Durchführung) und die Ergebnisdarstellung für die Umsetzung durch den Praktiker mit den jeweiligen Klienten (externe Validität) von Bedeutung. Um diese Beurteilung durchführen zu können, existieren unterschiedlichste Formulare, die den Praktiker unterstützen:

Quantitative Studien

Für Einsteiger in die Beurteilung wird das Formular zur kritischen Besprechung quantitativer Studien der McMaster-Universität empfohlen: https://hslmcmaster.libguides.com/. Es bietet auch Beschreibungen von Designs und statistischen Begriffen. Außerdem ist es eines der wenigen Formulare, das in deutscher Sprache zur Verfügung steht. Einziges Manko: Die englischen Begriffe aus den Studien müssen in die deutsche Sprache übersetzt werden. Es existieren noch detailliertere und auch komplexere Formulare, wie zum Beispiel EPHPP, welches auch einen guten Start in die Bewertung von Studien erlaubt (www.ephpp.ca/tools.html), GRADE (www.bmj.com/content/bmj/336/7650/924.full.pdf), CONSORT-Statement für RCT (www.consort-statement.org/Media/Default/Downloads/Translations/German_de/CONSORT%20Statement%20German%202011.pdf) oder Risk of Bias von Cochrane (www.riskofbias.info).

Qualitative Studien

Auch hier bietet die McMaster-Universität Unterstützung für Einsteiger: Formular zur kritischen Besprechung qualitativer Studien (selber Link wie oben). Auch in der qualitativen Forschung bieten sich weitere Tools an, wie zum Beispiel CASP (Critical Appraisal Skills Programme) http://media.wix.com/ugd/dded87_29c5b002d99342f788c6ac670e49f274.pdf oder COREQ (COnsolidated criteria for REporting Qualitative research) https://cdn.elsevier.com/promis_misc/ISSM_COREQ_Checklist.pdf.

Reviews

Für systematische Übersichtsarbeiten und Metaanalysen wird PRISMA empfohlen, das kostenlos heruntergeladen werden kann: www.prisma-statement.org. Auch hier existiert eine deutsche Version: www.thieme-connect.de/products/ejournals/pdf/10.1055/s-0031-1272978.pdf.

Assessments

COSMIN (Consensus-based Standards for the Selection of Health Measurement Instruments) steht unter www.cosmin.nl kostenlos zur Verfügung, ist allerdings recht komplex in der Durchführung. Abgewandelt kann auch das McMaster-Formular für quantitative Studien bei der Bewertung von Assessmentstudien herangezogen werden.

Bildgebende Diagnostik

Insbesondere zur kritischen Beurteilung von diagnostischen Studien wurde das QUADAS-Tool (Quality Assessment of Studies of Diagnostic Accuracy included in Systematic Reviews) konzipiert und weiterentwickelt (QUADAS-2) (Whiting et al. 2011). Es steht unter www.biomedcentral.com/1471-2288/3/25 kostenlos zum Download zur Verfügung

14.2.4 Schritt 4: Implementierung des Wissens in die Praxis

Der vierte Schritt der EBP stellt die Implementierung des neu erworbenen Wissens in die Praxis dar. Dafür muss, wie Eingangs besprochen, auf alle Säulen der EBP eingegangen werden (Schell und Schell 2008).

Das neu erworbene Wissen aus der wissenschaftlichen Evidenz stellt eine Entscheidungsgrundlage dar („scientific reasoning"). Interventionen mit sehr guten Studienergebnissen können natürlich implementiert werden. Interventionen mit unklaren Ergebnisse bzw. Interventionen, die bisher nicht untersucht wurden, können implementiert werden, falls die/der Klient*in entsprechend darüber aufgeklärt wurde, er/sie das Risiko verstanden hat und einverstanden ist. Voraussetzung dafür ist, dass die weiteren Faktoren alle positiv sind. Das heißt, die Klientin ist dafür, die Expertin hat gute Erfahrungen damit gemacht, und von den Kontextfaktoren her ist es durchführbar.

> Falls es Studien gibt, die von einer Intervention oder einem diagnostischen Test aufgrund der Patientensicherheit abraten, dann darf dieser nicht angewandt werden.

Die Werte, Ziele, Wünsche der Klient*innen sind entscheidend, ob und welche Intervention oder Diagnostik durchgeführt wird („narrative reasoning"). Es ist wichtig, sich die Zeit für den Patienten zu nehmen, um einerseits die Entscheidungen und Wünsche zu verstehen und andererseits auf diese Erfahrungen aufbauen zu können. Der Patient muss (möglichst) neutral über unterschiedliche Behandlungs- und Testmöglichkeiten aufgeklärt werden, um in weiterer Folge eine eigenverantwortliche und selbstständige Entscheidung treffen zu können.

Die Erfahrungen des Experten/der Professionalisten hat einen ebenso wichtigen Stellenwert wie die anderen Säulen der EBP („narrative reasoning). Eigene Erfahrungen bezogen auf Outcome und Prognose werden mit dem Patienten besprochen, um aufbauend auf den anderen Säulen gemeinsam einen Therapie- oder Diagnoseplan zu entwickeln.

Die Institutionellen und politischen Kontextfaktoren wirken sich förderlich oder hinderlich auf mögliche Interventionsmöglichkeiten aus („pragmatic reasoning"). Nicht jede Intervention, auch wenn sie zum Beispiel sehr gute Evidenzen hat, kann in jeder Situation durchgeführt werden. Es können hier politische Faktoren wie fehlende gesetzliche Grundlagen (z. B. „dry needling" ist für Therapeuten in Österreich verboten, in der Schweiz erlaubt) oder ungünstige institutionelle Rahmenbedingungen (z. B. fehlende örtliche Verfügbarkeit von Magnetresonanztomographen erfordert alternative Bildgebungsverfahren) maßgeblich die Entscheidung über eine mögliche Intervention oder Diagnostik beeinflussen.

> Entscheidend für ein erfolgreiches Zusammenspiel dieser 4 Säulen ist eine bewusst geführte Aufklärung der Patient*innen. Es muss dafür auch ausreichend Zeit zur Verfügung stehen.

Im Gegensatz zur häufig gehörten Kritik, dass EBP nur eine Entscheidung bezüglich der wissenschaftlichen Evidenz ist, soll hier noch einmal klar gesagt werden, dass EBP immer die Integration dieser 4 Faktoren darstellt und somit mehr ist als nur das „scientific reasoning".

14.2.5 Schritt 5: Evaluation der Implementierung

Wurde nun neues Wissen in die Praxis implementiert, dann muss dies öfter als „normale Routinetätigkeiten" evaluiert werden. Für diese Evaluation stehen unterschiedliche Möglichkeiten zu Verfügung. Entsprechend der Problemstellung muss eine passende Evaluierung gewählt werden. Beispiel: Wird eine neue Inter-

vention genutzt, um Gelenke zu mobilisieren, dann bietet sich ein Goniometer an, um den Therapiefortschritt zu evaluieren. Kommt es zu keiner Verbesserung oder gar zu einer Verschlechterung des Zustands des Patienten, dann muss die Implementierung der neuen Intervention überdacht und ggf. beendet werden.

14.2.6 Schritt 6: Berichten des neu erworbenen Wissens

Aus ethischen und wirtschaftlichen Gründen wird empfohlen das neu erworbene Wissen nach einer Implementierung auch den Kolleginnen zu berichten. So kann der Handlungsspielraum an Abteilungen erweitert werden und Diagnostikerinnen und Therapeutinnen Zeit und Aufwand für gleiche oder ähnliche EBP-Recherchen erspart bleiben.

14.2.7 EBP-Beispiel aus der Radiologietechnologie (Evidenz based Radiography)

Gerold Unterhumer

14.2.7.1 Ausgangssituation
An einem Institut für Computertomographie (128-Zeilen-Multislice-CT) werden routinemäßig alle Standarduntersuchungen durchgeführt. Das durchschnittliche Alter der Patient*innen beträgt 55 ± 20 Jahre. Die Untersuchungsprotokolle für die computertomographischen Untersuchungen sind auf diese Patientengruppe hinsichtlich indikationsspezifischer Bildqualität und geringstmöglicher Strahlendosis (nach dem ALARP-Prinzip[1]) optimiert. Vor kurzer Zeit hat in unmittelbarer Umgebung eine Kardiologin ihre Ordination eröffnet und überweist seitdem regelmäßig Patient*innen zum Ausschluss einer koronaren Herzerkrankung (KHK) zur Herz-

---

[1] ALARP steht für „as low as reasonably practicable" und beschreibt das Prinzip, die für eine indikationsspezifische Bildqualität notwendige Strahlendosis „so gering wie vernünftiger Weise praktikabel" zu halten.

CT-Untersuchungen (Herz-CTA) in dieses Institut. Bei der Durchführung der Computertomographien stellt sich für die durchführenden Radiologietechnolog*innen das Problem dar, dass die angefertigten Schnittbilder der Koronararterien, insbesondere bei Patient*innen mit erhöhtem Ruhepuls, eine eingeschränkte diagnostische Aussagekraft haben. Dies zeigt sich vor allem an Bewegungsartefakten, die die Koronararterien unscharf darstellen und somit eine eingeschränkte diagnostische Aussagekraft zur Folge haben.

14.2.7.1.1 Formulieren einer klinischen Fragestellung

Die Frage wird anhand des PICO-Formats formuliert: „Kann die Verabreichung von oralen β-Blockern bei Patient*innen mit einem Ruhepuls höher als 65 Schläge pro Minute (>65 bpm) die Herzfrequenz (HF) für die Herz-CTA an einem 128-Zeilen-MSCT soweit senken, dass die diagnostische Aussagekraft der Untersuchung im Vergleich zu Patienten mit einem Puls <65 bpm ident ist?"

- P = Patient mit Verdacht auf KHK und erhöhtem Ruhepuls >65 bpm
- I = Verabreichung von oralen β-Blockern
- C = Patient mit Ruhepuls <65 bpm (keine β-Blocker)
- O = diagnostische Aussagekraft der Herz-CTA ident mit Patient <65 bpm

14.2.7.1.2 Literaturrecherche

- Schlagwörter („keywords"): Computed tomography, heart rate, image quality
- Datenbanken: PubMed, MedLine, ScienceDirect, CINAHL, Cochrane
- Ergebnisse: in PubMed (ohne Jahreseinschränkung) 818

Für eine erfolgreiche Literaturrecherche ist die richtige Auswahl der Suchworte (Schlagwörter, key words) entscheidend. Dabei ist die korrekte Übersetzung der Schlagwörter ins Englische ebenso bedeutend wie die Zuordnung zum Schlagwortregister (Thesaurus) der verwendeten Suchmaschine bzw. Datenbank. Eine wertvolle

Unterstützung bei der Auswahl des passenden Suchbegriffs sind die "Medical terms" oder "Medical Subject Headings" (MeSH). Eine Orientierung an diesen eingetragenen Schlagworten erleichtert die Suche in den Datenbanken. Die Datenbank MEDLINE bietet in der Suchmaske Advanced Search einen "Term Finder" an, der Zugriff auf Definitionen aus medizinischen Wörterbüchern sowie auf verwandte Begriffe aus dem Unified Medical Language System (UMLS) ermöglicht.

Die Recherche in PubMed mit den oben angeführten Schlagwörtern ergibt 818 Ergebnisse. Die Filterung der Ergebnisse nach Jahren reduziert die Anzahl auf 411 für die letzten 10 Jahre, auf 192 für die letzten 5 Jahre. Nach einer weiteren Filterung (Einschränkung) nach den Studientypen Metaanalyse, Systematische Reviews und RCT bleiben 14 Ergebnisse zur weiteren Analyse.

14.2.7.1.3 Lesen und bewerten der Literatur

Die Lesestrategie erfolgt in der Reihenfolge:

1. Abstract lesen, Art der Studie und ihren Evidenzlevel (siehe Pyramide) bestimmen. Wenn hohe Evidenz zugeschrieben (Metaanalyse, RCT), dann
2. Methodenteil und
3. Ergebnisse lesen und
4. mittels einer Checkliste die Studien beurteilen (z.B. mittels QUADAS-Tool, für Studien zur diagnostischen Genauigkeit).

Beim Lesen der recherchierten Studien zeigt sich, dass in den klinischen Studien wiederholt auf eine Leitlinie der American Heart Association (AHA) und ein Experten-Konsens-Dokument der Society of Cardiovascular Computed Tomography (SCCT) Bezug genommen wird. Daraufhin wird direkt nach diesen Dokumenten (siehe Narula et al. 2021) recherchiert und es werden darin konkrete Hinweise auf die Durchführung einer koronaren Herzgefäßcomputertomographie (Herz-CTA) gefunden, die mit den im Institut vorhandenen Ressourcen und technischen Möglichkeiten kompatibel und umsetzbar sind.

14.2.7.1.4 Implementierung des Wissens in die Praxis

Es wird in Rücksprache mit den befundenden Fachärzt*innen für Radiologie eine aktualisierte SOP („standard operating procedure") in den Prozessablauf der CT-Untersuchungen aufgenommen. Darin wird festgelegt, dass die zuweisende Kardiologin Patient*innen mit einer definierten Symptomatik und erhöhtem Ruhepuls (>65 bpm) vor der Herz-CT-Untersuchung orale β-Blocker verschreibt, falls keine Kontraindikationen bestehen. Die zuweisende Kardiologin wird über das adaptierte Vorgehen zur Untersuchungsvorbereitung informiert und um Kooperation ersucht.

14.2.7.1.5 Evaluation der Implementierung

Nach 3 Monaten wird die diagnostische Qualität der Herz-CT-Untersuchungen der Patient*innen mit erhöhtem Ruhepuls, oraler β-Blocker-Gabe und einer Herzfrequenz <65 bpm verglichen mit der Qualität jener Untersuchungen bei Patient*innen ohne β-Blocker-Gabe und einer Herzfrequenz >65 bpm. Dies erfolgt anhand einer Likert-Skala (qualitative Beurteilung) durch die befundenden Fachärzt*innen für Radiologie. Die Ergebnisse zeigen einen deutlichen (signifikanten) Hinweis auf die Erhöhung der diagnostischen Aussagekraft der Herz-CT-Untersuchungen bei Patient*inen mit erhöhtem Ruhepuls und oraler β-Blocker-Gabe im Vergleich zu keiner β-Blocker-Gabe (HF>65 bpm).

14.2.7.1.6 Berichten des neu erworbenen Wissens

Die Erfahrung werden auf dem Jahreskongress des Verbands der Radiologietechnologen Österreichs der facheinschlägigen Öffentlichkeit vorgestellt und zur Diskussion gestellt.

Häufig gestellte Fragen zur EBP

Muss EBP bei jeder Patientin durchgeführt werden? Wann muss in der Praxis eine EBP-Recherche durchgeführt werden?

Eine EBP-Recherche wird durchgeführt:

- Immer, wenn die/der Praktiker*in mit einer Diagnose konfrontiert ist, die sie nicht kennt bzw. zu der sie keine eigenen Erfahrungen hat.
- Bei Methoden, die die/der Praktiker*in in ihrer alltäglichen Routine verwendet, zu denen sie aber die aktuelle Studienlage nicht kennt. Hier sollten einmal pro Jahr die aktuellen Studien recherchiert werden.
- Wenn die/der Praktiker*in sich Gedanken über neue/weitere Fortbildungen macht, kann eine EBP-Recherche ein guter Ideengeber sein. Die/Der Praktiker*in kann sich so schon im Vorhinein über eine Methode informieren, die bereits auch wissenschaftlich untersucht ist, und gezielt Fortbildungen besuchen.
- Wenn die/der Praktiker*in ihre Tätigkeiten gegenüber Geldgebern, Ärzten, Patienten rechtfertigen muss.
- Wenn eine Untersuchungs- und Behandlungsmethode optimiert werden soll (z.B. hinsichtlich Genauigkeit, Treffsicherheit, Patient*innenbelastung).
- Wenn eine diagnostische Methode eine technische Weiterentwicklung erfährt oder neue diagnostische Verfahren entwickelt werden.

Heißt das, dass mein bisher erworbenes Wissen nutzlos ist?

Nein, auf keinen Fall. Bei der klinischen Entscheidung über eine Methode zählt das bisherige Wissen ebenso wie die wissenschaftliche Evidenz.

Muss ich mich an die Studienergebnisse halten, auch wenn die Patientin es ablehnt?

Nein. Die Werte und Wünsche der Patient*innen sind ebenso von Bedeutung wie die wissenschaftliche Evidenz. Ein Patient hat außerdem das Recht, Behandlungen abzulehnen und andere zu bevorzugen.

14.3 Diskussion über die Implementierung evidenzbasierter Praxis

Valentin Ritschl, Gerold Unterhumer, Tanja Stamm

Seit ihrer Einführung erlebt die EBP eine steigende Bedeutung in allen Gesundheitsberufen (Kielhofner 2006b; Sheldon 2007; Taylor 2007). Wie schon eingangs dieses Kapitels erwähnt ist zusätzlich zu Verpflichtungen, EBP in der alltäglichen Praxis zu implementieren, auch mit positiven Auswirkungen auf Patient*innen, Professionalisten und die eigene Berufsgruppe zu rechnen. Trotzdem zeigen sowohl die Praxis als auch Studien, dass eine Implementierung der EBP kaum stattfindet (Cameron et al. 2005). Ritschl et al. (2015) konnten folgende Barrieren beschreiben, die auch in anderen Studien bestätigt wurden.

14.3.1 Barrieren

- Zeitmangel: Dem Praktiker*in steht in der Arbeitszeit kaum Zeit für eine Literaturrecherche oder das Lesen von Studien zu Verfügung.
- Fehlender Internetzugang: In der Arbeitsstelle wird kein/nicht ausreichend Zugang zum Internet bereitgestellt.
- Zu geringe personelle Ressourcen: Die Arbeitszeit muss für die Behandlung der Patient*innen eingeteilt werden – es bleiben keine Ressourcen, um Studien zu recherchieren.
- Fehlende Fertigkeiten: Praktiker*innen haben das Gefühl, für das Suchen und Beurteilen von Studien zu wenig Wissen/Erfahrung zu haben.

- Hohe Kosten: Die Kosten für Schulungen in Fertigkeiten bezüglich EBP sind zu hoch.
- Fehlende Relevanz für die Praxis: Praktiker*innen erleben die Problemstellungen in den Studien als nicht relevant für die alltägliche Berufspraxis.
- Negative Einstellungen bezogen auf Forschung und Forschungsergebnisse: Personen oder Institutionen erleben Forschung als nicht notwendig, da nach den Vorgaben der Institution/der Verordnungen gearbeitet werden muss.
- Unzureichende Motivation: nach EBP zu arbeiten bedeutet vor allem am Anfang eine Auseinandersetzung mit einer neuen Materie und ein hoher zeitlicher Aufwand – dies kann schnell zu Frustration oder Ablehnung führen.
- Sprachliche Barrieren: Die meist englische Sprache und auch die „wissenschaftliche" Sprache können das Lesen und Verstehen von Artikeln erschweren.

Um nun eine Implementierung der EBP zu gewährleisten, muss sich jede Praktikerin und jeder Praktiker Strategien überlegen, um diesen Barrieren in der eigenen Praxis begegnen zu können. Im Folgenden werden mögliche Strategien diskutiert (Ritschl et al. 2015). Prinzipiell wird empfohlen, möglichst „global" anzusetzen, also möglichst viele Strategien gleichzeitig umzusetzen.

14.3.2 Strategien

- Strategien, die jeder einzelne Praktiker*in umsetzen kann: Jeder Praktiker*in muss sich der Bedeutung und der Verpflichtung von EBP bewusst sein. Bezüglich der fehlenden Fertigkeiten sollten Fortbildungen besucht werden. Dieses Buch kann eine Unterstützung beim Einstieg in die Arbeit mit Evidenzen erleichtern.
- Strategien, die den Arbeitgeber*in betreffen: Die Arbeitgeber sollten bezogen auf die Bedeutung und Verpflichtung zur EBP aufgeklärt werden, damit finanzielle, zeitliche sowie personelle Ressourcen zur Verfügung

gestellt werden. EBP ist ein Teil der alltäglichen Praxis und muss ebenso wie Dokumentation oder Patientenbehandlung innerhalb der Arbeitszeit ermöglich werden.

- Strategien, die eine Leitung betreffen: Leitungen könnten die Recherchen für das Team übernehmen. Somit stünde die Leitung als Bindeglied zwischen Forschung und Praxis. Diese Strategie kann eine kostengünstigere und effizientere Methode darstellen, als im Gegensatz dazu das gesamte Team in die Technik der Recherche usw. auszubilden.
- Strategien, die die Ausbildung betreffen: Ausbildungsstätten bilden eine gute Möglichkeit, um die Praktiker*in bei der Anwendung der EBP zu unterstützen.
  - Ausbildungsstätten können regelmäßige EBP-Recherchen im Praktikum als Praktikumsaufgaben verlangen. Dadurch können Studierende EBP in der Ausbildung vertiefen und regelmäßig anwenden, wenn diese in der Praxis zu arbeiten beginnen.
  - Praktiker*innen können als Praktikumsanleiterin Studierende im Praktikum bitten, EBP-Projekte durchzuführen. So kann auch eine unerfahrene Praktikerin aktuelle Evidenzen zu ihrer Arbeit bekommen, und Studierende erleben den Nutzen der EBP.
  - Praktiker*in könnten sich mit EBP-Fragestellungen an Ausbildungsstätten wenden, die diese im Weiteren innerhalb von Bachelor- oder Seminararbeiten bearbeiten und somit die Praktiker*in servicieren können.
- Strategien, die die/der Forscher*in betreffen: Forschungsergebnisse sollten in der eigenen Landessprache und auch in leicht verständlicher „wissenschaftlicher" Sprache verfasst werden.
- Strategien, die Berufsgruppen/Politik betreffen: Das Erstellen von Leitlinien, leserfreundlicher Kurzfassungen sowie der kostenlose Zugang zu Datenbanken und Literatur könnten Aufgaben von Berufsverbänden/Politik sein.

Zusammenfassung

Die Implementierung von Evidenzen in die Praxis also die evidenzbasierte Praxis ist eine berufsethische Verpflichtung, bringt Nutzen für die eigene Praxis und verbessert die Versorgungsqualität der Patient*innen. In der Umsetzung sind 5 Schritte wesentlich die eingehalten werden müssen. Ausgehend von einer relevanten klinischen Fragestellung erfolgt die Suche nach Literatur in Datenbanken. Anschließend wird die Literatur anhand ihrer Qualität und dem Evidenzlevel kritisch beurteilt. Die Umsetzung der Erkenntnisse in die berufliche Praxis erfolgt in Zusammenschau mit der eigenen Erfahrung, den Bedürfnissen der Patient*innen, sowie der verfügbaren Ressourcen. Zum Abschluss des EBP-Prozesses wird die umgesetzte Maßnahme evaluiert und der Fachöffentlichkeit zur Diskussion gestellt. ◄

Below is the link to the electronic supplementary material.Supplementary material 1 (30 KB)

Literatur

Bailey DM, Bornstein J, Ryan S (2007) A case report of evidence-based practice: From academia to clinic. Am J Occup Ther 61(1):85–91

Bundesministerium Gesundheit (2015) Wann liegt ein Behandlungsfehler vor? Patientenrecht bei Schadensfälle. www.gesundheit.gv.at/Portal.Node/ghp/public/content/Patientenrecht_beiSchadensfaellen.html. Zugegriffen: 3. Aug. 2015

Cameron K, Ballantyne S, Kulbitsky A, Margolis-Gal M, Daugherty T, Ludwig F (2005) Utilization of EBP by registered OTs. Occup Ther Int 12:123–136

Curtin M, Jaramazovic, E (2001) Occupational therapists' views and perceptions of evidence-based practice. Br J Occup Ther 64(5):214–222

Del Mar C, Hoffmann T, Glasziou P (2013) Information needs, asking questions, and some basics of research studies. In: Hoffmann T, Bennett S, Del Mar C (Hrsg) Evidence-based practice across the health professions, 2. Aufl. Elsevier Australia, Chatswood

Döpp CME, Steultjens EMJ, Radel J (2012) A survey of evidence-based practise among dutch occupational therapists. Occup Ther Int 19(1):17–27

Hoffmann T, Bennett S, Mar C Del (2013) Evidence-based practice across the health professions. 2. Aufl. Elsevier Australia, Chatswood

Lin S H, Murphy SL, Robinson JC (2010) The issue is – Facilitating evidence-based practice: Process, strategies, and resources. Am J Occup Ther 64:164–171

Kielhofner G (2006a) Research in occupational therapy. Methods of inquiry for enhancing practice. Davis, Philadelphia

Kielhofner G (2006b) The necessity of research in a Profession. In: Kielhofner G (ed) Research in occupational therapy. Davis, Philadelphia, pp 2–9

Melnyk B M, Fineout-Overholt E (2010) Evidence-based practice in nursing & healthcare: a guide to best practice, 2. Aufl. Lippincott Williams & Wilkins, Philadelphia

Moore K, Cruickshank M, Haas M (2006) Job satisfaction in occupational therapy: a qualitative investigation in urban Australia. Aust Occup Ther J 53(1):18–26

Novak I, McIntyre S (2010) The effect of education with workplace supports on practitioners' evidence-based practice knowledge and implementation behaviours. Aust Occup Ther J 57(6):386–393

Ritschl V, Schönthaler E, Schwab P, Strohmer K, Wilfing N, Zettel-Tomenendal M (2015) Evidenzbasierte Praxis: Einstellungen, Kompetenzen, Barrieren und Arbeitszufriedenheit österreichischer Ergotherapeuten – eine Umfrage. Ergoscience 10(3):97–107

Roberts A, Barber G (2001) Applying research evidence to practice. Br J Occup Ther 64(5):223–27

Sackett DL, Rosenberg WMC, Gray JAM, Haynes RB, Richardson WS (1996) Evidence based medicine: what it is and what it isn't. BMJ 312(7023):71–72

Schell BAB, Schell JW (2008) Clinical and professional reasoning in occupational therapy. Lippincott Williams & Wilkins, Philadelphia

Sheldon M (2007) Evidence-based practice in occupational health: description and application of an implementation effectiveness model. Work 29(2):137–43

Straus SE, Richardson WS, Glasziou P, Haynes RB (2011) Evidence-based medicine: how to practice and teach it, 4. Aufl. Elsevier, Oxford, p 293

Taylor MC (2007) Evidence based practice for occupational therapists. Blackwell, Oxford

Tomlin G, Borgetto B (2011) Research pyramid: A new evidence-based practice model for occupational therapy. Am J Occup Ther 65(2):189–96

Whiting PF, Rutjes AW, Westwood ME, Mallett S, Deeks JJ, Reitsma JB, Leeflang MM, Sterne JA, Bossuyt PM, and the QUADAS-2 Group (2011) QUADAS-2: A revised tool for the Quality Assessment of Diagnostic Accuracy Studies. Ann Intern Med (155):529–536

Narula J, Chandrashekhar Y, Ahmadi A, Abbara S, Berman DS, Blankstein R, et al. (2021). SCCT 2021 expert consensus document on coronary computed tomographic angiography: a report of the Society of Cardiovascular Computed Tomography. J Cardiovasc Computed Tomogr, 15(3):192-217

Stichwortverzeichnis

Printed in the United States
by Baker & Taylor Publisher Services